Ahmed Bouhlal

LE SUICIDE OU LE DIVAN INTRIGUÉ

L'Harmattan

5-7, rue de l'École-Polytechnique ; 75005 Paris

http://www.editions-harmattan.fr/

ISBN : 978-2-343-24479-2
EAN : 9782343244792

À Nabil,
à Inès

« La fin est dans le commencement et cependant on continue. »

Samuel Beckett, *Fin de partie*,
Paris, Les Éditions de Minuit, 1952, p. 89.

« Plus nous sommes proches de la psychanalyse amusante, plus c'est la véritable psychanalyse. »

J. Lacan, *Le séminaire, Livre I*,
« Les écrits techniques de Freud », Paris, Seuil, 1975, p. 91.

« Je vais sur le pont. Si quelqu'un me sourit en chemin, je ne sauterai pas. »

Citation du psychiatre Jérôme Arthur Motto

AVERTISSEMENT

Les cas présentés ici sont tous absolument réels. Seuls les noms ont été changés et la situation modifiée quand elle rendait le patient par trop identifiable. Dans ce cas, les éléments remplacés l'ont été par d'autres ayant une teneur tout à fait équivalente.

Il est important également de souligner qu'il ne s'agit pas de cas fermés, au sens où fermé vaudrait pour résolu, compris, expliqué et par là même rassurant aussi. Quasiment tous les cas sont totalement ouverts : il y a plein de pistes, parfois obscures parfois moins, mais pas de résolution, car, même Mabrouk, ne peut détenir la vérité d'un sujet.

La présentation des cas cliniques, et leur élaboration, est sans doute le plan principal de ce livre. Il est néanmoins accompagné d'un autre : la vie de l'équipe des Urgences psychiatriques, les interactions entre les différents membres qui la composent, leurs caractères, leur dynamique interne, le tout présenté par la voix d'un psychiatre qui est aussi le narrateur.

En vrai, il existe un troisième plan du livre. Il est constitué par les notes. Elles sont là pour étayer certains propos qui, surtout à cause du contexte auquel ils appartiennent, pourraient sembler absurdes ou forcés. Pour éviter justement cet écueil, il est apparu souhaitable de constituer un réseau de notes qui permettront au lecteur de ne pas se laisser entraîner dans un monde à l'apparence fantasque tout en pouvant en jouir pleinement. Les notes ont alors principalement un rôle de garde-fou.

REMERCIEMENTS

Je remercie toute l'équipe d'avoir participé à ces joutes, parfois à son insu, et d'avoir aussi pu supporter Mabrouk, notre divan ! S'agissant d'une psychopathologie à marée basse ! il a fallu parfois faire très vite, avant que la mer ne revienne. Nous travaillons au sein des urgences et nous nous sommes approprié cet aphorisme : « La forme, c'est le fond qui remonte à la surface. » On ne sait pas pour l'instant d'où Mabrouk, notre divan, tient cette citation. De Victor ?

Ma reconnaissance va aussi à tous ceux qui ont participé aux montages des scènes et accepté de se prêter à un jeu inhabituel (game pour les uns et play pour les autres), sans oublier les patients sans qui rien n'aurait été possible. Le moment de partage est certainement cet ouvrage qui leur est dédié.

Les soignants n'ont ménagé aucun effort, pour continuer à promettre l'objet convoité, ou désiré, sans jamais le céder. C'est le prix à payer pour donner une figure, quand ce n'est pas une couleur, à la souffrance des patients.

Nous avons été toujours attentifs aux propos des patients, car nous n'avons jamais douté que ces derniers, dans leur entreprise autolytique, ne font que poser une question, une question à laquelle il fallait répondre et qui jouxte tantôt une angoisse, une souffrance, et parfois même un effroi ! La tentative de suicide apparaît alors comme une tentative de soulager une souffrance et pas obligatoirement de mettre fin à une vie.

Nous avons été attentifs à la liberté de parole quoi qu'on en dise. Pour certains, une autre solution que le suicide, en mesure d'apaiser les souffrances psychiques du moment, peut-être presque immédiatement efficace à court terme. Il s'agit là de l'effet « métastable » du processus suicidaire pointé par le Dr Pierre[1]. Mabrouk ne récuse pas mais propose, contrairement au Dr Pierre, une simple chiquenaude discursive qui viendrait transformer la perte en manque, dans les cas heureux.

[1] Le psychiatre de l'équipe, qui n'a pas sa langue dans sa poche, mais une pipe, qui fait beaucoup de bruits…

D'autres fois, il suffit d'augmenter le volume sonore de la souffrance du patient pour enfin l'entendre, mais ce n'est pas sans tact et moult précautions. Surtout dans ce siècle, XXIe, où les murs sont devenus subitement sourds[2] ! La technologie, la fragmentation, l'attitude comptable et la transparence sont passées par là. Il ne faut pas se méprendre, le patient suicidaire ou suicidant n'arrive jamais les mains vides. Il a dans la majorité des cas une théorie sur ce qui lui arrive et c'est une opportunité dont il faut se saisir. Le pictogramme chinois est là pour en témoigner : le mot crise dans la langue chinoise désigne à la fois crise et opportunité.

On est amené, dans certaines situations, à relire avec le patient son histoire, dans l'espoir de déceler un chemin de traverse jusque-là invisible ou défendu susceptible de privilégier l'effet sur le résultat, ouvrant ainsi l'espoir d'un avenir meilleur. On aura ainsi transformé l'essai, passant d'une répétition aliénante à un recommencement qui n'écarte pas le sujet, parole de Guy, dernier arrivé dans le comité secret[3] de Mabrouk. Et ce n'est pas sans intérêts. Guy aime à répéter la maxime de Kurt Lewin[4] : « Liberté des

---

[2] Car parasités par de nouvelles créatures que sont les objets technologiques, dont les caméras de surveillance et d'autres artifices, de plus en plus discrets et prêts à nous digitaliser !

[3] C'est en référence au cercle formé par les fidèles de Freud, à l'initiative d'Ernest Jones en 1912, suite aux dissidences d'Alfred Adler et Wilhelm Stekel alors que la rupture avec Carl Gustav Young apparaissait imminente. Le comité avait comme mission de protéger la psychanalyse contre toute forme de dérive ou de déviation. Le comité était composé de : Karl Abraham, Hanns Sachs et Sandor Ferenczi. Anton Von Freund fut associé comme membre adjoint. Max Eitington rejoignit le comité en 1919.
On sait très bien qu'il vaut mieux l'original que la copie. On sait également qu'une copie vaut mieux qu'un apocryphe. Mabrouk a fait comme il pouvait, il s'est entouré de plusieurs personnes, dont des amis, des disciples et des collaborateurs. Difficile de se prononcer avec certitude. On n'a jamais eu accès à leur nom mais à leur prénom, sont-ils pour autant restés de simples figurants ? Mais à voir de plus près, on ne peut pas être insensible à la normalité solide de Moustapha (Abraham ?) ou à l'efficacité redoutable d'Alain (Jones ?). On attend toujours qu'il nous désigne, parmi ce cercle, qui seront, enfin, les hérétiques et les cardinaux !
Mabrouk semble avoir été inspiré par ce Ring (anneau), autre dénomination du comité, pour s'entourer de quelques privilégiés, dont Solange, Guy, Jean, Gérard, Alain, Moustapha, Élisabeth, Charles et quelques autres. Le père de Stéphane serait un membre éminent de ce comité et mécène du Ring. Moustapha aurait une délégation de Mabrouk pour le représenter quand les réunions se déroulent en dehors de son bureau. Le père de Stéphane aurait juré d'avoir sa peau, mais Élisabeth s'y oppose farouchement. Le Dr Pierre n'a jamais cru à l'existence de ce comité et croit savoir qu'il s'agit d'une manipulation ourdie par Stéphane. Nathalie et Jean-Louis (les deux cadres de l'équipe) auraient raté leur examen de passage, pour entrer dans ce comité. Moustapha, membre de la commission d'admission, lors d'une deuxième évaluation, aurait refusé Jean-Louis et pas Nathalie, ce qui a soulevé l'ire du père de Stéphane. Pourtant, c'est bien lui qui aurait édicté les standards d'accès. On connaît bien l'amitié qui lie Jean-Louis à son fils. Il s'agit sans doute d'un crime de lèse-majesté. Le Dr Pierre, qui n'en a jamais fini avec Stéphane, infirmier, n'en démord pas en considérant le père de ce dernier comme un des cardinaux du comité. Il pense que le comité recèle aussi un véritable hérétique. Qui se cache derrière ? Nous ne le saurons sans doute jamais, à moins d'une traîtrise.

[4] Maxime de Kurt Lewin, psychologue américain (1890-1947). On lui doit le concept de « dynamique de groupe ». Il considère la psychologie comme une science dure.

contenus et fixité des procédures ! » Stéphane[5], l'enfant terrible de cet ouvrage, a pensé que Guy a ainsi mis un peu d'huile dans la structure !

Pour l'anecdote, certains ont été jusqu'à consulter le maître sur le cas de la jeune homosexuelle, cette dernière, comme on le sait, avait fait une tentative de suicide. Sa réponse a été : « Lisez-moi ! C'est largement suffisant. Je n'ai pas de temps à vous accorder. Je suis en séance… » On apprendra très vite, par Mélanie, croisée sur le chemin de retour, que l'objet de la séance était Anna[6] ! On ne voit pas trop le rapport, du moins pour l'instant.

Aujourd'hui, on pense tous que Mabrouk n'a pas voulu aller plus loin, ce dernier sujet étant sensible selon les spécialistes de la question. Sans doute qu'il l'abordera un jour ou l'autre. Peut-être le laissera-t-il au plus ancien du comité secret, en l'occurrence Moustapha. Tout le monde pense tout bas que Mabrouk et Moustapha, c'est kif-kif.

---

[5] Jeune infirmier de l'équipe, fougueux et qui ne manque pas de toupet ! Toujours prêt à contredire Mabrouk, profitant de son statut : étant le fils d'un ami de Mabrouk. Son père est un psychanalyste et membre influent du « Ring », dont la bibliothèque recèle selon certains des trésors. On y trouverait, paraît-il, des lettres d'une valeur inestimable, des manuscrits inconnus et des articles absolument rares. Qui dit mieux ?

[6] Mabrouk y a trouvé une simple coïncidence mais, comme il ne croit pas au hasard intérieur, comme son « maître » Freud, s'agit-il alors d'un hasard extérieur ? Difficile à dire. « On pourrait consulter Fliess à ce sujet, son ami et son analyste malgré lui. » C'est Stéphane qui le suggère. Il a été lire *Psychopathologie de la vie quotidienne* pour la énième fois, avant de nous renvoyer sur Fliess. Pourquoi ?

INTRODUCTION

Notre équipe est confrontée depuis fort longtemps à la « tentative de suicide » et à la « crise suicidaire[7] ». Elle est composée de psychiatres, psychologues, infirmiers, d'une assistante sociale et d'une secrétaire. Bien d'autres vont nous rejoindre en cours de chemin.

Durant ce périple, notre chemin croisera de nombreux stagiaires venant de tout horizon. Le lieu et la période durant laquelle les situations traitées dans cet ouvrage se sont déroulées importent peu. Ça peut être dans n'importe quel hôpital de l'hexagone.

Bien que confrontée à des vents en majorité contraires, cette équipe utilise tous les moyens dont elle peut disposer et s'inspire de tout concept en mesure de favoriser une évolution heureuse.

Nous rencontrons régulièrement des patients suicidaires ou suicidants[8] dont le « traumatisme », pour les uns, est a priori désigné ou supposé par la

---

[7] « Période où le suicide devient une solution pour apaiser la souffrance psychique actuelle du suicidaire. C'est un processus qui constitue le stade ultime d'un continuum qui inclut l'état d'équilibre, l'état de vulnérabilité jusqu'à l'état de crise. Sa durée est estimée de six à huit semaines, entre l'apparition des premières idées suicidaires et leur disparition complète. » Il y a dans cette définition un presupposé de départ qui est l'état d'équilibre, que pourrait contester tout patient, au premier rang duquel l'hystérique, qui ne cédera jamais sur sa revendication masculine. Tout comme le sujet masculin d'ailleurs, qui n'acceptera jamais une position réceptive. Mabrouk reconnaît par contre l'état de vulnérabilité, mais dans le sens noble du terme, car le sujet est assujetti au manque par définition. Pour le Dr Pierre, le sujet souffrant d'une pathologie partirait de l'état de vulnérabilité, contrairement au sujet dit normal qui, lui, partirait de l'état d'équilibre avant le début de la crise. Cela dit, nous pensons avoir été équitables envers les deux courants qui traversent l'équipe de Mabrouk.

[8] Sujet survivant à un geste autodestructeur, contrairement au suicidaire, sujet exprimant soit verbalement, soit par son comportement, l'existence d'un risque de passage à l'acte suicidaire. Le suicide réussi, qui est un acte délibéré consistant à se donner la mort, est appelé aujourd'hui suicide accompli. Pour compléter ces notions de base, il nous faut mentionner la conduite ordalique où, en dehors de toute référence à l'idée de mort, le sujet exprime une réelle propension au suicide. Enfin le suicide altruiste où le suicidé entraîne dans son sillage des personnes proches ou aimées. Il faut noter que le mot altruiste ne semble pas approprié du fait que son sens est comme « perverti ». Pour éviter d'anoblir un tel geste, on lui préfère aujourd'hui le mot « élargi ». Il est donc plus juste de parler de suicide élargi et non de suicide altruiste.

personne ou son entourage ; pour d'autres, la prise en charge nécessite, en général, palabres, discussions, confrontation et avis divers. Le plus souvent il s'agit de trouver l'élément déclencheur ou précipitant, désigné ou implicite, les forces en jeu, et le terreau subjectif sur lequel la « scène » s'est érigée.

Nous avons comme habitude de nous référer, en général, à une sorte de valse (qui peut être infernale !) à trois temps : le temps du sacrifice, où il n'y a rien à dire, qui est à éviter à tout prix ; celui du procès où il s'agit de *gagner* ou *perdre*. Qui dit procès sous-entend un tiers, c'est-à-dire une instance qui départage ; et enfin le temps du partage où il s'agit d'accepter l'autre ou une partie de lui sans aucune contrainte, s'identifier en quelque sorte. C'est une approche (anthropologique ?) qui nous permet de disposer du cadre subjectif dans lequel le processus mortifère a vu le jour.

C'est aussi être attentif à la nature du temps dont il s'agit : à quelle période le sablier a coincé ! C'est parfois l'histoire presque naturelle d'un grain de sable qui au lieu de donner une perle a donné autre chose. Quoi ?... Enfin, s'agit-il d'une scène qui s'est déroulée dans un temps distribué ? Ou, au contraire, s'agissait-il d'un temps moyenâgeux ou indépassable ? Mabrouk est adepte, jusqu'à un certain point, de la maxime de Marc Twain : « l'histoire ne se répète pas, elle rime ».

Nous travaillons avec un dispositif, initié d'abord par le patient quand c'est possible, c'est-à-dire qu'a priori nous sommes suggestibles à l'interprétation que donne le patient de ce qui lui est arrivé. C'est le premier temps. Dans un deuxième temps, c'est l'équipe qui apporte sa propre analyse de la situation (elle interprète, pourrait-on dire). Il s'agit de trouver une sorte

---

Mabrouk n'a pas souhaité commenter ces définitions, mais Stéphane a trouvé à redire sur le suicide accompli, défini comme une mort volontaire, en citant Freud : « Le Moi n'est pas maître en sa propre maison », S. Freud, *Introduction à la psychanalyse*. Insinue-t-il une main étrangère ? Un homicide ?

Le suicidé : individu qui s'est donné la mort volontairement, autrement dit il s'agit du « meurtre de soi-même ». Cette dernière définition a souvent soulevé des joutes oratoires entre les membres de l'équipe, mais ce n'est pas sans intérêt. On apprendra de la bouche de notre Dr Pierre, qui s'est transformé en légiste du dimanche, que « le suicide » n'existait pas dans le Code pénal avant 1987, précisément en décembre, date de la condamnation pour « instigation au suicide ». Il faut rappeler qu'un vaillant député s'est insurgé contre cette incrimination. Jean-Pierre Michel a été la seule voix dissonante de l'Assemblée nationale, en votant contre. Mabrouk n'a pas hésité à faire l'éloge de ce dernier, bien que son écrit porte la marque du binôme Gorana et Moustapha : « Ce député a refusé, seul, de voter cette loi. Il a sans doute préservé, par son action, sa voix, comme le cri d'une foule, *la condition sine qua non*, pour maintenir viable l'espace conflictuel, vital par ailleurs qui s'exerce entre parole et langage et qui fait naître dans l'après-coup quelque chose de nouveau. » Cela n'a pas empêché Mabrouk, insatisfait, d'en rajouter : « la définition du suicide par "le meurtre de soi-même", et l'incrimination de l'instigateur par la loi, me semble-t-il, viennent comme un aveu d'échec, par une méprise, confondant signifiant et signifié, puisque pour Lacan "[la] métaphore obtient un effet de sens d'un signifiant qui fait pavé dans la mare du signifié" », J. Lacan, « Radiophonie », *Scilicet*, 2/3, 1970, p. 68. Stéphane nous a fait remarquer que le Dr Pierre eut à peine le temps de s'écarter, craignant d'être éclaboussé au moment où le pavé plongea dans la mare... Quelle histoire !

d'adresse aux patients, tout en n'omettant pas un point essentiel : le lieu d'où il est parti. C'est en désignant ce lieu qu'on pourra envisager une destination possible.

Il s'agit parfois de revenir aux quelques objets délaissés ou oubliés lors de la traversée, dont le corps est le passage obligé. À ce sujet, on citera un passage de l'intervention du Dr Pierre, lors des journées du GEPS[9], où il énonça que « l'indispensable à tout acte dans l'expérience humaine, fût-il suicidaire, est le corps. Quel que soit l'endroit d'où l'on vient et quelle que soit notre destination, on a tendance à laisser quelque chose derrière soi, mais on emporte toujours son propre corps, même si la mémoire défaille ou que l'histoire tressaille ». On pourrait dire qu'il est impératif que la distance entre ce lieu de départ et le point de rupture soit contée (traitée !), que ce soit par le patient ou par son entourage. Quand ce n'est pas le cas, c'est à nous de lui proposer une distance ou un récit acceptable. C'est déjà une proximité.

Le troisième temps implique les deux « partenaires », et vient confondre leurs points de vue ou interprétations respectifs. C'est une sorte de compromis entre l'interprétation du patient (toujours fondée ?) et les effets suscités par la rencontre entre le patient et nous. Ces derniers sont escomptés thérapeutiques. Mais pas toujours ! Le résultat est inévitablement en lien avec le degré d'implication du patient et la force des contraintes qui se sont exercées sur lui, qu'elles soient extérieures ou intérieures. Et aussi l'attention qui lui a été portée ou pas.

L'attitude du patient peut se résumer en une idéalisation de l'équipe ou du thérapeute, ou, au contraire, en un sentiment « de laissé-pour-compte » qui vient animer des revendications ou les faire vivre quand ce ne sont pas des « persécutions ».

On serait tenté de se référer aux recommandations professionnelles établies par un collège d'experts (ANAES[10]), qui nous suggère vivement, quant à la prise en charge des adolescents après une tentative de suicide, de procéder à une triple évaluation : une évaluation somatique, psychologique et sociale. Mais il sera parfois très difficile de dissocier le corps de ses tenants et aboutissants. Tout simplement parce que le corps reste pour le moins subtil…

XXIe siècle ! Notre équipe a bénéficié d'un nouvel outil d'évaluation de la crise suicidaire, qu'on commence à peine à utiliser véritablement : l'évaluation du potentiel suicidaire[11]. Comme son nom ne l'indique pas, il

---

[9] Groupement d'étude et de prévention du suicide (GEPS).

[10] Agence nationale d'accréditation et d'évaluation en santé (ANAES).

[11] « La notion de potentiel suicidaire associe le risque suicidaire, l'urgence suicidaire et la dangerosité suicidaire. Elle constitue un apport considérable de la conférence de consensus des 19 et 20 octobre 2000, traitant de la crise suicidaire. Cette notion a le mérite de décrire les déterminants du processus suicidaire au travers de dimensions habituellement amalgamées et pourtant en partie indépendantes. »

s'agit aussi d'une évaluation en trois temps : il s'agit d'évaluer le risque, l'urgence et le danger. Ce dernier triptyque invite un deuxième triptyque : il s'agit de voir, par exemple pour le risque, s'il s'agit d'un risque faible, moyen ou élevé ; et ainsi de suite pour l'urgence et le danger.

On n'oubliera pas de préciser que notre équipe est composée de professionnels ayant des formations différentes et appartenant à divers horizons cliniques. Et ça ne nous a jamais posé problème. Il faut dire que notre préoccupation essentielle est l'accueil et le traitement des patients. Peut-être, une attention particulière à la subjectivité que recèle tout être humain, sans en faire une totalité, car le risque d'asphyxie existe. Même quand l'attention est extrêmement bonne. Winnicott nous inciterait plutôt à une intention suffisamment bonne, sans plus. Il s'agit de garder un jeu !

Notre tâche n'a pas été facilitée par la nouvelle politique de santé, avec une approche comptable faite d'évaluation, de fragmentation et un intérêt, qui nous semble tout à fait « fou » de l'institution hospitalière pour le risque zéro. Nous leur avons souvent répondu que le risque zéro, si en vogue, à en référer au « Dico », devient presque indéfinissable, voire caduc ! Concrètement, le zéro reste tout de même un ensemble, même s'il lui arrive d'être vide. Il est une valeur, même nulle !

Les difficultés restent malgré tout gérables. Nos « petits » conflits, très certainement liés aux soubresauts pulsionnels et institutionnels, ne débordent que rarement, bien qu'il s'agisse d'une époque où il y en a trop ou pas assez « du père… », entre autres. C'est notre époque, et prenons-la comme elle vient, en attendant pourquoi pas un miracle, un Champollion, une lumière qui n'aveugle pas trop ou que quelqu'un de l'équipe gratte un peu plus sur la vieille cafetière pour la débarrasser des restes d'hier, pour enfin lire dans son marc. Elle supporte depuis longtemps un filtre métallique, conique, ou presque entonnoir ! Qui lui dicte la mesure. Mais nous n'avons rien perdu pour attendre.

Et voilà que… un jour… le vieux divan installé depuis fort longtemps dans le bureau qui fait face à notre secrétariat se mit à parler ? Depuis ce moment il est devenu un acteur majeur de notre équipe. C'est ainsi que notre outil de travail s'est enrichi, à ne pas en douter, d'une nouvelle trilogie. Le divan appelle ça une triangulation, parfois il emploie un mot plutôt savant :

Il faut dire que Mabrouk n'a pas été insensible à ce potentiel et il y a vu d'abord une empreinte, celle de la pulsion de mort ; et également l'action des instances psychiques influençant peu ou prou les composantes de ce potentiel suicidaire, dont les facteurs de risques entre autres. Stéphane, l'enfant terrible de l'équipe, n'a pas trouvé mieux, pour énerver le Dr Pierre, que d'opposer le risque, l'urgence et le danger au symbolique, à l'imaginaire et au réel. À ce jour, il ne s'est pas encore décidé à les désappareiller ? Il attend sans doute une aide… Il a même mis, au-devant des facteurs de risque, la défaillance symbolique du parricide. Stéphane n'a jamais accepté l'idée du meurtre de soi, suggérant la présence d'un tiers sur la scène du suicide. Il refuse catégoriquement de nous donner l'identité de ce tiers, mais nous promet une intervention à ce sujet. Doit-on attendre la prochaine année bissextile ?

tiercisation. Sa recette : soit le patient a conscience qu'il a subi un traumatisme, c'est le cas le plus habituel, soit le patient n'en décline pas, et alors Mabrouk lui en propose un à dessein, une sorte de catalyseur.

Il s'agit parfois « du traumatisme de la naissance », ce que refuse rarement l'usager ; Mabrouk, lui, il recommande : le traumatisme dit bénéfique[12] par les spécialistes !

Comme nous allons le voir, Mabrouk nous a aidés depuis à maintenir un état de « veille psychique » malgré les conditions difficiles et le surcroît « de chiffre », à une époque où « l'hyperactivité » semble avoir trouvé un appui dans une « hypermodernité » dont le leitmotiv reste la maximalisation des gains et la minimalisation des pertes.

Tout le monde a tendance à oublier qu'une absence peut être fondamentale et pourquoi pas fondatrice, et que le partage, même d'une culpabilité, peut parfois être essentiel. Il suffit juste que le bon sens l'emporte. C'est-à-dire savoir de quel « objet » parle-t-on. Selon Mabrouk, ce bon sens ne dure qu'un instant, le temps de s'apercevoir que l'objet en question n'est pas le bon. Il peut être parfois déjà trop tard. Il nous a toujours conseillé de veiller à ce que la porte de « l'absence » ne soit jamais condamnée.

De l'objet, il a toujours affirmé sa présence, ou celle de son représentant, dans la « scène » suicidaire. C'est la conséquence, dit-il, de l'échec, heureux, pour la circonstance, de la tentative de suicide. Le suicidant étant, cette fois-ci, à l'extérieur de la scène, alors il faut absolument redoubler d'efforts pour trouver ce qui représente le propre corps du patient dans la « scène ». C'est un exercice qui n'est pas aisé du tout.

Pour lui, il y a trois catégories de patients suicidants : ceux qui répètent, ceux qui recommencent et ceux qui font autre chose. La différence entre les trois résiderait, selon lui, dans le lieu qu'occuperait ledit objet, représentant du patient. Cette façon de voir est l'approche dite « topologique ». Il a souvent dit que nous travaillons dans des conditions très difficiles où le risque suicidaire est potentiel tandis que l'approche sécuritaire est au maximum. Alors, il suggère de procéder par circonscrire l'espace dévolu. Celui qui recommence, celui qui répète et celui qui fait autre chose appartiennent à un même ensemble, celui des suicidaires en général et des suicidants en particulier. Et ce n'est pas tout selon Mabrouk :

« Partant du principe que les trois quidams cités sont sauvés pour l'instant, et contemplent non sans attention le lieu où ils continuent à avoir

[12] Cf. Martine Menès, *Un traumatisme bénéfique la névrose infantile*, Paris, Éditions nouvelles du Champ lacanien, 2006.
Il faut dire que Mabrouk n'a jamais été avare à ce sujet, toujours à le suggérer ou le proposer quand celui du patient s'avère inefficace ou défaillant. Parfois, une simple relecture du traumatisme défaillant ou une nouvelle ponctuation dissipe la confusion et éclaircit par conséquent l'horizon. Comme il aime à le dire : « Le suicidaire n'arrive jamais la poche vide, il a toujours une théorie sur ce qui lui arrive, et vous ne pouvez pas faire sans. »

des effets, ils se voient alors faire, alors qu'au moment de l'acte ils étaient occupés à faire. Chacun, d'une certaine façon, appartient finalement à un ensemble qui ne le contient plus ou presque ! »

Mabrouk, dans un exercice de style qui s'est avéré n'être qu'une piètre caricature de Russell, nous a posé une question à laquelle il a jugé bon de répondre tout seul sans attendre la moindre participation de notre part : « Existe-t-il un ensemble de tous les ensembles qui ne se comprennent pas eux-mêmes ? Imaginons que oui... Où est-ce que vous allez le mettre ? Si vous le mettez dans ce dernier, il fera trou, si vous ne le mettez pas, il sera incomplet. »

Partant de là, il a vite suggéré que certains patients suicidaires n'ont plus que le choix de faire l'objet venant combler le trou ou tout simplement de finir en un trou sans bords ! Et ce n'est pas sans humour de la part de Stéphane : « Attention ! Regardez devant vous, trous en formation ! »

Pour Mabrouk, ce trou est ainsi comblé (momentanément) par « l'objet » représentant, qu'on doit approcher au plus vite avant qu'il ne disparaisse ou ne se transforme en un gisant, et ce, quel qu'en soit le prix. Puisque la mise de départ a été une vie humaine ! Si d'aventure ce représentant venait à nous échapper, la scène deviendrait vite incomplète. C'est probablement une des adresses du suicide, d'où l'énigme.

C'est ainsi que nous sommes parfois amenés à traiter les situations selon trois dimensions : une dimension dynamique, la seconde économique et la troisième topique. Ces trois dimensions ne sont pas exclusives l'une de l'autre, mais chacune a les préférences de l'un ou de l'autre intervenant de l'équipe. Une seule précaution s'impose, Mabrouk n'arrête pas de répéter : « On n'ouvre que les portes que l'on peut refermer ! » A-t-il peur des courants d'air ? Ou craint-il d'oublier le code ?

Nous serons parfois amenés à résoudre, mais ce n'est pas obligatoire, quelques paradoxes qu'aime distiller Mabrouk, faisant largement pâle figure devant ceux de Russell ! Il s'agit beaucoup plus de sa façon à lui de mettre de la concrétude, quitte à caricaturer. Pour l'exemple, il n'a pas hésité à nous encourager à nous exercer à travailler dans des espaces où tout parapluie est incapable de se déployer ! C'est un espace à la fois restreint et grand ouvert, possible, psychique, autrement dit topologique. Où le mot n'est ni satisfait de son objet ni complet. On l'apprend et c'est lui qui nous prend, à bras-le-corps ! C'est un *tueur* invétéré : c'est dit et c'est fait, puis nulle trace, nulle empreinte et pas la moindre odeur.

En pratique, les patients sont accueillis au sein des urgences par un binôme de soignants dans la majorité des cas. Une présentation clinique fait suite le premier mercredi du mois en présence de Mabrouk. Le temps est presque solennel, voulu par Mabrouk, entouré de ses cadres Nathalie et Jean-Louis. Il ne tolère aucun manquement.

Une autre présentation clinique peut avoir lieu le deuxième mercredi, plus libre cette fois-ci, qui ne traite pas obligatoirement de la tentative de suicide, mais c'est assez rare. La parole y est plus aisée et le cadre moins rigide, sauf si Mabrouk n'est pas d'accord. Stéphane, l'enfant terrible de l'équipe, peut en abuser. Il faut dire que Mabrouk a tendance à fermer les yeux quand il s'agit de lui. Le Dr Pierre, psychiatre de l'unité, n'est pas d'accord et le fait savoir.

Le deuxième samedi du mois, tous les trimestres, est le jour de la présentation principale. Ce jour est consacré au cas choisi par Mabrouk, il s'agit souvent d'une situation clinique qui interroge plus d'un et qui nécessite une palabre, parfois en présence d'invités mis en demeure par Mabrouk d'apporter leur « expertise ». Mais ce n'est pas sans conséquence pour l'élu, celui qui va avoir l'honneur de présenter le cas clinique.

Désormais, cette personne, qui a obtenu le sésame si convoité par tout un chacun, peut être invitée à faire une présentation au sein du groupe fermé de Mabrouk, et sera aussi recommandée et appuyée pour la publication d'un article. Rien que ça ! Un autre privilège, plus rare : la personne amenée à intervenir dans son groupe aura parfois la chance de croiser un membre du comité secret.

En dehors de ces trois moments, la garde médicale est un autre moment pour échanger, palabrer et demander conseil à Mabrouk, mais ce n'est pas sans le subir. Le plus souvent on est comme gardé à vue dans son bureau. Heureux le soignant capable de se défaire de lui sans subir sa colère, et ce n'est pas tout. Vous voilà sorti de son bureau avec une nouvelle mission, malgré la surcharge de travail : lire un article ou un ouvrage, quand ce n'est pas lui présenter le patient que vous venez à peine d'entrevoir. Mais ce n'est pas sans chantage : il s'agit là du fameux sésame, après avoir bien sûr mérité de présenter une situation le deuxième samedi.

QUI EST MABROUK ?

Notre outil de travail : c'est Mabrouk ! Que sait-on de lui ? Peu de choses à vrai dire. C'est un divan. Son histoire ? Allons d'abord la chercher dans le dictionnaire : c'est le conseil du sultan tout aussi bien qu'un siège sans dossier ni bras qui peut servir de lit. Après, il a des pieds, quatre en tout. C'est très important pour notre équilibre !

L'histoire de Mabrouk n'est pas claire. Il communique, ce n'est un secret pour aucun membre de l'équipe. Ça ne devrait surprendre personne par les temps qui courent. Les technologies modernes en ont fait parler plus d'un ! Alors qu'aujourd'hui certains murs n'arrivent plus à ouïr ! Sommes-nous déjà trop en avance ?

Les différentes recherches pour lui trouver une origine certaine sont restées vagues, alimentant plus la rumeur qu'apportant des éléments susceptibles de le situer véritablement. Certaines langues disent qu'il a traversé l'Atlantique, alors que d'autres lui attribuent une origine africaine. Pour les experts, la seule chose authentifiée serait une planche de son assise. La rumeur dit que cette planche a séjourné au 19, Berggasse en Autriche[13] ! Un reste ?

'autres croient deviner dans les quatre lettres qu'arbore cette même planche, deux syllabes que le temps a semble-t-il éloignées l'une de l'autre : « De…med ». Et qui serait probablement le mot « Demidi » selon un latinisant. Un nom d'origine romaine ? La planche sur laquelle sont inscrites ces quatre lettres dénote par sa couleur et son âge. Les mauvaises langues disent que c'est une pièce rapportée.

---

[13] Adresse de l'appartement et du cabinet de S. Freud à Vienne. S'agissant de l'adresse de l'appartement et du cabinet de S. Freud à Vienne, on ne peut qu'être intrigué. Mabrouk n'a pas encore démenti. Est-ce un hasard ? Un certain Guy, membre tardif du comité secret de Mabrouk, bien averti quant aux questions liées au hasard, nous a interdit de monter toute expédition pour aller vérifier sur place. Il a, certes, reconnu que le hasard extérieur existe, mais nous a refusé l'accès « au hasard » de cette planche… Craint-il Mabrouk ? Nous cache-t-il quelque chose ? Il nous a juste dit, profitant de son savoir reconnu par tous sur le hasard : « Ne vous fiez surtout pas aux apparences, le hasard n'a de valeur que pour les personnes préparées à le recevoir ! » Stéphane, déçu, nous a proposé alors d'aller au 20, Maresfield Gardens à Hampstead (Londres), juste pour prendre l'air. Le capitaine courageux a donc plié devant le comité secret. Sans doute pas, car il suffit d'aller toquer à cette dernière adresse.

Il y en a d'autres qui auraient trouvé une trace de son origine dans quelques ouvrages et récits, mais personne ne peut l'affirmer. On aurait deviné des marques de sa présence entre les lignes de Garcia Marques ou encore d'Albert Camus. Difficile de croire, c'est fantaisiste, voire absurde. Ce ne sont que des rumeurs.

Un deuxième expert, qui s'est montré évasif, aurait juste suggéré d'éviter d'en savoir plus, tout en écartant la théorie d'une origine romaine. Il avait l'air inquiet, comme s'il craignait quelque chose. S'agit-il d'une malédiction comme celle des pharaons ? On ne s'est même pas posé la question de la date de cette inscription. Le Carbonne 14 ? Pour nous, tout ça, ce n'est que des racontars, la seule chose dont on est certain, c'est qu'il a été très efficace. Il a sauvé tant de vies malgré le poids des rumeurs qui auront alimenté cet ouvrage, pratiquement du début jusqu'à la fin.

La mort ? Mabrouk, un peu provocateur à l'adresse des stagiaires, a toujours soutenu que la mort reste une rumeur jusqu'à l'instant où elle se réalise pour le quidam. Et, si, et seulement si, quelqu'un la constate pour ce dernier. Et ce n'est pas fini pour autant, car ce même quidam, le mort, ne peut en avoir la preuve ! Demeure-t-elle ainsi une rumeur ?

Sur la qualité du bois de Mabrouk, les avis divergent également. La majorité de ses analysants pensent qu'il est fait d'ébène, alors que ses détracteurs affirment qu'il n'est qu'un ramassis de vieux cageots et de cagettes auxquels se sont ajoutées une ou deux poignées de clous rouillés entrelaçant de très rares clous de maître, stigmates probables d'un passé glorieux ?

Pour ce qui est de son étoffe, une petite partie située sur le rebord externe attire l'attention. Elle semble beaucoup plus ancienne. Certaines langues l'attribuent à Gaëtan Gatian de Clérambault[14] ! Cela ne fait qu'alimenter l'intrigue. L'étoffe est de couleur marron clair, hormis la parcelle qu'on attribue à de Clérambault qui est de couleur marron foncé.

Maintes fois on a questionné Mabrouk sur ses origines, sa réponse a toujours été la même : « Demandez à mes parents ! » Qui sont-ils ? Personne ne le sait. Quand on insiste, il avait toujours cette réponse : « Contentez-vous

---

[14] Psychiatre, ethnologue et photographe (1872-1934). Il s'intéressait aux draperies et enseignait le drapé. Jacques Lacan dira qu'il fut son seul maître... Certains disent que ce dernier se trompait toujours sur le prénom du maître, l'appelant Georges ? Qu'est-ce qui a fourché dans une langue aussi prestigieuse ? Mabrouk aurait la réponse. Pour l'instant, le seul Georges qu'on lui connaisse est son ami, le chef des sapeurs-pompiers. Une minuscule partie de l'étoffe de Mabrouk viendrait de chez le maître de Lacan ? On suppute çà et là que Mabrouk aurait croisé le maître en Afrique. Le père de Stéphane détiendrait une photographie des années vingt, qui serait de la main de Clérambault et dans laquelle on reconnaîtrait un Mabrouk avec une étoffe encore jeune et rutilante ? C'est Stéphane qui a vendu la mèche, ajoutant que cette photo a été bien prise en Afrique et plus précisément au Maroc. De là à faire un lien entre le maître, Lacan, Mabrouk et Georges, c'est aller trop vite en besogne. Le Dr Pierre, se croyant plus malin que les autres, a pensé à Georges Bataille ? Sur le pourquoi, il a répondu à Stéphane : « Moi aussi j'ai le droit d'associer ! »

de ce que vous savez ! À chacun sa vie et à chacun son roman familial… » Depuis, on ne se préoccupe plus de sa vie mais nous continuons à alimenter son roman familial, à notre guise et probablement aussi à notre insu. On soupçonne Lilli, la femme de ménage, Jean-Louis et Nathalie, ses plus fidèles infirmiers et cadres de l'équipe, d'en savoir plus qu'ils ne disent sur sa véritable identité.

ELLE A FAIT LE MORT

C'est le mois de septembre. C'est la rentrée. Personne ne semble partant pour cette première présentation de « cas clinique ». Bien en place, Mabrouk scrute les visages et essaie d'analyser la situation. Il ne propose pas un tour de table. Ça lui arrive parfois de le faire afin de prendre la « température », juger de l'état d'esprit ou de la forme de l'équipe. C'est le Dr Pierre, notre collègue psychiatre, et Sarah notre psychologue stagiaire qui vont nous parler d'une situation clinique. De ce que j'ai compris, ils vont nous présenter le cas d'une adolescente qui a fait une tentative de suicide.

Tout le monde sait que dans cette tranche d'âge les choses sont difficiles, et la prise en charge demande de l'expérience, du temps et un certain savoir-faire avec les adolescents. Car la temporalité du passage à l'acte est toute particulière.

C'est le Dr Pierre qui est autorisé par Mabrouk à intervenir en premier. C'est un réflexe de la part de Mabrouk. Il aime gérer, parfois maîtriser quand il ne prend pas l'habit d'un instituteur en manque d'autorité. Depuis le temps qu'on le fréquente, on ne fait plus attention à ces détails. Il n'y a que Sarah qui risque d'avoir quelques surprises. Sachant qu'elle ne connaît rien de lui si ce n'est par ouï-dire. Lors du seul entretien qu'il lui avait accordé, elle fut pratiquement sans voix en face de lui : un divan qui parle ! Elle ne s'est pas empêchée, plus tard, de dire qu'elle ne se souvenait de rien quand on lui a posé la question sur l'effet qu'il avait eu sur elle. Elle a été incapable de donner le moindre détail sur lui.

Pour nous, il s'agit presque d'un bizutage, c'est comme si vous entriez dans un monde inconnu. Pour se défendre, elle a été même nous citer Alice Cherki[15], qui, dans son ouvrage sur Frantz Fanon[16] *Portrait*, disait qu'à sa

[15] Psychiatre et psychanalyste, née en Afrique, elle a été l'élève de Frantz Fanon et aussi son biographe. À notre avis, trop jeune pour avoir croisé le chemin de Mabrouk en Afrique. Son prénom semble tout trouvé pour intéresser Mabrouk, parfois de manière obsessionnelle. Que lui trouve-t-il ? On en saura peut-être plus une fois qu'Inès (jeune collègue faisant fonction d'interne) nous aura présenté son livre, *Frontières invisibles*. Il faudra également compter avec la présentation « Alice au pays de la Reine Rouge » pour en savoir plus, mais pas sans l'aide active de Mabrouk, de ses sbires et fidèles cadres, en l'occurrence Nathalie et Jean-Louis. Inès a tiré la carte « Alice » à deux fois, puisque c'est elle qui a la charge des deux présentations. Simple coïncidence ?

première rencontre avec lui lors d'une intervention qu'il faisait à Alger, elle ne s'était pas rendu compte qu'il était de couleur !

Alice Cherki n'était pourtant pas franchement loin de lui. Plus tard, quand elle l'avait vu de près, elle s'étonna qu'il soit de couleur ! On pense que Sarah a trouvé dans cet épisode matière à l'évitement. Bien que la comparaison soit quelque peu tirée par les cheveux, car il n'existe aucune commune mesure entre la couleur de la peau de Frantz Fanon et un divan qui parle. Stéphane, jeune infirmier, l'agité du groupe, a de tout temps déclaré qu'il n'avait jamais rencontré un divan muet ? D'ailleurs, il le déconseille. Le premier entretien avec Mabrouk laisse souvent des traces indélébiles. De toutes les manières, Sarah ne perd rien pour attendre. Elle doit redoubler de patience si elle a l'intention de creuser son petit trou au sein de l'équipe. Elle aura à subir des épreuves et elle n'est certainement pas à l'abri d'autres surprises.

Le Dr Pierre commence par nous dire que Fatima, jeune adolescente de 16 ans, jouait avec sa sœur cadette pendant que leur mère était en train de faire la sieste, pas loin, dans le salon. Rien de surprenant jusque-là. Les filles se chamaillaient, riaient parfois jusqu'aux éclats, interrompant de temps à autre le silence convoité par leur mère, allongée sur le sofa.

« Pierre, laisse les détails de côté s'il te plaît et avançons ! » Ce n'est pas nouveau. Une intervention un peu facile pourrait-on dire. C'est surtout pour marquer le cadre et nous faire savoir qu'il veillait... Le Dr Pierre ne semble absolument pas dérangé par cette intrusion de Mabrouk. Était-ce un message pour Sarah ? C'est possible.

Imperturbable, le Dr Pierre reprend son récit : soudain plus aucun bruit ne franchit les murs de la pièce. Le moment d'accalmie fut très long. La sœur cadette vint enfin rejoindre sa mère dans le salon pour se blottir fortement contre elle, tout en sanglots. Elle avait l'air apeurée et déçue. Sa sœur venait de démissionner ? Sans crier gare. Elle avait quitté l'espace de jeu. Ce qui, pour la mère, était un geste inhabituel. Elle s'inquiéta et se rappela vite que Fatima lui avait parlé de mettre fin à ses jours. Mais – c'est un jeu – avait-elle pensé à ce moment. Là, elle s'était dirigée au plus vite dans la chambre où Fatima semblait dormir. Elle la secoua énergiquement. Sans résultat ! Elle semblait dormir profondément, et sa respiration était très faible. Vite ! Les pompiers !

---

[16] Psychiatre et essayiste (1925-1961). Décédé aujourd'hui, il n'est plus possible de l'interroger sur Alice. On aurait aimé savoir s'il a croisé le chemin de Mabrouk, d'autant plus que deux ouvrages de Fanon sont en bonne place dans sa bibliothèque : *Peau noire, Masques blancs*, et une pièce de théâtre *L'œil se noie*. Cette dernière est à côté d'une autre pièce de théâtre, qui n'est pas de Fanon mais de Shakespeare : *La Tempête*. Pourquoi la tempête ? On attend que Mabrouk nous le dise un jour, même si on sait d'avance qu'il n'aime pas le mauvais temps, à cause de ses rhumatismes. Stéphane s'impatiente à son tour : il aimerait bien savoir si le rouge de la reine, dont tout le monde parle, est la couleur de son masque ou de sa peau. Fait-il ainsi son Fanon ?

Sa petite sœur, en sanglots et paniquée, avoua à sa mère que Fatima et elle jouaient à faire le mort. Mabrouk se manifesta pour la seconde fois. Pour ses familiers, les signes annonciateurs de cette intervention étaient déjà là : le Dr Pierre avait déjà ralenti son débit verbal au moment où on entendait les premiers grincements. Il s'agit probablement du bruit provoqué par l'assise en bois de Mabrouk. C'est tout ce qu'on sait. Il lui arrive aussi de soulever une sorte de léger nuage de poussière quand il toussote discrètement. De rares rayons de soleil viennent accentuer l'envergure du nuage de poussière en mettant à nu les grains qu'il recèle. D'ailleurs, on a tous pensé que la femme de ménage, Lilli en l'occurrence, devrait faire un effort.

« Elle a fait le mort ? Qu'est-ce que tu en penses Sarah ? » lui dit Mabrouk. Sarah est totalement surprise. Pourtant elle a été avertie par l'équipe. Il fallait être toujours prête. Tout le monde espère qu'elle a suffisamment de grain à moudre. Pour quelqu'un d'habitué, cette question était tout à fait prévisible, sachant que la scène s'y prêtait. Nous avons plus ou moins deviné qu'il tenait sa scène : une adolescente qui fait croire à sa sœur qu'elle joue à faire le mort alors que l'entreprise était véritablement suicidaire. On a pensé qu'il voulait amener Sarah, au moins, à évoquer le fantasme de mort[17], et pourquoi pas une confusion dans les rôles ou dans les personnages en jeu.

Sarah esquissa une réponse, loin de ce qu'il attendait, qui s'effilocha à vive allure. Il demanda au Dr Pierre de reprendre le fil. Ce dernier nous rapporte que la petite sœur avait dû abandonner la partie et ne voulait plus poursuivre le jeu que lui proposait sa sœur. Cette dernière semblait surjouer le rôle qu'elle s'était attribué ce jour : « faire le mort ». N'arrivant pas à réveiller son aînée, elle prit peur, cria « Papa ! » et alla ainsi réveiller, à sa façon, sa mère qui faisait la sieste.

Avec ces nouveaux éléments, évidemment, il ne pouvait se retenir, bien après avoir été rassuré sur l'état de santé de Fatima : « S'était-elle prise au jeu de la bobine[18] ? Le fil avait-il cassé ? Voulait-elle être à la fois là et

[17] Concept limite, très investi par Mabrouk, bien que difficile de manipulation. Il est selon Mabrouk au grand carrefour de la psychopathologie. Ce dernier en fait un usage plutôt pédagogique et on ne peut plus simple, et laisse de côté la pulsion de mort qui régente cette problématique. Pour lui, il s'agit tout simplement, en l'état, de faire se rapprocher au plus près l'être mortel de sa propre mort, dans une sorte de jeu. Il est bien conscient que ce qui s'y joue est directement en lien avec l'angoisse de castration et la culpabilité qui s'y invite par conséquent. L'angoisse de mort alors ? Mabrouk est intraitable à ce sujet : « Puisque personne n'est revenu de sa mort, la seule effectuation à cette angoisse est inexorablement l'angoisse de castration. » Stéphane n'a pas trouvé un autre commentaire que : « Mourir un peu, pas beaucoup… »

[18] Selon Freud, dans ce jeu, pour l'enfant, il s'agit d'essayer de maîtriser les absences de la mère : faire recours à ce jeu, essayer et être capable de le maîtriser, reviendrait à maîtriser le traumatisme de l'absence. L'enfant semble triompher sur les absences de la mère. Il y a donc substitution progressive de la répétition de réaction de maîtrise à la répétition de la situation éprouvante. Selon Mabrouk, la tentative de suicide recèle quelque part les coordonnées

ailleurs ? » Nous sommes tous restés cois sous cette salve d'interrogations. Tous les regards, subrepticement, se fixèrent sur Sarah. Pas le moindre croisement entre deux regards. C'était intense. Sarah était presque livide. Toute cette générosité de questions pour elle toute seule ? On ne s'est pas inquiété plus que ça, sachant que le Dr Pierre était là. Il doit de toutes les manières prendre ses responsabilités et défendre son binôme. Les situations cliniques sont accueillies, traitées et présentées par deux intervenants, constituant le binôme.

Le Dr Pierre reprend l'initiative et essaie de faire le point sur ce qu'il vient d'entendre, et surtout il se doit de rassurer sa collègue qui est restée figée sur sa chaise. Elle semblait retenir toute émotion. À quoi bon, puisqu'il lui était sans aucun doute très difficile de lire la moindre émotion dans ce tas de cellulose (!) retenu par une poignée de clous rouillés ! Ce ne devait pas être une mince affaire pour elle.

Le Dr Pierre nous explique que les questions posées par Mabrouk sont les bienvenues et la réponse à ces dernières pourrait très certainement aider à la compréhension du geste et permettre une véritable prévention. Mais la réponse à apporter à ces questions n'est pas chose aisée, puisqu'il s'agit d'éléments recueillis lors de deux entretiens uniquement. On aimerait bien en savoir plus. Les arguments du Dr Pierre étaient pour nous totalement justifiés. Mais Mabrouk ne va certainement pas se contenter d'un point de vue plus ou moins descriptif.

Il reprend l'initiative : « Le fantasme de mort reste pour moi une subtilité comme une autre qu'exerce l'être humain sur la réalité afin probablement d'asseoir le cadre, je dirais psychique, dans lequel il se meut. Ça permet, dans une certaine mesure, de faire le point à une période de sa vie où les moyens "psychiques" peuvent s'y prêter, afin de ne pas confondre son être mortel et sa propre mort ; quant au jeu de la bobine, je ne vous apprends

---

restées floues de ce qui est supposé acquis : le jeu « du fort-da ». Selon lui, il s'y rejoue, pourrait-on dire, une nouvelle partie où le corps, en apparence constitué, devient un « enjeu ». Alors que pour Freud, le jeu du « fort-da » est du côté du constat et de l'engrammage - car il s'agit de deux phonèmes (fort et da) et de l'objet, leur corollaire - Lacan va s'intéresser plus particulièrement à l'aspect de l'évocation et de l'appel : le « fort » est prononcé en présence de l'objet et le « da » est prononcé en son absence. Ce qui n'est pas la même chose. L'enfant est en mesure de transcender symboliquement la présence et l'absence. Alors la chose existante peut être annulée par la force du symbolique, ce qui ouvre le monde de la négativité. La dénégation prend alors tout son sens. Mabrouk suggère que Lacan a usé d'un certain subterfuge ! Imposant une torsion à un jeu régi jusqu'alors par une « différence » pour lui imposer un « différentiel ». Le « fort » étant prononcé en présence de l'objet et le « da » en son absence, il y a par conséquent une rétraction puis une extension de l'espace. « Voilà un tour de magie ! » selon Stéphane.

Et ce n'est pas tout, puisque, désormais, les contraires peuvent se rencontrer sans s'annuler, sans que la *structure* dérape. Mabrouk, qui n'est pas habituellement un plaisantin, n'a pas oublié le dernier propos de Stéphane pour lui répondre : « Stéphane ! je ne plaisantais pas, le tour de magie que tu as évoqué à l'instant je le prends, et j'ajouterai, être magicien, pour l'enfant, va le protéger contre la tentation de devenir sorcier ! »

certainement rien en vous disant que Fatima l'a essayé, par sa tentative de s'absenter. Il me semble que son jeu a été plus ou moins imparfait. Et la seule référence que j'ai trouvé à vous proposer de façon pédagogique : c'est le jeu du “fort-da”.

Peut-on dire par conséquent que Fatima a fait Fort ? Pour les personnes que ça intéresserait, rien ne nous empêche de revenir sur cette problématique qui a été traitée par Freud en son temps, et dont Lacan nous a proposé une relecture. Ceci dit, ça ne m'empêchera pas de vous dire que Fatima a essayé de s'absenter : “fort”, et la voilà revenue parmi nous, bien qu'endormie par les psychotropes : “da”. Comme vous le savez, la bobine est retenue par un fil. Dans votre cas le fil semble avoir tenu. Alors, qui le retenait ? C'est une question. »

Décidément, il aime jouer. On dirait même qu'il abuse un peu. On pense à Sarah. Que va-t-elle faire avec cette avalanche d'idées et de concepts, si toutefois le Dr Pierre ne l'aide pas à modérer l'envergure de ces derniers. Le Dr Pierre ne voulait pas revenir sur son propos afin d'éviter de l'exciter plus, comptant sur la sagesse de Jean-Louis pour venir modérer.

Mabrouk demanda justement le silence et s'adressa à Jean-Louis pour lui demander ce qu'il pensait de la situation. Le Dr Pierre était contrarié et ne dit mot. Jean-Louis, avec son expérience, avait vite compris que Mabrouk était contrarié par l'absence de participation de Sarah. Il ne semblait pas favorable à l'invitation et prit le soin de la décliner en disant qu'il n'avait pas de questions à poser. Ainsi, le Dr Pierre put reprendre le cours de son intervention pour enfin demander à Sarah de donner quelques éléments quant à l'évaluation faite par le binôme.

On a appris que Fatima avait quelques difficultés avec les mathématiques, bien que ses parents lui apportent l'aide nécessaire. Qu'elle était bien entourée par ses parents et que le dialogue ne manquait pas. Fatima a été facilement critique de son geste et a accepté de rester à l'hôpital quelques jours. Elle ne parle plus de suicide et trouve que son geste n'en valait pas la peine. Mabrouk écoute mais ne semble pas d'un enthousiasme débordant. Sarah ajoute que l'élément déclencheur est probablement la mauvaise note en mathématiques. Mabrouk lui dit : « Ce n'était pas suffisant comme explication », et ajouta : « L'essentiel c'est que tout danger est écarté pour Fatima. Il faut maintenant qu'elle bénéficie de l'aide que nécessite son état. »

Devant l'absence de questions de la part des présents, il reprit la parole encore une fois : « Je sais que vous êtes probablement fatigués mais je tiens à vous dire que Fatima, dans son passage à l'acte, qui est d'après moi une tentative de s'évanouir loin de la vie, a pris la précaution d'avoir à côté d'elle une présence, celle de sa petite sœur ; à la fois comme témoin et sentinelle de la vie qui continue quand le processus de symbolisation s'est retrouvé paralysé momentanément. Les jeux avaient simplement l'air d'être faits ! Fatima va bien. Heureusement ! Car “les dés n'étaient pas pipés !” La mère semble avoir veillé sur ses enfants même pendant son sommeil, et le père était bien là dans le cri de détresse de sa fille cadette, j'oserais dire tenant d'une main le fil de la bobine et travaillant de l'autre. »

Pour une rentrée, on peut déjà dire que les vacances avaient l'air très loin. Somme toute, nous voilà bien obligés de retourner à nos livres et séminaires afin de pouvoir esquisser une réponse le moment venu. On peut déjà dire, avec une pointe d'humour, que ce premier cas de l'année est plutôt fort que da. Nous y reviendrons peut-être un jour, dans d'autres circonstances ou à l'occasion d'autres situations cliniques. Enfin, on peut tout de même constater que Mabrouk considère l'explication de Sarah insuffisante.

MOI, AUSSI !

Alors que tout semblait fini, plié ! Sarah se remit en scène. On dirait que Mabrouk lui manque déjà. Pour nous, ce n'était pas très intelligent. Mais quelle mouche l'a piquée ? « Je ne sais pas si c'est important, mais j'ai omis de vous parler du petit frère de Fatima. Il est âgé d'une dizaine d'années. Au moment où je prenais congé de ses parents, il m'a interpellée en me disant que lui aussi aurait pris des médicaments ? Qu'est-ce qu'il fallait faire avec ça ? Sa mère lui a répondu qu'il fallait arrêter de dire des bêtises. J'avais envie, sur le moment, d'inviter les parents à un deuxième entretien, mais j'ai trouvé que ce n'était pas facilement envisageable. »

Nous n'avions pas la force, à ce moment-là, de revenir sur la situation traitée. Il ne restait plus à Mabrouk que de prendre la décision, se débrouiller… A priori, il n'avait pas l'air inquiet. Il semblait juste pensif. Il était sûrement en train de chercher une réponse appropriée. Sarah a été peu bavarde durant la présentation, et voilà qu'elle semble se réveiller. On ne lui en veut pas, puisque son inquiétude nous a semblé tout à fait légitime. On attend sa réaction. Fallait-il sortir de la salle ou feindre uniquement le geste. Nous avons tous conscience que le propos de l'enfant ne pouvait qu'inquiéter.

Mabrouk : « Je pense que c'est un enfant qui a fait ce qu'il a pu pour attirer l'attention sur lui. Certes, son propos peut inquiéter, mais on peut penser qu'il a tout fait pour que ses parents s'intéressent à lui. N'oublions pas que la famille est désemparée et inquiète, ne sachant pas où donner de la tête. Dans ce contexte, il a certainement essayé de reprendre sa place. Comme tous les regards étaient braqués sur sa sœur, sachant qu'elle a pris des médicaments, alors il a tenté de s'y confondre. Il ne faut pas oublier qu'il a utilisé “les outils” qui étaient à sa disposition, et susceptibles d'attirer l'attention sur lui. »

S'adressant à Sarah, il lui dit que la conduite à tenir n'est certainement pas à trouver dans une réponse « ici et maintenant… ». Il ajoutera que le « travail » qui va être fait avec Fatima et ses parents est en mesure d'apporter la bonne réponse.

LE BEAU ET LE PÈRE

C'est le mercredi, le deuxième du mois... Tout le monde attend avec impatience. C'est une présentation dite libre. Ça peut être même une sorte de discussion ouverte autour de cas cliniques, ce qui facilite l'échange, loin de l'appréhension habituelle que suscite Mabrouk lors du premier mercredi. En général, c'est un des rares moments où il peut manifester un certain humour et accepter d'être contredit, mais pas par qui veut : ce privilège n'est accordé qu'exceptionnellement à ses fidèles lieutenants en la personne de Jean-Louis et Nathalie. Il peut parfois faire le sourd devant Stéphane (un privilégié ?).

Ce jour, il nous arrive de recevoir un infirmier, un psychiatre, une psychologue ou un médecin somaticien. On peut discuter soit d'une situation clinique, d'un fait institutionnel marquant ou particulier, mais aussi échanger autour d'un article, d'un événement spécial, particulier ou « indésirable ».

Mabrouk n'intervient que rarement durant la présentation du deuxième mercredi. Cela se produit éventuellement à la fin de la présentation. Il s'agit plus d'un commentaire que d'une question à l'adresse de l'un ou de l'autre des présents. Certes, on n'est pas à l'abri d'un retournement, mais cela est somme toute rare.

Après le café et les politesses habituelles, Jean-Louis se saisit d'une feuille de papier et de quoi écrire, et nous demanda à qui était le tour. On a noté que nous recevions ce jour Inès, FFI[19], une jeune collègue qui vient d'un autre secteur. Vu les attitudes des uns et des autres et les quelques chuchotements qui n'étaient pas sans adresses, on a vite compris que c'était Isabelle, infirmière de notre équipe, qui allait intervenir pour nous exposer une situation clinique. Elle travaille à mi-temps dans l'unité depuis de très longues années. L'autre mi-temps, elle le consacre à diriger un psychodrame psychanalytique individuel.

Le véritable sujet de son intervention nous est inconnu au moment où le top départ a été donné par Jean-Louis, sous le regard scrutateur de Mabrouk. Ce dernier est sans doute au courant du sujet. Rien ne passe sans son accord. On est parfois surpris par certains sujets. On aurait parié qu'il les écarterait sans leur accorder le moindre crédit.

[19] Faisant fonction d'interne.

On comprend assez rapidement qu'Isabelle va nous parler d'une patiente dont elle s'est occupée récemment. Il s'agit d'une jeune adulte qu'elle avait rencontrée il y a quelques semaines suite à une intoxication médicamenteuse volontaire. Elle l'a revue récemment et s'est inquiétée de son état général et des propos tenus par sa mère sur cet état qu'elle semblait vouloir méconnaître ou ignorer.

Isabelle l'a trouvée pâle, livide même et fatiguée. Elle s'est aperçue que la patiente ne respectait aucunement son traitement à base d'insuline. Elle se mettait carrément en danger en n'observant pas la prescription du traitement. Isabelle nous en parle avec inquiétude, contrairement à la mère qui trouvait sa fille plutôt belle dans l'état où elle se trouvait. Isabelle pense que la mère confondait pâleur et blancheur. Sa surprise est devenue totale quand la mère de la patiente s'est exclamée à l'adresse de sa fille : « Que tu es belle ! » Isabelle ajoutera que les parents de la patiente sont séparés depuis quelques années. La patiente vit avec sa mère et son beau-père.

Isabelle ne comprend pas comment la mère de la patiente peut agir ainsi, comment ne peut-elle pas comprendre que la couleur des téguments de sa fille est un signe annonciateur de l'aggravation de son état. Elle semble satisfaite de la maigreur de sa fille : « Toutes les jeunes filles sont comme ça ! » Isabelle pense qu'un processus équivalent à la dernière tentative d'autolyse se trame... Et qu'il faut faire quelque chose pour l'endiguer au plus vite et amener la mère à plus de réalisme. Elle précise que le médecin de la patiente fait ce qu'il peut pour maintenir cette glycémie, souvent à la limite, dans un état correct.

Le père de la patiente semble garder une place non négligeable dans les propos de sa fille, chose que la mère a tendance à minimiser. Il serait parti alors que la patiente avait une dizaine d'années. Les circonstances de la séparation ne sont pas claires. La mère ne semble pas encourager le dialogue autour de cette séparation, mais elle a plutôt tendance à entretenir une certaine ambiguïté.

« Son père est-il diabétique ? » C'est une question de Jean-Louis. Isabelle confirme le diabète du père et écarte une maladie diabétique de la mère. Elle ne saura pas grand-chose sur le beau-père. On n'aura pas plus d'éléments que ça et on s'est contenté d'un récit des événements aussi maigre que fragile. La majorité de l'équipe est favorable à une hospitalisation afin de faire le point sur la situation. Les propos de la mère nous incitent à proposer une séparation qu'on ne peut se permettre de négliger pour l'instant. La question des études ne se pose pas pour l'instant, vu que nous sommes dans une période de vacances scolaires.

Pas de remarque. Personne ne demande la parole. La problématique reste dans l'ensemble celle d'une jeune adulte diabétique ayant un antécédent suicidaire, qui semble en mauvais état général et pour laquelle une hospitalisation s'impose afin de l'explorer sur le plan somatique en premier lieu, puis évaluer son état psychologique afin d'instaurer un éventuel traitement psychothérapique ou psychotrope, ou les deux à la fois.

Nous étions sur le point de clore la discussion, quand Mabrouk s'adressa à Inès pour voir si elle avait quelque chose à dire. Elle, on l'a presque oubliée. Elle lui répondit par un « non » à peine audible. Inès ne semble pas craindre Mabrouk. Elle l'a déjà rencontré pour se présenter, sans montrer un quelconque embarras. Il faut juste dire qu'elle travaille dans le même secteur que Nabil. Ce dernier, semble-t-il, a eu le plus long entretien qu'on ait connu avec Mabrouk. Personne ne sait pourquoi.

Tout le monde raconte que Nabil joue au football dans le club que fréquentent Jean-Louis et Stéphane. Est-ce qu'il y a un lien de cause à effet ? On peut le penser. Nabil est médecin assistant dans une unité clinique où travaille Patricia, une infirmière qui a longtemps fait partie de notre équipe. Nos chemins se croisent encore de temps à autre, lors de certaines présentations cliniques. Elle peut parfois nous faire une présentation ou exposer une problématique institutionnelle.

Après avoir interpellé Inès, il décide d'intervenir. Comme on l'a bien remarqué, il n'a pas transgressé. Il est resté calme tout le long de l'intervention. Il intervient généralement à la fin. Il nous a aussi habitués à une intervention qui se veut commentaire plus ou moins subversif ou parfois carrément surréaliste. Il profite parfois de l'intervention du deuxième mercredi pour se laisser aller, sortir un peu du buisson, voire de son sarcophage !

Le voilà : « Si on se fiait à la mère, je dirais que la patiente est restée figée dans un corps en apparence beau, loin du sien. Mais la réalité est tout autre. C'est un corps malade sans aucun doute. Elle a un beau-père, ce n'est pas rien… Mais où est passé son père cependant ? Je le suspecte présent à la fois dans le discours de la mère, bien que passé sous silence, et dans le symptôme de la patiente.

La patiente a hérité de la maladie de son père et on peut supposer que c'est une adresse. Le passage à l'acte est comme un pli recommandé avec un accusé de réception. Qui va lui répondre ? Rappelez-vous que c'est son deuxième passage aux urgences. La précédente fois, il s'agissait concrètement d'un passage à l'acte suicidaire. Aujourd'hui, on a au moins son équivalent, mais qui est resté invisible aux yeux de la mère. Elle n'y a vu que du beau… C'est étrange. J'irai jusqu'à dire bizarre. Tiens ! Il y a quelque chose qui me revient à l'instant, et c'est Baudelaire qui le dit dans la citation : "Le beau est toujours bizarre." Je n'irai pas plus loin dans l'association que je viens de faire et ça risque de nous éloigner de notre sujet. On y reviendra probablement un jour ou l'autre. Prends garde à toi Stéphane ! Arrête de chuchoter ! Le jour viendra où je te demanderai peut-être de disserter sur le "beau banal". J'espère pour toi que tu vois bien ce que je ne veux pas dire… »

Silence de ce dernier puis, sans prendre un gros risque : « Vous avez évoqué le beau-père, sans en dire plus. Pourquoi ? » C'est vrai. Stéphane a raison. Ce n'est pas une provocation, loin s'en faut. Mabrouk s'en mêle : « Un beau-père recèle au moins un père. S'il est beau, c'est encore mieux. Mais comme on vient de le dire à l'instant, la beauté semble de trop dans les circonstances présentes. Quoi faire alors ? Je propose une simple opération de soustraction : enlevez "beau" au beau-père et vous tomberez nez à nez sur le père. Trouvez alors sa véritable adresse ! Je vous rappelle que le désir est infini alors que le corps est clos, s'il n'était pas désorganisé par le langage. »

Stéphane ne semble pas totalement satisfait de cette réponse, on le voit hocher la tête avec une discrète moue qui semble hésiter à se dessiner sur des lèvres restées juvéniles. Il dira plus tard : « La dernière assertion de Mabrouk n'est pas de lui mais de Charles Melman[20]. »

Quelques instants après, bien loin de Mabrouk, Stéphane nous chuchota : « Si vous avez compris quelque chose, appelez-moi ce soir !... Vous savez où j'habite, surtout pas de pli recommandé ! » Nous avons pour la plupart trouvé que Mabrouk a trop appuyé sur le champignon.

C'est quand même dommage pour Inès. Enfin, tant pis pour elle. Elle aurait pu oser l'interpeller puisqu'elle ne fait pas partie habituellement de l'équipe. Elle ne risquait pas grand-chose. Nous, on a fait ce qu'on pouvait pour ne pas l'affronter directement. Inès avait-elle des intentions cachées ? Se préserve-t-elle pour l'instant dans le but de mieux assurer une prochaine fois ?

---

[20] Psychiatre et psychanalyste, fondateur de l'Association lacanienne internationale. Stéphane, à ne pas en douter, connaît bien ses écrits, d'où sa remarque : venant de terminer de lire *L'homme sans gravité*, imposé par Mabrouk, avec comme impératif d'y retrouver le triptyque de Charles que la mémoire de Mabrouk a perdu. Il ne s'est pas empêché de dire : « Mabrouk, sans gravité ? Il flotterait malgré son poids ! ». Le Dr Pierre l'a remis à sa place : « Et le triptyque ? » Il a fini par nous expliquer qu'il s'agit en fait des trois périodes qui ont marqué notre rapport à l'autorité. Une fois à l'extérieur du bureau de Mabrouk, et à distance : « Il faut appeler Charles et lui dire qu'on vient de mettre la main sur un véritable patriarche : Mabrouk. La livraison est gratuite ! Mais on n'assure pas le service après-vente. » Pour ajouter : « Je vous rappelle que le désir est infini alors que le corps est clos s'il n'était pas désorganisé par la fumée ! » Heureusement pour lui que le Dr Pierre n'a pas entendu, ce dernier s'étant isolé pour aller fumer. Il faut, bien sûr, mettre le langage à la place de la fumée. Un feu ?

CHIENNE DE VIE !

La journée s'avère rude pour un mercredi. Il ne fait pas beau. Il fait un temps de chien ! Pauvre bête, de quoi je me mêle ! Reste que cet animal semble être le signifiant privilégié durant cette matinée. Patricia va intervenir tout à l'heure mais elle n'a pas arrêté de chuchoter qu'elle allait nous parler d'une histoire de chien. Semble-t-il, elle voulait nous faire la surprise, mais ça n'a pas tenu.

Tout le monde connaît Patricia, elle peut difficilement garder un secret. Pour la circonstance, nul ne lui en tiendrait rigueur, à moins que… Ce n'est pas tous les jours que cet animal est invité à nos conversations, psychologiquement psychiatriques ! Il faut juste rappeler que Patricia dirige un psychodrame et qu'elle fait déjà partie d'une autre unité. Comme Isabelle, elle fait partie des anciens de l'équipe. Elle revient de temps à autre pour une intervention ou une présentation. Mabrouk leur manquerait ?

Il n'est pas rare qu'on doive s'occuper des animaux de certains patients, parce qu'ils sont sur le point d'être hospitalisés et s'inquiètent pour leurs bêtes. C'est parfois le préalable à un consentement aux soins proposés. Ça peut prendre parfois des heures pour trouver une personne en mesure de les garder. S'agissant souvent de passage à l'acte suicidaire, tous les moyens sont bons pour favoriser une hospitalisation.

Ce n'est pas un sujet nouveau pour nous. Une fois, on a eu une sacrée surprise quand on a essayé de « placer » le chien d'une patiente dans un refuge, pour quelque temps. Le prix était exorbitant. On a dû négocier âprement pour que la personne, au bout du fil, accepte de casser son prix. Nous avions des arguments pour la persuader : la sœur du Dr Pierre est vétérinaire et amie de la responsable du refuge.

On ne pense pas que Patricia va disserter sur le refuge de je ne sais quel animal ; peut-être même que ce n'est pas tout à fait exact qu'elle va nous parler d'une clinique habitée par un clebs. On tient ça de Stéphane. On sait tous que Stéphane aime beaucoup fomenter des histoires, généralement dans le but d'égayer l'atmosphère quand le temps ne s'y prête pas ou le travail devient pénible. Parmi nous il y a une personne qui ne supporte pas les poils de chien. C'est Nathalie. Espérons qu'elle ne va pas nous faire une crise d'urticaire ! Un rappel : Nathalie et Jean-Louis, on ne les présente plus, ils sont infirmiers et cadres de l'unité. Ils ne sont pas très copains, disons-le comme ça.

Patricia est enfin prête. Tout le monde, en cercle, est calmement assis. Dans ce cercle, deux brèches viennent dessiner un arc pouvant contenir sensiblement la longueur du divan et deux chaises réservées : à droite Jean-Louis et à gauche Nathalie. Jean-Louis n'est pas à sa place, habituellement située à la droite de Mabrouk. Il a préféré se mettre à sa gauche. La place de Nathalie étant libre, retenue par une réunion, il en a donc profité ! Nathalie, une fois revenue, a semblé indifférente à ce repositionnement. Peut-être que Jean-Louis s'est uniquement trompé de place. C'est peu probable. On va dire, c'est comme un mercredi... Personne ne sait pourquoi Jean-Louis change de place le mercredi, surtout quand Nathalie est absente. Quelles mensurations pour le divan ? Difficile à dire. Chacun va de ses chiffres mais personne n'en a l'exactitude. Comment pourrait-on savoir, oser lui prendre la toise ! Mabrouk est plutôt à l'aise. Il ne montre aucun signe avant-coureur d'une quelconque indisposition, bien qu'il fasse lourd pour ses rhumatismes.

Patricia nous apprend qu'elle va nous parler d'une dame, âgée environ de 30 ans, adressée par son médecin traitant pour intoxication médicamenteuse volontaire. Selon elle, la patiente n'aurait pas pris beaucoup de médicaments, mais son médecin traitant ne voulait pas prendre le risque de la laisser rentrer chez elle.

Le médecin ne relate aucun élément particulier et déclare ne rien comprendre à ce geste. Il connaît Mme S. depuis plusieurs années. C'est son premier geste de cette nature. Il l'a trouvée, certes tristounette, anxieuse et légèrement instable, mais il ne note aucune explication à son geste. Il a aussi déclaré avoir eu l'impression de la voir retenir ses sanglots : « Mme S. n'a pas les larmes faciles. J'ai connu même ses parents. Ils l'ont bien élevée et elle a fait de bonnes études. Bien qu'elle vive seule, elle ne semble pas en souffrir. Son côté "garçon manqué" semble lui aller comme un gant. Elle n'a aucun secret a priori pour moi et n'aurait jamais eu de soucis sans m'en parler. »

Pour le médecin traitant, l'énigme est de taille, bien qu'il n'en parle pas explicitement. Il s'inquiète pour sa patiente et ne comprend pas ce qui a pu lui arriver. Il semble écarter tout problème. Et c'est là où le bât blesse selon Patricia. Elle nous dit que le premier entretien s'est bien passé et elle n'a rien trouvé à ajouter par rapport à l'examen du médecin traitant. Sauf que Mme S. était en pleurs, difficilement consolable. Elle a pu dire qu'elle ne se sentait pas bien, qu'elle était angoissée et n'arrivait pas à dormir. Mais ne donne aucune explication au sujet de ce qui l'affectait et la mettait dans cet état.

Au deuxième entretien, les choses étaient tout autres. Mme S. semblait taire quelque chose, n'osant pas se livrer. Elle avait pourtant confiance en Patricia. Plus l'entretien avançait, plus sa réticence devenait fragile, sur le point de céder. Patricia attend et attend encore sans montrer de signes d'impatience, tout en essayant de rassurer Mme S. Patricia a pensé que quelque chose de grave était arrivé. C'est l'idée qui lui était venue à l'esprit. Ou bien s'agissait-il d'un secret bien contenu jusqu'à maintenant et qui était arrivé à maturité ?

La souffrance était là, il fallait soulager la patiente. C'est ça l'essentiel. Sur le point de mettre fin à l'entretien en lui promettant de la revoir plus tard, et lui laisser le temps de réfléchir, Patricia a eu le sentiment que quelque chose pendait à la langue de Mme S. et qu'il fallait garder son impatience pour soi. Le temps lèvera sans doute ce qu'elle pense être une réticence passagère.

Ceci semble avoir donné le coup de grâce à la réticence de Mme S. : « Je ne me sens pas bien, je viens de perdre mon chien. Je n'en ai pas parlé à mon médecin traitant, j'ai eu un peu honte. J'avais aussi peur qu'il me gronde. Je n'osais pas lui dire que je voulais mourir parce que j'ai perdu mon chien. Voilà, c'est tout. Promettez-moi de ne pas lui dire… »

Pendant que Patricia essayait de comprendre, Mme S. lui déclara que ce n'était pas la mort du chien qui lui faisait si mal, mais surtout : « Je ne supporte pas que mon chien soit en train de pourrir sous terre ! » Patricia ne reviendra pas sur la prise en charge de Mme S. Cette dernière a bien évolué. Tout semble être rentré dans l'ordre depuis la rencontre avec Patricia. Si Patricia nous a proposé de parler de cette situation, c'est parce qu'elle trouve qu'au moment où elle l'avait rencontrée, elle avait eu quelques difficultés.

Quoi dire de la situation de Mme S. ? Un tour de table a été initié par Jean-Louis. C'est rarement quelqu'un d'autre, en dehors de Nathalie, qui ose distribuer la parole le mercredi. Mabrouk tient merveilleusement en place ce jour. C'est Jean-Louis qui demande à Patricia qu'est-ce qui lui a posé problème véritablement. Patricia lui répond que ce n'est pas le fait qu'elle ait dissimulé la mort du chien ou qu'elle n'arrivait pas à en faire le deuil qui l'a inquiétée, mais le fait qu'elle n'arrêtait pas de répéter qu'elle n'acceptait pas que son chien soit en train de pourrir sous terre.

Jean-Louis lui demande d'en dire plus, sachant que c'est elle qui a proposé le sujet. Patricia ne peut rien ajouter. Alors, Jean-Louis s'adressa aux présents pour leur demander s'ils avaient quelque chose à dire. Peu de volontaires. Stéphane, qui n'a pas l'habitude de se taire, a tendance à profiter du mercredi où Mabrouk semble déléguer ses pouvoirs bien qu'il ne l'ait jamais dit expressément, pour annoncer à Patricia : « Puisque Mme S. va bien et tu t'es bien occupée d'elle, voyons : de quelle race était son chien ? » Stupéfaction ! Stéphane est incorrigible !

Jean-Louis s'énerva légèrement et lui dit d'arrêter de dire des bêtises. Sur ce, Mabrouk s'est senti invité, obligé d'intervenir. Il a sûrement pensé que Jean-Louis avait besoin d'être épaulé. Non pas qu'il s'adressa à Stéphane directement, il choisit de s'adresser à Patricia : « Mme S. a déclaré qu'elle ne supportait pas que son chien pourrisse sous terre, n'est-ce pas ? Accepterait-elle qu'il pourrisse dans un autre lieu ? Je suppose que tu vas me répondre, comme vous tous, que l'essentiel n'est pas là, mais que c'est la perte de son chien qui importe.

Il a été certainement proche, beaucoup investi et le fait de le perdre a provoqué un état qu'on pourrait qualifier de deuil. Elle va certainement faire le travail de deuil. La difficulté c'est qu'elle a essayé de le rejoindre. Et c'est ça qui m'interpelle. Pouvait-elle véritablement le rejoindre ? S'agit-il, en outre, d'un pourrissement ou d'une décomposition ? Le signifiant a sa valeur aussi. Elle est endeuillée, ce qui a pour effet de songer, bien qu'inconsciemment, à retirer quelque chose de ce chien pendant qu'il était encore temps ? Avant que la décomposition ne fasse table rase de tout.

Avait-elle peur de la mort ou de ses conséquences ? Patricia n'a pas été jusque-là. Il me semble qu'elle a préféré donner sa langue au chat ! Ce qu'elle ne sait pas c'est qu'elle l'a donnée à un chien[21] ! (Encore lui ?) Cela dit, c'est encore une histoire de chien : il y a longtemps, il m'est arrivé d'avoir embêté Joël Dor[22], tout jeune qu'il était (ce n'est pas habituel qu'il

---

[21] À l'origine on disait « jeter sa langue au chien ! » Cette expression serait apparue au XIXe siècle, après une double substitution. Le chat est venu prendre la place du chien et le verbe jeter a été remplacé par le verbe donner. Le chien aboie et le chat miaule ; le chien est plus féroce qu'un chat. Les deux ne parlent pas, excepté le chat botté ! Mabrouk s'est intéressé à la deuxième substitution et a trouvé que le verbe donner, en lieu et place de jeter, n'est pas sans intérêt. Selon lui, jeter, c'est en général sans retour. Stéphane a émis quelques réserves : « Et l'arroseur arrosé alors ? » Pour Mabrouk, donner n'est pas sans une certaine brillance de l'altérité, un peu comme un don de soi. C'est un don qui peut provoquer un redon, voire même un contredon. Stéphane avait une réserve : « À condition d'être abonné à *l'atelier de Marcel Mauss* ! » Mais de qui se moque-t-il ? Nous ne connaissons ni Marcel Mauss ni Jean-François Bert (*L'atelier de Marcel Mauss*, Paris, CNRS, 2012). Et d'ailleurs nous aimerions bien en savoir un peu plus, surtout sur Marcel Mauss. Qui est-ce ? « Le neveu de Durkheim », répond Stéphane. Finalement, selon Mabrouk, le chien reste une figure un peu castratrice, contrairement au chat à qui George Sand a pu se confier un jour. Il finit par ajouter : « À l'époque du chien nous n'étions pas comptables du dernier mot, alors qu'avec le chat on ne sait jamais. »
Nous pensions en avoir fini avec cette double substitution, mais non ! Mabrouk persévère : « Vous savez, quand je dis que Stéphane passe facilement du coq à l'âne, je me trompe lourdement. Si Jacques était là, il m'aurait dit, non sans une certaine malice : "Tu ne sais pas ce que tu dis…" Je l'aurais pris pas trop mal. En effet, qu'est-ce que vient faire un âne avec un coq ? C'est invraisemblable ! Je soupçonne même que le sujet de l'énoncé et celui de l'énonciation ont comme pactisé. Alors… ? La réponse, je vous la donne de suite pour éviter que Jacques s'y mêle, voire même Stéphane, si ce n'est De Saussure : au XIVe siècle, on disait saillir du coq en l'asne, puis sauter du coq à l'asne. Jusqu'au XIIIe siècle l'asne désignait la cane, alors que l'âne, lui, c'est toujours lui. Ici, le signifiant "saillir" semble avoir joué de tout son poids, bien qu'il soit tombé sous la barre du signe. » Stéphane, pas du tout satisfait : « Nous sommes partis avec quatre animaux et voilà que nous nous retrouvons avec cinq ! J'espère que c'est une cane pondeuse ? » Il a évité de justesse de nous faire une loufoquerie avec le verbe saillir. Tant mieux.

[22] Psychanalyste (1946-1999). Selon Stéphane, le chien dont parle Mabrouk, en référence au séminaire de Joël Dor, serait en manque, tout simplement parce qu'il s'agit d'un animal en « mal d'homme », et cet homme n'est pas loin d'être Jacques lui-même (!) confronté à un « *d'hommestique* » ? : J. Lacan, « Télévision », in *Autres écrits*, Paris, Seuil, 2001, p. 511.

cite des noms) en insistant sur le canidé qui était vaguement présent dans son séminaire de ce soir-là. Il y avait juste une sorte de malentendu sur lequel je ne reviendrai pas, s'agissant du chien auquel je faisais moi-même allusion et celui de la conférence Télévision. Pour les curieux, je vous encourage à la parcourir. Je vous avoue qu'il m'est plus facile de parler des conférences où je n'ai pas été que de celles où j'ai effectivement été présent. »

« Je ne dirais pas "Télévision" mais plutôt du cinéma ! » C'est Stéphane qui vient de le chuchoter à mon oreille. Je n'ai pas encore dit qu'il a tendance à me coller. Je le soupçonne d'avoir pris « son Œdipe » du mauvais côté et d'être en train de vouloir se rattraper ! Il a certainement de qui tenir. Je pense qu'il a été traumatisé par le temps qu'il passe à fouiner dans les ouvrages de psychanalyse de son père. Son père, ce n'est pas un secret, connaît très bien Mabrouk.

Mme S. a été hospitalisée quelques jours. Nathalie s'en est bien occupée, avec l'aide du Dr Pierre, en l'absence de Patricia qui a regagné son propre service. Le Dr Pierre n'est pas un bavard mais va vite à l'essentiel : « La patiente n'a pas besoin d'un traitement chimique mais d'un soutien psychologique ». Elle a bien évolué. Stéphane, qui n'est pas en odeur de sainteté avec le Dr Pierre qu'il affuble de « taiseux », a suggéré : « Le Dr Pierre doit impérativement faire un stage chez un vétérinaire ! » Heureusement que ce n'est pas arrivé à l'oreille du Dr Pierre. Vient-il d'oublier qu'il est le frère d'une vétérinaire qui a pignon sur rue ?

Pour un mercredi, ce n'était pas très folichon. Je sors de la salle avec l'impression d'avoir été plus dans un refuge animalier que dans une présentation de cas clinique. À l'occasion, je me plaindrai à Jean-Louis. Mais ce n'est pas sans risque. Il est capable de vendre la mèche à Mabrouk. Finalement, je ne dirai rien, même si je voyais le chien de Mme S. dans le poulailler de Patricia. Et si j'étais obligé de le dire, je dirais que j'ai vu un renard !

Finalement, il ne nous reste plus qu'à aller récupérer notre langue chez le chat qui en a hérité par mégarde, puis voir dans télévision où se cache Médor. Quelle histoire !

C'est une histoire à éclaircir impérativement. Rappelez-vous, Stéphane a trouvé que ce n'était pas de la télévision mais du cinéma ! Il doit certainement en savoir plus que ce qu'il dit. La question reste posée.

LES CHIFFRES NE SONT PAS BONS !

La matinée est très chargée. C'est le début de l'année, les fêtes semblent lointaines. Cette fois-ci, c'est certain, le travail a bien repris. La file active enfle. Nous avons remarqué que les motivations qui sont à l'origine des multiples passages à l'acte du mois ont surtout à faire avec des tentatives de réparation inopérantes. Un exemple : le cas que va nous présenter ce jour Nathalie. On verra un peu plus tard ce qu'elle va nous en dire. Nathalie n'est pas nouvelle dans l'équipe. C'est l'une des plus anciennes et cadre de surcroît. Elle vient de rentrer après une mise en disponibilité qu'elle a préféré abréger.

Elle va occuper la chaise qui se trouve à gauche de Mabrouk. C'est la place qui lui revient. Mabrouk est plutôt à l'aise entre Nathalie et Jean-Louis. Stéphane semble s'être décalé d'une chaise. Tout le monde sait pourquoi. Il a fait en sorte de mettre quelqu'un entre lui et Nathalie.

Le retour de Nathalie n'est pas passé inaperçu. Ce matin, le café était là. Jusque-là, rien de nouveau. Mais à la surprise générale, les viennoiseries sont de retour. C'était une habitude. Chaque mercredi, un membre de l'équipe est tenu, bien que ce ne soit pas une obligation, de ramener quelques biscuits ou viennoiseries.

Cette habitude qui perdure depuis des années a fait faux bond pendant l'absence de Nathalie. Son retour a permis de remettre en place « les bonnes habitudes ». Elle a aussi rétabli la participation de tout le monde à l'achat du café. Personne n'y a trouvé à redire.

Ainsi on a retrouvé une ambiance qui nous a manqué. Jean-Louis avait essayé en vain de rétablir les choses en l'absence de Nathalie mais sans résultat. Il faut dire que Nathalie est persuasive. C'est aussi quelqu'un sur lequel on peut facilement compter quand il s'agit de négocier quelque chose pour l'équipe, ou de parer à un danger qui nous guetterait. Le mot danger est peut-être fort, mais il n'est pas faux.

Le fait d'être confrontés à des patients suicidaires ou en crise suicidaire n'est pas confortable. Les tensions que peuvent susciter certaines situations cliniques, ainsi que nos petits conflits, sont susceptibles de poindre à tout moment. Dans ce cas, Nathalie sait faire. En plus, elle a toute la confiance de Mabrouk. Pendant son absence, on a bien vu que la chaise vide de Nathalie déséquilibrait légèrement la scène. Mabrouk a fait vite de remplacer « la scène » par « le cadre », en intervenant un peu plus.

L'intervention de Nathalie a pour objet la patiente qu'elle avait vue il y a une semaine, et revue ce matin. Âgée de 42 ans, elle s'était présentée aux urgences avec un potentiel suicidaire non négligeable. Nathalie nous dit, sur un ton un peu romancé : « C'est une dame, sans le sou, très amoureuse, travailleuse et équilibrée, qui s'est mise en aventure de changer le quotidien du couple. Ce dernier avait des difficultés financières mais pas au point d'engager son devenir. »

Qu'a-t-elle donc fait, cette dame ? C'est la question qu'on se posait. C'est rare que Nathalie présente les situations cliniques de cette façon. Mais n'oublions pas que c'est le mercredi, un deuxième, et que chacun peut prendre une certaine liberté dans la présentation, surtout quand on s'appelle Nathalie. On peut donc juste remarquer que le ton de cette dernière n'est pas si habituel.

Une patiente en pleurs, triste, dont le devenir semble entravé par une appréhension majeure, celle de se retrouver confronté à la justice. Elle lutte contre des idées suicidaires. Elles ne s'auto-accuse pas, elle est déjà accusée ; sa culpabilisation est entravée par une foncière culpabilité ; son sentiment d'isolement ne pèse pas lourd devant l'isolement qu'elle vit. Lui, son compagnon, est déjà loin. Parti !

Nathalie présente les choses avec une certaine légèreté. Son congé sans solde semble l'avoir un tantinet changée. Stéphane aurait certainement fait un rapport entre le thème de sa présentation, les sous, et le congé… Certes, c'est subliminal, mais ça tient la route. Nathalie nous dit que Mme R., de par son métier, avait accès aux cartes bancaires des clients qu'elle recevait.

Un jour, elle a décidé de subtiliser les numéros de quelques cartes. Elle put ainsi payer quelques voyages à elle et à son compagnon. Auparavant, son couple battait de l'aile, « allait droit dans le mur… » disait-elle. Un remède lui vint à l'esprit : changer d'air ! Et c'est probablement ce même air qui claqua la porte qu'elle venait d'ouvrir. Elle ne put donc faire marche arrière.

Jean-Louis était assis à côté de moi. Discrètement, je le voyais noter sur une feuille la phrase : « Y avait-il une fenêtre ? » Je me suis dit que les hostilités couvaient toujours. Ça commence souvent par de petits jeux de mots pour se terminer en attaque frontale. La seule certitude c'est que Stéphane n'a plus sa place dans l'arène quand Nathalie est présente. Il va être moins privilégié par Mabrouk, car Nathalie peut être un adversaire redoutable. Pour l'instant, on doute fort qu'il y ait quelques anicroches avec Stéphane, tout le monde va faire en sorte que le retour de Nathalie se passe bien.

Le pot aux roses a donc été vite découvert et Mme R. fut interpellée par la justice. Son conjoint s'en lava les mains et finit par l'accabler, puis l'accuser. Il déclara ne rien en savoir. Mme R. confirma. Elle se retrouva ainsi seule, sur le point d'attenter à sa vie *pour solde de tout compte !*

Heureusement pour elle, ses parents étaient là, prêts à la soutenir psychologiquement. Sur le plan matériel, le problème était tout autre. La somme dépensée dépassait leurs moyens.

Nathalie l'a reçue pour la seconde fois. Elle a été une personne-ressource pour l'écouter, la rassurer et l'aider à trouver une assistante sociale susceptible de faire le point sur sa situation financière et judiciaire. Mme Mignolet, notre assistante sociale, a ouvert largement son carnet d'adresses, bien qu'elle ne soit que stagiaire pour l'instant. Poétesse ? Stéphane en est convaincu. Tout le monde dit qu'elle a de la bouteille et qu'elle nous vient d'un centre de crise[23].

Jusque-là personne n'est intervenu. Il est vrai que c'est hasardeux de mettre le bout de son nez dans les affaires de Nathalie. L'occasion va certainement se présenter à un moment ou à un autre. On peut parier que Jean-Louis a déjà préparé ses remarques et questions. La feuille qu'il avait devant lui est maintenant largement pleine. Il a de quoi faire. Stéphane est plutôt spectateur. Entre Stéphane et Nathalie se trouve le Dr Mamani. Mamani pour les intimes, docteur pour les autres. Cette dernière connaît passablement la répartition des places et des rôles dans l'équipe. Ça ne fait pas longtemps qu'elle nous a rejoints, après avoir été notre interne dans un passé récent.

Mamani est docteur en médecine, garde l'espoir de passer un jour le concours de praticien hospitalier, elle est passée par tellement d'épreuves à cause d'un diplôme étranger. Son recrutement par Mabrouk n'a soulevé aucune interrogation. Et d'ailleurs, pourquoi se poser une question pareille ? Elle serait fan de jazz. On entend dire qu'elle serait la petite fille d'un jazzman connu. La couleur de sa peau pourrait le suggérer ? D'autres affirment que c'est la petite fille de Frantz Fanon. Qui croire ? On ne saura peut-être jamais la vérité.

Ah ! On a oublié de signaler que Nathalie est une adepte de la grille de lecture, qu'elle aime appeler « phylogénétique » pour la circonstance. C'est une grille à trois temps. Et on peut déjà la soupçonner de vouloir nous traiter la situation à travers cette lorgnette ! Je m'explique : la grille de lecture de Nathalie tourne autour de la notion de sacrifice, de procès et du partage. Je ne sais plus de quelle école elle tient ça, mais on a déjà eu l'occasion d'entendre cette formule de la bouche de Mabrouk. Pour Stéphane, c'est du Mabrouk réchauffé ! Mais il n'osera jamais le répéter en présence de Nathalie.

---

23 Les centres de crise sont des lieux d'accueil et de soins disposant de quelques lits permettant des prises en charge intensives et de courtes durées. Ils répondent à des situations d'urgence et à des décompensations transitoires chez des adultes jeunes pour la plupart. Parfois il s'agit d'une crise suicidaire. On procède à une observation de quelques jours, avant une orientation. Le but est d'éviter une hospitalisation dans des structures plus lourdes. Mabrouk a un faible pour la définition chinoise de la crise : elle se décline sous la forme d'un pictogramme qui signifie, à la fois, crise et opportunité.

C'est vrai que cette approche nous a plus ou moins manqué pendant son absence. Elle recèle un côté pédagogique non négligeable.

Pour Nathalie, Mme R. semble avoir grillé les étapes. Alors qu'elle était sensiblement dans une situation de partage, c'est-à-dire en couple. Elle s'est retrouvée en peu de temps en situation sacrificielle (velléités suicidaires), pour éviter le « procès » (le procès étant tout à fait concret, et par conséquent réalisé dans son cas dans le temple de la justice).

Le dispositif que décline Nathalie peut se résumer ainsi : dans des temps immémoriaux, il se trouve qu'un jour les membres d'une tribu ont décidé de mettre fin au pouvoir incontesté d'un chef. On peut aussi l'appeler le chef d'une horde ! Primitive ? Ce chef qui régnait sans partage fut sacrifié mais ce n'est pas sans conséquence. À partir de là, les membres de la tribu et leurs descendants ont dû intérioriser une culpabilité. C'est le prix, selon elle, du ticket d'entrée dans notre monde.

Seulement ce ticket d'entrée va être perdu et il faut le retrouver pour pouvoir un jour en descendre ! Attention aux faux tickets ! Un danger : la terre peut repartir à tout moment alors que vous étiez en train de monter ou de descendre. C'est ainsi qu'on a compté de nombreux morts parmi la première vague, dont un seul a survécu d'après Mabrouk : Empédocle[24]. C'est ce que Nathalie appelle une trajectoire phylogénétique. D'où tient-elle ça ? On a une petite idée. On verra plus tard si Mabrouk va décider ou pas d'ouvrir ce chapitre. Ça ne sera pas la première fois. N'oublions pas que Nathalie reste, quoi qu'on en dise, son élève et la gardienne du temple, bien évidemment avec Jean-Louis.

À partir de cet « incident » historique, ou, mieux, anthropologique, on arrive donc très rapidement à l'instauration d'une dialectique

---

[24] Philosophe, ingénieur et médecin grec du ve siècle av. J.-C. Freud reconnaît que sa propre théorie du dualisme pulsionnel vie/mort rejoint justement celle du philosophe présocratique Empédocle d'Agrigente. Le philosophe reconnaît quatre racines à toutes choses, l'Eau, la Terre, le Feu et l'Air. Ces quatre éléments obéissent à deux principes fondamentaux, l'amour qui les soude, et la haine qui les sépare. Jacques Lacan usera admirablement du récit légendaire de sa mort, son suicide, dans « Fonction et champ de la parole et du langage en psychanalyse », in *Écrits*, Paris, Seuil, 1966. Mabrouk a vu dans le propos de Lacan un coup de pouce à l'adresse d'Empédocle quand il parle : « [...] du sacrifice consenti de sa vie pour les raisons qui donnent à la vie humaine sa mesure », *ibidem*, p. 320. Il se jeta dans l'Etna et s'inscrivit alors à tout jamais dans la mémoire des hommes.

Mabrouk a souvent abusé d'Empédocle en le mettant parfois à une place que ce dernier aurait certainement refusée. Stéphane s'amuse encore aujourd'hui à dire, à qui veut l'entendre, que Mabrouk a osé, dans un article, remplacer la sandale en bronze recrachée par le volcan dans lequel s'est jeté Empédocle par une vulgaire sandale portant la marque d'un chausseur connu, alors qu'il interdit à son équipe toute publicité. Il reste à retrouver l'article pour vérifier tout ça.

Mabrouk, en le citant comme survivant, l'inscrit bien sûr dans le symbolique. Il aurait pu être tenté, comme les disciples du philosophe par la version selon laquelle il aurait été élevé au ciel pendant la nuit. Cette version aurait certainement intéressé Gérard. Encore un membre du comité secret. Il en sait des choses, quand il s'agit de croiser le suicide avec le ciel ? Qui lui posera la question ?

postsacrificielle. Il s'agit alors du temps du « procès ». Les places sont dès lors bien désignées. Mais on ne sait pas qui a hérité du fameux ticket. Alors que dans le sacrifice, il n'y a rien à dire… Dans le procès, il y a beaucoup de choses à dire, à charge ou à décharge de l'un ou de l'autre des protagonistes. C'est le deuxième acte. Le troisième consiste en « le partage » : on peut désormais s'identifier à l'autre qui a été rejeté ou décrié auparavant. Un ticket pour deux ?

On oublie aisément le ticket et on lui substitue autre chose devant le constat que l'objet convoité n'est jamais le même. Et ça marche ! selon Nathalie. Cette fois-ci, c'est presque le temps de la paix revenue. Le processus empathique ou identificatoire vient moduler et dynamiser les interactions pour en faire des expériences partageables. On peut très vite deviner d'où Nathalie tient ses galons, et surtout comment elle est capable de les mettre en valeur.

C'est sa grille de lecture. On a plus ou moins compris que Mme R. était un instant dans un partage tronqué, puisqu'elle tenait à tout prix à garder son compagnon, même au prix d'une culbute qui lui a fait courir un risque d'ordre sacrificiel. Très vite, cette position a été battue en brèche par la découverte de « l'escroquerie », et le procès s'imposa. Pour Nathalie, Mme R., dans sa tentative, a essayé d'échapper au procès en décidant de se tuer. Mauvais ticket !

On se souvient que Mabrouk avait qualifié cette trajectoire, par le suicide, de « circuit court », et avait attribué au processus décrit par Nathalie, ce qu'elle appelle « le tracé phylogénétique », le circuit long. On a tous pensé que la caricature battait son plein, que ce soit du côté de Nathalie ou de Mabrouk. Mais l'idée est à prendre ou à laisser. C'est vrai, sur un plan pédagogique, ça facilite la compréhension.

Si on a bien suivi Nathalie, sa patiente semble avoir essayé de remonter à contre-courant, à la manière du saumon ! le circuit long. *L'intention* étant presque de mourir en fin de parcours. C'est très imagé mais ça exclut totalement le sujet. Il faut entendre la psychopathologie de la personne.

Nathalie a sans doute mis les choses en place et il ne reste plus qu'à discuter de la situation. Qui va ouvrir les débats ? Habituellement, c'est Jean-Louis. Mais ça risque de changer du fait que c'est Nathalie qui est l'intervenant, et cadre de surcroît. Stéphane, pour cette fois-ci, va certainement prendre la température avant d'engager quoi que ce soit. Mamani, ne connaissant pas trop Nathalie, ne prendra pas trop de risques, surtout qu'on a dû la coacher à son sujet. Le Dr Pierre sans doute défendra la position de Nathalie. Tous les deux viennent de la même école. Ça désavantage par conséquent Jean-Louis.

Personne n'a bougé. Il ne reste plus qu'au corps arbitral de prendre la décision qui s'impose. C'est à Mabrouk d'assumer ses responsabilités. Mais ça ne va pas être facile de départager, Nathalie avec ses assertions, son sésame et sa grille de lecture, et Jean-Louis qui semble pour l'instant réservé bien qu'ayant pris pas mal de notes. Mabrouk va certainement user de stratégie. On va dire qu'il va ménager la chèvre et le chou. Qui va être la chèvre et qui va être le chou ?

On va le savoir très vite : « Alors ? Ta patiente semble avoir abattu toutes ses cartes. Que lui reste-t-il maintenant ? » C'est une façon comme une autre d'inviter Nathalie à s'impliquer davantage. On a tous compris que les cartes dont il s'agit sont les cartes bancaires dont le numéro a été subtilisé. Acceptera-t-elle cette formulation ? Elle lui répond très vite que ça ne l'amuse guère de jouer avec les mots et que sa démarche tient la route. Le léger grincement – des planches – qui retentit lui a fait très vite baisser le ton de sa voix. Elle a sans doute compris.

Oui, elle a certainement compris qu'elle a manqué de tact à son égard. On s'est dit qu'elle a peut-être perdu la main durant son congé. On ne parle pas à Mabrouk sur ce ton-là. Profitant de ce moment, Jean-Louis crut bon de lui venir en aide. Cherche-t-il à se réconcilier avec elle ? En tout cas, il a fait fort en s'adressant à Mabrouk : « Si on te suit, on ira probablement jusqu'à faire parler le cryptogramme ? » Stéphane ne put se retenir : « C'est quoi encore ce cryptogramme ? » Il est insensé ! Il arrive au mauvais moment, et en plein carrefour de surcroît. Au lieu de laisser la réconciliation se faire et assister aux premières difficultés de Mabrouk, il vient de lui donner un sacré coup de main. S'il avait compris quelque chose à la démarche de Nathalie, il se serait tu. On dirait qu'il est au point pour le sacrifice.

Mabrouk a évité la confrontation en demandant au Dr Pierre de dire un mot sur le cryptogramme. Impassible, imperturbable, le Dr Pierre ne dit mot, nonchalamment, il retire une carte bancaire de son portefeuille, la retourna et nous désigna les chiffres inscrits sur le dos de la carte. Stéphane s'exclama : « C'est tout ? » Pierre lui répondit calmement : « Oui ! » Le calme de Pierre n'a vraiment pas suscité l'adhésion de Mabrouk.

Il ne semble pas avoir accepté qu'on traite de la sorte la question posée à Nathalie : « Je tiens à préciser les choses. Il ne s'agit pas d'une plaisanterie. Certes, Nathalie nous a développé une certaine clinique en rapport avec la détresse et la souffrance de la patiente, mais je tiens à vous dire qu'il ne faut jamais se départir des fondamentaux : un lieu où les choses se déroulent, des forces qui s'y affrontent et une énergie qui y est dispensée.

Ce que nous propose Nathalie correspond sans doute aux prémices du décor dont je viens de vous donner les constituants. Ce que Nathalie ne nous a pas dit, c'est que l'intériorisation d'une culpabilité est probablement la naissance d'un lieu. À partir de ce moment, tout peut arriver dans cet espace. C'est un lieu habitable et susceptible de receler l'avouable et l'inavouable. Ses limites sont posées mais pas de façon définitive.

Ce qui sourde de ces limites peut éventuellement être partagé ou réfuté. Je ne vous cache pas que j'ai pris la grille de Nathalie l'autre jour, j'ai lu et relu. Sans mes lunettes, ce n'était pas très clair. Récemment, j'ai reçu ma nouvelle paire de lunettes, que vous connaissez tous depuis peu, et la lecture a été tout autre. C'est celle que je viens de vous proposer. N'oubliez jamais le premier métier de Spinoza. Ce n'est pas une plaisanterie. »

Son propos a l'air péremptoire mais l'histoire de Spinoza est assez discordante. Stéphane ne put s'empêcher de me chuchoter à l'oreille : « Ce qu'il a développé là n'est que la première topique de Sigmund Freud, bien sûr à sa sauce… Par contre, l'histoire de Spinoza ne me dit pas grand-chose. Il a certainement voulu nous faire un croche-pied, persuadé que personne ne pigera. »

Nathalie ne semble pas accepter le fait accompli : « Voulez-vous me dire si tout ça peut aider ma patiente ? Les cartes, les chiffres, le cryptogramme, Spinoza et consorts, ça m'apporte quoi ? Sans vous offenser, je sais bien, c'est vous qui nous avez appris que Spinoza a été polisseur de verre. Est-ce que les verres que vous portez vous viennent de Spinoza ? Il y a sûrement un truc… comprends pas ! Certes, j'ai été absente quelques mois mais je n'ai pas entendu que Spinoza était de retour. Pour moi, ce n'est pas loin du n'importe quoi. »

Maintenant on a compris l'affaire de Spinoza. Ça ne nous étonne pas que Nathalie puisse débrouiller l'affaire. Personne n'ignore qu'elle a une culture de taille. Mais que va-t-il lui répondre pour sa défense ? « T'es gentille Nathalie, mais ce n'est pas parce que tu as mis ta grille en place que t'es devenue subitement Abraham ! »

Il va fort Mabrouk. Il ne l'épargne pas pour une première présentation, après une bonne absence. Il blasphème ! Et encore : « Tu as prétendu que ses parents étaient prêts à l'aider psychologiquement mais sans doute pas matériellement. Je pensais que son affaire… psychologique te revenait de droit, n'est-ce pas ? Ce qui m'aurait intéressé… n'est pas la matérialité des faits (il ne trouve pas ses mots. C'est nouveau), et j'insiste, c'est son état psychologique. Car les faits matériels, quelle que soit leur valeur, sont si échangeables que la plus-value risque de les emporter à tout moment. Mais je te l'accorde, même si tu ne l'as pas précisé, que c'est une affaire de chiffres. Le chiffrage est sans doute pour quelque chose. »

Tiens, il est devenu expert-comptable maintenant ! Le matériel n'est pas du chiffre à son avis. Et les chiffres, ça reste tout de même important pour lui. La tête nous tourne. Nathalie montre des signes de nervosité. Il s'est aperçu de ça, et comme s'il craignait un dérapage, il la calme très vite en lui disant que son approche est tout à fait structuraliste. Il a semblé dévier de sa trajectoire. Change-t-il de terrain ? Après Spinoza, voilà que Claude Lévi-Strauss[25] est invité : « Ce n'est pas par esprit de contradiction que je tiens à repréciser les choses, mais sache que ta patiente a accumulé du chiffre.

[25] Anthropologue et ethnologue, il est une des figures fondatrices du structuralisme. Mabrouk n'en démord pas, chaque fois qu'on parle de structuralisme, il ne peut pas s'empêcher de citer le neveu de Durkheim, Marcel Mauss. Faut-il comprendre que le thème du suicide l'enjoint à dériver vers cet illustre oncle qui tient l'anomie comme origine des maux, dont le suicide fait bien évidemment partie ?

Par exemple, en subtilisant différents numéros de cartes bancaires des usagers, elle a dû à un moment ou un autre s'arrêter à une carte. La deuxième, la troisième ou la quatrième, je ne sais pas. Ça a certainement de la valeur. Elle s'est payé des voyages, peut-être pas n'importe quel voyage. Elle est peut-être allée très loin ou peut-être moins loin qu'on pouvait le penser. Elle a accumulé une somme de dettes, que j'ignore. Cette somme est évidemment une somme de chiffres. Si l'on traitait la question comme une simple escroquerie, Mme R. se verrait complètement écartée en tant que sujet. C'est ce que je ne souhaite pas. Et la question que je me pose, puisqu'il est tard et ça sera probablement le mot de la fin, même si on pourrait reprendre éventuellement la discussion si tout le monde est d'accord : "qu'est-ce qui appartient véritablement à Mme R. dans ce qu'elle a subtilisé ? Il s'agit là de procéder, à mon avis, à une division. Pour ce faire, il faut trouver le bon dénominateur !" »

C'est fini ! Pas un mot de plus. Les jeux sont faits. On quitte le bureau de Mabrouk, la plupart de nous la tête dans les chaussettes, à une exception près : Jean-Louis. Il n'avait pas l'air fatigué mais plutôt tendu. Ce jour, il a quitté l'hôpital une cigarette à la bouche, lui qui avait presque arrêté de fumer. On pourrait facilement dire qu'il n'y a pas de fumée sans feu. On espère tous que ce genre d'intervention ne se répète pas de la sorte. Mabrouk n'a pas respecté la règle. Normalement il ne doit pas intervenir à tout bout de champ. C'est peut-être qu'il a voulu accueillir Nathalie ?

Stéphane, qui ne rate jamais une occasion pour détendre l'atmosphère, a commencé par suggérer d'apprendre la table des divisions pour la prochaine fois. Le Dr Pierre ne s'est pas empêché de lui répondre qu'il avait plutôt intérêt à chercher du côté de sa propre division ! Ça doit avoir un rapport avec je ne sais quel séminaire, article ou ouvrage. C'est probablement un message codé. On sait que le Dr Pierre est très orthodoxe dans sa pratique et n'aime pas franchement les allusions que fait souvent Stéphane quant aux séminaires.

Le Dr Pierre a tendance à réfréner l'enthousiasme toujours débordant de Stéphane, qui avec ses 25 ans pourrait être son fils. Stéphane pense que le Dr Pierre ne l'aime pas. Il lui arrive parfois de ne pas épargner le docteur (c'est comme ça qu'il l'appelle), mais jamais directement, et toujours en se moquant un peu : « Pierre qui roule amasse mousse, avec une main gauche ! » On a compris qu'il s'agit d'une allusion à la main gauche du docteur, qui ne sort que rarement de la poche où réside la pipe dont le docteur semble dépendant.

Pierre est déjà devant, bien à l'extérieur. On entend à peine le bruit que fait sa bouche réclamant plus de fumée à une pipe qu'il veut tenir à l'abri des regards. Son sérieux habituel se dissipe très vite quand il s'agit de fumer, et sa volonté se retrouve vite anesthésiée par ce qu'il appelle : « une consommation modérée » (?).

OUÏR

Le temps passe vite. À peine le mercredi de la semaine passée, digéré, voilà que nous nous retrouvons dans la même disposition ou… presque. Les places sont occupées de manière aléatoire, sauf pour Nathalie et Jean-Louis. Pas un rayon de soleil n'arrive à traverser la porte-fenêtre qui occupe une bonne partie du mur en face de l'entrée principale. Donc pas de bousculade pour aller prendre place à l'endroit susceptible de recevoir les premiers signes d'une éclaircie. La météo est catégorique ! Il va pleuvoir toute la journée.

On est au mois d'octobre. C'est Stéphane qui va nous présenter une nouvelle situation clinique. Personne n'est au courant du contenu de sa présentation. On n'est pas à l'abri d'une surprise, sachant qu'il a une complicité, évidemment indirecte, avec Mabrouk. On peut imaginer quelque chose qui sortirait de l'ordinaire. Mais ce n'est pas certain. On peut s'attendre à tout avec lui. Ses exagérations pourraient être tempérées par Jean-Louis. Ce dernier ne semble pas bien le supporter ce jour. C'est assez surprenant. Serait-il jaloux de l'amitié qui lierait le père de Stéphane à Mabrouk ? On n'en a aucune certitude, bien que Stéphane entretienne le doute sur cette amitié supposée.

Tout le monde est en place, on attend que Stéphane se décide à parler. En général, il commence par une sorte de périphrase ou digression pour nous mettre l'eau à la bouche. Ça peut marcher comme ça peut rater totalement. C'est souvent quitte ou double. Cette fois-ci, il se propose d'interroger le propos d'une patiente qu'il avait rencontrée auparavant : « On ne s'entend plus docteur ! » Ce propos est venu manifestement motiver le passage à l'acte suicidaire de la patiente.

55 ans, mariée et mère de trois enfants, elle n'a aucun antécédent particulier. Il s'agit d'une première tentative de suicide. On a plus ou moins compris qu'on pouvait s'attendre à ce que Stéphane déroule un tableau clinique où nous serions confrontés à un passage à l'acte qui a fait suite à l'accumulation de mésententes dans un couple, ou une rupture qui ne pouvait pas se faire normalement. Cela aurait amené Mme Z. à attenter à sa vie.

Ici, c'est le propos même qui suggère la cause : « On ne s'entend plus. » Ce dernier va sans doute être analysé par Stéphane. C'est plus que probable.

J'ai juste oublié de signaler la présence de Nabil. C'est le collègue d'Inès, qui, de temps à autre, assiste à nos présentations. Il a souvent préféré se garder d'intervenir, adoptant une position plutôt neutre. On va dire « écoutante ». C'est le terme tout trouvé par notre peau de vache ! Nabil a promis à l'équipe de participer dès que possible, en proposant un cas clinique si toutefois Mabrouk daigne l'inviter à le faire. À ce jour, on attend toujours qu'il le sollicite.

Nabil ne semble pas aussi discret que sa collègue Inès. Il est plutôt bavard en dehors des présentations cliniques, et cherche davantage le contact. Mabrouk ne semble pas avoir provoqué sur lui un quelconque effet inhibiteur. C'est plutôt un jeune homme à première vue extraverti. Il semble s'intéresser beaucoup à « l'agitation aux urgences ». Peut-être qu'on tient là un candidat à une intervention prochaine sur ce sujet. En apparence, il a l'air très volontaire. Pour nous, plus il y a d'intervenants extérieurs, moins on est sollicité et donc moins on est confronté à Mabrouk. Ce n'est pas inintéressant. Espérons seulement que Stéphane ne fasse pas fuir Nabil par une intervention hermétique ou alambiquée.

Stéphane énonce le propos de la patiente et nous invite à nous poser la question suivante : « Est-ce que la phrase proférée par sa patiente ne peut pas être prise au pied de la lettre ? » C'est parti ! Il va essayer de nous embrouiller ! A-t-il encore ouvert un des livres de son père dénommé *Séminaires* et qui est affublé d'un chiffre romain bien incrusté dans le titre ? C'est possible. Quoi qu'il en soit, on peut déjà supposer que le fait de ne pas entendre l'autre peut amener quelqu'un à mettre sa vie en danger. Cela dit, Stéphane nous suggère, à dessein : qu'avoir de grandes oreilles pourrait sauver la vie ?

Comme tout le monde semblait légèrement dubitatif, il essaya de décrisper l'atmosphère : « Ma patiente n'est pas d'origine portugaise, mais elle possède des portugaises en bonne santé ! » Pour celui qui a compris quelque chose, il a tout gagné. Le Dr Pierre a souri et Sarah n'a pas pu retenir un rire. Il faut dire que Sarah est d'origine portugaise. Quel rapport ? Il n'y a qu'elle qui peut le dire. Il faut aussi ajouter que Stéphane entretient une certaine affinité avec Sarah. Mais ça ne va pas au-delà d'une relation professionnelle.

Mabrouk aurait certainement réagi promptement s'il ne s'agissait pas d'une intervention du deuxième mercredi (seuil de tolérance en hauteur ?). On peut déjà supposer que Stéphane a été probablement inspiré par le Cours de linguistique générale de Ferdinand de Saussure[26]. Évidemment, c'est

[26] Linguiste suisse, précurseur du « structuralisme » et père de la linguistique moderne. Le *Cours de linguistique générale*, publié en 1916 par ses élèves, constitue jusqu'à ce jour la base des études linguistiques modernes. Sa sémiologie a nourri la théorie psychanalytique de Jacques Lacan. Selon Stéphane, c'est grâce à lui que le mot chien ne mord pas ! Et au Dr Pierre de lui répondre : « Qu'est-ce que tu fais de l'insulte ? » Stéphane, un instant largué, lui avait rétorqué tout en s'abritant derrière Jean-Louis : « Tu n'as rien pigé ! » Mabrouk s'en

quelque chose qu'on devine mais qu'on ne dit pas. Aborder ce sujet en présence de Mabrouk, ce serait aller droit dans la gueule du loup. On peut néanmoins penser qu'il ne résistera pas longtemps avant d'intervenir, ce qui gâchera probablement la suite de l'intervention. Stéphane n'échappera pas au procès de toutes les façons, mais le plus tard possible sera le mieux. Enfin, nous n'en sommes pas encore là.

Stéphane revient vite à une meilleure disposition en disant que la patiente déclare ne plus s'entendre avec son conjoint, et plus exactement : « On ne s'entend plus. » Voilà qu'il semble toujours et encore appâté pour revenir au procès qu'il souhaite intenter à la phrase prononcée par la patiente. Il nous a assuré que les audiogrammes du couple n'étaient pas perturbés ! et se demande si une véritable surdité n'aurait pas favorisé une meilleure entente. Mais son propos ne semble pas le satisfaire et il relance : « Comme vous voyez, entre bien entendre et être sourd, il reste pas mal de marge. Et ma suggestion, certes surréaliste pour certains, ne tiendrait pas. Mais pourquoi ? Je vous dirai ça tout à l'heure... » Il semble mimer Mabrouk. Jean-Louis va-t-il le laisser faire ? On ne peut pas dire que ce dernier ait fait quelque chose pour l'instant. Le champ semble tout à fait libre pour Stéphane. Jean-Louis n'éprouve donc aucune jalousie vis-à-vis de lui mais très probablement à l'adresse de son père.

Nabil montre des signes d'impatience. Lui, qui semble avoir eu beaucoup à faire avec la psychopathologie de « l'agir », sait très bien qu'il doit se tenir à carreau. Ce n'est pas sa première présence à une intervention du mercredi. On croit savoir qu'il est dans le même club de foot que Jean-Louis. Jean-Louis étant le président. Il n'est pas arrivé à cette présentation sans quelques relations.

Stéphane va poursuivre en déclarant que le propos de Mme Z. recèle déjà le dénominateur commun du malaise dans le couple. Il ajoutera que pour le commun des mortels, c'est somme toute banal si ce n'est la gravité du geste derrière lequel se loverait, selon lui, une demande. Quelle demande ? Il ne semble pas prêt à répondre à cette question. À cet instant, Nabil s'est senti investi d'une mission : intervenir à la place de Jean-Louis. Le geste qu'il a fait de sa main droite à l'adresse de Stéphane en était le signe annonciateur.

D'un regard, Jean-Louis semble vouloir l'en dissuader mais les mots de Nabil ne sont plus dans sa bouche, ayant dépassé son geste. On pourrait même dire que ce n'était pas tombé dans l'oreille d'un sourd. Stéphane acquiesça mais ne répondit pas directement à Nabil qui venait de s'enquérir s'il y avait une offre possible à cette demande. Stéphane éluda, sachant que Jean-Louis pouvait lui sauter dessus à la moindre réponse incontrôlée. Il se limita à dire qu'il ne traitait pas de finances mais d'un marché beaucoup plus

---

était alors mêlé en arrêtant net Stéphane : « Tu ne confondrais pas le signifié avec le signifiant ? » On n'en saura pas plus. C'est le signe que Stéphane aura prochainement du boulot. La bibliothèque de son père va bientôt être sollicitée.

complexe. Mais il lui accorda quand même qu'il s'agissait d'un problème « économique ». Tout le monde aura compris qu'il s'agit d'une économie de nature psychique, lieu de prédilection qu'affectionne Stéphane, bien loin pourtant derrière Mabrouk.

Le Dr Pierre et le Dr Mamani se regardèrent et soufflèrent d'un seul tenant sur la bougie invisible qui aurait pu être devant eux. Ils ne semblaient vraiment pas d'accord avec l'intervention de Nabil. On le sait, ils sont avertis qu'il ne fallait absolument pas donner à Stéphane du grain à moudre. Plus tard, le Dr Pierre nous dira qu'il allait voir avec Jean-Louis, après l'autorisation de Mabrouk, pour que l'intervenant ne puisse pas être interrompu avant d'avoir terminé de parler. Il aurait également souhaité que les responsables, en l'occurrence Jean-Louis et Nathalie, puissent être plus attentifs au respect du cadre.

Stéphane, dans son intérêt, avait bien compris qu'il fallait faire en sorte que son intervention ne perdure pas. L'intervention de Nabil et l'attitude de Jean-Louis risquaient de prendre de l'ampleur. Il finira son propos par une nouvelle question qui convoqua encore une fois « la demande » : « Pourquoi une telle demande est invitée en ce lieu, où le vacillement de l'ouïe a fait acte ? »

Jean-Louis prit la parole et demanda si quelqu'un souhaitait intervenir. Nabil semblait prêt à bondir de sa place mais se calma très vite devant l'indifférence affichée par Jean-Louis. Il était clair que Jean-Louis ne souhaitait pas qu'il intervienne. Nabil reprit sa posture d'avant et se recroquevilla légèrement sur sa chaise. Son air détaché était tout de même contredit par un nouveau geste de la main droite qui cherchait cette fois-ci après sa main gauche et qui ne réussit pas du premier coup à l'atteindre. Une fois les deux mains solidaires, les regards se détachèrent de lui, et il retrouva ainsi un air apaisé. Il n'intéressait plus personne désormais.

À qui le tour pour intervenir ? Peu de volontaires. Jean-Louis finit par dire à Stéphane que son intervention n'était pas inintéressante, mais qu'il n'avait pas pris le soin de circonscrire véritablement le sujet dont il s'agissait. Il lui fit aussi le reproche de s'être un petit peu dispersé. Il aurait pu se contenter d'honorer ce qui était prétendument le sujet de son intervention : garder en ligne de mire le propos de Mme Z. Il finit par reprendre son air pragmatique : « Quand on ouvre une porte, on prend le soin de la refermer ! » Waouh !... C'est nouveau. Mais nul ne doute que ces propos sont sous-tendus par quelques quêtes à l'adresse de Mabrouk.

Mabrouk ne semblait pas impatient. Il est au-dessus... Il trône, même s'il est légèrement à l'écart durant l'intervention du deuxième mercredi. Il est capable même de dire que ce n'est pas son affaire. Tout le monde attend son intervention. C'est un rituel. Aucun bruit et aucun mouvement de sa part. Ce n'était pas encore intenable. Il sait jouer avec nos nerfs. Mais c'est tout à fait supportable, contrairement aux présentations des autres jours, notamment la présentation du premier mercredi et particulièrement celle du samedi. C'est presque une sorte d'entracte pour nous.

Entre-temps, Jean-Louis fait du bruit avec les pieds de sa chaise. C'est probablement une sorte d'acte manqué, ce qui dénote une certaine impatience. C'est presque une demande à l'adresse de Mabrouk, autrement le cadre risque de vaciller. Cinq sur cinq. Mabrouk a entendu : « Stéphane ! Tu nous as dit tout à l'heure que tu allais nous entretenir sur la demande de Mme Z. Qu'en est-il ? » C'est simple et concis. Il doit honorer l'équipe avec une réponse, qu'on espère claire, même si on en doute un peu. Car ce qui est clair pour Mabrouk l'est rarement pour nous.

Stéphane n'est pas surpris. Il a sûrement préparé son coup. En effet, il ne prit presque pas le temps pour réfléchir et déclara qu'il n'envisageait absolument pas, d'un côté quelqu'un capable d'ouïr à tout bout de champ, et de l'autre, un sourd, incapable d'entendre. Dans les deux cas, le risque est le même. Celui qui entend tout risque d'étouffer sous le poids des mots alors que le sourd risque de creuser un sillon dans le silence, et crouler à son tour…

Il ajouta : « Je serais incapable de développer plus loin mais je suis obligé de répondre à la question. Je vais plutôt essentialiser – tiens, un mot savant ! – en vous disant que l'essentiel ce n'est ni entendre, ni ne pas entendre, mais plutôt le malentendu. Les deux bords que j'ai fixés à dessein ne tiennent que par ce subterfuge, qui n'en est pas un véritablement. Ce malentendu est l'efficace du couple et sa déchirure fait douter de sa propre présence dans ce monde. » Subrepticement, Stéphane souffla à sa voisine : « Est-ce l'autre face du fameux sauf-conduit permettant de prendre pied sur terre que proposait Nathalie mercredi lors de la présentation "Les chiffres ne sont pas les bons" ? » Il n'en dira pas plus, pensant que Mabrouk risquait de l'entendre.

Mabrouk, pour une fois, avait l'air partagé. Qu'allait-il lui répondre à Stéphane, d'autant plus qu'il restait peu de temps. Il revint très vite à lui pour dire qu'il s'en était sorti pas trop mal quant à la stratégie adoptée (il s'y retrouve probablement. Lui et le père de Stéphane fréquenteraient la même crémerie !), et ajouta : « Mais tu as néanmoins manqué d'efficacité quant aux traitements que tu infliges à certains concepts. Je reconnais que tu as essayé, mais je ne peux pas dire que tu avais la moindre chance d'aboutir. C'est un volumineux travail. C'est vrai que, s'agissant d'une intervention du deuxième mercredi, tu avais le droit de prendre une certaine liberté. Sauf que tu en as un peu abusé.

Je n'encourage pas ça dans l'absolu, mais je reste sensible aux efforts. Je ne crois pas que j'irai plus loin. Je ne terminerai pourtant pas mon propos sans me référer à une des formules princeps qui dit que rien ne se crée, rien ne se perd, tout se transforme. C'est une formule qui parle à plus d'un, mais ce n'est pas d'elle qu'il s'agit. C'est juste pour me donner une certaine liberté. Il s'agit en fait d'une formule princeps qui convoque tous les sens, même les absents : le désir s'ébauche dans la marge où la demande se déchire du besoin[27]. Je vous renvoie ainsi à vos ouvrages, à moins que quelqu'un ne soit pas d'accord avec cette assertion. Elle est de Jacques... »

Mais de quel ouvrage parle-t-il ? Il y en a qui sont mieux servis que les autres, pour ne pas dire mieux lotis que les autres. Ce ne sont pas des paroles en l'air. On a bien vu qu'il avait été tendre avec Stéphane. Il faudra que la prochaine fois il fasse un rééquilibrage. Jean-Louis est légèrement déficitaire par rapport à Stéphane. Pour notre invité du jour, Nabil, il est averti. Ça va peut-être le servir pour l'intervention qu'il semble avoir l'intention de faire un de ces mercredis. Il attend toujours avant de séduire la peau de vache !

Qu'est-ce qu'elle va faire avec tout ça la patiente de Stéphane ? Mabrouk vient de lui livrer la formule magique pour autopsier la demande de sa patiente. On a l'espoir que sa patiente va s'en sortir assez rapidement. Il y a des signes qui ne trompent pas : elle a critiqué son geste très rapidement, et son mari a fait l'effort de se rapprocher d'elle. Le Dr Pierre n'a pas raté cette occasion : « Le conjoint de la patiente de Stéphane s'est rapproché de sa femme. Elle va enfin pouvoir l'entendre, mais cette fois-ci il doit faire attention à la prosodie ! » Mais de quelle prosodie s'agit-il ? « Chut ! Ils sont déjà ensemble... »

---

[27] J. Lacan, « Subversion du sujet et dialectique du désir », in *Écrits*, *op. cit.*, p. 814.

36 ANS ET UN VIRUS

Nathalie semble avoir retrouvé ses habitudes. On a un peu plus de stagiaires depuis qu'elle est de retour. C'est très visible, mais ce n'est pas sans inconvénient. Il y a maintenant les stagiaires de Jean-Louis et les stagiaires de Nathalie. Jean-Louis est légèrement désavantagé en ce qui concerne le nombre. Il ne peut compter que sur Mabrouk pour rééquilibrer en cas de besoin. Il y a une certaine rivalité entre les deux groupes. Chacun des deux semble tout faire pour que ses élèves réussissent mieux que les autres. Ça fait partie du jeu des institutions.

La matinée a été quelconque pour ne pas dire ordinaire. Tant mieux pour nous. Après, il s'agit de retrouver une nouvelle fois Mabrouk pour la présentation du mercredi. Aujourd'hui c'est le Dr Pierre qui s'y colle. Ça va être certainement académique. Le Dr Pierre est un praticien respecté et avec beaucoup d'expérience. Il a roulé sa bosse ! On sait peu de choses sur lui si ce n'est qu'il a fréquenté la même « chapelle » que Nathalie. C'est tout !

Ah ! Un oubli : le Dr Pierre ne boit pas de café. Ce qui le met à l'abri de nos conflits de trésorerie. Il boit du thé qu'il ramène de chez lui. Nathalie peut le taquiner quand elle le traite de gentleman. Je ne sais pas si c'est à cause de la pipe qu'il fume. Il sent parfois le cigare mais c'est très rare. Il se vexe vite quand on le lui fait remarquer. C'est probablement à cause de Nathalie qui, ayant arrêté de fumer, semble l'inciter à laisser tomber le tabac.

La patiente qui va être présentée a été vue également par Nathalie. Il s'agit d'une femme d'une quarantaine d'années, hospitalisée suite à une tentative de suicide par arme blanche : elle s'est poignardée au niveau du ventre. Le Dr Pierre nous explique que cette patiente est persuadée d'avoir contracté une hépatite et avoir contaminé son copain, et aussi son ex. Voilà donc la situation en résumé.

À son admission, il n'y avait aucun élément en faveur d'une infection virale. Son discours était tout autre : « Je suis complètement fatiguée, je n'arrive pas à travailler, j'ai une asthénie, mon médecin a pensé à une hépatite. J'ai été faire des examens et j'attends les résultats. Mon copain vient de me quitter et j'ai peur pour lui. Qu'est-ce qu'il va penser de moi ! Si ça se trouve, je l'ai contaminé. »

Le Dr Pierre décrit une patiente dont l'état général est conservé. Elle est anxieuse mais sans véritable tristesse. Elle est difficilement consolable par son entourage. Les résultats sérologiques sont arrivés le lendemain. Ils étaient négatifs. Ceci ne semble pas avoir rassuré la patiente. Elle doute, ne comprenant pas pourquoi elle est fatiguée.

Mme R. travaille et n'a pas d'enfant. Elle aimerait bien en avoir mais c'est peut-être trop tard, dit-elle. Elle ajoutera : « Au moment où le projet était sur le point de se concrétiser, je suis abandonnée. Qu'est-ce que je peux faire ? » Pour l'instant, le Dr Pierre ne propose aucune piste. Nathalie n'ose pas intervenir. Il faut dire que le Dr Pierre tient à sa position de docteur. Il aime bien garder les rênes entre les mains. Il est « de la vieille école », disent certains collègues. Ça ne le dérange pas. Il est très sûr de lui. Stéphane tente une incursion en demandant si sa blessure était profonde et à quel endroit elle se situe avec précision. Il s'inquiète pour elle. Il a certainement raison.

C'est Nathalie qui va lui répondre. Pierre lui a déjà fait signe. Et apparemment la question de Stéphane ne semble pas l'interroger plus que ça. Nathalie nous explique que la patiente est passée au bloc opératoire et a été suturée sur deux plans. Ce n'est donc pas une petite coupure. Pour ce qui est du lieu, elle nous dira que Mme R. s'est blessée au bas ventre et a pratiquement choisi la ligne blanche. Mais ce lieu serait totalement incident selon elle. Selon le Dr Pierre, son geste n'était pas franchement prémédité, car il n'a pas noté d'éléments en faveur d'une préparation du geste.

Il déclare que la patiente a été affectée par le départ de son compagnon, que l'équipe n'a pas rencontré. Elle a une nouvelle relation. La rupture avec son ex date de quelques semaines. Elle l'a appelé pour lui dire qu'elle a sûrement une hépatite et qu'il fallait qu'il aille voir un médecin. Quelques jours après, elle l'a rappelé pour savoir s'il avait fait le nécessaire. Elle essuya une fin de non-recevoir : « Tu débloques ou quoi ? Va te soigner ! »

La description que fait Pierre, ou plus exactement le Dr Pierre, a l'air peu empathique selon Jean-Louis. Jean-Louis est donc bien présent. Pourtant, Nathalie le tenait en respect. Pour Nathalie, le Dr Pierre est un ami d'école. Elle est la seule qui ne l'appelle jamais Docteur et qui le tutoie aisément. Mabrouk ne bronche pas. Il ne va pas se mêler des affaires du Dr Pierre. Il viendra probablement au secours de Jean-Louis si nécessaire.

Le Dr Pierre ne manqua pas de lui répondre : « C'est ton point de vue », ce qui tempéra les prétentions et la vigilance de la sentinelle Nathalie. Le Dr Pierre n'a besoin de personne pour le défendre. Il aime bien se montrer charismatique, mais c'est en vain. Il lui arrive d'être convoqué par Mabrouk. Une fois dans son bureau, on entendait facilement ce qui avait l'air d'être une engueulade. Ce n'était pas la voix du docteur qu'on entendait. Une confidence de Nathalie à la secrétaire : Pierre est le fils d'un O.R.L. très connu de la capitale. Mais il ne porte pas son nom. Du coup personne n'ose en parler. Encore un soi-disant non-dit. Il y en aura probablement d'autres. Qui sait…

Il faut dire que le jour où Nathalie s'est confiée à la secrétaire, elle avait un peu bu. C'était le jour du pot de départ de l'ancien cadre de l'unité. Il était très tard le soir. Nathalie était restée pour donner un coup de main. Il s'agissait de débarrasser la salle.

Pour le Dr Pierre, le geste de Mme R. est impulsif. Il pense que deux ou trois jours d'hospitalisation vont lui permettre de prendre de la distance vis-à-vis du passage à l'acte, et espère une élaboration conséquente. Il pense qu'elle est accessible et mobilisable. Et par conséquent elle pourrait bénéficier d'une psychothérapie. Il lui trouve « un petit côté théâtral », mais sans plus.

Ce n'est pas tombé dans l'oreille d'un sourd : « De quelle théâtralité parles-tu ? Mme R. s'est bien blessée avec un couteau, n'est-ce pas ? » Ce n'est pas une surprise. Il s'agit de Jean-Louis. Il tient sa revanche. À cet instant Nathalie se raidit sur sa chaise, attendant un signe du Dr Pierre. Il a l'air favorable au déclenchement des hostilités.

Mabrouk se secoua vivement et associa le geste à la parole : « Pierre, s'il te plaît, tu sais très bien que je n'aime pas l'emploi du terme impulsivité. Pour moi ça ne veut rien dire. Quant à la théâtralité, qui semble déranger mon voisin de droite, cela ne m'intéresse aucunement. Ce que je te reproche vraiment, c'est que je n'arrive pas à comprendre le lien que tu fais entre la problématique de la patiente, qui est quand même grave, et les signifiants si galvaudés et parfois sans véritable valeur, comme l'impulsivité et le théâtralisme. Voyons, un peu de clinique, je t'en prie.

Je ne veux pas prendre la défense de Jean-Louis, il est assez grand pour le faire, seulement je me permets de m'inquiéter quand il s'agit de banaliser un geste aussi grave. Je comprends que l'impulsivité d'une part et le théâtralisme d'autre part semblent favoriser l'idée d'une fin tout annoncée. Mais ça ne suffit pas. Il ne s'agit pas là d'un accident malheureux impliquant un lanceur de couteau et sa courageuse collaboratrice. »

C'est vrai que le Dr Pierre n'a pas fait gaffe à une certaine facilité dans sa présentation. Peut-être avait-il surestimé la force et le soutien de Nathalie ? Il n'a certainement pas oublié que Mabrouk a tendance à exécrer ce genre d'attributs, qu'il qualifie parfois de gratuits ou de simplistes. Habituellement, le Dr Pierre ne se laisse pas aller. Il a sans doute oublié que Jean-Louis reste très attentif à la sémantique employée. La partie lexicale reste l'affaire de Mabrouk, quand il veut bien y prêter attention. Le Dr Pierre ne va pas répondre à Mabrouk. Il sait que c'est le moment de passer et d'attendre le prochain tour. Éviter de le provoquer et attendre... Il se présentera bien quelques occasions pour revenir défendre sa cabane. D'ici là, Nathalie va fourbir ses armes et tentera de radoucir ses réactions.

Jean-Louis demanda la parole et l'obtint facilement. Il nous dit qu'il était assez embêté de la façon dont se déroulait la présentation de ce mercredi. Il a souhaité qu'on procède par étapes. Il fallait laisser l'intervenant terminer. On peut alors poser les questions. Enfin, Mabrouk pourrait intervenir s'il le souhaite.

Il attira l'attention de tout le monde sur le fait que la présentation du mercredi n'était pas celle des autres jours. Il rappela que le sujet restait tout à fait ouvert. Il s'est étonné que ces derniers mercredis, la manière de présenter les situations cliniques était peu conforme au standard habituel. La présentation du mercredi, pour lui, doit être plus ouverte. Cela dit, il ajouta : « Je ne crois pas avoir offensé quiconque en vous rappelant les règles. » Ça n'étonne personne que Jean-Louis revienne au règlement. Il sait que Nathalie ne pourra pas le lui reprocher. C'est aussi un marquage de territoire. Insinue-t-il que l'enthousiasme provoqué par le retour de Nathalie devrait prendre fin ? Car elle serait pour quelque chose dans l'inobservance de certaines règles.

Mabrouk ne se sent pas concerné alors que c'est lui le plus gradé ! Jean-Louis ne l'a pas épargné puisque la remarque s'adresse également à lui. C'est vrai, il aurait pu attendre la fin de la présentation avant d'interpeller le Dr Pierre. Il aurait pu se retenir. Ce n'est pas habituel. Le retour de Nathalie doit l'avoir perturbé quelque peu. Sans doute qu'il essaie de retrouver le compromis ou l'équilibre qui était déjà là avant le départ de Nathalie en congé sans solde. Personne n'en doute. Mabrouk va finir par imposer le bon équilibre. Ce qui lui impose de retrouver d'abord une neutralité peu ou prou flottante ! vis-à-vis de ses deux garde-chiourme. La différence sexuelle fera le reste. On l'a déjà entendu insinuer cela en de rares occasions.

Il ne tarda pas à intervenir encore une fois. Cette fois-ci pour calmer les choses. Une fois que Jean-Louis eut fini de disserter sur le règlement intérieur, Mabrouk nous proposa une réflexion sur Mme R. : « On pourrait être tenté de lier la perturbation de Mme R. à une sorte de nosophobie (la peur de la maladie), qui s'est transformée dans un second temps en une peur d'avoir contaminé l'autre. L'autre étant la personne qui l'a abandonnée, entre autres. On sait qu'elle souffre d'asthénie, d'une perte de l'appétit et d'une perturbation du sommeil. Le diagnostic évoqué par son docteur est venu déclencher ce qui est intenable sur le plan de la pensée ou sur le plan psychique. Jusque-là tout semblait logique, mais uniquement en apparence.

Elle a peur d'être contaminée. Elle a peur d'avoir contaminé l'absent. On peut penser que son ex est parti avec son virus à elle ! C'est une façon de parler bien sûr. Ce virus est potentiellement mortel. On peut même imaginer que la contamination est une sorte de *fécondation*. Le mot est fort mais il fait partie du lexique médical, qu'on le veuille ou non. Vous pouvez m'arrêter si vous voyez que les choses dérapent trop pour vous. Je pourrais alors m'arrêter et développer un peu plus. Ce que je fais là, je vous l'accorde, est à mon sens plus ou moins sténographique. »

La bête va trop vite pour nous. D'où tient-il tout cela ? Le Dr Pierre est intéressé, voire suggestible. Mais ça ne l'empêche pas de soupirer discrètement. Nathalie a l'air de lui être acquise. Mamani essaie de lui demander quelque chose, le plus discrètement possible, mais Nathalie ne fait même pas attention à elle. Elle est comme hypnotisée. Stéphane est dépassé. Il essaie de prendre des notes mais n'y arrive pas. Son stylo a beaucoup de peine à suivre.

Il laisse donc tomber et se remet à l'écoute de Mabrouk : « Venons-en maintenant à la blessure par la lame. Pierre disait que c'était un geste impulsif. Possible… Mme R. a choisi un endroit qui n'est pas sans valeur symbolique. C'est le ventre, précisément le bas-ventre, n'est-ce pas ? Vous pouvez me dire que c'est un pur hasard. Je ne peux pas affirmer le contraire. Je m'interroge… Vous auriez dû y penser ou peut-être que c'est déjà fait.

Mme R. craint d'être contaminée par le virus, n'est-ce pas ? Elle a décidé de faire effraction dans son propre corps. C'est une ouverture vers l'intérieur, pas très loin de la matrice. Je ne sais pas pourquoi je dis ça. Elle aurait pu procéder autrement. Mais ce n'est pas le cas. N'oubliez pas qu'elle est passée au bloc opératoire. C'était pour procéder au rétablissement de la continuité des tissus. J'utilise exprès un vocabulaire médical. Vous aurez remarqué qu'il n'y a pas de place pour le théâtralisme. Personne n'oserait en faire avec une arme, puisqu'il s'agit bien d'une arme ; qui pourrait prétendre le contraire ?

Je n'ai pas dit que le Dr Pierre avait affirmé le contraire, loin de là. On ne peut pas écarter que la tentative de Mme R. s'inscrivait d'une façon ou d'une autre dans une lutte contre une angoisse de mort. Mais est-ce vrai ? Quel était le risque encouru objectivement ? Le Dr Pierre nous a dit qu'il n'y avait aucune trace de virus. La seule trace de cet animal était bien dans sa tête, comme le dirait n'importe quel quidam.

Comme vous l'avez constaté, Mme R. n'a pas été tentée d'aller chercher dans sa tête mais elle est partie *fouiner* dans son ventre. C'était peine perdue… Est-ce que la fin justifie les moyens ? On pourrait le dire. On peut également ajouter que Mme R. semble s'être contentée d'une équation à deux paramètres : l'extérieur et l'intérieur. Ça pouvait être aussi la présence et l'absence. Et pourquoi pas tout simplement une configuration bassement orale mais très coûteuse dans ce cas. Ou plus complexe, comme une ouverture vers l'intérieur comparable à une ouverture vers l'autre. On peut aussi rester sourd et ne rien entendre que : “être ou ne pas être”. Ce n'est pas sans inconvénient.

Je crois que j'ai un peu monopolisé la parole, Jean-Louis risque de m'en vouloir. On peut s'accorder une pause s'il n'y a pas de questions. L'éventuelle question peut être aussi à l'adresse du Dr Pierre. Ce n'est pas moi qui ai fait la présentation, c'est lui. Je veux bien donner un coup de main si c'est nécessaire. »

Pas un seul bruit. On pouvait lire sur le visage de Stéphane une certaine déception. On a tous pensé qu'il doit regretter amèrement de ne pas avoir apporté son dictaphone. Ça lui arrive d'enregistrer Mabrouk. En général, c'est quand Mabrouk présente l'article qu'il vient d'écrire ou plus exactement de publier. Mabrouk aime nous faire part de ce qu'il a pu écrire dans une revue ou quand il a participé à un ouvrage, etc. Aujourd'hui, son intervention a tout l'air d'être inspirée. C'est ce qui semble interroger Stéphane.

Et ce n'est pas fini : « Pas de questions ? Alors je vais me permettre un raccourci. Le temps m'est compté. Vous êtes prévenus, il s'agit d'un raccourci, prenez-le comme un avertissement. N'oubliez pas qu'il n'y a pas longtemps on appelait le spermatozoïde un animalcule ! Ça a l'air bizarre, mais c'est tout à fait vrai. Vous avez certainement deviné à quoi je veux en venir. Mme R. a sans doute traduit, à sa manière, son désir d'avoir un enfant. On constate ou on devine que le processus projectif a battu son plein. C'est son compagnon qui est parti avec quelque chose qui provient d'elle. Cette chose semble s'être transformée. Elle était persuadée que cette chose a éclos en elle et continue à avoir de l'effet sur son ex. C'est une supposition, pour ne pas laisser entendre que la patiente prétend avoir fécondé (!) d'une certaine manière, son ex. Mais au prix d'un "onirisme" pour le moins sacrificiel ?

Il s'agit d'une éclosion/compromis d'un désir contrarié. On sait maintenant que Madame n'a pas eu l'enfant désiré et que son ex n'a pas eu ce qu'elle avait plus ou moins imaginé pour lui, un autre animalcule en quelque sorte, mais beaucoup plus redoutable : un virus ? On pourrait disserter longuement sur cette situation mais le règlement, comme l'a rappelé Jean-Louis, m'interdit d'aller plus loin sauf si quelqu'un parmi vous, inspiré je l'espère, voudrait poursuivre sur cette voie, certainement jonchée d'embûches. Dans ce cas, je lui accorderai volontiers la possibilité d'intervenir à mon prochain séminaire. »

Stéphane, qui n'a jamais manqué de toupet : « Vous êtes servis, il propose un ticket d'entrée dont les conséquences, à mon avis, seraient redoutables, mais certainement moindres que ceux du ticket qui préoccuperait l'humanité, évoquée par Nathalie il y a quelque temps. Ça n'exclut pas pour autant la tentation, la mienne par exemple. »

C'est la première fois qu'il fait une telle proposition. On peut même dire que c'est une défiance. Personne n'ignore que son séminaire est totalement fermé, et ce depuis la grand-mère de belle lurette ! Est-il en train d'insinuer qu'il manquerait d'adeptes ou d'élèves ?

LA BROSSE À DENTS

Ce n'est pas un mercredi habituel. Ce n'est pas habituel parce que c'est Jean-Louis qui va intervenir cet après-midi. Ce dernier semble avoir fait la paix avec Nathalie. Il n'y aura probablement pas de surenchère ce jour. Mabrouk a eu le temps de remettre les choses à leur juste place.

C'est Mamani, le docteur… qui a sollicité Jean-Louis pour voir la patiente avec elle. C'était leur troisième entretien. Il s'agit d'une patiente âgée de 22 ans, enceinte, admise suite à une tentative de suicide. C'est le Dr Pierre qui l'avait accueillie en premier lors de son admission. Il n'a pas pu poursuivre du fait qu'il partait en vacances. Mamani était avertie de son départ en vacances bien avant qu'il n'accueille la patiente. Il ne pouvait pas faire autrement. Il était « d'urgences » ce jour-là. Il assurait donc l'accueil de toute nouvelle situation arrivant à l'hôpital.

À 14 heures tout le monde est en place. Le seul absent est le Dr Pierre. Nathalie a moins besoin de lui et il ne lui manquera sans doute pas, puisqu'elle semble s'être réconciliée avec Jean-Louis. Mabrouk a l'air en forme. Certains pensent que c'est en lien avec sa dernière intervention dont il semble plus que satisfait : le Grand autre ou le défaut fondamental. Il nous a promis d'y revenir bientôt. S'agissant d'un travail effectué au sein de son groupe parisien, cette promesse ne s'adresse qu'à celui qui veut bien y croire. Cela dit, ça va certainement faire l'affaire de Mamani. Elle peut donc présenter la situation clinique avec deux avantages substantiels : elle fait le binôme avec Jean-Louis, et Mabrouk a bonne mine, très probablement satisfait du travail accompli par ses propres neurones !

Mamani a pris confiance en elle. Ça fait maintenant quelques mois qu'elle travaille avec nous. Jean-Louis semble l'avoir prise sous son aile. C'est une assurance non négligeable. On apprendra d'elle que Mme M. est enceinte de quelques mois, qu'elle est étudiante et mariée à un jeune ingénieur qui donne beaucoup de satisfaction à son employeur. Elle relate un contexte marqué par une angoisse intense, pratiquement sans objet désigné ou supposé.

À peine sa phrase terminée, Jean-Louis intervient avec peu de spontanéité. Il a sans doute été contrarié par « l'absence de l'objet », pensant que ladite absence ne serait pas la bienvenue pour Mabrouk bien que ce dernier n'ait rien dit : « Je ne crois pas que ce soit sans objet. De toute manière une angoisse sans objet ça ne devrait pas exister. Il doit bien y avoir quelque chose, si invisible soit-il, ou du moins un nom, même perdu. C'est même une affaire de logique, enfin c'est Jacques qui le dit[28]. »

Stéphane est tenté d'intervenir, on le pressentait, mais n'a pas osé. Il faut dire que c'est notre logicien. Il pourrait passer tout un après-midi à nous parler du monde, avec ou sans objet. Jean-Louis, avec tact, nous dit que Mme M. passe beaucoup de temps à se brosser les dents. Avec une précision de taille : elle se brosse les dents avant d'aller manger. C'est ce qui lui posait question.

Mme M. a désiré cette grossesse. Mais depuis qu'elle est enceinte, elle n'a pas eu « l'épanouissement escompté ». Son sommeil est perturbé, son appétit est laborieux, vit sur un qui-vive ininterrompu. Tout est en apparence adapté sauf cette irrésistible envie de passer du temps à se brosser les dents avant d'aller manger. Notre logicien profita de l'absence momentanée de Jean-Louis, qui était allé au secrétariat répondre à un appel urgent, pour faire incursion : « De quelle envie s'agit-il ? »

Mamani hésite un moment, puis : « Je sais que le mot envie n'est pas tout à fait à sa place, mais on peut parler d'une sorte d'obsession ou d'une idée fixe… Mme M. ne dit pas expressément les choses, néanmoins elle arrive à dire que si elle ne le faisait pas, elle se sentirait très sale. »

Stéphane, par son incursion, a permis à Mamani d'être plus explicite. Elle a donc dit un peu plus, c'est le cas de le dire, du fait de l'intervention de Stéphane. Elle avait sans doute l'intention de laisser poursuivre Jean-Louis, qui l'avait interrompue en lui faisant remarquer qu'une angoisse sans objet n'existait pas.

Stéphane est sans doute capable, logicien comme il est, de nous faire tout un aparté avec « la brosse à dents ». Cette supposition n'est pas gratuite, vu qu'il avait plaisanté en disant qu'il voyait bien le Dr Pierre avec une brosse à dents à la place de la pipe. Tout simplement parce qu'il n'était pas d'accord que Mamani et Jean-Louis présentent cette situation alors que le Dr Pierre

---

[28] L'angoisse n'est pas sans objet : J. Lacan (1964), *Le Séminaire, Livre XI*, « Les quatre concepts fondamentaux de la psychanalyse », Paris, Seuil, 1973 ; *Idem* (1963), *Le Séminaire, Livre X*, « L'angoisse », Seuil, 2004, p. 155.

On a cru comprendre que, dans un passé lointain, Lacan aurait croisé un certain Mabrouk, pas trop jeune, qui, déjà à l'époque, avait tendance à se laisser aller quand il s'agissait de parler de l'angoisse, probablement pour mieux dissimuler la sienne : « L'angoisse surgit quand la place réservée pour celui qui ne viendra jamais (objet a ?), se trouve occupée… Et c'est le comble ! Car le manque est ainsi désavoué. » Selon lui, la solution aurait pu être de « tomber hors du monde » et on en parle plus. Mais le héros Hannibal de D. C. Grappe, dont Mabrouk vient de s'inspirer, en avait voulu autrement : « … Si nous y sommes [sur terre], c'est une fois pour toutes. » Le Dr Pierre, toujours égratigné par cette façon de dire : « Mabrouk vient d'éliminer l'attraction terrestre ! » Personne ne broncha. On s'est tous dit que le Dr Pierre cache bien son jeu. On ne lui connaissait pas une prose pareille. Stéphane, jamais à court : « Revoilà donc Mabrouk sans gravité… »

n'était pas là. Il avait même été plus loin en disant : « Si ça se trouve, le Dr Pierre aurait été plus qu'inspiré par l'émission de Nagui[29] ! »

Jean-Louis a repris sa place depuis un moment. Mamani s'est sentie obligée de lui faire un récapitulatif. Mabrouk ne dit rien alors que Stéphane réclamait son intervention. Une bonne majorité pense que Mabrouk a tendance à être complaisant avec lui. Stéphane aurait voulu, par exemple, en savoir plus au sujet de « l'envie ». Mabrouk n'a pas bronché. On peut penser aussi qu'il n'a pas oublié l'intervention de Jean-Louis au sujet du « règlement ». Mabrouk ne pouvait prétendre à plusieurs interventions. Et son intervention doit normalement venir clôturer les débats, et prendre l'habit d'une synthèse. On sait que c'est un vœu pieux. C'est l'avenir qui nous le dira. Stéphane n'a pas oublié qu'il s'agit bien d'un deuxième mercredi du mois.

Quand Jean-Louis était rentré dans la salle, Mamani était en train de nous dire que Mme M. parlait peu de sa maternité, submergée comme elle était par une angoisse qui semblait mettre en jeu sa propre personne. C'est comme s'il n'y avait pas de place à un autre. Son conjoint était décrit comme très « contaminé » par l'angoisse de son épouse, s'interrogeant sur son état sans pouvoir apporter la moindre explication.

Il ne comprend pas… Sa relation à son épouse est marquée par un mouvement de va-et-vient, modulé par l'intensité de l'angoisse. Il a déjà fait son choix. Il préfère que sa femme s'en sorte, et pense dès à présent à une interruption de grossesse. Stéphane ne s'est pas empêché, quelques jours plus tard, de faire « un couper-coller ! », en substituant angoisse à grossesse. Nathalie n'a pas apprécié du tout : « C'est pour quand ta nouvelle peluche ? » Il faut dire que Stéphane les collectionne !

Jean-Louis nous rappelle que le but de la présentation était de favoriser la meilleure prise en charge possible pour Mme M. Il trouve lui aussi que cette clinique l'interpelle : « Une jeune femme de 22 ans désire un enfant ; une fois enceinte, elle fait une tentative de suicide, qui ressemble à une tentative de se débarrasser de son angoisse. Aujourd'hui, après quelques entretiens, elle a décidé d'interrompre sa grossesse. » Il ajoute : « Le brossage des dents est certes une conjuration, une façon d'éliminer, mais pour le moins d'une inefficacité inouïe. Ce sont ces éléments qui ont fait que moi et Mamani décidions de vous présenter cette situation. »

Ce sont certainement beaucoup de questions. Il faut maintenant trouver une réponse. Chacun sait qu'il n'était pas question d'interroger « le binôme » sur la réalité d'une dépression ou autre clinique. On sait très bien que c'est probablement l'ossature, la structure, qui est interrogée par le propos de Jean-Louis. Il attend certainement une aide de Mabrouk. On peut déjà supposer que c'est Mabrouk qui lui a suggéré d'accepter d'accompagner le

[29] « N'oubliez pas votre brosse à dents » était une émission de France 2 animée par Nagui de 1994 à 1996.

Dr Mamani dans cette présentation. On est tous persuadés que Jean-Louis ne pouvait pas ne pas lui avoir demandé son avis sur cette situation clinique. C'est un peu son « contrôleur ». S'il a présenté cette situation le mercredi, c'est probablement parce que Mabrouk est derrière.

Le temps de se contenter de ce qui a été dit et faute d'une question à propos de la présentation, nous voilà dans l'attente d'une intervention. Qui dit mieux ? Personne ne se décide pour l'instant. C'est presque normal, avant que la bête ne daigne descendre de son trône. Tout semble être orchestré. Jean-Louis, qui présente la situation clinique en l'absence du Dr Pierre, qui a accueilli la patiente, n'est pas dans les habitudes de la boîte ! Et on ne se trompe que de très peu si on fait attention au nombre de planches que recèle Mabrouk : il y a de quoi faire plusieurs boîtes ! On a tous compris que cette patiente est très fragile. Son désir de maternité ne semble pas accompli, il manquerait quelque chose ou, tout au contraire, il ne lui manquerait rien. C'est entre ces deux pôles que la problématique s'est sans doute incrustée. Mais là n'est pas la question puisque le dernier mot reviendra à Mabrouk.

Si on s'écoutait, on l'aurait déjà écarté en le dessaisissant. De quoi ? De l'avant-dernier mot que Stéphane réclamait en vain tout à l'heure, puisque le dernier était le mot de la fin. Mais de quelle fin s'agit-il ? On l'ignore. C'est dire que « mettre une croix, un poinçon sur le dernier mot est inconcevable », disait Mabrouk. Selon lui, « c'est un crime de lèse-majesté ». Pour lui, le dernier mot ne se dit pas, il est imprononçable sinon en un cri, qui n'est rien d'autre que le premier cri, qui fera toujours retour, selon Freud[30]. Il a toute une prose à ce sujet. Il aime dire pour les personnes qui en douteraient : « Dans le cas du dernier mot, il n'y a pas l'ombre d'un motus ! Il n'y a de place que pour un cri. »

On n'est pas loin d'avoir consommé le temps imparti pour cette présentation. On compte tous sur le temps qui passe pour qu'il se décide à intervenir. On attend. C'est un droit qu'il a, inaliénable ! Mais exercer ce droit lui demande une intervention. On n'en doute pas un instant. Il va le faire. Le regard de Jean-Louis est de plus en plus insistant. Ce dernier sait

---

[30] C'est Freud, dans *L'Esquisse*, qui nous dit que le cri se souvient du cri d'avant. C'est comme s'il rimait avec lui-même. Le cri émis par la bouche revient de l'extérieur à l'oreille, plus grand, entamé par une pulsionnalité angoissante. Ce cri demeure de terreur tant que la mère n'y répond pas. Cette angoisse/terreur va être calmée quand l'enfant répète son propre cri, quand il le fait rimer (babille). Ainsi, la parole, si je puis dire, est originairement poétique, puis raisonne, cherche à comprendre mais surtout elle cherche à se disculper en enterrant la pulsionnalité coupable sous-jacente. *La parole viendrait fuir la nostalgie de l'inceste qui n'est rien d'autre qu'une mort par inceste*. Stéphane ne put s'empêcher de se faire remarquer : « Plagia ! j'ai déjà entendu ça de la bouche de Gérard, richement développé. Il a eu le mérite de nous mettre en garde contre toute propension isolationniste, car le cri dont il s'agit risque de nous revenir en pleine figure et ce n'est pas sans angoisse. Aussi, je ne peux pas ne pas penser à la citation de Mark Twain, qui suggère quelque chose du même ordre, même si c'est de loin : "l'histoire ne se répète pas, elle rime". Et si cette versification se trouve empêchée, qu'est-ce qui arrivera à l'humanité ? »

pertinemment qu'aucun n'oserait l'interroger sur ce qu'il vient de dire en dehors de Nathalie, avec qui il a fait la paix depuis peu. À moins que Stéphane, pris à la gorge par son côté extravagant, cède à la tentation.

Enfin, Mabrouk se décide : « J'ai constaté que quelqu'un parmi vous a remarqué l'absence du Dr Pierre. S'il était là il aurait peut-être pu s'intéresser à la brosse à dents. Je plaisante… C'est juste pour dire que Pierre n'aurait peut-être pas été tout à fait d'accord avec les suggestions de Jean-Louis. C'est ce que je pense. Cela dit, on peut constater que l'enfant que porte Mme M. est plus ou moins occulté du fait d'une angoisse manifestement redoutable. Elle semble avoir fait table rase de la grossesse. Je n'ai pas entendu quelqu'un s'intéresser véritablement à la fonction de la brosse à dents dans cette entreprise. Je ne pense pas que le Dr Pierre aurait fait de même. »

C'est sa stratégie, il utilise toujours les absents pour avancer. Cette fois-ci, il a profité de l'absence du Dr Pierre pour retourner les choses, les détourner, sans que le « binôme » s'en aperçoive. Il a tendance, en apparence, à caricaturer, à simplifier les choses au maximum, à dire que ça peut s'adresser à n'importe quel quidam, alors qu'il se réfère à un corpus de savoir bien établi. L'histoire de la brosse à dents ne nous dit rien qui vaille. Je ne pense pas me tromper de beaucoup.

On le pratique depuis quelques années. On peut parler de lui, de son séminaire, de ses articles, mais aucune trace de brosse à dents dans ses effets ! À quoi bon le savoir. Ce n'est pas l'essentiel, c'est même ridicule ! Mais ça a une fonction. Ça permet de laisser chacun en contact avec lui, même en dehors de l'hôpital. Il y en a qui appellent ça un fantasme ! Théorique ?…

Le Dr Pierre est omniprésent dans son discours. Il en abuse sans modération : « Le Dr Pierre vous aurait dit certainement que Madame a essayé, mais en vain, de mettre une brosse à dents dans sa poche et de se débarrasser ainsi de son objet. Ce qui nous ramène à l'objet dont parlait Mamani quand elle doutait plus ou moins de sa présence. Jean-Louis a dû intervenir pour tenter de l'en dissuader. Et ça ne suffit pas. Dans la poche, pourrait-on accéder à cet objet ? Et à quel prix ? C'est une supposition. Je ne vais pas aller plus loin. Je préfère me contenter de la fonction habituelle de la brosse à dents, mais n'oublions pas qu'il s'agit d'un outil, n'est-ce pas ? »

On aurait aimé que le Dr Pierre soit présent, il n'aurait certainement pas consenti à le laisser poursuivre dans cette voie. D'autant plus que ça aurait pu être l'occasion de le ramener à la raison devant toute une assistance. On sait très bien que personne ne pèse lourd quand il s'agit d'un entretien seul à seul avec lui. Le Dr Pierre est absent. Donc peu de choses à attendre de ce dernier. Une deuxième possibilité, aussi irréalisable que la première, c'est que Stéphane nous fasse une sortie dont il est le seul capable. Il aurait fait toute une digression, ou subverti même l'objet. Il passerait très facilement d'une brosse à dents pour laver les dents à une bouche édentée !

Ces pensées ne peuvent rien contre la réalité. On se retrouve très vite assis sur sa chaise, à son écoute bien que cette écoute reste largement torturée. Mabrouk nous dit, finalement, que la fonction de la brosse à dents est de nettoyer les dents, de les débarrasser des restes de nutriments. On n'est pas à la maternelle, bien que… Oui, il pousse à la régression. Il va appareiller cette fonction à celle de débarrasser Mme M. de l'angoisse. Il constate l'échec de la brosse à dents. Le résultat est très décevant. Puisqu'on passe très rapidement d'un désir d'enfant, à un désir de mort. La tentative de suicide recèle selon lui tous les ingrédients de ce processus. On peut dire que c'est un raccourci qui est vite pris. On aurait tous pu s'exercer à cette façon de dire, mais on la trouve peu efficace quant au résultat obtenu jusqu'à maintenant.

Il arrêta de parler. Deux ou trois minutes passent. Il attend certainement une question ou une remarque. Ce n'est pas l'habitude de la « maison » que quelqu'un tente de le contredire, bien que la tentation soit parfois forte, d'autant plus qu'il vient de transgresser le règlement d'une certaine façon : on aurait dû arrêter il y a cinq minutes. Jean-Louis ne dit rien. Mabrouk reprend la main sans attendre plus que ça : « Et comme je viens de prendre la liberté d'engranger trois à quatre minutes, je m'en excuse… je vais en prendre quelques-unes pour terminer : vous allez voir, ça a à voir aussi avec le temps pour ne pas dire les minutes, je crois qu'il faut que j'essentialise. J'ai tendance à penser que la brosse à dents a pour vocation de venir débarrasser les dents de quelques objets, de nature alimentaire. Dans le cas de Mme M., la brosse à dents tente de débarrasser Mme M. de traces invisibles qui devraient nous mener quelque part. Puisqu'il n'y a pas de raison objective à ce brossage irrésistible. Ce quelque part ne serait-il pas la source ?

On aura peut-être l'occasion d'y revenir. J'ai plusieurs fois évoqué le Dr Pierre. Je pense qu'il aurait dit qu'il s'agit d'une perception sans objet à percevoir. Mais il n'aurait sans doute pas dit "sans trace à percevoir". Le mot de la fin : tout semble montrer du doigt une bouche toujours vide, malgré les tentatives de la brosse à essayer d'y faire table rase. N'oubliez jamais que, quelle que soit la brosse, elle ne se meut que dans un mouvement de va-et-vient. Ce mouvement contraire peut à la fois additionner et soustraire, apporter et débarrasser, convoquer et révoquer, etc. »

L'interrogation de Stéphane a mis un certain temps à se dessiner pour s'exprimer : « Quoi ? » Il n'a pas eu le temps de poursuivre, Nathalie s'interposa : « Ne fais pas le malin, pense à tes dents de lait ! » Aucune réponse de sa part. On parie que Stéphane a pensé à ces nouvelles brosses à dents qui sont douées d'un mouvement rotatoire. Il ne peut lui opposer ça. Le risque était non négligeable.

Ouf ! C'est fini. On est tous lessivés, épuisés. En ce qui me concerne, je ne m'en sors pas trop mal. Le séminaire auquel je devais assister dans la soirée a été annulé. Content ? Pourquoi pas ! Il ne me reste que très peu d'énergie pour culpabiliser ! Cette présentation n'a pas été suivie de commentaire de couloirs. Nous étions tous pressés de rentrer chez nous. Je pense que Jean-Louis reviendra sur le sujet. Ce n'est pas dans ses habitudes de ne pas s'enquérir des réactions suscitées par son intervention, bien que maigre. On ne peut pas dire de lui, ni du Dr Mamani, qu'ils se soient beaucoup dépensés.

Une remarque : ce n'est pas une surprise, puisqu'il s'agit de Stéphane. Il n'a pas hésité, quelques jours plus tard, à parler de la brosse à dents à tête rotative au Dr Pierre, dans le seul but de le séduire et contredire Mabrouk par la même occasion. Devant l'absence de réaction du docteur, il remit une couche en y mettant beaucoup de sa logistique habituelle, et encore plus s'il y avait affinité ! Qui dirait le contraire ? À la fin, il essuya : « Ni le système thermodynamique que tu attribues à Mabrouk, ni celui cybernétique que tu t'arroges ne tiendraient suffisamment. Pour s'angoisser il faut du temps ! Tu n'as qu'à l'arrêter et puis on verra. »

Stéphane s'est retrouvé un peu bête. Pourtant il doit avoir beaucoup consulté avant de tenter de séduire le Dr Pierre. Stéphane ne manquera pas de démentir la teneur des propos qu'on lui a attribués. Le Dr Pierre ne s'est pas senti obligé de confirmer, préservant d'une certaine façon Stéphane. Quelque temps après, Stéphane a cru tenir sa revanche en déclarant : « Pour s'angoisser, il faut de la vie ? » On a pensé qu'il s'est emmêlé les brosses, une fois encore, en tentant d'opposer le trajet linéaire de la brosse A, à celui rotatoire de la brosse B, sans être capable de trouver une relation logique avec les systèmes suggérés par le Dr Pierre : le cybernétique et la thermodynamique. Arrivé à l'oreille de Mabrouk, quelques mois plus tard, la déception était là : « Stéphane avait sans doute confondu signifiant et signifié, une fois encore, alors que le Dr Pierre s'est avéré un piètre gardien de la clepsydre ! »

DEUX EN UN

C'est une journée pleine de lumière bien qu'on soit en hiver. Les saisons se suivent et ne se ressemblent pas. Les prévisions météorologiques ne sont pas toujours fiables. Mabrouk nous demande : « Quel temps fait-il ? » Qu'est-ce que ça peut lui faire. Lui qui bouge rarement de sa place. Ce sont les autres qui viennent le voir, avec souvent une météo différente dans la tête. Quoi qu'il dise, il participe d'une façon ou d'une autre au bulletin météorologique de l'unité fonctionnelle dans laquelle on travaille. Il est sans doute son baromètre.

C'est Patricia, de passage, et Sarah qui vont intervenir cet après-midi. Elles voient régulièrement un couple, qu'elles ont rencontré pour la première fois il y a deux semaines. Mme S. est à sa troisième tentative d'autolyse. Patricia et Sarah voudraient impliquer Mabrouk indirectement. C'est une ruse de leur part. On croit savoir qu'elles vont utiliser un chemin détourné, la présentation du mercredi, pour lui quémander un avis. Qui n'est jamais de trop par ailleurs. De la part de Sarah, pourquoi pas, mais de la part de Patricia on est en droit d'en douter raisonnablement.

C'est ce qu'insinuait Stéphane tout à l'heure. Sarah est en colère contre lui. Lui, il ne cesse de dire qu'il plaisantait. Il n'a peut-être pas tout à fait tort. En effet, Sarah et Patricia pouvaient très facilement aller le voir pour un avis. Mais c'est une épreuve. Vous sortez souvent de son bureau avec un travail, une recherche à faire. Alors, on évite un tête-à-tête avec lui, et on essaie de trouver un chemin de travers, si ardu soit-il. Mais attention ! Il y en a qui sont sans issue.

Tout le monde est présent. On est au grand complet. Il s'agit de deux jeunes adultes, qui vivent ensemble depuis plus de deux ans. Ils sont à la troisième séparation. La première séparation s'est soldée par un passage à l'acte suicidaire de Mme S. Ils se sont réconciliés pour enfin se séparer une deuxième fois. Deuxième passage à l'acte suicidaire. Après quelques semaines de séparation, ils se sont remis ensemble. Deux mois plus tard, le voilà reparti. Et troisième tentative d'autolyse.

Sarah et Patricia sont intriguées par la question de l'ami de Mme S. : « Je ne sais pas ce qu'elle pense de moi ; moi, je sais qu'elle ne va pas très bien, c'est à cause de moi… » Il veut comprendre. Stéphane, intraitable ! « Il n'a qu'à rester ! » Le Dr Pierre lui répond de suite : « Tu sous-entends que l'ami de Mme S. pourrait comprendre s'il prenait le temps de rester avec sa copine. Mais tu oublies que s'il reste, il n'y aurait rien à comprendre. As-tu compris ? J'ai un petit doute… »

Mabrouk ne bronche pas. Jean-Louis et Nathalie se regardent un instant. Plus de peur que de mal. Sarah nous dit que cette dernière tentative de suicide semble interroger son ami beaucoup plus que les précédentes fois. Il appréhende de repartir une énième fois. Il déclare que malgré tout il tient à son amie. Il prétend ne pas vouloir lui faire du mal. Elle, elle l'aime et tient à lui par conséquent. Lui, il n'a rien de particulier à lui reprocher.

Patricia pense que Mme S. lui est totalement dévouée. Elle n'exprime aucun ressentiment à son égard, et semble attendre son retour sans relâche. Son ami est toujours au rendez-vous. Il revient après quelques jours, voire quelques semaines. Chaque séparation s'est soldée par un passage à l'acte suicidaire. Sensiblement, chaque départ de son ami équivaut à un retour. Ça semble être une absence plus qu'un véritable départ. Il semble vouloir s'en séparer pour mieux la retrouver. Il s'inquiète pour elle quand il est sur le point de partir, mais ça ne l'empêche pas de le faire. Sarah le décrit comme un jeune adulte, plutôt sympathique mais sans prétention. Elle reste intriguée par ses départs itératifs et ses irrésistibles retours.

Patricia suggère que l'ami de Mme S. a à faire avec une ambivalence qui se transforme en cauchemar pour son amie. Ce dernier n'étant après tout qu'un rêve non abouti. L'envie de la quitter est presque équivalente à l'envie de retourner vivre avec elle. Mais le prix que paie Mme S., ou ce qu'elle offre comme prix, est pour le moins invraisemblable. Sarah pense que Mme S. ne supporte pas son absence. L'ami de Mme S. n'écarte pas un nouveau départ. Il dit que c'est plus fort que lui. Il l'aime mais, comme il le dit : « Ça ne semble pas suffire ! » Elle, elle refuse de consulter s'il ne lui promet pas de rester.

La salle se remplit vite d'interrogations, cependant personne ne voulait ou ne pouvait intervenir. Ce ne fut pas le cas de Stéphane : « Mme S. semble bien tenir entre ses mains une sorte de compteur, chiffres à l'appui, disant de son ami "s'il s'en va, je ne suis sûre de rien". De quelle certitude s'agit-il ? Va-t-elle tenter de se soustraire à la vie une fois encore ou additionner un nouveau geste ? Ce n'est pas la même opération… Son ami avait l'air plutôt inconsistant, hésitant et dans l'incapacité de se prononcer sur son propre désir. » Parler du désir n'est pas chose facile, surtout que Mabrouk en raffole. Bien qu'averti, ayant le Dr Pierre en face, Stéphane vient de céder à la tentation en se prononçant sur ce qui se tramerait derrière ces ruptures itératives.

A priori, ça a l'air d'être plutôt un commentaire générique. C'est assez drôle pour un logicien. On n'avait pas encore terminé avec notre petite remarque sur lui que Stéphane poursuivit, cette fois-ci de façon logicienne : « Ce qui se répète est en perte avec ce que cela répète… » On sait pertinemment que ce n'est pas de lui. Mabrouk nous le dira peut-être, bien qu'on soit persuadé qu'il s'agit encore d'une trouvaille sans doute dictée par on ne sait quel volumineux ouvrage que recèlerait la bibliothèque de son père. Pour l'instant, il ne va sans doute pas avouer.

Selon Patricia, la situation semble plus ou moins bouchée. On attend tous une intervention capable d'aider à la compréhension de la problématique en jeu. Elle pense que cette femme tient à son homme et se déprend d'elle-même au moindre départ de ce dernier. Lui, c'est un homme qui tient à sa femme au moment où il revient à elle. Il semble agir en sauveur. Mais c'est un sauvetage bien particulier. Puisque ça lui permet de repartir une nouvelle fois.

Nathalie jette un coup d'œil à Jean-Louis, qui avait l'air un peu détaché, pour ne pas dire absent, puis : « Si j'ai bien compris, vous avez parlé de compteur, c'est peut-être pas vous mais Stéphane… Comme si vous étiez en train de nous dire que Mme S. tient à son ami et quand on aime on ne compte pas ; alors que son ami a tendance à s'embrouiller dans les opérations. C'est un peu tiré par les cheveux, n'est-ce pas ? » Patricia regarda fixement Nathalie, Nathalie baissa légèrement la tête. Patricia l'imita. L'image est donc sauve. C'est un geste plutôt défaitiste de la part de Nathalie. Elle ne savait probablement pas si Patricia était sérieuse ou si elle plaisantait. Puis, l'évocation du compteur n'était absolument pas de Patricia.

Jean-Louis était le seul susceptible de clarifier la situation, de leur donner un coup de pouce, mais… Il avait l'air hors circuit. Lui qui est si attentif au règlement, au cadre. Fait-il semblant d'être ailleurs pour mieux surprendre Nathalie ? Ça n'en a pas l'air.

C'est Mabrouk qui le fit revenir de son absence. Il s'adressa à lui pour en savoir plus sur l'intervention de Patricia. Il a décidé de prendre en main la situation. Jean-Louis se saisit aussitôt de la question de Mabrouk pour asséner à Patricia : « Ce que tu nous proposes interroge ta propre interrogation et ne nous mène nulle part. Sarah et toi vous vous êtes arrêtées, même si ce n'est pas très clair, dans l'entre-deux du mouvement. Je m'explique : qu'est-ce qui se joue entre les deux membres du couple ? Au moins une répétition. Il me semble que l'ami de Mme S. interroge le corps, le sien, en usant de celui de son amie. Elle, elle a joué le jeu, chiffres en main ! Ou presque… »

Patricia ne sembla pas apprécier : « Ça me paraît pour le moins alambiqué ! » Et jeta un regard furtif sur Mabrouk. Ce dernier ne donna aucune chance à Jean-Louis d'intervenir : « Jean-Louis, si j'ai bien compris, tu as voulu nous dire que Mme S. s'est embrouillé dans les chiffres, un peu comme ça a été noté tout à l'heure ; mais tu ajoutes sans le dire vraiment, et c'est ce qui fait la différence, que l'ami de Mme S. a agi à son corps défendant ! Il me semble que Mme S. a succombé à cette formule puisque son ami lui a usurpé son propre corps, d'une certaine façon. » Cependant, le Dr Pierre est en train de ronger ses ongles. Est-ce un signe d'insatisfaction ou de nervosité devant cette emprise supposée d'un corps sur un autre.

Jean-Louis ne céda pas : « Je n'ai pas terminé ce que je voulais dire. Il ne s'agit pas de s'arrêter à cette supposition. Parce qu'elle ne nous dit rien contre quoi se défend son ami. Probablement contre ce que le corps de Mme S. est capable de faire au lieu d'être. Ce n'est qu'un aperçu sur un certain savoir-faire avec l'auxiliaire. C'est un peu comme on dit : de faire avec… ou, plus exactement, de faire avec ce qu'on croit avoir. »

Une petite déception. On pensait à mieux… Et le voilà qu'il nous assène du déjà-entendu. On pourrait même ajouter que Mabrouk nous a « gardé à vue », ou plus exactement « gardé à ouïe ». Une remarque : Sarah n'est pas beaucoup intervenue. Il faut dire que Patricia ne lui a pas laissé beaucoup de place, étant dans un terrain conquis. Il ne faut pas oublier qu'elle n'est franchement ni l'amie ni l'ennemie de Nathalie jusqu'à preuve du contraire, mais psychologue, elle le demeure.

Patricia et Sarah semblent déçues. Comment allaient-elles procéder, avec ce maigre butin ? Elles vont probablement continuer à voir le couple, en espérant une éclaircie soit du côté de ce dernier, soit une aide de Mabrouk. Il n'est pas rare qu'il convoque, dans son bureau, les intervenants quand il s'aperçoit que la présentation n'a pas abouti. Le plus souvent c'est le Dr Pierre qui se montre exigeant vis-à-vis de Mabrouk quant à une conduite à tenir applicable et, surtout claire. Ça n'a pas été le cas aujourd'hui. Même Jean-Louis, qui habituellement tient des propos clairs et suggère une façon de faire, a déçu. Peut-on déjà parler d'un échec ? C'est l'avenir qui nous le dira. Il faut juste espérer que Mabrouk se décide à revisiter le cas ultérieurement.

On reste avec l'idée que l'ami s'est emparé malgré lui du corps de son amie. Il est comme obligé de revenir comme s'il voulait annuler un départ à peine consommé. Stéphane, lui, qui raffole des situations où il pressent une panne, s'est autorisé, une fois dehors et à quelque distance du Dr Pierre : « Sans son ami, Mme S. n'a tout simplement pas cessé de tomber… » Le Dr Pierre, qui en fait a tout entendu, lui rétorqua : « *Infinitely* ! comme dans le texte original ». Plus que surpris, une inquiétude se dessina sur le visage de Stéphane. Il a certainement tout compris, mais pas nous.

Le Dr Pierre, qui ne s'est pas trop prononcé durant l'intervention, le voilà bien réveillé. C'est peut-être l'effet du tabac ? Il tira quelques bouffées avec une certaine satisfaction, puis rejeta la fumée non sans regret et lança un peu triomphaliste à Stéphane : « Winnicott ne te servira à rien ce soir, occupe-toi de tes peluches ! » C'est qu'il en a des peluches ce sacré Stéphane. On a tous pensé que le Dr Pierre a exagéré, Stéphane ne méritait pas ça. Le sevrage du Dr Pierre ne sera pas de trop. Mais qui va le lui dire. Personne, sauf peut-être Stéphane, si d'aventure il en a encore le courage.

Finalement, *« infinitely »* n'est autre que le mot « infiniment » dans la langue de Voltaire. Il faut maintenant juste attendre que le Dr Pierre ou Stéphane se décident à nous en dire plus, voire nous donner la référence. Quant à Mme S., elle s'en est mieux sortie que Stéphane. Elle suit une thérapie et ne serait plus décidée à laisser tomber son corps ! Elle semble avoir trouvé les mots pour le dire.

UN RASOIR

Il nous arrive parfois d'être débordés. Avec un seul divan, hélas, il est manifestement difficile d'y lover deux patients. Vous voyez ce que je veux dire… Cette dernière expression semble avoir plus à montrer qu'à dire. Ici, chacun des deux protagonistes voit plus que midi à sa porte ! Mabrouk a même dit un jour : « Il y a plus de choses que de mots dans ce dire. » Il a promis d'inviter Moustapha, un deuxième samedi, pour nous en faire l'autopsie. Moustapha, rappelons-le, n'est rien d'autre que le plus ancien du comité secret de Mabrouk. Stéphane nous a dit qu'il faut un décret de Mabrouk pour que Moustapha daigne se déplacer. Ce n'est donc pas pour demain. Mais ne perdons pas l'espoir pour autant.

Il est très rare qu'on botte en touche. La ligne de démarcation, ici, est tout bêtement la surface qu'arbore notre vieux divan. La scène peut parfois se dérouler à distance de ce lieu, quelque part dans un des différents services de l'hôpital. Ce qui soulève parfois une certaine jalousie de la part de Mabrouk.

On nous sollicita un jour pour servir d'interprète auprès d'un patient turc. Il s'agissait d'un patient qui ne parlait pas français et qu'on suspectait d'avoir subtilisé le rasoir de son voisin de chambre. Nous n'avions aucune compétence pour assurer ce genre de mission. Pris ainsi au dépourvu, nous engageâmes l'entretien avec le patient sans prêter attention à l'histoire du rasoir. C'est une situation équivoque mais sans conséquence, du moins jusqu'à cet instant. C'est Nathalie qui a été le voir au premier appel bien qu'il n'y avait aucune urgence. Nathalie, en fait, parle turc. Elle tient ça de sa mère.

Dans l'après-midi, le même service nous demande d'intervenir pour la seconde fois auprès du même patient. Hélas, Nathalie n'était plus présente dans le service pour retourner le voir. Ceci suscita quelques interrogations dans l'équipe. Le divan avait un petit sourire moqueur. En sait-il quelque chose ? Je demande à mon interlocuteur de motiver ce deuxième appel. Il me dit : « Le patient refuse de sortir du service ! Il n'est pas normal ! Venez vite ! »

À demi incrédule, j'acquiesce. À moitié étonné, je lui demande de réfléchir un instant et de préciser encore davantage sa demande. Pas de changement. Le médecin voulait bel et bien un psychiatre et non un interprète. Mais il fait vite de se raviser. « Oui, enfin… Je veux un psychiatre qui parle turc. Mais vous jouez avec les mots ou quoi ! » Je ne parle pas turc, donc incapable de jouer avec les mots, d'autant plus turcs. On a vite compris qu'il fallait aller voir un patient pour la deuxième fois, et que cette fois-ci il s'agit de le faire sortir ! « Mais d'où ? » pensa l'intraitable Stéphane. Et ajouta : « Nathalie a parlé au patient mais n'a rien vu de particulier. Et voilà que le patient se manifeste une seconde fois, probablement en dehors de la langue turque ! Il s'oppose ? »

Parlant plusieurs langues, semble-t-il, notre divan avait l'air enchanté par ce brouhaha. Il est aussi un peu moqueur. C'est vrai qu'il parle plusieurs langues, mais laquelle allait-il privilégier ? Il nous nargue… Pourtant cette situation clinique n'avait rien à voir avec lui, du moins au départ. Quoi donc répondre à mon collègue ? Je n'avais pas entre les mains l'objet convoité : un psy qui parle turc et en mesure de faire la sortie d'un patient, voleur de surcroît !

Pourquoi pas le divan, me dis-je. Mais cette velléité s'arrêta net. C'est tout simplement par peur des moqueries des incrédules. Je les entends me dire : « Pourquoi lui ? » Je me calme… puis je réponds à mon interlocuteur désirant en urgence le psy, qu'il doit attendre probablement longtemps avant le retour de Nathalie. Certainement pas avant demain. Mabrouk continue à arborer son sourire, cette fois-ci moins moqueur. Après tout, il pourrait mettre la main à la pâte !

Voilà donc une situation qu'il a probablement appréciée, bien qu'elle se soit passée loin de ses yeux. Il n'est pas à un patient près. Des patients, il va en avoir. Ce n'est pas ça qui manque. Il semblait apprécier. Une remarque : il a du mal à nous faire confiance quand les situations cliniques se déroulent loin de ses yeux. Est-ce que vous voyez ce que je veux dire ?

Il nous arrive parfois de rencontrer des patients déjà en analyse. Là, il peut ne pas apprécier, retenant à peine sa jalousie, il gonfle ses muscles et cherche la performance. Mais personne pour faire l'arbitre. Qui peut se le permettre ? Stéphane ? Peut-être… Pour ce qui est du patient, aucune autre nouvelle demande. En apprenant cette péripétie, Nathalie a failli perdre sa langue, mais pas la turque !

Quelques jours plus tard, Mabrouk, évoquant cette situation, dira que « la langue maternelle est la première prothèse… » Personne n'a voulu en savoir plus. Nous nous sommes dit que Mabrouk risquait de nous arracher les dents ! Mais Stéphane ne s'est pas posé de questions, il voulait savoir qu'elle était la seconde prothèse.

UN VISAGE

Aujourd'hui nous synthétisons seuls. Nous avons pris quelques précautions avant d'entamer cette synthèse. Nous nous sommes donné rendez-vous dans le bureau adjacent à celui qu'occupe Mabrouk. On savait qu'il était occupé à se faire beau. Lilli, la femme de ménage, était là et bien intentionnée à son égard. Pourquoi de telles précautions ? Nous ne voulions pas trop qu'il assiste à notre réunion. Ça lui aurait fait perdre le bénéfice de sa toilette ! Et puis on gagne un certain répit.

Il faut dire qu'il n'est pas toujours enthousiaste quand Lilli s'occupe de lui. Il est très pudique, alors que son tissu a beaucoup vieilli et nécessite souvent d'être « traité ». Son étoffe est presque craquelante. On n'ira pas plus loin à ce sujet. Tout simplement parce qu'on n'en sait pas plus. Lilli en garde le secret. Elle est la gardienne du temple.

C'est Nicolas, notre nouveau stagiaire psychologue, qui va nous présenter la situation clinique dont il s'est occupé avec Sarah, notre psychologue. Il s'agit d'une patiente âgée de 28 ans, admise pour une tentative d'autolyse qui s'est déroulée dans un contexte de conflit avec son ami. Ce dernier affiche de but en blanc une interrogation vis-à-vis de sa compagne : « Quand je lui fais l'amour, elle s'amuse à pleurer. Se moque-t-elle ? »

Jean-Louis et Nathalie semblaient intrigués par cette formulation et prêts à bondir sur notre jeune stagiaire sans défense. Il s'en est fallu de peu. Sarah veillait au grain en leur assénant un regard qui les dissuada de suite. Il faut dire qu'elle n'est plus stagiaire depuis un moment. Nathalie reprit sa posture antérieure tandis que Jean-Louis, probablement par réflexe, jeta un regard derrière lui comme s'il vérifiait si Mabrouk était là. En constatant son absence, il lâcha : « Voilà une addition de contraires qui nous laisse dubitatifs : amour, pleurs… »

Nicolas décrit le concubin comme quelqu'un d'agressif, difficile à vivre et colérique. Il ajoutera que durant l'entretien la patiente était en pleurs alors que lui, son ami, était légèrement ironique, prêt à la narguer. Mme F. semblait à la fois le craindre mais aussi tenir à lui. Elle se contente de pleurer ; ne se refusant pas à lui et laisse faire… Lui, il ne comprend pas pourquoi elle pleure pendant qu'il lui fait l'amour. Il lui arrive de la bousculer, parfois à la limite du tolérable, pensant qu'elle se moque de lui.

Nathalie s'insurge : « Je ne la comprends pas. Ayant largement dépassé la majorité, pas l'ombre d'une plainte n'a été déposée et aucune main courante. De plus, elle a choisi d'attenter à sa vie. Ce n'est pas compréhensible. Ses larmes semblent transparentes ! Était-elle à la place d'une autre ? »

Nicolas se contente d'écouter Nathalie, sous le regard intéressé de Jean-Louis. Nathalie et Jean-Louis semblent avoir hérité de la place de Mabrouk. Ils sont de plus en plus enclins à un certain dirigisme. Pour l'instant, on dirait qu'ils se contentent de marquer leur terrain. « Quand le chat n'est pas là, les souris dansent ! », c'est ce que dira plus tard Stéphane, comme vexé par leur attitude.

Sarah reprend la suite, c'est stratégique : elle ne veut pas que Nicolas soit interrompu de façon itérative. C'est elle qui est responsable du binôme et qui a vu Mme F. Elle déclare être inquiète pour la patiente et ne comprend pas sa passivité. Elle va jusqu'à dire qu'il s'agissait presque d'un viol. Et ajoutera : « Le viol est après tout un crime. Attenter à sa propre vie me semble un *équivalent*. Bien que la comparaison laisse à désirer, ça m'interroge. »

Le Dr Pierre ne bronche pas depuis le début. Ce n'est pas dans ses habitudes. Il a rarement laissé Jean-Louis et Nathalie prendre les rênes en l'absence de Mabrouk. C'est curieux. On arrive même à souhaiter la présence de Mabrouk. Sarah a fait ce qu'elle a pu pour maintenir Nicolas à l'abri des questions de Nathalie et de Jean-Louis, mais ça ne va certainement pas durer longtemps. Pourvu que le Dr Pierre fasse quelque chose.

« Vous insinuez, si j'ai bien compris, que Mme F. s'est retrouvée à une place presque désignée par son concubin. C'est un raccourci que vous prenez là ! » C'est Jean-Louis qui le dit. Sarah, qui a maintenant une certaine ancienneté dans l'équipe, se sent le courage d'éviter de lui répondre. Mais elle ne manqua pas de jeter un regard au Dr Pierre. Est-ce une invitation ? Le Dr Pierre acquiesça et proposa à l'équipe de solliciter Mabrouk. Il déclara qu'il était sensible à la proposition de Sarah, et qu'il fallait arrêter de dévisager l'un ou l'autre des protagonistes. Pour lui, seul Mabrouk était en mesure de le faire.

On peut dire qu'on n'a pas avancé après l'intervention du Dr Pierre. On peut même dire qu'il a adopté une position neutre en renvoyant dos à dos les uns et les autres. Il ne voulait certainement pas trancher. Il savait qu'il pourrait en être comptable devant Mabrouk. Nous n'étions pas très loin de la fin du temps imparti à l'intervention. Mais nul ne doute que Mabrouk aura vent de ce qui vient de se passer. Qui va le lui dire ? Tout le monde sait que ça ne va pas lui échapper. Il y a comme un consentement général à ce que les choses lui arrivent comme telles, avec comme contrepartie une élucidation de sa part.

On toque à la porte. C'est Lilli qui vient nous dire que la toilette de Mabrouk était finie. Ce n'est pas une bonne nouvelle. Qu'est-ce qu'il faut faire maintenant ? Il reste une vingtaine de minutes. Et il ne viendrait à l'esprit de personne de le laisser seul dans le bureau. Il fallait que quelqu'un lui résume la situation. Aucune édulcoration n'est possible. Normalement, c'est à Sarah de lui faire un résumé fiable. Comme le sujet continue à nous interroger, il lui sera loisible de quémander une réponse, qui n'est en fait que l'analyse qu'on souhaiterait qu'il fasse du cas. Mais ce n'est pas une mince affaire. Il va falloir que Sarah prenne ses responsabilités, bien sûr avec les précautions d'usage.

Elle doit d'abord lui fournir une excuse qui tient la route. Il va certainement demander pourquoi la synthèse s'est déroulée ailleurs que dans son bureau. Elle pourrait lui rétorquer qu'on ne voulait pas le déranger pendant que Lilli s'occupait de lui, de sa toilette. Mais c'est un sujet presque tabou. Elle est obligée de nuancer quelque peu. C'est donc Sarah qui est toute désignée pour aller au feu ! Toute l'équipe l'encourage. Cette union affichée par l'équipe reste exceptionnelle. Mais tout le monde pensait tout bas, pourvu qu'elle se débrouille et qu'on ne soit pas invité à le rejoindre. C'est égoïste, mais c'est comme ça.

Pour ne pas trop perdre ses moyens, Sarah s'engouffra très vite dans son bureau, après avoir frappé à la porte. Nous, on n'avait qu'à attendre. C'est plus confortable que d'être à la place de Sarah. L'attente fut longue. L'absence d'éclats de voix nous a rassurés. La discussion entre Mabrouk et Sarah semblait se dérouler dans le meilleur des mondes. Tout était calme. Pourvu que ça dure. Mais ce n'est pas sans une certaine pointe de jalousie. Chacun y allait avec ses fantasmes. Pour les uns, elle allait sortir en pleurant ; pour les autres, elle allait passer à travers la porte ! Reste que ce silence qui se prolonge devenait suspect.

Sarah est en retard de quelques minutes. Normalement Mabrouk est carré dans ses rendez-vous. Tout le monde était convaincu qu'elle allait sortir à 18 : 00. Il est 18 : 10. Allons-nous voir un de ses analysants débarquer ? On aimerait bien voir ça. Le bruit court que Mabrouk reçoit sa clientèle très tôt le matin ou tard le soir. On aimerait bien voir leur tête.

À 18 : 15, Sarah est enfin de retour. Elle est souriante, semble satisfaite de sa prestation. On est en attente d'en savoir plus. On sait déjà qu'il ne nous a pas convoqués dans son bureau. Si c'était le cas, Sarah ne serait pas sortie avec son dossier sous le bras, après avoir bien fermé la porte derrière elle. C'est un signe qui ne trompe pas. C'est déjà gagné. On ne va pas le voir avant lundi prochain.

Elle nous annonce de façon plus ou moins lapidaire que Mabrouk lui a dit : « La sexualité, ça reste entaché d'une certaine violence, un bisou par-ci et une caresse par-là, quand ce n'est pas une morsure ou une griffure. C'est une façon de faire pour éviter une dévoration. Quant au visage en pleurs de Mme F, signe d'une souffrance, il s'est transformé pour son concubin en visage moqueur, venant le confronter à sa propre demande… Je ne dirai pas plus. Ça prendrait beaucoup plus de temps que ça. Et même si je voulais le faire, je manquerais d'éléments. »

Une sorte de chahut s'ensuivit. Chacun y allait de sa critique ou de son incompréhension. Une seule personne est restée de marbre : c'est le Dr Pierre. Nathalie et Jean-Louis ont adopté une certaine neutralité. Il faut dire que ça leur permettait de maintenir leur statut respectif d'interlocuteurs privilégiés de Mabrouk. En revanche, Nicolas est resté à l'écart du groupe, pas loin du Dr Pierre, comme s'il cherchait sa protection. Sarah semble l'avoir oublié. Il avait besoin d'être rassuré. N'oublions pas qu'il a participé à ce travail et, par conséquent, il partage le risque avec Sarah. Il avait donc besoin que Sarah lui garantisse une certaine immunité vis-à-vis de Mabrouk.

Il ne faut pas qu'il se retrouve seul à disserter sur le cas avec Mabrouk en l'absence de Sarah. Tout simplement parce qu'il n'a pas tout compris au propos de Mabrouk. N'oublions pas qu'il est stagiaire depuis peu. Son entretien avec Mabrouk l'a beaucoup marqué. Depuis, il a tendance à l'éviter. Mamani lui trouve un côté phobique ? C'est certainement exagéré.

De toute manière, aucun de nous n'échappe à un diagnostic quand ce n'est pas un commentaire plus ou moins tendancieux.

Il n'y a pas que Nicolas qui n'a pas tout suivi. La plupart sont restés un peu sur la touche. Mais nous étions tous curieux d'en savoir plus sur ce que recèle la demande du concubin, trahi par un visage moqueur. Stéphane, toujours lui, a vaguement profité de la situation pour montrer son « intelligent » : « Il s'agit d'une sorte d'ébauche de "l'identification à l'agresseur[31]", mais de loin, bien sûr. » Le Dr Pierre s'offusqua : « Crois-tu que l'un ou l'autre s'est trompé de partenaire ? » Stéphane évita de lui répondre. Il a failli même s'excuser. Il a dû se rappeler que « celui qui s'excuse s'accuse ».

[31] Mécanisme de défense décrit par Anna Freud, qui lui a consacré le chapitre 7 de son ouvrage *Le Moi et les Mécanismes de défense* (1936-1993). Il désigne le fait qu'un sujet, confronté à un danger extérieur, s'identifie à son agresseur selon plusieurs modalités. Le Dr Pierre trouve que Stéphane a ostensiblement exagéré en s'appuyant sur ce mécanisme, qu'on découvre implicitement dans le jeu du « fort-da », décrit magistralement par S. Freud. Il faut dire que Mabrouk a développé une certaine appétence pour ce jeu.

LA MAIN ET LE GRAIN DE SABLE

Aujourd'hui, c'est un jour de repos, ou presque... C'est un samedi spécial, le deuxième du mois. On est à l'hôpital ! Il y a présentation clinique du deuxième samedi. On peut dire que c'est le jour de l'intervention principale du mois. Y présenter un cas clinique, ça rend un peu fier, il faut se l'avouer. Mais avant ça, il faut bien passer par Mabrouk. Contrairement aux apparences, il n'y a que des privilégiés qui sont là. On se bouscule pour y être. La salle n'est pas grande, et Mabrouk à lui tout seul prend beaucoup de place. Nous recevons ce jour une équipe d'un autre secteur, pour présenter une situation clinique. Il s'agit d'un binôme composé de Nabil, médecin assistant qu'on a déjà eu l'occasion de rencontrer, et de Corinne, infirmière de son service.

Mabrouk a favorisé cette intervention du fait que leur argument lui a semblé convaincant, alors que Nabil on ne l'attendait pas de sitôt. Certains ont crié au passe-droit, à la lecture de l'argument : « La quarantaine, il ne put retenir ses larmes... Il prit le temps de déposer ses armes : catalogue raisonné, photos et différents albums... Son agent, probablement agacé, lui tapota la cuisse. Là, le ciel s'assombrit, la foudre terrassa les éléments conscients et la digue céda... » Il aurait même tenté d'imposer à Nabil et Corinne de remplacer « la foudre terrassa les éléments conscients » par : « Et voilà qu'un signifiant s'insurgea, pour désigner n'importe quel concept ou signifié ». Ouf ! on peut dire qu'ils l'ont échappé belle !

À première vue, ça n'a pas l'air consistant mais plutôt alambiqué. L'entretien obtenu par le binôme a semble-t-il persuadé notre cher divan, qui ne manqua pas de leur délivrer le sésame. Il ne faut pas oublier que c'est une présentation du samedi. Ce sont donc des privilégiés. On se rappelle tout de même que Nabil joue dans le club de foot de Jean-Louis et qu'il serait très proche de Patricia.

Nabil et Corinne sont en place. Nabil semble inquiet et n'arrête pas de déplacer la bouteille d'eau minérale qui se trouve devant lui. Corinne est plutôt calme, semble à l'aise, bien que sa main n'arrête pas de faire un va-et-vient entre les deux verres vides, légèrement décentrés par rapport à la bouteille qui s'est doucement éloignée du fait de Nabil, qui n'arrêtait pas de la toucher au risque de la renverser, après l'avoir plusieurs fois déplacée.

L'assistance est nombreuse. Il y a pas mal de personnes qui sont restées debout. Tout le monde attend un signe de Mabrouk. Jean-Louis et Nathalie sont à leur place habituelle, toujours alertes et veillant au respect des consignes.

Nabil est prêt. Son verre est maintenant largement plein, il déborde même. Dans son impatience, il a continué à le remplir. Corinne ne s'est pas empêchée de le lui faire remarquer : « Arrête de te stresser ! » Puis, un geste d'apaisement, voire de partage : elle transvasa quelques centimètres cubes dans son propre verre. Nabil ne manifesta pas de reconnaissance affichée, préoccupé par l'attente du « top départ » !

Une fois le silence obtenu, Jean-Louis jeta un regard discret sur Mabrouk. Il n'obtint pas de réponse. À cet instant, Nabil commença son intervention. Personne n'a trouvé à redire. Pour les familiers de Mabrouk, il y avait comme une gêne, ne comprenant pas trop comment Nabil a obtenu le feu vert. Mais c'est déjà trop tard.

C'est un patient âgé de 40 ans. Il est artiste de son état, ayant un parcours non négligeable dans la chanson. Depuis qu'il est en France, il travaille comme intermittent du spectacle. Il est marié et père d'un enfant. Sa « petite carrière » se déroulait normalement jusqu'au jour où il rencontre M. S., qui lui a proposé d'être son agent tout en lui promettant une carrière florissante.

Les mois passèrent, puis les années. Son agent était devenu de plus en plus pressant et exigeant vis-à-vis de lui. Il lui proposa une traduction en français de ses chansons et finit par la lui exiger. Mabrouk écarquilla des yeux, que personne n'a vus grands ouverts jusque-là. Était-il fatigué ? On ne le pense pas. On dirait plutôt qu'il pressentait quelque chose. Quoi ?

Le patient détailla à Nabil et Corinne son parcours tout en s'aidant du catalogue raisonné qu'il tenait fermement entre les mains. Il semblait faire partie de lui. Il ne le quittait jamais. Il passa en revue moult détails. Il chante l'épopée et la bravoure des « hommes bleus ». Le divan remua légèrement des planches ! Nabil s'inquiéta. Corinne le rassura : « Ce n'est rien, c'est le divan. Ne t'inquiète pas, il est un peu sourd, il doit remuer des pavillons pour capter le maximum de ta voix. »

Elle semble très courageuse cette Corinne. Pourtant c'est la première fois qu'elle vient dans cette arène. Elle fait ce qu'elle peut pour que Nabil ne perde pas le fil et garde son sang-froid. De temps à autre, machinalement, elle lui soustrait un peu d'eau de son verre à moitié vide. Une précaution ?

Mabrouk remua encore une fois. Manifeste-t-il un désaccord avec ce que vient de faire Corinne ? Ou était-il déjà largué du fait que la situation clinique n'est pas ordinaire. En effet, Nabil et Corinne ont rencontré leur patient suite à des velléités suicidaires dans des circonstances bien singulières. Le patient se défendait âprement contre un sentiment qu'il attribuait à son agent : « Il me prend pour un homosexuel ! »

On comprend maintenant pourquoi Mabrouk a fait le choix de cette présentation. C'est probablement la première fois où il autorise quelqu'un à présenter une situation clinique où le motif suicidaire est en lien avec un sentiment de persécution, selon certaines indiscrétions. Mais est-ce la seule raison ? Rien n'est, a priori, moins sûr. On connaît la bête ! Tout est stratégique chez lui. Il n'a pas choisi cette présentation pour ce qu'elle a d'explicite. Il y a certainement anguille sous roche.

On se rappelle encore que quelques semaines plus tard Stéphane l'avait questionné, sur son geste : pourquoi avait-il remué des planches au moment où Nabil avait parlé des hommes bleus ? En sachant que tout le monde reconnaissait en ces derniers « les Touaregs ». Mabrouk avait déclaré qu'il n'avait jamais eu affaire aux hommes bleus. Puis il se ravisa : « Si, je vois, pourtant il n'avait pas l'air d'un bleu ! » Cette remarque était pour le moins désobligeante de la part d'un divan habituellement si respectueux de l'autre. Il ne vient à l'esprit de personne de douter de ses connaissances géographiques alors qu'il s'agit d'un fin limier en topologie.

C'est Corinne qui va prendre la suite. Un différend s'installa entre l'artiste et son agent. C'est le patient qui en donne le récit : « Nous étions devant un piano, il essayait de me démontrer, preuves à l'appui, l'intérêt que pourrait susciter la traduction en français. Je n'étais évidemment pas d'accord. Il insista de plus belle. Je l'entendais de moins en moins, au fur et à mesure qu'il essayait de m'imposer son avis. J'étais déjà loin dans mon désert, en train de compter mes grains de sable… Je l'entendais de loin me dire : "Regarde ! Écoute-moi !" J'étais insensible à ses avances…

Il finit par m'arracher à mon désert avec ses vociférations et sa colère. Il y avait de quoi lever une tempête de sable. Il est devenu brusquement irrespectueux : "Ici, tu n'es pas dans ton pays ! Si tu n'es pas content, tu retournes dans ton campement !" Malgré cette offense, je n'ai pas cédé d'un iota. »

Le geste de l'agent finit par se joindre à sa parole. L'agent (drôle de signifiant pour la circonstance), probablement agacé, tapota la cuisse de son interlocuteur, qui était assis à côté de lui.

À peine la main de l'agent se posa sur la cuisse du patient, que le tonnerre tonna, le ciel s'assombrit et la foudre terrassa les éléments conscients pour laisser à leur place un vide, vite submergé par des craintes d'une autre nature. « Est-ce possible ? » se dit-il, alors que sa colère grondait encore. Il interpréta le geste et finit par se calmer.

L'assistance est toute comme hypnotisée. Nous avions l'impression d'assister à un récit qui a peu à voir avec la psychiatrie. Nous étions comme sous emprise d'un conte dont on voulait savoir la fin tout en l'espérant encore loin.

C'est au tour de Nabil de poursuivre. Son verre d'eau est presque vide. Celui de Corinne est presque plein. Il faut dire que la transition de l'un à l'autre n'était pas très simple. Corinne est beaucoup plus spontanée, prête à arracher la parole à Nabil. Ce dernier, au fur et à mesure de l'intervention, semble avoir retrouvé ses moyens et ne se laisse guère faire par Corinne.

À la surprise générale, l'épée de Damoclès *se décrocha et scinda en deux parties, presque égales et à tout jamais*, le patient de Nabil et Corinne. Mabrouk était tout en sueur. Il semblait avoir compris la gravité de la chose, il avait sans doute entendu le bruit mais aucune épée dans les alentours ? Et le voilà accablé par un patient qui en vaut deux (divisé !). Avec quelle partie va-t-il composer maintenant ?

Une seule chose avait son importance pour l'instant. C'est lui qui affirme ça : « C'est la ligne de brisure qui importe. Il va falloir essayer de concilier les deux parties… » Il ne dira pas plus.

La main de l'agent semble avoir provoqué l'irréparable. À cet instant même, le monde du patient est devenu tout autre. Il y figure autrement. Il ne s'y reconnaissait pas. Il soupçonna son agent d'être homosexuel, ce qui le confondit à tout jamais.

Nabil finira par suggérer que « le nom du père » s'était *étiré* jusqu'à la rupture. « Tu veux dire que le nom du père s'était effacé ? Je reste dubitatif… » L'intervention de Mabrouk rompt encore une fois l'attention de l'assistance devenue toute dévouée au binôme. On entendit çà et là des remarques, des interrogations, des acquiescements et quelques sourdes clameurs. Ce qui n'empêcha pas Nabil de poursuivre :

« Il est très difficile de se prononcer de façon claire sur la massivité de la décompensation. Il est raisonnable de penser que la main a étreint un corps, qui se figea subitement dans une autre époque, dont il a perdu les coordonnées ou la langue. Ainsi, il ne se reconnut plus. C'est le prix à payer pour n'avoir pas pu faire la différence entre la main qui touche et l'empreinte d'une main qui était probablement déjà là. Il y a eu donc confusion. » « C'est une pure aventure intellectuelle ! » s'écria Mabrouk. « Ce n'est absolument pas sérieux ! » ajouta-t-il à l'instant d'après. Le silence s'imposa de suite. Le verre d'eau se renversa, ce qui déplaça légèrement le centre d'intérêt de l'assistance.

Nabil regarda Corinne qui était déjà en train d'éponger l'eau déversée sur un drap de l'hôpital qui faisait office de nappe. Elle prit tout le temps qu'il fallait pour le faire. Elle en profita pour éponger sa sueur. Nabil la regarda faire un bon moment, comme s'il n'avait pas entendu le grondement de Mabrouk. De toutes les façons, que pouvait-il lui répondre ? Il avait adopté ainsi la meilleure posture possible, la moins coûteuse et certainement la plus sûre.

Jean-Louis, qui était légèrement en face de lui, a semblé l'encourager à maintenir cette position en attendant que Mabrouk poursuive. Il savait très bien qu'il allait le faire d'un instant à l'autre. Nabil est très jeune et peu expérimenté pour lui tenir tête. Mabrouk ne s'est pas fait prier :

« Le signifiant, majeur pour la circonstance, s'est révélé définitivement. Ce n'est pas une tentative, si on se réfère à la tentative de suicide. Dans la tentative de suicide, le plus souvent une partie n'ignore pas l'autre, la cherche plutôt et la pousse jusqu'à ses retranchements. On ne fait pas la fine bouche !

Dans votre cas, l'arbitraire du signe trouve toute sa pertinence. Il ne chevauche plus quelques fantomatiques syllabes. Il a choisi le contour de l'autre… Ton patient a plié sous le poids d'un signifiant[32] sans doute trop lourd pour lui et qui l'a fait trébucher. Le patient, par conséquent, a obéi au doigt qui montre le chemin sans issue véritable, au lieu de se contenter du chiffre. Cinq dans chaque main ! » Stéphane pensa à la main de Fatma ? Il était ailleurs, ça se lisait dans son regard. A-t-il décroché lui aussi sous l'effet de Damoclès !

Ça se corse ! Vivement une pause-café. De toute façon il n'y en a pas. Il faut prendre son mal en patience. Il vient de prendre possession de tout l'espace. Il va falloir ménager ses moyens. On croit savoir maintenant pourquoi Mabrouk a privilégié de parler de « l'homme bleu ». Nous voilà donc bien installés à l'ombre d'un doute, le nôtre. On sait que, lui, ne doute pas. Son œil, sans doute vigilant, a enregistré la scène qu'on s'autorise, nous, à deviner bien qu'on ne l'aperçoive pas encore. Va-t-il nous la conter ? À voir.

Il finira par nous dire que dans certaines circonstances, « obéir au doigt et à l'œil », comme le ferait n'importe quel égaré qui cherche sa voie, peut être une solution d'attente. Ici, malheureusement, il y a confusion, car le patient cherche sa voix. Il y a une grande différence entre l'écho de la voix et le sentier battu. Pour le premier, il est difficile de s'y soustraire ; pour le second, on peut encore rebrousser son chemin !!!

Nabil et Corinne semblent avoir perdu leur voix. Il les aida à la retrouver en les remerciant de leurs interventions. Ainsi, ils balbutièrent d'une voix

---

[32] La langue, selon Saussure, est faite de signes linguistiques constitués par l'association d'un concept, le signifié, et d'une image acoustique (représentation psychique du son), qui est le signifiant. Dans notre cas, le signifiant a semblé dépendre du libre choix du patient. Comme si une représentation de mot est subitement disqualifiée ou chute, poussée dehors par une représentation de chose. La distorsion peut aller jusqu'à : n'importe quel signifiant peut désigner un concept ou signifié. Ou tout autrement, un seul signifiant peut désigner n'importe quel signifié ou concept. Mabrouk – encore une promesse ? – nous a promis une intervention plus en détail à ce sujet, mais ce n'est pas là le plus important, ce qui est nouveau c'est qu'il va disserter sur un lien entre ce processus et ce que les « neuroscientifiques » appellent *la disjonction de l'amygdale !* Allez comprendre quelque chose… Tout ce qu'on a retenu, grâce à Stéphane, c'est qu'il ne s'agit nullement d'une amygdale pharyngée, mais de l'amygdale cérébrale ; voilà un sujet qui promet. Semble-t-il, selon une indiscrétion qu'on tiendrait également de Stéphane : quand votre amygdale pharyngienne est prise, comme vous le savez, vous avez une angine ; mais quand votre amygdale cérébrale est touchée, vous êtes alors atteint d'une disjonction. Le Dr Pierre aurait mis « disruption » en lieu et place de « disjonction ». On attend de voir la suite si Mabrouk tiendra sa promesse. On peut déjà avancer : Mabrouk va certainement substituer à la disruption du Dr Pierre, une division ? Peut-être qu'il demandera l'aide de son ami Bernard, un spécialiste de la question. On verra bien.

inaudible quelques gratitudes à son égard, oubliant totalement l'assistance. Elle était mise entre parenthèses malgré ses encouragements à leur égard.

On sait que ce n'est pas fini. Il n'a pas encore conclu. Un léger toussotement était le signe annonciateur du début de la fin. Quelques secondes passèrent et : « J'ai le regret de vous dire que votre intervention manque d'éléments biographiques ; je n'ai pas entendu votre patient parler de ce qui lui arrivait. Il aurait pu se prononcer sur sa situation, ou du moins faire un commentaire. Lui en avez-vous donné l'occasion ? » Puis, « vous auriez peut-être dû pousser, du côté de la femme ? À ce que je sache, il en a bien une.

Vous ne l'avez peut-être pas dit du fait d'un certain étourdissement. Il y a de quoi dans cette clinique. Si tel est le cas, vous avez probablement vu juste, mais je suppose à votre insu. Ce qui me pousse à vous intéresser à l'ouvrage *L'Étourdit*[33], vous y trouverez pourquoi pas la réponse à la question. Et j'espère pour vous que ça reste entendable, autrement l'épée de Damoclès rebondira encore, cette fois-ci sur ce qui pousse à l'homme. Un phallus ? Vous voilà donc, enfin, bien étourdis ! Ce qui transforme la question en une irrésistible réponse : "Pousse-à-la-femme[34] !" Cette pente, je ne vous le dis pas, est dangereuse. »

Corinne semble prise d'un rire nerveux. La bouteille d'eau est vide. Nabil somnole. Les présents résistent… Les seuls qui gardent une vigilance égale, ce sont les deux garde-chiourmes : Jean-Louis et Nathalie. Ils avaient l'air d'avoir tout compris. Comme il n'a pas conclu, on attend… Il sait qu'il est tard. S'est-il oublié ?

Pas du tout ! « Je sais que ce n'est pas évident pour certains, c'est pour ça que je vous conseille, pour vous aider, de lire un article de Luis Izcovich[35], ce qui vous permettra, peut-être, d'éviter *L'Étourdit* bien que je le conseille vivement. C'est ma référence. Une omission de ma part, j'ai oublié de vous dire, pour la gent masculine, que l'épée de Damoclès, s'il lui échoit de rebondir du côté de ce qui pousse à l'homme, elle ne trouvera rien, un désert, si et seulement si celui qui devait pousser par-derrière s'absentait, en général il s'agit du père. Autrement dit, pour que ça pousse devant, il faut bien que quelqu'un pousse par-derrière[36] !!! Vous avez bien compris qu'on est encore dans le giron de Freud où règne le manque d'organe. Ce manque d'organe va se transformer plus tard en un "manque à être" par la grâce de Jacques. »

---

[33] J. Lacan, « L'Étourdit », in *Autres écrits*, *op.cit.*, p. 449-495.

[34] L'expression « pousse-à-la-femme » apparaît sous la plume de Lacan, *ibidem*, p. 466. Elle rend compte logiquement de la sexualité du psychotique. Le pousse-à-la-femme n'est absolument pas « un pousse-à-la-féminité », loin de là. Cf. *infra*, note 93, p. 243, qui traite de la sexuation.

[35] Luis Izcovich (psychiatre et psychanalyste), « L'identification féminine et pousse-à-la-femme dans la psychose », *Évolution psychiatrique*, vol. 69, n° 2, 2004, pp. 291-301.

[36] Cf. *infra*, note 127, p. 399.

Pour ce qui est de l'article à lire au cas où la lecture de *L'Étourdit* ne soit pas trop engageante, ou vous étourdisse, il s'agit de l'identification féminine et « pousse-à-la-femme » dans la psychose. C'est un article de Luis Izcovich. Et pourquoi pas les deux leçons sur *L'Étourdit* de Lacan[37]. Pour ceux qui ont du temps, il n'est pas inopportun de mettre un énième bulletin dans l'urne du président Schreber. Freud l'a fait sans l'avoir jamais rencontré. Il s'est basé uniquement sur ses mémoires. Est-ce un signe de confiance ? Vous verrez bien.

Ouf ! C'est terminé. Nabil et Corinne n'ont pas démérité. On peut leur reconnaître du mérite et du courage. Dorénavant, ils font partie de l'équipe « du dire ». C'est comme ça qu'il appelle parfois les intervenants du samedi. Lui, évidemment, c'est l'écouteur. Stéphane l'affuble de : « L'entendeur de voix ! »

Il ne reste plus qu'un jour, le dimanche, pour espérer prendre du repos et de la distance vis-à-vis de lui. On se demande même comment il arrive à tenir aussi longtemps un rythme aussi infernal. On ne lui connaît aucun loisir, aucune sortie, peu d'amis. Il vit de la lecture, des séminaires et probablement de ses analysants. Peut-être sont-ce les longues discussions avec Mme Lilli qui lui apportent du répit ?

---

[37] Alain Badiou, Barbara Cassin, *Il n'y a pas de rapport sexuel, Deux leçons sur « L'Étourdit » de Lacan,* Fayard, 2010.

TOBIE OR NOT TOBIE ?

Il n'y a pas foule aujourd'hui, du moins pour l'instant. Pourtant c'est le deuxième samedi. Ça peut s'expliquer par la météo. Paris est sous la neige. Elle est précoce cette année. On est début décembre. Tant mieux. Le paysage est très beau. Mabrouk ne doit pas partager cet avis. On voit bien qu'il n'affiche pas la réserve habituelle. Il est peut-être fatigué. On sait tous qu'il est rentré tard d'un groupe solidement fermé dirigé par un grand chef ! C'est notre psychologue qui nous l'a dit. Elle est arrivée très tôt ce matin, à sa demande. Il l'a chargée de distribuer un petit papier sur lequel trône une question : « C'est quoi la culture ? »

Il s'agit probablement d'un petit devoir pour le jour dominical ? Évidemment, cette question ne s'adresse qu'à notre équipe. S'il a choisi Sarah pour cette tâche, c'est certainement parce qu'il a une idée derrière la tête. Sarah doit en savoir un peu plus qu'elle ne nous dit. On pense tous qu'elle a la réponse à la question. De toute manière, c'est elle la spécialiste en la matière. Elle a un DEA en anthropologie. C'est probablement pour ça qu'il l'a chargée de diriger cette entreprise. Nous prépare-t-il une journée à ce sujet ? Ce n'est pas à écarter.

L'équipe est là. La salle est à moitié pleine. On n'attend plus que les intervenants. Ils semblent en retard. C'est à cause de la neige. Les voies sont peu praticables. Nous avons tous eu des difficultés pour arriver. Connaissant la bête, nous avions pris toutes les précautions d'usage pour être à l'heure.

C'est Narimane, une proche de Sarah, qui va présenter une situation clinique. On peut déjà penser qu'il ne s'agit probablement pas d'une tentative de suicide, mais ce n'est pas impossible. Le samedi est consacré à des situations cliniques où la problématique est le plus souvent particulière ou exceptionnelle. Qui est Narimane ? On ne la connaît pas vraiment. On sait seulement qu'elle est très proche d'une psychanalyste qu'on aime bien : Alice Cherki. On a beaucoup apprécié son ouvrage *Frontière invisible*. Mabrouk a chargé Inès de préparer une discussion sur cet ouvrage. Semble-t-il, elle y travaille depuis quelques semaines d'arrache-pied. Si elle réussit une bonne prestation, elle pourrait prétendre à une place dans son équipe.

Il se dit que Sarah et Narimane fréquentent le même divan ? C'est probablement des racontars. Ce qui est certain, c'est qu'elles partagent les mêmes intérêts : elles sont toutes les deux anthropologues et s'acharnent à persuader les uns et les autres à s'intéresser à des lectures qui tournent autour du structuralisme en général et particulièrement les ouvrages de Claude Lévi-Strauss. C'est le peu de choses qu'on connaît de Narimane. Sarah, on ne la présente plus, elle fait partie de l'équipe. Elle n'est pas encore la psychologue en chef. Pourtant elle aimerait bien. Selon l'entourage de Mabrouk, elle n'a pas encore fait toutes ses preuves.

Narimane, largement plus âgée que Sarah, est psychologue en chef dans son unité. Elle s'occupe d'un centre de crise qui se trouve dans le nord de Paris, dans une banlieue dite difficile. Elle partage son temps entre les urgences psychiatriques, un centre de crise et un centre de « thérapies brèves ».

Sarah a l'air inquiète. Sa copine n'est pas encore là, alors que Mabrouk commence à montrer des signes d'impatience. Elle ne peut s'empêcher de parler des risques encourus par Narimane. Elle s'inquiète pour elle. On n'est pas dupe. Elle essaie de faire diversion pour faire patienter notre divan. Elle n'a pas arrêté de dramatiser la situation : « Il a beaucoup neigé, c'est impressionnant, vous avez vu ça ? » Elle aimerait bien que Mabrouk voie ça de ses propres yeux. A-t-il déjà joué avec de la neige ? Personne n'oserait répondre à cette question.

Narimane est enfin arrivée, elle est toute détrempée. Derrière elle suit un filet d'eau qui semble la poursuivre. Il s'est arrêté net devant la salle, où elle a quitté son imperméable et posé un parapluie qui ne semble pas avoir franchement aidé. Elle s'excuse. Pas de réponse. Elle regarde Mabrouk, cherchant ses yeux, une expression, quelque chose qui pourrait la rassurer. Elle n'obtient rien si ce n'est un petit signe discret de la part de Sarah lui suggérant de prendre place. Ce qu'elle a fait.

Mabrouk se réveilla à cet instant et fit signe à Sarah de se mettre à côté de Narimane. Ceci n'arrangea pas les affaires de Narimane. Elle avait déjà pris toute la place, ses affaires avaient même débordé sur la chaise qui se trouvait à côté d'elle. Elle avait empilé sac, cartable, bonnet et plein d'autres choses dont elle n'avait pas pu se séparer à l'arrivée. Sarah l'aida à déplacer ses objets sur un autre support et s'installa.

Narimane finit par s'adresser à l'assistance. Elle n'avait pas attendu un signe de Mabrouk. Ça promettait pour la suite… Sarah était toute figée à côté d'elle. Elle avait l'air légèrement contrariée par son amie. Elle venait d'être éclaboussée par quelques gouttes arrachées à l'ouvrage à moitié mouillé que Narimane avait secoué avant de le poser devant elle. Son titre : *Le Fils de l'homme invisible*. Elle avait dû se dire que Narimane était déjà « à côté de la plaque ». Selon Sarah, Narimane est tête en l'air. J'ai pensé que Sarah a dû être intriguée. Puisque cet ouvrage, il y a quelque temps, était entre les mains de Mabrouk.

Il y a comme une complicité dans l'air. Mais ce n'est pas le sujet. Sarah finit donc par revenir à nous. Maintenant, elle est présente et attentive bien que sur ses gardes après la mini-tempête qu'elle vient d'essuyer, provoquée par son amie Narimane.

La situation clinique : un couple se présenta aux urgences où il fut accueilli par Narimane, à la demande du collègue somaticien : « Je n'y comprends rien du tout. J'aimerais bien que tu éclaires ma lanterne une fois que tu les auras vus. C'est la première fois que je rencontre une situation pareille, sans queue, mais à plusieurs têtes ! »

En présence de Narimane, très vite le mari pose le problème : « Docteur, ma femme est possédée par un menteur ! » On a tous pensé que M. Z. était bien à la bonne adresse. Mabrouk est évidemment au courant de la problématique. Mais on n'en doute pas un instant, il attend Narimane au tournant malgré le soutien de son amie Sarah.

– Je ne comprends pas ? Pouvez-vous préciser…

– Oui, ça fait quelques mois qu'il y réside. Il nous a promis de sortir mais je ne lui fais plus confiance. Il m'a menti.

– Vraiment ?

– J'en ai la preuve. Il y a quelques mois, il nous affirmait qu'il avait 70 ans. Et là, j'apprends de sa propre bouche (?) qu'il n'en a que 21. Je n'ai plus confiance en lui. C'est pour ça que je viens vous voir.

– Et quoi d'autre ? Dites-moi. Puisqu'il vous parle, vous a-t-il dit autre chose ?

– Docteur (il n'arrête pas de l'appeler docteur), c'est difficile de parler de lui, il dit n'importe quoi. Tout ce dont je suis sûr, c'est qu'il a pris possession de la voix de ma femme, peut-être de son corps, allez comprendre…

– N'ayez crainte, dites-moi plus. On va essayer de régler ça.

– Je veux bien que vous m'aidiez, mais faites attention ! Il doit être dangereux. Je ne lui fais plus confiance. Méfiez-vous de lui.

Nous étions tous pris par l'étrangeté de cette clinique. On a tous remarqué le rictus de Mabrouk, additionné à un petit côté narquois. Sans doute qu'il ne dira rien. Quand il se manifeste comme ça, soit il intervient de suite, soit il ne dit rien. Son attention « flottante » est parasitée par un rictus quand ce n'est pas un bruit de planches mal agencées ou vieillies. On aimerait bien que Narimane lui dise : « Vous êtes ridicules, vous ne pouvez rien dire pour l'instant. Ce n'est pas votre affaire ! La situation est certes délicate, mais je vais m'en sortir seule. Je vais essayer de sauver ce monsieur du danger qui l'accable. »

Narimane va poursuivre entre le dialogue et le monologue. Il faut dire que M. Z. est tellement persuadé par la possession de sa femme qu'il laisse peu de place à Narimane. Il propose des certitudes et espère trouver ici la solution. Il a tenté plusieurs *manœuvres* thérapeutiques mais sans résultat.

– Vous savez docteur, chez nous on ne parle pas comme ça. Il s'est accaparé la voix de ma femme pour traiter ma sœur de salope quand il ne la traite pas de putain. C'est très grave docteur… (Toujours docteur. Il y tient malgré les manifestations de Narimane.) Mon honneur est en jeu. Ma sœur menace de se suicider, d'aller dans la rue…

– Qui a dit ça ?

– Elle, bien sûr. Mais non ! Lui, évidemment. Enfin, c'est le diable ! Vous n'avez pas compris ou quoi ? C'est la personne qui parle à la place de ma femme.

Plutôt discret depuis quelque temps, Mabrouk se manifeste : « C'est l'homme invisible en quelque sorte. J'ai entendu "le diable", "un homme". Pourquoi pas une femme ? Pourquoi la femme est écartée de cette transaction pour le moins singulière ? Je ne le parierais pas comme vous. Vous avez l'air si suggestible, c'est trop facile. Pourquoi une femme ne viendrait-elle pas posséder une autre ? De toutes les façons, jusqu'à maintenant rien n'interdit à une femme de traiter une autre de salope. Il suffit juste d'y mettre le prix. Je me trompe peut-être ? »

Jean-Louis semble tout fier de l'intervention de Mabrouk. Nathalie de même. L'assistance ne dit mot. Narimane semble légèrement en retard. Elle n'a sans doute pas réalisé, du moins pour l'instant, où il voulait en venir. Il semble déjà trop tard pour acquiescer ou refuser. Sarah, du coude, pousse Narimane à poursuivre. Le sujet reste ouvert.

– Et votre sœur, qu'est-ce qu'elle répond ?

– Elle a peur, comme moi, qu'est-ce que vous voulez qu'elle réponde ?

À cet instant, Mabrouk chuchota dans l'oreille la plus proche, celle de Nathalie : « Que fait la sœur chez son frère ? » Il n'obtint pas de réponse de Nathalie. Narimane poursuit :

– Quel âge a votre sœur ?

– 30 ans.

Il ajoute :

– Célibataire, sans enfant et sans-papiers !

Voilà la réponse qu'attendait Mabrouk. Mais ça ne l'a pas empêché d'insister, avec une pointe d'humour, mais cette fois-ci à l'adresse de Jean-Louis, son deuxième *garde du corps* : « On aurait pu lui demander s'il avait d'autres sans-papiers ? » Jean-Louis n'a pas apprécié. Il doit penser que Mabrouk perd la tête. Ce n'est certainement pas exact. Avec lui, il faut toujours s'attendre à une lecture alternative. Ne jamais prendre les choses au pied de la lettre. Il lui arrive de simplifier les choses en disant que « c'est culturel », mais ce n'est pas ce qu'il pense. Il est même capable de proposer une alternative, de proposer aux patients d'échanger leurs conflits contre un autre, beaucoup plus abordable. C'est sa façon de conjurer. Mais dans ce cas-ci, Narimane ne va sans doute pas se laisser faire. De suite, elle déclare être devant des éléments cliniques percutants, et la situation est révélatrice d'un conflit de nature proprement psychiatrique.

Sarah essaie d'intervenir, mais elle est vite repoussée par Narimane. Elle est vexée. Mabrouk s'en mêle : « N'y touche pas ! Envoie-les chez Tobie

Nathan[38] ! » Décidément il commence à la persécuter. Il insiste : « Tu es avertie, c'est trop dangereux pour toi ! » Elle lui répond que la décision lui revient et elle commence à s'énerver. C'est un très mauvais signe. Encore lui : « Tobie or not Tobie ? C'est là question. » Quel perturbateur ! Il semble prendre du plaisir.

Les présents commencent à s'inquiéter. Heureusement que la situation clinique est intéressante. On est confronté à un persécuteur invisible. C'est peut-être l'homme invisible de l'ouvrage de Narimane ? Il se serait emparé de la voix de l'épouse et il l'utilise sans vergogne. De plus, il ment avec la voix d'une autre. Était-il pour autant un menteur ? C'est compliqué. De surcroît, il joue avec les chiffres, il passe de l'âge de 70 ans à 21 ans. C'est trop ! Il y a de quoi perdre la tête ! On voudrait bien voir la tête du somaticien qui a reçu la patiente aux urgences. Ce dernier attend toujours la réponse du « psy ».

Sarah obtient finalement la parole pour nous apprendre que le couple a consulté plusieurs tradithérapeutes mais sans résultat. Le discours de la patiente est resté dans l'ensemble adapté à la thématique. Pas de discordance notable. Elle confirme les propos rapportés par son conjoint. Elle se déclare un peu honteuse devant les allégations proférées par sa propre bouche. Mais qu'est-ce qu'elle peut faire, dit-elle. Elle demande de l'aide et voudrait un remède.

Sarah semble maintenant favoriser une discussion avec la salle, peut-être une intervention de Mabrouk. Il a vite compris : « Je voudrais bien dire quelque chose, mais je n'ai aucune solution à te suggérer. » Nous voilà donc bien avancés. Plusieurs interventions de la salle, chacune allant avec sa suggestion mais rien de probant. Il faut dire que la psychopathologie en exergue est assez déroutante.

Mabrouk proposa de mettre sur la table les éléments dont nous disposions : « Quelqu'un a pris possession de la voix de l'épouse. Dans quel but ? A priori pour s'attaquer à la belle-sœur. On peut supposer qu'une voix féminine ne serait pas efficace, c'est à dessein. Pour ce faire, il fallait un homme qui parle à partir de la bouche d'une femme. Il s'agit d'une occupation illicite des lieux, colonisation d'une voix et agression caractérisée sur la belle-sœur. Ça a l'air loufoque mais ce n'est pas sans intérêt. »

Il finira par ajouter que c'est presque évident. Toutes les tentatives de Narimane pour accrocher son wagon à sa locomotive ont raté malgré l'aide de Sarah qui a essayé depuis tout à l'heure de mêler sa voix à celle de Narimane. On peut supposer qu'elle n'a pas de réponse ou de solution. Tout le monde attend la solution miracle, puisqu'il s'agit d'une situation qui l'invoque.

---

[38] Professeur de psychologie, anthropologue.

Sarah, jusque-là en arrière-plan, s'est sentie obligée d'insister et il ne put esquiver : « Alors ? »

– Je ne sais plus.

Sarah ne lâcha pas prise et le relança encore une fois, mais énergiquement :

– On vous écoute.

– D'accord ! L'épouse a sans doute fait comme un pacte avec le diable, vous voyez ce que je veux dire… C'est pour se débarrasser de sa belle-sœur. Enfin, pour qu'elle parte.

– C'est tout ?

– Oui, c'est tout. Je pense que ce n'est pas mal…

En a-t-il la preuve ? On le voit murmurer, comme s'il voulait ajouter quelque chose non sans réticences.

– Et encore ? lui dit Sarah, avec un air de « cheffe » psychologue.

– Il y a quelque chose qui m'intrigue. Surtout le mensonge sur l'âge. Jusque-là le couple se démenait comme il pouvait, l'équilibre était certes précaire mais ça tenait plus ou moins la route. Leur interlocuteur invisible avait promis, si j'ai bien compris, qu'il quitterait cette demeure *charnelle* à une date précise. C'est un détail que Narimane a oublié de nous préciser. Je pense qu'elle est d'accord avec moi (Narimane ne récusa pas).

On savait que « l'homme invisible » avait promis de quitter la « demeure » à une date déterminée. Jusque-là, le couple et la belle-sœur supportaient plus ou moins la situation. Mais à partir du moment où cet « homme invisible » a déclaré qu'il n'avait plus 72 ans mais 21 ans, les choses se sont accélérées. La donne s'est brutalement transformée. Et l'époux a décidé de consulter aux urgences. Il y avait donc mensonge et urgence à traiter la situation. À vos calculettes ! Faites la soustraction et vous allez tomber sur une différence d'âge de 51 ans. Il est plutôt dans la fleur de l'âge, notre invisible quidam. Il y a de quoi inquiéter plus d'un époux. Faut-il que Narimane nous dise où est passée la différence ?

Évidemment personne ne peut lui dire d'arrêter de faire l'imbécile ! Débarrasse le plancher ! Et plus… 21 ans ou 72 ans, ce n'est pas ça qui dérangerait Sarah et son amie. Sarah est subitement solidaire. Pourtant, ce qu'il vient de dire nous turlupine l'esprit. On peut retourner ça dans tous les sens, il n'y a que les chiffres qui sont plausibles. La soustraction est une opération plutôt facile, et le résultat parle de lui-même.

Quelqu'un de l'assistance est intervenu pour poser une question, ce qui a ramené un certain calme : « Chose curieuse, cet homme invisible ne s'est jamais attaqué au mari. A-t-il une raison ? Le craint-il ? Si c'était le cas, logiquement, il ne se serait jamais aventuré chez lui. Et le pied de nez, il s'est établi dans le propre corps de l'épouse. » La question n'obtint pas de réponse. Comme insatisfait, il ajouta : « Savez-vous dans quel lieu du corps il a élu domicile ? » Ça aurait pu être la question de Stéphane par exemple.

Tout le monde a pris ça pour une boutade. Narimane n'était pas d'accord avec cette façon de dire. Elle s'insurgea et exprima une vive colère : « Si c'est à moi que s'adresse la question, je n'ai pas l'intention de répondre… » Une petite gêne sur le visage de Sarah, puis : « On ne lui parle pas de cette façon, un peu de respect ! »

C'est Mabrouk qui vint clore l'incident : « Bon, dis-moi Narimane, quel traitement proposes-tu ? Des anxiolytiques, des antidépresseurs ou peut-être des neuroleptiques ? » Narimane réfléchit longuement. Elle semble coincée même si elle affiche une posture digne. Puis elle repasse vite à l'attaque, encouragée probablement par sa voisine : « Pensez-vous qu'il lui faut un divan ? » Il lui répond aussitôt : « Pourquoi pas ? » Une petite clameur s'éleva d'une partie de la salle.

Tout le monde pense qu'il faut un arbitre. Sarah a choisi son camp tout en prenant des risques non calculés. Jean-Louis et Nathalie sont pour l'instant dans la neutralité. C'est vrai que le sujet est délicat et toute intervention inappropriée pourrait leur coûter cher.

Une fois le calme revenu, Mabrouk décréta que la décision lui revenait de droit et qu'il fallait arrêter les supputations interminables. Il s'adressa à Narimane pour lui faire entendre que probablement une solution existait, sans doute parmi d'autres. Si ce couple est venu la consulter, elle leur doit une réponse. Elle est donc invitée à se prononcer sur une conduite à tenir. Cette fois-ci, il paraît très sérieux. Il attend donc une réponse.

Narimane semble avoir compris et essaie de répondre à la question. Elle croit savoir que la possession de l'épouse obéit à une économie bien particulière, probablement liée à une entreprise de type magique : « Ce couple héberge la sœur du mari. Cette dernière semble peser sur l'épouse. On peut penser que cette dernière ne supporte plus sa belle-sœur. Mais il y a un dilemme. Elle ne peut s'autoriser à le dire ni à son époux ni à sa belle-sœur. Elle a sans doute très peur de la réaction de son mari.

Les conditions "socioculturelles" ont sans doute empêché sa voix de se prononcer, pour faire appel à une autre. Alors, les éléments conscients ont été submergés par d'autres, plus à même de répondre aux attentes de l'épouse. C'est alors qu'un tiers, appelons-le l'homme invisible, est venu faire la basse besogne. Comme l'a dit Mabrouk, ça aurait pu être une femme, ça nous interroge toujours. On n'a pas la réponse. Mais il n'y a pas que ça, je reste aussi perplexe devant le choix de faire appel aux urgences médicales le jour où le conjoint a pris le "squatter" en flagrant délit de mensonge. »

Narimane est soudainement apaisée, calme, comme ayant retrouvé le fil de son intervention et avoir ainsi rétabli le courant avec Mabrouk. On le voit, il a l'air satisfait. Mais ce n'est pas fini. Puisque la question reste ouverte, et par conséquent c'est à lui d'acquiescer ou de proposer une alternative, à moins qu'il décide d'inviter la salle à le faire.

Narimane, évidemment, ne sait pas quel traitement préconiser de suite mais propose comme solution d'attente une séparation entre le couple et la belle-sœur. C'est une solution idéale, mais inenvisageable pour le moment. La belle-sœur n'a pas de papiers, pas de logis et elle est sans ressources. Comme il est impossible de faire partir la belle-sœur, elle envisage un travail psychothérapeutique qui aura pour but de faire prendre conscience au couple, mais surtout au mari, de l'énorme tension qui pèse sur sa femme.

On aura ainsi évité à l'épouse de faire appel à des moyens archaïques, sans doute coûteux, alors que la solution réside tout simplement à user de son droit et de favoriser les éléments de réalité.

C'est sans doute plus facile à dire qu'à faire. Un intervenant propose d'hospitaliser l'épouse pour l'extraire de la tension qu'elle vit depuis quelques mois. Ça pourrait favoriser un rétablissement de cette dernière. Un autre veut l'adresser à une consultation ambulatoire. Un dernier insistera sur ce qu'il ne faut pas faire, c'est-à-dire de lui prescrire des neuroleptiques.

Le tableau clinique pourrait favoriser ce genre de molécules, puisqu'il s'agit pour le moins d'une distorsion de la personnalité, mais il existe des consultations spécialisées pour ce genre de troubles.

Mabrouk est attentif à tout ce qui se dit. Mais on sent qu'il s'impatiente. Il a envie d'intervenir. Narimane et Sarah ont pris le soin d'aborder les différentes questions posées, mais sans véritablement les satisfaire. Mabrouk en profite pour intervenir : « Je me dois de revenir sur les questions posées par Narimane, dont la principale reste : pourquoi consulte-t-il aux urgences médicales après avoir confondu leur interlocuteur invisible quant à son âge ?

Comme on l'a dit tout à l'heure, l'homme invisible est passé de 72 ans à l'âge de 21 ans. Comme déjà noté, ça fait une sacrée différence. C'est une différence de 51 ans. Après réflexion, je m'autorise à penser que le conjoint supporte mieux le squatter de 72 ans que celui de 21 ans. N'oubliez pas que ce dernier partage, par la force des choses, le lit de sa femme ? Que le conjoint soit présent ou absent. Cet indice me semble très actif dans la démarche récente du conjoint.

L'épouse a trouvé dans le processus une façon de s'exprimer, même si elle a fait appel à la voix d'un homme. Le sexe de la voix a certainement une valeur importante. Et ce pour plusieurs raisons, dont la principale me semble du registre tout simplement œdipien. Mine de rien, la castration est en exergue dans le propos. Ou du moins sa crainte. Elle aurait interpellé sa belle-sœur avec sa propre voix, le résultat aurait été probablement médiocre, voire catastrophique. Tout simplement parce que son conjoint risquait de la confondre.

Cette voie, je la laisse largement ouverte, dans l'espoir qu'elle constituera un boulevard pour vous. Une voix d'homme semble plus appropriée pour le but recherché, pour au moins la raison suivante : elle ne sera pas identifiée par son conjoint. Une femme est une femme, un homme est un homme. Enfin, pour me résumer, dans cette entreprise on retrouve l'efficacité d'un compromis qui a tenu quelque temps. Il s'agit du vieillard squatter, vécu comme inoffensif jusqu'à une certaine mesure. Vous convenez, le conjoint l'a accablée d'une innocence qu'il lui a attribuée. C'est donc le conjoint qui, à son insu, distribue les rôles. Le compromis trouvé s'est brisé à un moment ou à un autre. Pour quelle raison ? Je l'ignore. Narimane, me semble-t-il, et c'est le reproche que je lui fais, ne nous a pas apporté plus d'éléments anamnestiques. Et de ce fait, je ne me prononcerai pas plus que ça.

Après tout, ça reste une maladie étrange dans un pays étranger. Faut-il déplacer l'une ou l'autre ? Si Alice Cherki était là, elle pourrait peut-être nous aider à y voir plus clair. On a devant nous une problématique dont elle a sans doute le secret, n'est-ce pas Narimane ? Elle nous dira peut-être que c'est de l'unheimlich[39] *fabriqué* ! N'oublions pas qu'Alice Cherki a été l'élève de Frantz Fanon. Ce dernier a sans doute ouvert un grand champ de réflexion autour de moult situations cliniques similaires. Il y a aussi Robert[40] qui aurait pu être consulté pour son expertise, mais il n'est plus de ce monde. Je pourrais également proposer à Narimane de prendre contact avec le centre Minkowska[41], il pourrait peut-être apporter une réponse à cette situation. »

C'est vrai, c'est une drôle de maladie qui de surcroît n'a pas échoué au bon port. On espère tous qu'elle va s'en sortir et que l'homme invisible pourra être délogé de son trou ! Une insatisfaction persiste encore dans l'atmosphère. Mais revenons un instant à nous, à la réalité. Demain c'est dimanche. Il neige toujours. Il va falloir penser à ce qui nous attend.

La voix de Mabrouk retentit une nouvelle fois : « S'il vous plaît ! Pour l'équipe, Sarah a dû vous distribuer un petit document sur lequel j'ai noté une question ; je vous suggère vivement d'y réfléchir si vous avez du temps. »

Drôle de suggestion. C'est plutôt l'instituteur qui s'adresse à ses élèves… Je ne crois pas qu'on lui obéira. De suite j'ai été voir Sarah pour lui demander la réponse à cette fameuse question : « C'est quoi la culture ? » Je me suis dit que j'allais profiter du fait qu'elle soit un peu sonnée, pour lui arracher une réponse.

Elle n'a pas apprécié mais elle a fini par me suggérer de chercher dans le « langage ». J'ai pensé qu'elle se moquait de moi. Évidemment, tout est dans

---

[39] Unheimlich : « L'inquiétante étrangeté » est la traduction donnée, faute d'équivalent en français, par Marie Bonaparte, de l'allemand *unheimlich*, traduit par d'autres comme « inquiétante familiarité » ou « l'étrange familier ». Pour Freud, c'est le retour du même, du semblable. On aimerait bien voir Mabrouk confronté à son semblable. Stéphane affirme qu'il n'en a pas. C'est impossible !

[40] Psychiatre (1944 – 2021), ancien médecin-chef du quatrième secteur de l'Essonne et président de Santé Migration. Mabrouk lui a lu *L'homme maghrébin dans la littérature psychiatrique*, et s'est exclamé : « C'est bien le quatrième groupe, je le reconnais… » Stéphane s'insurgea : « Est-ce qu'il l'a vraiment lu ? Il confond le quatrième secteur psychiatrique avec le quatrième groupe, qui est une école de psychanalyse fondée en 1969. »

[41] Lieu de consultation, de formation, de transmission et d'information sur la santé mentale des migrants. Ce centre accueille, oriente et soigne les migrants (adultes et enfants) en souffrance mentale. Les migrants peuvent avoir accès gratuitement et sur rendez-vous à des psychologues, psychiatres et assistantes sociales.

le langage. Ça me va, la culture c'est le langage. Pourquoi pas. Je ne change donc rien à mon programme du dimanche. J'irai au cinéma comme prévu. Ce n'est pas n'importe quel film. Il s'agit de *The Wall*, le film des Pink Floyd.

J'ai oublié. Il va falloir que j'inscrive le livre *L'homme invisible* dans la liste des ouvrages à lire. Un de plus ! Et ce n'est pas tout. Après l'intervention de Narimane, discrètement j'ai été la voir pour qu'elle m'explique la signification de « Tobie or not Tobie ». J'aurais pu poser la question. Mais je n'ai pas osé. Elle a été très sympathique avec moi en prenant le temps de m'expliquer. J'ai appris qu'il s'agit d'une déformation de Tobie Nathan. Ah ! Je comprends maintenant.

C'est le spécialiste parisien de l'ethnopsychiatrie. Mabrouk ne l'aime pas beaucoup, ce qui explique la liberté qu'il s'est donnée avec son nom. Jaloux ?

J'apprends donc à mon insu que cette déformation est également en lien avec la pièce de Shakespeare *Hamlet*. Il s'agit donc d'« être ou ne pas être ». Ça tombe vraiment à pic. C'est bien la question que pose l'intervention de Narimane. Existe-t-il vraiment cet être ou homme invisible ? C'est parfait pour moi. Il n'y a donc pas un autre ouvrage à ajouter. Ça me va. Mais où est passé Stéphane ? Il n'a fait aucun commentaire. Serait-il fatigué ou malade ?

TÉLÉVISION

C'est un dimanche. Je suis de garde. Je suis assis confortablement dans son bureau, évidemment à une distance respectable de lui. On ne peut s'empêcher de penser à s'allonger sur le divan !!! Mais on s'en dissuade très vite. C'est beaucoup trop risqué.

C'est lui qui m'a appelé pour venir travailler dans son bureau. Il se sent peut-être un peu seul. Pour l'instant, il me tolère, voilà bien quelques bonnes heures que je suis chez lui. Je sais qu'il peut être agacé par les va-et-vient d'un médecin de garde, surtout quand le téléphone n'arrête pas de sonner. Tant pis, c'est lui qui en a décidé.

Pas grand-chose à faire jusqu'à cet instant. J'ai entre les mains un ouvrage de Freud, *Psychose névrose et perversion.* Je suis en train de travailler sur « Le cas d'une homosexuelle ». Il ne m'a pas parlé et je ne lui ai pas adressé la parole depuis ce matin. Je suis sorti plusieurs fois du bureau, discrètement, pour aller prendre un café au secrétariat.

Il n'est pas facile de rentrer en contact avec lui ce dimanche. Il a l'air absorbé par son travail. Je suppose que lui aussi a du travail et qu'il a dû veiller très tard. On raconte qu'il reçoit énormément d'analysants tard le soir. Personne n'en a rencontré jusqu'à maintenant. Tout le monde suppute à ce sujet.

Je fus ramené à la réalité par la sonnerie du téléphone qui n'arrêtait pas depuis quelques instants. Je n'avais rien entendu. C'est lui qui grogna pour exprimer sa gêne. Pas de temps à perdre, on m'appelle. Je suis déjà parti.

De quoi s'agit-il ?

– Je suis une infirmière, venez vite ! Il va se défenestrer !

– Mais encore ? Expliquez-moi !

J'insiste… C'est comme si je n'avais pas compris le motif de l'appel. La demande était insistante. Donc pas de temps à perdre. Je cours vers l'ascenseur. Je peux compter sur lui le week-end. Rarement là les autres jours de la semaine, où il est soit encombré soit en panne. Me voilà dans le service, tout en sueur. Surprise ! Tout est calme. Est-ce le calme avant la tempête ? Ou suis-je déjà dans l'œil du cyclone ? Une gentille infirmière me reçoit et m'indique la chambre, lieu de la discorde ! Sans tarder, me voilà devant un sexagénaire, plutôt calme, sans revendication et apparemment sans prétentions, ni propos inquiétants. Je ne comprends pas trop ce qui m'arrive. Le sait-il ? Vais-je lui demander ce qui se passe ? Pour l'instant, je n'ose pas trop. Je me rassure comme je peux. Je suis certainement à bon port, c'est l'essentiel. Peut-être même que je suis arrivé avant le déclenchement des hostilités ? Mais mon inquiétude ne baisse pas malgré le calme affiché par la personne qui était censée avoir des velléités de défenestration.

Quelques instants passèrent. Puis je me présentai et j'expliquai l'objet de ma présence. Il me dévisagea tranquillement, sans bruit, sans mots... J'attendis longtemps. Une dizaine de minutes. Je commençai à m'impatienter. Je me suis même demandé si je ne n'allais pas retrouver Mabrouk pour lui demander conseil. Toujours rien, pas de réaction.

Mon attention commençait à se relâcher, pour aller errer dans la chambre, cherchant un point d'intérêt, et se fixa vite sur le support vide de la télévision. Pas de télévision ? À cet instant, comme par miracle le sexagénaire m'interrompit : « Je veux une télévision ! Je veux une télévision ! Je veux la télévision qui était là ! » J'ai sursauté mais je me suis vite ressaisi, trouvant ma réaction absurde. Enfin, il parle, c'est déjà pas mal. Je lui réponds aussi vite que je pouvais par crainte que son discours ne se tarisse : « Il suffit d'en faire la demande, cher monsieur. Il y a un service pour ça. » Ma réponse était sans effet sur lui : « Je veux la télévision qui était là tout à l'heure ! Je la veux ! » Je commence à m'inquiéter de plus belle. C'est vrai que ce n'est pas drôle pour l'infirmière. Il semble intransigeant. Fallait-il appeler un psychiatre pour autant ?

Je me ressaisis encore une fois et décide de faire un examen psychiatrique. Après tout je suis psychiatre. Au moins je ne serais pas venu pour rien. L'examen mental s'est avéré satisfaisant bien que le patient ne soit pas très coopérant. Il s'est laissé faire, probablement parce qu'il pensait qu'il allait obtenir l'objet convoité une fois l'examen fini. J'ai donc profité de cette légère incompréhension. Il y en a qui diraient un malentendu. Le monsieur était tout à fait cohérent et il n'y avait pas de quoi m'inquiéter pour lui. Pour ce qui est de la télévision, c'est une autre affaire. Il ne me reste plus qu'à faire mon petit rapport soi-disant médical à l'infirmière et profiter de sa présence pour apprendre un peu plus sur la réalité de la demande.

Je vais donc à la rencontre de l'infirmière, qui avait l'air d'avoir perdu son calme entre-temps : « Je n'ai pas de télévision à lui proposer ! Je suis infirmière ! » « Je n'en doute pas un instant, madame », lui dis-je, pensant la calmer ainsi. Ce fut un échec : « Ce n'est pas à moi d'aller lui chercher une télévision, de toute manière le service concerné est fermé à cette heure-ci, et par conséquent il est trop tard pour aujourd'hui. »

Me voilà avec deux insatisfaits. Quoi faire ? Je peux comprendre les deux. Le patient souhaite avoir une télévision. Ce n'est pas interdit. L'infirmière déclare que ce n'est pas son métier d'aller lui chercher une télévision. Personne n'a tort. Par contre, moi, je ne m'explique pas ma présence. Qui pourrait me répondre ? Probablement personne. À moins que Mabrouk ait une idée. Non, il va se moquer de moi. Motus et bouche cousue.

Je n'avais donc pas grand-chose à proposer aux deux, ni à moi d'ailleurs. Je m'apprêtais à quitter le service, lorsque l'infirmière m'interpella de nouveau : « Qu'est-ce que je fais avec lui s'il persiste à vouloir se défenestrer s'il n'obtient pas de télévision ce soir ? » Ma réponse m'étonna : « Je ne sais pas, madame. » Puis, je me suis ravisé : « Faites appel à votre cadre, il va certainement solutionner le problème. » Ce qui m'étonna plus encore.

Je sors du service et me dirige vers l'ascenseur. Incroyable mais vrai, il était à l'étage, comme s'il m'attendait. Un vrai contentement. Pendant le trajet, j'ai continué à réfléchir à la problématique du sexagénaire. Aurais-je pu faire autrement ? Sans doute pas. Je me suis même fait peur : et s'il passait véritablement à l'acte ? Cette idée me semblait exagérée et ne me convenait pas, bien sûr. Je finis par la chasser de mon esprit. Je me suis dit : « Arrête de délirer ! » C'est sûrement un effet de la garde où on est plus ou moins déconnecté du monde extérieur.

Une question me vint à l'esprit : « Qu'est-ce que je vais dire à Mabrouk ? » Je sais qu'il m'attend de pied ferme. Dois-je lui mentir ? J'hésite encore. Je me rassure comme je peux. C'est moi le psychiatre à ce que je sache ! Je suis même docteur en médecine, ça devrait avoir un certain poids. Une fois arrivé devant la porte de son bureau, je toque et je rentre. Je ne sais même pas s'il a répondu. Machinalement je reprends ma place et me remets à la besogne.

Aucune remarque de sa part, pas de question, ce qui m'étonna. À peine ai-je repris ma lecture, il s'adressa à moi : « Alors ! Et cette conférence… Télévision ? » Se moque-t-il de moi ? me dis-je. Peut-être… Je ne relève pas, mais je reste sur mes gardes. Il doit y avoir un piège. Il n'est pas au courant. Il reviendra certainement à la charge. Il a sans doute compris que j'étais en difficulté avec la situation que je viens de traiter d'une façon sans doute critiquable. Avait-il lu dans mes pensées ? Au même moment, je me suis aperçu que je n'ai rien noté sur le dossier du patient. Oubli ou acte manqué ?

Je vais y retourner illico presto pour remédier à la situation. Il me demanda pourquoi je repartais de sitôt, sans doute vexé par mon silence qui n'avait probablement rien de naturel. Je lui explique succinctement l'objet de mon départ inopiné.

– Qu'est-ce que tu vas noter dans le dossier ?

Ce n'est pas votre problème, lui répondis-je, après avoir pris mon courage à deux mains plus un doigt ! Tout en sachant que ça ne suffira pas. Il en faudrait plus de *doigté !* Mais je me suis aperçu très vite que je courais à ma perte, en oubliant que j'étais seul avec lui, dans une cage ! Le déséquilibre est flagrant en l'absence de l'équipe. Je me résolus donc à faire plus attention à mes réponses. Enfin, je me suis excusé de mon propos, disons-le, un peu négligé.

– Tu ne vas pas y arriver tout seul, je te le dis.

– Ne vous inquiétez pas pour moi. C'est simple : il y a une demande que je ne peux pas satisfaire. Le patient réclame une télévision. Je n'ai pas noté de distorsion mentale. Il continue à exiger une télévision, sinon il menace de se défenestrer. Voilà, vous savez tout maintenant. D'ailleurs, maintenant je comprends votre allusion à la conférence Télévision. Vous vous êtes moqué de moi, n'est-ce pas ?

– Mais pas du tout ! C'est la garde qui te stresse. Réveille-toi ! Je ne suis pour rien dans ce qui t'arrive. C'est une affaire de tubes cathodiques. Je n'ai aucune compétence dans ce domaine.

– Décidément, vous êtes en train d'enfoncer le clou ? (Tiens, je perds encore mon contrôle.)

– Loin de moi cette idée. La personne dont tu parles réclame une télévision, ce n'est pas sorcier. À moins que cette charmante infirmière te prenne pour un magicien ou un sorcier et non pour un psychiatre, alors elle a peut-être raison. Qu'as-tu répondu ? Que vas-tu faire ?

– Excellent ! Je n'ai plus rien à vous dire. D'ailleurs, je prends mes documents et je vais aller travailler autre part.

– Ne t'énerve pas, ça ne sert à rien. Pour ce qui est de la conférence Télévision, c'est tout à fait incident. Néanmoins je vous avais bien encouragé à la consulter, n'est-ce pas ? Je ne voulais pas me moquer mais plutôt te proposer un travail sur un ouvrage que j'ai apprécié, celui que j'ai entre les mains. Il ne me reste plus que quelques pages et j'aurais fini avec *Le Fils de l'homme invisible*[42]. Je trouve qu'il est bien écrit. Tu sais, il s'agit du premier roman de l'auteur. Il est fort intéressant. C'est Narimane, je ne sais pas si tu te rappelles d'elle, la psychologue qui nous a fait une excellente intervention lors d'un samedi, intitulée Tobie or not Tobie, qui me l'avait conseillé, euh… suggéré. Je ne sais pas si ça te dit quelque chose, elle serait

[42] François Berléand, acteur, raconte son enfance dans *Le Fils de l'homme invisible*, paru en 2006 ; il relate le traumatisme qui le conduisit à onze ans aux portes de la folie, étrangement causée par une unique affirmation de son père : « De toute façon, toi, tu es le fils de l'homme invisible ». Cette injonction n'est pas tombée dans l'oreille d'un sourd, Mabrouk y a vu un rendez-vous tout désigné avec le « stade du miroir », mais à la sauce de François, c'est comme ça qu'il parle de M. Berléand. L'aurait-il allongé ? Stéphane le suspecte de s'intéresser à cet ouvrage uniquement parce qu'il marque une rupture dans la production artistique pour ne pas dire cinématographique de cet auteur. Il aurait même vu une sorte de conjuration, qui n'est rien d'autre qu'un appel au père, jusque-là un peu beaucoup voilé. Ce dernier a été importateur des premiers gadgets américains, qui firent le bonheur de plus d'un dans les années 1950. Stéphane aurait préféré un autre François, pourquoi pas Perrier ? On le soupçonne aussi d'avoir pris le parti des peluches au lieu de celui des gadgets.

la nièce de celui qui avait écrit *Échappées de divan*[43]. Je ne sais pas si tu connais cet ouvrage, il est fort plaisant. Je t'assure que je ne plaisante pas.

J'ai refermé la porte sans oublier d'emporter mes documents et je lui ai souhaité bonne journée. Sauve-qui-peut ! Il a sans doute l'intention de me faire travailler toute la journée. Moi, une fois ce chapitre clos, j'ai l'intention d'aller regarder une vraie télévision. Il y a un match de foot. Je ne veux pas manquer ça. De toute manière, il va tellement être vexé par mon départ qu'il m'imposera un jour ou l'autre de travailler soit sur la conférence Télévision, soit sur *Le Fils de l'homme invisible*. Si je pouvais être invisible à mon tour, on n'en parlerait plus.

Évidemment, je ne pourrais probablement pas m'opposer à lui pendant longtemps. Je n'ai rien à perdre en quittant son bureau. Stéphane m'aurait dit le contraire sans en avoir la preuve. Tout ça, c'est un peu régressif, mais ce n'est pas grave. Une garde, c'est une garde. Ce n'est pas un séminaire.

Me voilà de retour dans le service. Je demande à l'infirmière le dossier du patient, pour noter ce que j'avais relevé. Elle me désigna l'endroit. Il y avait comme un attroupement dans le service autour du sexagénaire. Chacun allait de ses arguments pour le dissuader de vouloir à tout prix une télévision ce jour. Mais c'était peine perdue, il n'était pas en mesure d'entendre. J'ai fini par quitter le service une seconde fois, sans encombre cette fois-ci. Le lendemain, j'ai appris que le patient a été changé de chambre le soir même. Il a été mis dans une chambre qui venait d'être libérée par un patient et a pu donc profiter à loisir du forfait TV qui continuait à courir pour encore quarante-huit heures, payé par le patient qui avait quitté la chambre plus tôt que prévu. Le compromis avait donc été trouvé. Plus de peur que de mal. Quelle histoire !

---

[43] L'auteur, Henri De Caevel est médecin et psychanalyste, membre de l'école belge de psychanalyse et de la société d'étude du psychodrame freudien. Narimane serait-elle vraiment sa nièce ? Patricia et Isabelle, les deux psychodramatistes, l'auraient connu lors d'une rencontre autour du psychodrame. Il aurait été invité pour une intervention sur ce sujet. On attend toujours l'accord de Mabrouk.

THE WALL

C'est un mercredi. Stéphane et Sarah vont nous présenter une situation clinique qui était au départ prévue pour le samedi. Le privilège est-il tombé ? On n'oublie pas que les interventions du samedi sont naturellement favorisées par Mabrouk quand la situation s'y prête. Les retombées ne peuvent être que positives pour les intervenants. C'est la première étape avant d'espérer être recommandé (un coup de pouce !) pour la publication d'un éventuel article. On peut dire que c'est une bonne affaire pour le binôme, car, semble-t-il, il ne perd pas le bénéfice du samedi. Autrement dit, c'est une présentation du samedi, présentée exceptionnellement le mercredi.

Mabrouk a décidé et personne ne pourra dire le contraire. C'est heureux pour nos collègues Sarah et Stéphane qui vont intervenir. On sait qu'ils ont travaillé sur une situation clinique toute particulière, pour ne pas dire exceptionnelle (?). On s'interroge… Mabrouk a pris le soin d'inviter quelques collègues venant d'autres secteurs psychiatriques. Il faut se l'avouer, c'est déjà gagné pour le binôme. Pour Stéphane, on peut comprendre (privilège oblige, c'est le fils d'un ami à Mabrouk). Mais pour Sarah, est-ce un coup de force dont on ignore l'origine ou s'agit-il uniquement d'un coup du destin ?

Il est resté discret sur l'intervention du prochain samedi. Nous réserve-t-il une surprise ? Peut-être pas. On le soupçonne de préparer un départ pour un congrès, probablement dans un pays lointain et surtout ensoleillé. Il lui arrive parfois de lâcher : « Le soleil me manque beaucoup… » Nous avons tous pensé qu'il était né dans une contrée ensoleillée. Qui sait ? On ne passe pas un instant sans essayer de décrypter ses « lâchers de mots » dans l'espoir de percer le secret de sa véritable histoire. L'intrigue sera-t-elle levée un jour ?

Exceptionnellement, la présentation va se dérouler dans la grande salle. Décidément, il a tout prévu. Il attend probablement beaucoup de monde, et ce n'est pas tout. Il a prévu une « pause-café », ce qui est exceptionnel. On a bien vu la secrétaire, la veille, s'affairer avec fébrilité. On peut dire aussi qu'elle a totalement gardé le secret.

La salle est maintenant presque pleine. Beaucoup de nouvelles têtes sont présentes. Décidément, Stéphane et Sarah sont privilégiés. À moins que la situation ne les dépasse et se termine par un flop. Ils auront par conséquent à rendre compte à la « bête » ! On ne le souhaite pas pour eux.

Une petite indiscrétion de la part de la secrétaire : « Je ne pense pas qu'il va partir en congrès. Il me semble que l'intervention du samedi aura bien lieu et ce sera probablement Inès qui interviendra pour nous faire part du travail qu'il lui a confié concernant l'ouvrage d'Alice Cherki *Frontière invisible*, à moins que… » L'intrigue ne finit donc pas d'enfler et le cadre devrait s'en ressentir. On a rarement dérogé au programme établi.

Elle est gentille avec nous, notre secrétaire. Si telle est la réalité, nous sommes à l'abri d'une éventuelle mission ou convocation afin de préparer une intervention. Chacun espère qu'il ne sera pas celui qui devra s'y coller à la dernière minute, au pied levé. Tant qu'il aura quelqu'un sous la main, et nous savons pour le moment que c'est le cas d'Inès. On peut donc garder l'espoir de l'éviter pendant quelque temps. Ce sentiment peut être très facilement critiquable, car il semble nous maintenir dans une certaine dépendance, et pourquoi pas dans une position régressive. On est tous contents qu'Inès intervienne prochainement. Mais le doute est permis. Elle est très jeune et manque encore d'expérience pour une présentation du samedi. Pourtant, Nabil, son collègue, est bien passé par là lors d'une précédente intervention, malgré son inexpérience.

Sarah et Stéphane sont prêts à entrer en action. Ils ne sont pas seuls. Une troisième personne trône à côté d'eux. De qui s'agit-il ? On s'interroge… Mabrouk semble avoir pris trop de liberté cette fois-ci. Chacun essaie de s'enquérir de la nouvelle donne. Pas de réponse. On attend… Et c'est Jean-Louis, probablement missionné par Mabrouk, qui va décliner l'identité de l'intrus : « Je tiens à rappeler que M. Robert est un psychiatre addictologue, connu pour avoir écrit quelques articles, dont "Jazz, symptôme et psychiatrie". Il est présent parmi nous comme discutant de la situation clinique présente. Il est accompagné par son interne, le Dr Nadjat ».

On dirait qu'il a appris sa leçon par cœur. Il aurait pu être un peu plus clair. On peut déjà penser que le cas clinique va relever de ses compétences d'addictologue. C'est une supposition. Proposer un discutant lors d'une intervention du mercredi est déjà un scoop en soi. Est-ce la manifestation d'un changement dans la pratique de Mabrouk ? On ne peut que bien l'accueillir. Il a sans doute décidé de se mettre en second. Mais qui est véritablement ce Dr Robert ? On le saura peut-être une autre fois, ou tout à l'heure.

Après les quelques palabres de mise en train, le Dr Robert déclare qu'il manquerait un président à la table mais il va faire sans. Il a sans doute saisi que la place de président n'est pas totalement vide. Tout le monde a compris que Mabrouk tient à garder sa place, même si la chaise de président est restée vide. Il n'est pas loin. Il a déjà pris le soin de suggérer à Sarah et Stéphane de commencer. Stéphane et Sarah affichent une certaine forme et devraient être prêts à se défendre . Ils semblent avoir bien réparti les tâches, ce qui revient à l'un et à l'autre. C'est une stratégie gagnant-gagnant ! C'est Sarah qui commence :

Il s'agit d'un patient de 39 ans, marié et sans enfant, ramené par les pompiers dans un état d'alcoolisation, avec ingestion de quelques comprimés de benzodiazépines. Le contexte du passage à l'acte renverrait à quelques remous dans le couple. L'éthylisme de M. N. serait à l'origine des troubles présentés. Sarah écarte la tentative de suicide (c'est ce qu'on peut soupçonner, puisque l'intervention était prévue pour le samedi. Rarement la présentation du samedi a à voir avec un véritable passage à l'acte suicidaire) et suppose que ce sont l'alcool et les médicaments qui ont eu raison de la volonté de son patient.

Elle cède ensuite la parole à Stéphane, pour qu'il présente l'état dans lequel le patient a été accueilli. Stéphane nous dit que le contexte, le conflit et l'ingestion des médicaments feraient une pâle figure devant le « masque » qu'arborait le patient à son arrivée aux urgences : il frappait par son aspect qu'on pourrait qualifier de surréaliste, et les mots manqueraient pour décrire la scène. De quoi s'agit-il ? M. N. présente sur tout le corps des scarifications, avec un semblant de symétrie. Il s'agit de scarifications allant de la ceinture jusqu'au sommet du crâne. Il paraissait sortir d'un film d'épouvante.

Jusqu'à cet instant, on a pensé qu'il s'agissait de troubles du comportement chez quelqu'un sous l'emprise d'alcool. Ça ne méritait pas autant de publicité. Un « cas très rare », disaient-ils ? Une remarque : le Dr Robert ne semblait pas de cet avis. Il avait l'air plutôt enthousiaste. Il était certainement au courant de la suite. C'est au tour de Sarah de poursuivre :

Le patient lui dira, pour expliquer son geste : « C'est parce que je suis beau et que j'ai de beaux cheveux. » Cette réponse est pour le moins déroutante. Le pensait-il vraiment ? Personne ne le croit. Sarah a pris le soin de nous le décrire sur le plan physionomique, en faisant en sorte d'éliminer, par abstraction, les scarifications et d'éponger le sang qui maculait une bonne partie du corps : « Il est de grande taille, on peut dire qu'il est beau, je le reconnais, il a une grande chevelure noir corbeau. Il plairait à n'importe quelle fille. »

C'est un peu osé de sa part, mais ce n'est pas grave. Heureusement que Stéphane ne joue pas dans le camp adverse, sinon il n'aurait jamais pu se retenir, en dissertant sur le « beau », il s'en serait donné à cœur joie.

Sarah a sans doute voulu mettre un peu de gaieté dans un tableau clinique qui ne l'est pas. C'est Stéphane qui est chargé de nous donner quelques informations sur le déroulement des faits et notamment sur le lieu qui a vu éclore les troubles. Sarah n'oubliera pas d'ajouter que M. N. s'intéresse à la géographie et à la musique, particulièrement la musique pop.

Le patient, selon Stéphane, se rappelle vaguement qu'il était en train de faire des travaux dans l'appartement. Au moment où sa compagne s'apprêtait à sortir, il était en train de travailler sur le mur de la cuisine. Juste avant qu'elle ne prenne congé de lui, il lui avait promis de rester sage, et lui avait dit qu'il avait l'intention d'arrêter de boire. Ils avaient convenu d'un rendez-vous l'après-midi dans un bistrot du coin.

Plus tard, ne le voyant pas venir, son amie s'inquiéta et décida de retourner voir s'il était encore dans le studio, pensant qu'il avait été retenu par les travaux. En entrant dans le studio, elle fut prise d'effroi devant l'état dans lequel se trouvait son compagnon. Sans attendre, elle se précipita sur le téléphone pour former le 15. Aussitôt les pompiers accoururent pour le transporter aux urgences de notre hôpital.

L'état du studio était méconnaissable, tout était saccagé et rien n'était à sa place. On aurait dit qu'un éléphant était passé par là. Le Dr Robert décida d'intervenir à cet instant, un peu plaisantin : « Vous voulez dire un éléphant dans un magasin de porcelaine ? »

L'assistance ne semble pas avoir été sensible à sa remarque et avait trouvé son intervention exagérée. Il ne releva pas. Un peu agacé, Stéphane crut bon de lui rétorquer, après quelques hésitations : « C'était un éléphant rose ! » Un rire monta dans l'assistance, mais fut bref. Stéphane poursuit son intervention en faisant remarquer qu'il avait été en quête d'éléments susceptibles d'avoir fait le lit du passage à l'acte mais qu'il n'avait rien trouvé de probant. Le matin même, M. N. avait rencontré un ami d'enfance qu'il aimait bien et qui lui avait appris qu'il venait d'avoir un fils. Rien d'autre.

Sarah décrit une évolution plutôt favorable au bout de 48 heures. Et ce, malgré la multitude de lacérations. Le lendemain, le patient était tout à fait calme, cohérent, critiquant son geste et se montrant très surpris par son état physique. Son discours était à distance des nombreuses lacérations, certes superficielles mais incalculables. Rapportée à la surface corporelle, l'équation avait de quoi intriguer.

Même le cuir chevelu n'avait pas été épargné. Lui aussi gardait les traces d'un geste qui semblait en quelques instants avoir perdu sa source et son but. Mais son support était bien là. Le geste demeure là, porté par un corps mortifié malgré les récusations conscientes du patient. Ne comprenant pas lui-même comment il en était arrivé là.

Le Dr Robert s'est senti obligé de dire quelque chose : « Ce que vous décrivez là est digne d'un cauchemar, ce qui n'enlève rien à un rêve. Il me semble que la rencontre avec cet ami n'est pas étrangère à la symptomatologie que vous décrivez. C'est vrai que je m'avance un peu trop vite, mais je soupçonne quelque chose de cet ordre. La rencontre avec cet ami qui vient d'avoir un enfant est pour moi comme un signe annonciateur, un équivalent de reste diurne qui a été empêché de poursuivre son travail le moment venu. On peut donc essayer de traduire le récit des événements à travers la grille de l'interprétation des rêves. Je suis désolé, mon propos arrive comme un cheveu sur la soupe. » Cette intervention du Dr Robert semble avoir mis le feu à la poudre de notre peau de vache ! « On peut soupçonner le Dr Robert d'avoir profité de la belle chevelure du patient de Sarah et de Stéphane pour lui subtiliser un cheveu afin d'agrémenter la soupe ! » Le Dr Robert ne le prit pas trop mal et esquissa un sourire gêné. Pendant ce temps-là, l'assistance essayait de comprendre où ils voulaient en venir.

On peut déjà constater qu'un deuxième binôme est en train d'émerger, celui du Dr Robert et Mabrouk. On peut même ajouter un troisième qui ne s'est pas prononcé pour l'instant, celui de Nathalie et Jean-Louis, effacé jusque-là, mais sans doute pas pour longtemps.

Sarah esquissa un mouvement défensif à l'adresse du Dr Robert : « Je vous suis quand vous dites que la situation clinique ressemble à une sorte de rêve éveillé ou quelque chose de la sorte, mais j'aurais certainement beaucoup de difficultés à faire l'interprétation d'un quelconque rêve contrarié ou non abouti. Si vous m'en proposez une autre, je ne la dédaignerais peut-être pas. » C'est en quelque sorte la réponse de la bergère au berger ! Stéphane avait l'air satisfait de la réponse de Sarah au Dr Robert. Il ne pouvait être que solidaire.

On peut déjà dire que Mabrouk est resté dans l'ensemble discret. C'est peut-être à cause du sang ? Il n'aime pas la vue du sang. C'est encore une insinuation toute farfelue de l'équipe. D'ailleurs, il ne faut pas attendre très longtemps pour qu'il se manifeste. Les intervenants sont sur leurs gardes, s'agissant surtout d'une intervention du samedi qui se déroule le mercredi. C'est un calcul tout à fait digne d'un Mabrouk. On peut dire que cette présentation est en avance sur son temps.

Stéphane abordera la clinique évoquée en la mettant sur le compte d'un état « confuso-onirique » dans lequel le patient a pris le « masque » d'un personnage qui l'a agi, et, une fois revenu à lui, il n'a pu que constater son passage par là. Qui est-il vraiment ?

En prononçant ces mots, Stéphane avait sans doute attiré l'attention de l'assistance, mais très vite il fut dépassé par son propre enthousiasme en revenant, malgré lui, au processus du rêve. Il pense qu'il y a un ratage quelque part tout en se posant la question de quel ordre il était ? Mabrouk ne lui laissa pas le temps de dire plus :

« J'ai une idée, elle n'est pas loin de celle du Dr Robert, votre discutant (Stéphane n'avait pas l'air heureux d'avoir été interrompu, il semblait tenir quelque chose, bien que ce soit dans le sillage du Dr Robert). Vous dites qu'il est beau, il a de beaux cheveux. Il était en train de travailler sur le mur. Jusque-là, rien d'extraordinaire, mis à part l'idée de tout refaire, le studio bien sûr, et pourquoi pas lui-même en quelque sorte, en arrêtant son éthylisme.

Il s'est saisi d'une truelle, d'une taloche et d'un pinceau pour construire un nouveau monde ! Je ne plaisante pas et ne le prenez pas trop mal. Cependant, il a probablement fumé et a fini par consommer de l'alcool, contrairement à la promesse faite à son amie. Mais ce n'est pas la première fois. Jusque-là, ce n'est pas si inhabituel. Le seul élément nouveau qui semble sortir totalement de l'épisode que vous avez décrit, et là je rejoins le Dr Robert, c'est qu'il vient de rencontrer un ami qui lui a annoncé sa paternité.

Vous me diriez que ce n'est pas si extraordinaire que ça et que plein de gens apprennent des nouvelles de la sorte, mais d'après moi, ce n'est banal qu'en apparence. Le signifiant père , par le truchement de la nouvelle de la naissance du fils de son ami, a joué quelque part. Je ne sais pourtant pas à quel degré, la suite nous le dira peut-être. »

Tout le monde attend. Le Dr Robert semblait réconforté par l'intervention de Mabrouk. Stéphane et Sarah en revanche avaient l'air d'avoir été un peu abusés. On ne doute pas qu'ils commençaient à comprendre quelque chose à cette problématique. Et les voilà comme doublés par Mabrouk. On est tous passés par là. Il nous a souvent répété que c'était pour notre bien. Mais qu'est-ce qu'il en sait ?

« C'est maigre… » C'est Stéphane qui le dit. Et il ajoute : « C'est rock'n'roll, mi-figue mi-raisin. » Sarah sauta sur l'occasion et se mit en position pour faire face à une éventuelle contre-attaque désobligeante de la part de Mabrouk. Mabrouk n'avait pas l'air atteint par le propos de Stéphane. Il était resté calme tout en scrutant « la température » de l'assistance. On pouvait même le soupçonner d'avoir organisé tout ça à dessein, pour le simple plaisir de montrer ce qu'il savait. Mais il ne semblait pas avoir dit son dernier mot :

"Tu trouves ? Moi je ne suis pas de cet avis. Puisque tu me traites de « rock'n'roll » et que tu ajoutes « mi-figue mi-raisin », je te renvoie à tes propres remarques en te disant que je trouve ça drôle puisque ton patient, comme tu l'as dit auparavant, était un fan de musique pop et de géographie. Je ne sais pas quel genre de musique tu préfères. Je ne te poserai pas la question. Par contre, si tu permets, puis-je remplacer "mi-figue mi-raisin" par "mi-pomme mi-orange" ?

Ça a l'air d'être tout détaché du contexte qui nous intéresse aujourd'hui, mais détrompe-toi, c'est le sujet, et il est en or. En fait, il s'agit de l'expression anglaise d'une technique musicale qu'on appelle *"apples and oranges"*. C'est une technique de la cassure harmonique, une certaine maîtrise du chaos. On l'attribue à Syd Barrett. Je n'en dirai pas plus à ce sujet, on y reviendra certainement dans peu de temps si mes prévisions s'avéraient exactes.

D'ailleurs, c'est vous qui allez, je l'espère, conforter mes propres prévisions. Peut-être aussi que le Dr Robert nous en dira plus le moment venu".

Sarah s'est sentie obligée d'intervenir pour donner un certain répit à son collègue. Elle est persuadée qu'il ne pourra pas aller plus loin. Les choses se corsent de plus en plus.

Elle s'y met : « Non ! Je ne comprends pas. La géographie ? Ah ! Décidément, je vous vois venir mais vous vous fourvoyez totalement, vous allez dans le mur. Arrêtez vos interprétations au ras des pâquerettes ! Vous vouliez me dire qu'il a prospecté en plein dans sa surface corporelle. Ce n'est pas de la géographie, c'est de l'archéologie ! » Sarah avait l'air décidée à relever le défi. Stéphane, si vaillant habituellement, était-il hors-jeu ou s'agissait-il d'une stratégie délibérément adoptée ?

Une véritable opposition est en train de se mettre en place. Le Dr Robert n'intervient pas alors qu'il est censé discuter la situation. Mabrouk ne lui a pas laissé le choix. D'ailleurs, Mabrouk s'amuse à être à la fois le président et le discutant. Mais ça ne surprend personne. On connaît la musique.

Alors que tout le monde pensait que c'est Mabrouk qui allait poursuivre, il décida de laisser Sarah et Stéphane continuer. Ils n'avaient pas grand-chose à ajouter, si ce n'est que leur patient était sorti de cet état morbide tout en acceptant la prise en charge, en poursuivant une cure de sevrage. Mabrouk avait l'air un petit peu déçu. Il semblait en attendre plus. Alors, contrarié en apparence, il céda la place au Dr Robert. Car c'est à lui que revenait la discussion.

Le Dr Robert commença par féliciter les intervenants tout en se montrant critique vis-à-vis de leur manque de perspicacité. Il n'acceptait pas que la situation clinique se résume à un accident de parcours qui s'expliquerait uniquement par l'emprise d'un élément extérieur, en l'occurrence l'alcool, et il leur reprocha d'avoir négligé, presque nonchalamment, la rencontre que leur patient avait faite le matin avec son ami.

Il soupçonne qu'il y avait un lien possible entre cette rencontre et ce qui lui est arrivé. Toute l'assistance est sous emprise et attend avec impatience le dénouement de l'intrigue fomentée par Mabrouk et son discutant de Robert.

Alors que tout le monde attendait le dénouement, le Dr Robert s'adressa aux présents : « N'avez-vous pas remarqué que le patient, au moment où sa compagne prenait congé de lui, était censé terminer le mur de la cuisine ? Il y travaillait depuis quelque temps. Et rien de ce que vous avez entendu ne fait référence à ce chantier. C'est le deuxième point que je soulève après celui de la rencontre.

À cet instant, désormais, vous êtes mis au pied du mur, un mur qui a commencé à se construire au moment où un bambin a perdu le rat qu'il venait de secourir ! » C'est fou, voilà qu'un rat s'invite dans la salle ! N'aurait-il pas pu choisir une autre bestiole ?

« Je vous ai mis sur la voie. Il s'agit d'un triptyque : la rencontre avec un ami qui lui apprend qu'il est devenu père, un mur et un enfant qui vient de perdre le rat qu'il vient de secourir. Je vous aide en vous donnant le nom de l'enfant : c'est Pink. »

La réserve de Mabrouk finit par céder pour laisser place : « Venons-en au sujet et abrégeons, Dr Robert, je ne pense pas qu'ils sont sur la bonne voie.

Demandez-leur s'ils connaissent les Pink Floyd[44] et plus précisément leur film *The Wall*[45]. Ça nous permettra d'aller plus vite et loin. » Le Dr Robert était légèrement vexé. Mais ce n'est rien à côté de la tension qui régnait dans la salle, et surtout chez Sarah et Stéphane. Ces derniers demandèrent des explications quant aux Pink Floyd.

The Wall, après réflexion, il ne leur était pas étranger, ils s'en rappelaient maintenant. M. N. avait bien voulu les entraîner vers « ce mur » des Pink Floyd, mais ils avaient décliné l'offre, pensant qu'il s'agissait d'une voie sans issue. Maintenant que ça leur revenait, oui, c'est vrai, le patient a bien reconnu que son aventure cauchemardesque lui évoquait le film. Même avec ces explications, nous étions tous restés sur notre faim et on attendait plus de clarté, le film nous était encore bien flou ! Mabrouk esquiva et proposa au Dr Robert de s'y atteler sans le lui dire expressément.

Le Dr Robert nous dit que : "*The Wall* est un film musical réalisé en 1982 par Alain Parker, basé sur le double album conceptuel du groupe anglais Pink Floyd. Je renvoie tout le monde à la nombreuse littérature qu'a suscitée ce film où, Pink, une star du rock, se fabrique « un mur protecteur » derrière lequel il croit trouver refuge. Ce mur finit par l'étouffer et le pousser jusqu'aux portes de la folie.

Je ne vous dirai pas plus à ce sujet. Vous aurez remarqué que votre patient s'est saisi de ce personnage, ou mieux, c'est Pink qui se saisit de lui, en démultipliant les scarifications, qui étaient somme toute minorées dans le film, et en l'enfermant au pied d'un véritable mur.

J'ajouterai simplement que ce film avait soulevé quelques polémiques autour du personnage de Pink. Certains pensaient qu'il s'agissait de Syd Barrett, le virtuose de la maîtrise du chaos, évoqué par Mabrouk tout à l'heure dans *Apple and oranges* ; d'autres pensaient qu'il s'agissait de Roger Waters dont le père avait été tué lors de la Seconde Guerre mondiale.

Le traumatisme lié à la mort de son père avait marqué ses compositions, en particulier les albums *The Wall* et *The Final Cut*. Enfin, il y aura beaucoup de choses à dire sur ce film, mais je me contenterai de ça. Car ce qui nous intéresse ici, c'est certainement la psychopathologie de votre patient et non le film, bien que ce dernier en dise long sur l'individu et la société à travers le vécu d'un groupe."

Nous avons donc appris, à nos dépens, que M. N., aidé par l'alcool, a agi sa problématique profonde par le truchement du film des Pink Floyd. Il ne reste plus qu'à attendre de notre Mabrouk de démonter le mur brique par brique pour y voir un peu plus clair ou de carrément combler les interstices de ce dernier laissés par le Dr Robert ! Une fois pour toutes.

---

[44] Groupe de rock britannique formé en 1965 à Londres dont les membres sont : Syd Barrett, David Gilmour, Nick Masson, Roger Waters et Richard Wright.

[45] Onzième album des Pink Floyd et leur second double album, sorti en 1979. Une adaptation cinématographique de cet album, *The Wall*, est sortie en salle en 1982.

Que choisira-t-il ? Nous jugerons après, si cela nous revient. Nous avons certainement appris beaucoup de choses sur les motivations inconscientes de la situation clinique qui vient de nous être présentée. C'est vrai, ça reste un cas assez exceptionnel. Il est très rare qu'un patient agisse sa problématique d'une façon aussi significative et spectaculaire du fait d'une simple alcoolisation.

Habituellement, les choses se déroulent autrement et caricaturent rarement avec une aussi grande intensité l'absence ou la présence d'un *fantasme*. Le plus souvent, et ce n'est pas toujours le cas, la « traversée » se fait d'une façon beaucoup plus subtile quand elle n'éclate pas au jour, parfois d'une façon très coûteuse. Mais attendons de voir ce qu'il va nous en dire.

Mabrouk ne semble pas pressé. Le Dr Robert continue à discuter avec ses voisins de table. Probablement qu'il est en train de leur donner moult détails sur le film et ce qu'il en pense. On a tous compris que la fonction que lui a attribuée ce jour Mabrouk n'est pas sans lien avec ses intérêts cliniques.

Il nous a bien été présenté comme ayant écrit de nombreux articles sur certains pionniers du jazz, surtout sur quelques distorsions de la personnalité affectant d'aucuns parmi eux. Ne connaissant pas trop les détails de ces travaux, on n'ira pas plus loin pour trouver un lien entre les « Pink Floyd » et l'exercice préféré du Dr Robert. On dirait qu'il ne réside certainement pas dans le nom des Pink Floyd dont il nous dit qu'il serait la juxtaposition des noms de deux joueurs de blues : Pink Anderson et Floyd Council. Nous aurions peut-être souhaité qu'il nous parle de la personnalité de Syd Barrett, qui aurait été exclu du groupe en 1968 à cause de son comportement. C'est peut-être là le véritable sujet du Dr Robert.

Mabrouk semble en mesure d'apporter une conclusion à cette intervention. Il n'a pas l'air de vouloir aller plus loin dans le développement de ce cas clinique. Mais sait-on jamais. Il a commencé par remercier les intervenants, et surtout le Dr Robert : « Sarah et Stéphane ont bien travaillé même s'ils ont été à un moment sourds aux propos de leur patient qui leur parlait d'une sorte d'avatar de la forclusion[46], quoique fugace à mon goût.

---

[46] Terme emprunté par Lacan au champ lexical du droit, et qui désigne un mécanisme spécifique à la psychose. Là où le névrotique refoule (*Verdrängung*), le psychotique récuse, et c'est la forclusion (*Verwerfung*). Tandis que le refoulement empêche ce qui est refoulé de faire retour dans la conscience, la forclusion consiste à laisser au dehors du symbolique ce qui aurait dû y être. La forclusion est le rejet d'un signifiant primordial ou fondamental organisant l'ordre symbolique qui reparaît dans le Réel sous forme de délire. C'est en définitive une sorte de trou dans le langage, comme le stipule Daniel Lagache. Elle vient signer l'échec de la métaphore paternelle.
L'anecdote dit que Mabrouk, entre 1954 et 1955, envoya sa théorie sur le suicide à Lacan lui-même, qui lui répondra seulement : « Merci pour l'envoi de votre travail. » Il était tellement préoccupé par la forclusion, son nouveau paradigme, qu'il ne pouvait pas se rendre compte qu'il avait affaire à un vrai divan ! C'est Stéphane qui le dit.

J'y reviendrai, mais en attendant, je n'oublie pas de remercier vivement mon ami Robert d'avoir accepté d'être discutant de l'intervention.

Ce n'est pas un petit Robert, mais c'est un grand Robert, comme vous l'avez constaté durant cette journée. Je dois aussi vous expliquer que j'ai déplacé l'intervention du samedi pour ce jour du fait de son indisponibilité pour le deuxième samedi. Et il a accepté gentiment de venir partager avec nous quelques élaborations autour d'un cas qui vous aura, je n'en doute pas un instant, intéressés, tous.

Cela dit, c'est à dessein que j'ai parlé d'avatar d'une forclusion. Il s'agit tout simplement de quelque chose qui est revenu au patient de l'extérieur alors que sa place est tout à fait plausible dans un rêve, même si celui-ci tourne au cauchemar. Il n'aurait rien dit qui surprendrait le quidam en disant : "J'ai fait un cauchemar..." Il aurait déjà oublié une grosse partie de ce rêve à l'instant même où il se serait apprêté à le narrer.

Mais les choses se sont passées tout autrement. Il semble avoir été agi par l'indicible qu'il recèle, réveillé par un ami lui apprenant qu'il avait changé de position subjective en devenant père. Vous avez sans doute oublié de nous dire que le père de votre patient est également décédé comme celui de Roger Waters, un des membres, on l'a vu, des Pink Floyd. Mais là n'est pas l'essentiel. Il est rare qu'on puisse s'appuyer aussi formellement sur un élément extérieur aussi proche : la paternité de l'ami de votre patient.

Cet épisode, vécu par votre patient, me fait presque penser à une expérience psychédélique, n'y voyez pas une banalisation. On peut même penser que les scarifications, si nombreuses au regard de celles de Pink, sont peut-être une façon de se démarquer du personnage même du film : "Je ne fais pas comme lui. Moi, c'est moi ; lui, c'est lui." Vous me diriez que c'est tiré par les cheveux. Pourquoi pas ? Ça sera comme le Dr Robert dont le cheveu arraché à M. N. n'a pas fait long feu, en se retrouvant dans la soupe. Il ne surnage plus ! Le cheveu semble avoir finalement retrouvé sa tête !!!??

Le Dr Robert ne nous a pas dit ce que soulève comme questionnement ce film-là. Il y avait la problématique interne au groupe et une problématique extérieure, qui peut être partagée ou non, politique, de sociétés, etc. ; mais tout nous incite à penser que c'est en lien avec l'absence du père.

Pink a construit un mur autour de lui dont les briques constituent chacune un élément refoulé, tandis que notre patient s'est retrouvé devant un mur, celui qu'il était en train de rafraîchir en faisant une promesse à sa femme. S'était-il trompé de mur ou de personnes ? Pour l'essentiel, on pourrait dire qu'il n'avait pas rêvé. Qui dirait le contraire ? Sûrement pas le Dr Robert.

Pour ceux qui seraient intéressés par ce film, je suis prêt à faire des propositions pour un éventuel travail. C'est dommage qu'on ne puisse pas s'intéresser plus particulièrement à Syd Barrett, qui a été exclu du groupe en 1968, et qui aurait perdu tout intérêt pour la musique pop et n'écoutait plus que du jazz. »

Le Dr Robert a écarquillé des yeux ? Après tout, c'est son domaine, sa chasse gardée. C'est peut-être un soixante-huitard comme Syd ?

Syd avait pensé finir sa vie en tant que peintre et non en tant que musicien. Il aurait également écrit un livre d'histoire de l'art. Il serait intéressant de trouver une composition logique à tout ça. Une question : « Est-ce que sa maîtrise du chaos, musicalement parlant, a manqué à notre patient ? C'est une énième question. N'hésitez pas à me solliciter. »

Il a fallu attendre la fin de la journée pour comprendre quelque chose à cette présentation. Le Petit Robert s'avère être le Grand Robert. Décidément, on n'est jamais à l'abri d'une surprise avec le Pr Mabrouk ! Appelons-le ainsi : Pr pour un jour. Il ne manquerait plus que le Larousse !

À la sortie de la salle, certaines langues se sont déliées : « Tu parles, s'il s'agit de la forclusion ou de la demi-forclusion, ce n'est qu'un retour du refoulé ! mais certainement mal agencé ? Il y a bien un inconscient dans cette histoire, mais qui y travaille ? » D'autres soutenaient mordicus que Mabrouk aurait dû laisser le Dr Robert nous en dire plus, alors que certains, souvent les mêmes, défendent becs et ongles « le maître ». Leur « sujet-supposé-savoir » !

Pour moi, j'ai déjà tout refoulé, que Dieu me garde de ce que je ne possède pas et qui me reviendrait de l'extérieur pour me mettre entre les mains une truelle pour combler les interstices, une taloche pour éviter de les confondre, et enfin un pinceau. Le pinceau de Syd ? Pour ériger un nouveau mur !

Je décline l'offre. Je rentre chez moi. Il est déjà tard.

LE VA-NU-PIEDS

C'est un samedi. Je dois retourner dans le service pour terminer quelques comptes rendus médicaux qui ne peuvent pas attendre. J'arrive devant le secrétariat. Je m'aperçois que je n'ai pas mes clés. Je retourne au rez-de-chaussée chercher le trousseau de clés de la garde (il s'agit des clés qui sont habituellement utilisées par le psychiatre de garde). Et me revoilà de retour devant le secrétariat. J'ouvre la porte, et je m'installe après avoir fait couler un café.

Il fait chaud dans le bureau. Je laisse la porte entrouverte dans le but de glaner quelques courants d'air venant du couloir, particulièrement silencieux le samedi. Je me verse un café et je m'aperçois très vite de mon erreur. Je n'ai pas été dire bonjour à Mabrouk. C'est un matinal. Il n'y a pas de raison pour qu'il dorme encore. Avant cela, je prends le temps d'apprécier hâtivement une ou deux gorgées de café.

Je frappe à sa porte et j'attends... Pas de réponse. Une légère inquiétude me submerge et que j'arrive à chasser plus ou moins vite. Je me demande pourquoi je dois m'inquiéter pour lui. Une culpabilité inconsciente ? Je frappe une seconde fois et je rentre.

– Tiens, tu es là ? me dit-il.

– Sans doute. (Ma réponse a pour objectif de chasser toute intimidation.)

– Tu es bien matinal...

– J'ai un travail à terminer. (Il cogitait un peu de la planche ! Tout en essayant de dissimuler son contentement de me voir. Il se sent moins seul. C'est ce que je pensais.)

– J'ai beaucoup réfléchi à la situation clinique d'hier. Je sais, je ne suis pas censé être au courant, mais Jean-Louis m'en a parlé. (Il a l'air d'être au fait de tout. Quoi qu'il en soit, avec Jean-Louis, il faut être peu bavard. Mais qu'est-ce que je pouvais faire, à partir du moment où il était dans les parages ?)

– Qu'est-ce qu'il vous a dit d'intéressant ?

– J'ai juste constaté que la situation était somme toute inhabituelle. As-tu l'intention de nous en parler à l'occasion ? (Le voilà qui m'adresse une demande toute faite. Dois-je me laisser faire ? Surtout un samedi, où je suis censé préférer rester chez moi et certainement pas à l'hôpital. Pas de réponse de ma part, j'hésite… Je suis en week-end. J'essaie de me persuader que ma présence à l'hôpital est fortuite et que je ne suis pas là pour recevoir ses doléances. À la fin, ça me semble invraisemblable. Je me demande s'il lui arrive parfois de se mettre en stand-by.)

– De quoi s'agit-il ? (Je fais semblant de ne pas trop savoir.)

– Il s'agit du « va-nu-pieds… ».

– Qu'est-ce que vous voulez dire avec ce que vous appelez « le va-nu-pieds » ?

– Ne prends pas ça pour un affront. J'ai juste entendu parler d'un monsieur qui s'est présenté au commissariat pieds nus, dont la demande n'avaient rien d'anormal. C'est de ça qu'il s'agit.

(Me voilà loin du compte, le secrétariat est resté grand ouvert en face et le travail que je dois effectuer n'est même pas entamé. Comment me dérober, esquiver ? Je sais qu'il ne va pas me lâcher de suite. Essayons de coopérer un tant soit peu. Je me résous donc à lui brosser un tableau succinct de ladite situation. C'est vrai, une situation pareille, on n'en voit pas tous les jours. Il s'agit d'un monsieur âgé d'une quarantaine d'années, accompagné par la police aux urgences. D'après l'agent, ce monsieur s'est présenté au commissariat pour faire une déclaration de perte de ses papiers. Jusque-là, rien d'étonnant. Mais à un certain moment, l'agent remarqua que les pieds de ce monsieur étaient déchaussés. Cette étonnante constatation ne manqua pas de l'inquiéter et il essaya de comprendre en s'adressant au monsieur.)

– Vous êtes nu-pieds, monsieur ?

– Oui, monsieur l'agent.

– Vous ne trouvez pas ça bizarre ou au moins peu commun ?

– Pas trop…

– Et pourtant… (L'agent commença à s'alarmer bien que le discours du patient ne lui semblât pas très discordant. Il paraissait tout à fait en mesure de défendre sa position. Mais l'agent de police pensait bien que la position était prenable et qu'il pouvait la perdre à tout moment. Un monsieur qui arrive pieds nus au commissariat ne peut qu'inquiéter, à moins qu'il ne décline des arguments en mesure de le crédibiliser aux yeux d'un agent qui… ne portait pas de lunettes !)

Mabrouk se sentit obligé de mettre son grain de sel :

– Tu veux dire des circonstances atténuantes ? (Il me cherche… Ça fait plus d'une heure que je suis retenu dans son bureau. Je me sens comme son otage. Il ne dira pas plus et ne semble pas attendre une réponse de ma part. Sans doute qu'il a compris que je n'étais pas disposé à poursuivre plus longtemps. Mais, paradoxalement, il insiste.)

– Ne fais pas cette tête, tu peux continuer.

Il maîtrise… (Malgré moi, je suis tenu de poursuivre même si je dois en rajouter. C'est au tour de l'usager de répondre à l'agent.)

– En effet, monsieur l'agent, je suis bien pieds nus. Ça peut s'appeler aussi ne pas pouvoir se chausser faute de chaussures ? Je n'ai pas les moyens d'en acheter. Pas d'argent ! Je ne peux pas avoir de sous car je ne travaille pas. Je ne travaille pas parce que je n'ai pas de papiers. Alors, je viens vous voir pour faire une déclaration de perte de mes papiers.

– Je comprends… (Le policier n'est pas rassuré pour autant et pense que son client a sans doute plus de soucis qu'il n'en avait l'air. Mabrouk ne peut s'empêcher une intrusion furtive.)

– Il aurait pu respecter la procédure. L'administration est exigeante. Il aurait dû au préalable passer pour faire une déclaration de perte de ses chaussures ! N'est-ce pas ?

Il n'obtint pas de réponse de ma part. Cette intrusion, je l'ai franchement cherchée. Je lui avais jeté un coup d'œil furtif au moment *où l'agent de police semblait plus ou moins dépassé*. Il souriait discrètement. Ça l'amusait, on peut le dire. L'ayant surpris dans cette posture, il a tenté de la dissimuler en intervenant. Je l'ai pas mal fréquenté et je suis en mesure, c'est ce que je pense du moins, de prévoir quelques-unes de ces réactions. Ceci ne règle pas le problème de l'agent de police.

Le monsieur en question, je l'ai rencontré aux urgences, ramené par la police qui s'inquiétait de son état mental. La suite a été toute simple, s'agissant d'un monsieur dont le discours était désadapté, en errance depuis quelques jours et également en rupture de soins. Cela dit, j'ai vite essayer de conclure pour faire en sorte que mon calvaire s'arrête au plus vite. Je ne suis pas venu à l'hôpital pour tenir compagnie à Mabrouk ! Le patient, bien sûr, a été hospitalisé.

Il a sans doute compris que les carottes étaient presque cuites. Et c'est à ce moment-là qu'il me suggéra de retourner à ma besogne. J'ai pris donc congé de lui tout en lui souhaitant bonne lecture.

Sur le point de sortir de son bureau, j'ai eu les yeux baladeurs pendant un instant. C'est une forme d'indiscrétion de ma part. On peut appeler ça tout simplement une curiosité alimentée par la bonne cause, celle de l'équipe. J'essayais de comprendre qui il était à travers ses lectures. Habituellement, il fait attention et n'expose guère les ouvrages sur lesquels il travaille. Aujourd'hui, ça n'a pas été le cas. J'ai bien lu le titre du livre sur lequel il travaillait. Il m'a déjà suggéré de le lire. Il s'agit de *Soi-même comme un autre*, de Paul Ricœur[47]. C'est peut-être pour ça qu'il l'affiche franchement.

---

[47] Philosophe français (1913-2005), il a consacré sa réflexion à l'analyse du sujet et a noué un dialogue avec la psychanalyse, la linguistique et le structuralisme. A renouvelé les recherches exégétiques et bibliques. Son livre, *La métaphore vive*, a été pendant un certain temps un des livres de chevet de Mabrouk. Il aime paraphraser cet auteur en disant : « Nietzsche, Freud et Marx sont les philosophes du soupçon ! » Stéphane aimerait bien que Mabrouk nous fasse un speech sur le soupçon, pensant que la psychanalyse s'y est peu intéressée. Son argument : Henry Krutzen ne lui aurait consacré aucune place dans l'index référentiel consacré à Jacques Lacan, notamment dans la troisième édition. Le Dr Pierre lui a répondu sans attendre : « Qu'est-ce que tu en sais vraiment ? »

Je me dois de le lire. C'est peut-être une façon de me le rappeler. Me voilà donc bien servi ! À qui le tour ? Tel est pris celui qui croyait prendre...

Heureusement que je me suis gardé d'en dire plus sur le cas. Car cette même personne avait déjà été accompagnée par la police aux urgences. Cette fois, il s'était présenté au commissariat bien chaussé ! Il était question de faire une déclaration de perte de ses papiers. Il n'y avait rien qui pouvait inquiéter l'agent de police. C'est une demande admissible et somme toute habituelle. L'agent avait pris le soin de l'installer en attendant que son collègue puisse le recevoir.

Quelques instants plus tard, une fois installé dans le bureau, l'agent lui avait demandé de décliner son identité et sa profession. Son identité était recevable mais son métier l'était moins. Pourtant, il en avait la preuve. Si Mabrouk avait été là, c'est à cet instant, je suppose, qu'il serait intervenu, parce que le contenu du sac que portait le monsieur ne lui aurait pas échappé. Il aurait pris quelques précautions, bien sûr. Mais laissons ce sac de côté et voyons la suite.

M. R. déclara qu'il était bûcheron dans la forêt d'à côté, ce qui figea l'agent. Un silence... On n'entendit plus que le bruit fait par ses lunettes qui venaient de toucher le sol. L'agent portait bien des lunettes, mais elles n'étaient plus à leur place. Pourtant, il y a un moment il ne semblait pas accorder d'importance au contenu du sac, qu'aurait certainement, et subtilement, convoité Mabrouk.

De mémoire de brigadier, il n'y a jamais eu de forêt dans les alentours. Il prit le temps qu'il fallait pour sortir du bureau. Il s'en fut chercher son collègue. Il revint de suite accompagné de son collègue, exigeant une preuve à M. R. Ce dernier s'exécuta et sortit une hache de son sac ! Mabrouk a donc bien vu ! Et pourtant il n'était pas là. Il a toujours dit que nous exerçons un dur métier. Il aime bien répéter que le commissariat, la caserne, l'hôpital et l'inconscient (!) travaillent 24 sur 24 et ne dorment jamais.

Les deux policiers récusèrent la preuve arborée par M. R. et demandèrent plus de preuves. Ce dernier tenta de leur expliquer qu'une hache, c'est fait pour bûcheronner, mais il n'emporta pas la conviction des agents. Mabrouk aurait certainement dit : « Il n'avait qu'à leur montrer la forêt ! » Mais de qui se moquerait-il alors ? Stéphane, à son tour, aurait dit : « C'est sans doute la forêt qui cache l'arbre, l'arbre qui sert à fabriquer le divan !... »

L'histoire de M. R. ne s'est pas arrêtée au commissariat. Elle s'est poursuivie aux urgences de l'hôpital où il a été hospitalisé. Jean-Louis n'avait pas à rapporter cet épisode à Mabrouk puisqu'il ne s'agissait pas d'une tentative de suicide. Mais Mabrouk à plus d'une hache dans son sac ! Il m'a déjà dit que la garde, quand on a un peu de temps, est propice à une discussion autour de situations inhabituelles ou qu'on ne rencontre que rarement. Il est toujours prêt à transformer n'importe quel samedi en un deuxième, comme ça l'arrange.

J'aurais pu lui répondre que je n'étais pas de garde et que je ne faisais que passer. Je viens de m'apercevoir que j'étais en train de parler au mur ! Alors qu'il ne m'avait rien demandé. Je reprends le dossier pour lequel je suis venu. En partant tout à l'heure, je vais certainement oublier de venir lui dire au revoir ! Une préméditation ?

UNE GARDE SANS LE SOULIER !

C'est un dimanche. Encore de garde ! Le service est en travaux. Nulle part où aller, sauf dans le bureau où siège Mabrouk, sinon la chambre de garde. Il savait très bien que je viendrais le voir pour quémander une petite place, mais d'importance. Puisqu'il s'agit du poste de pilotage de la veille psychique en quelque sorte, mais non sans conséquences, pas toujours agréable : remarques et critiques à peine voilées de sa part et très rarement des encouragements.

Le temps de répondre aux urgences, après j'irai rejoindre la chambre de garde. Je suis convaincu qu'il ne va pas refuser de m'héberger, sauf s'il a quelque chose à cacher. Ce serait du genre un dossier privé ou une lecture personnelle. Un ouvrage à lire, en privé, ou un manuscrit sur lequel il travaille. Sans doute qu'il aurait besoin, à un moment ou à un autre, d'un peu de compagnie. Je l'espérais.

Le secrétariat est en chantier, sinon ça m'aurait largement servi. Ainsi, je ne l'aurais pas eu sur le dos, et de plus, il n'aurait pas à me confier une nouvelle tâche. À moi donc de bien négocier. En arrivant le matin, j'ai été lui dire bonjour. Il n'avait pas l'air surpris. Il savait sans doute que j'allais être de garde ce jour. Je suppose qu'il a pris ses précautions en mettant à l'abri ce qu'il voulait dissimuler au regard. Il m'a montré quelques sollicitudes et a accepté que j'élise momentanément domicile chez lui.

La garde est très chargée. Il n'a pas eu à me supporter longtemps. Je n'ai pu retourner dans son bureau que très tard dans la soirée. J'avais beaucoup travaillé et j'étais fatigué. Je me suis affalé sur une chaise fort inconfortable, à quelque distance de lui. J'ai à la main un article, sorti fraîchement de mon cartable, et j'ai fait semblant de lire, la force me manquait. J'ai fait en sorte de dissimuler le titre. C'est une bonne précaution à prendre. Ainsi, il me laissera tranquille, à l'abri de sa pulsion épistémophilique dominicale ! C'est ce que j'ai pensé. J'ai juste eu le temps de me mettre en position, que, me voilà évanoui dans le sommeil.

L'article que j'étais censé lire était maintenant sur le sol, et j'ai manqué de le rejoindre si ce n'était pas le mur sur lequel je m'étais légèrement appuyé auparavant. Il n'a pas manqué cette occasion pour être indiscret : « Pas mal l'article que tu es en train de lire, le titre me semble alléchant : *Un père passe et rate*. De qui est cet article ? » Je feins de ne pas entendre, car je ne veux pas le lui dire. Cet article était de ma plume et je ne voulais surtout pas qu'il le sache, sinon je serai la personne tout indiquée pour la prochaine présentation. Je lui refile alors le titre d'un ouvrage : *Passage à l'acte*[48], où il est question de : « Un père passe et manque », que je venais de lire et je me remets de suite en « off » sans attendre.

Je l'entends murmurer quelque chose, puis remuer légèrement du côté droit. C'est d'ailleurs toujours ce côté qui bouge quand il est légèrement contrarié. On peut supposer qu'il est de droite ? D'autres disent que c'est faux. Stéphane, qui ne rate aucune occasion pour mettre son grain de sel, pense qu'il est du milieu ! Mais personne ne peut l'affirmer.

J'ai déplacé discrètement ma chaise pour me rapprocher encore du mur. C'est une sécurité. Mais pas pour longtemps. Le temps de m'apercevoir que j'ai failli me ramasser une énième fois. J'ouvre les yeux, j'essaie de comprendre : on est toujours dimanche, il est en face de moi, à la même place. Il me regarde. Je fais tout pour dissimuler mon inconfort.

Je m'aperçois très vite que ce n'est pas moi qui l'intéresse. Il a des choses à me dire. Je suppose que ce n'est pas pour mon petit confort, mais pour m'en apprendre encore, et encore : « Ça y est, j'ai trouvé ! » Mais, qu'a-t-il trouvé, me dis-je. Je n'arrive pas à comprendre. Je fais semblant d'être présent, mais je ne comprends toujours pas. « C'est bien lui, Serge Lesourd[49] ? » dit-il. J'acquiesce sans trop savoir pourquoi. Je tiens à peine sur ma chaise. Je viens de comprendre vaguement, un peu honteux, que cet auteur, selon ses informations, serait l'auteur de mon propre article ? Absolument faux ! C'est ce qu'il croit.

Il est 24 heures. Je suis à moitié conscient. Je m'aperçois vite que je pourrais m'allonger sur le divan. Je me retiens. C'est invraisemblable ! Quelle idée ! Mais je débloque ou quoi ? Je n'arrive pas à chasser cette idée de ma tête. Je vacille encore, et encore…

Je ne puis rejoindre la chambre de garde avant 1 heure du matin. C'est mon habitude. J'ai toujours voulu regagner la chambre de garde après une heure du matin, pensant qu'après cette heure j'aurais peu de chances d'être appelé par les urgences. Cette pensée est certainement d'ordre magique. Pourtant, je suis persuadé que ça tient, parfois. C'est moi qui l'ai décrétée et il est absurde de dépendre d'une formule qui est de ma pure invention. Je finis par me remettre pour la énième fois sur la chaise, le dos au plus près du dossier. Je n'en peux plus… Le temps semble figé. Je m'accroche encore à ma chaise en ayant le sentiment que la fin de la scène est toute proche. Il reste à savoir comment elle va être.

Je me vois en train de lui demander si je pouvais m'allonger un peu sur le divan. Et je suis pris d'un fou rire à l'idée de : « Dégage ! Tu n'es pas mon

[48] Ouvrage sous la direction de Patrick-Ange Raoult, *Passage à l'acte*, L'Harmattan, 2002.
[49] Serge Lesourd, « Un père passe et manque », in *Passage à l'acte*, *op. cit.* p. 79.

analysant à ce que je sache ! » Je ne comprends pas. Puis, tout se mélangea dans ma tête, et l'énoncé devint : « M'allonger sur vous ? Moi !!? » La scène semble cette fois-ci comme au ralenti. Il me parlait mais aucun mot ne sortait de sa bouche. Je trouvais ça étrange mais ça ne m'inquiétait pas plus que ça.

Nous n'étions pas seuls. C'est bizarre... L'instant d'après, j'étais allongé sur un hamac, en train de lire un article sur le rire dans le psychodrame psychanalytique individuel. À côté de moi, une tête toute bronzée avait entre les mains *Le Défaut fondamental*[50]. Décidément, cet ouvrage me poursuit partout. Je rêve ou quoi ?

Ça a tout d'une plage, mais c'est étrange. Puis, le mégaphone du poste de secours retentit : « Terminus, tout le monde descend ! » Mais c'est Gérard qui parle ! « De quel Gérard parlais-tu ? » Je revins à moi à cet instant avec la réponse appendue à la bouche, mais je me retins, craignant un dérapage, ou une jalousie de sa part. Il me répondit : « Je croyais que c'était le chauffeur... » Effectivement, pourquoi Gérard ? Je demanderai à qui de droit. Je le saurai peut-être un jour. Il faut bien que j'en aie pour mon argent.

Je réalise donc que j'étais en train de rêver. J'espère qu'il n'a rien entendu. Il est là, à la même place. Je regarde ma montre. On n'est plus le dimanche. Pour en savoir plus, je lui demande si j'avais dit quelque chose pendant que je somnolais. Il me répond par la négative puis se ravise : « Juste des prénoms, Moustapha, Guy, Alain, Jean[51], Loutfi... Tu n'es pas fiévreux par hasard ? » Pourquoi ne me donne-t-il que des prénoms d'hommes ? Je suis persuadé que ce n'est pas vrai, il doit bien y avoir une femme quelque part. Pourquoi pas Françoise, Brigitte, Catherine, Sveva, Gorana...?

Je parie qu'il a tout entendu, mais quoi ? C'est quand même osé de ma part. J'ai un peu honte. Ce n'est pas à lui que je vais apprendre ça : « Le rêve est un accomplissement du désir[52]. » Mais mes pérégrinations s'arrêtèrent

---

50 Dernier ouvrage publié par Balint, psychiatre et psychanalyste (1896-1970) d'origine hongroise. Il est considéré par certains, dont André Haynal, comme « le continuateur de S. Ferenczi ». Il est à l'origine des groupes Balint. Il semble que Mabrouk ait bénéficié d'une analyse didactique employant des modalités non verbales, avant qu'il ne commence à parler, sur le tard (en regardant Télévision !). On tient ça de Moustapha. C'est peut-être pour cette raison que Mabrouk semble hanté par cet ouvrage. A-t-il peur de retomber dans la zone du « défaut fondamental » ? Zone dans laquelle la thérapie se fait également selon des modalités non verbales. Cette notion désigne un espace préœdipien caractérisé par l'absence, chez certains sujets, d'une partie tierce structurante venant entraver l'instauration d'un contre-transfert et nécessitant par conséquent le réaménagement du cadre technique.

51 « Mais qu'est-ce que je fous là ? » Cette interrogation de Jean vient traverser subrepticement mon esprit. Question fondamentale qu'il avait l'habitude de poser, non pas comme moi à l'adresse de Mabrouk, mais à la gouverne du comité secret ! Stéphane semble moins intéressé par la *question fondamentale* que par les chaussettes de couleur différente de Félix, l'ami de Jean.

52 « Tout rêve est l'accomplissement d'un désir (refoulé, réprimé) », écrit Freud dans son *Interprétation des rêves.*

nettes devant le téléphone qui retentit. Je suis appelé par les urgences. Ma petite personne n'était plus d'actualité : allons voir ce qui m'attend.

On est lundi. Il est zéro heure et vingt minutes. Je m'aperçois que mon rêve de tout à l'heure, véritable cauchemar, n'a duré que quelques instants. Tant mieux. Plus c'est court moins il aura entendu quelque chose. Aux urgences, un patient est agité. Il est complètement envahi par un délire de persécution. Mais il n'est pas en mesure de s'apprêter à un examen mental. Il est agressif, instable et susceptible de passer à l'acte.

Il nécessite une hospitalisation. J'apprends qu'il est en rupture de traitement depuis quelques semaines et refuse obstinément l'hospitalisation. L'injection d'un sédatif est proposée. Mais avant, il doit être impérativement examiné par un somaticien, et aussi on doit trouver un « tiers » pour procéder à une hospitalisation contrainte, « à la demande d'un tiers ». Dans cette attente, je n'ai plus le choix que de retourner auprès de Mabrouk. J'espère qu'il va vouloir de moi.

Pas de réticences particulières à m'accueillir. Je reprends ma place sur la chaise qui avait du mal à me contenir ; auparavant, je donne quelques coups de fil pour essayer de joindre un proche du patient mais en vain. J'étais en train de réfléchir à comment procéder pour trouver un tiers (en mesure de signer la demande pour une HDT[53]), pourquoi pas le quart ! en attendant mieux. Le patient nécessite des soins contraints, le « tiers » est indispensable. Sur ce le téléphone retentit pour m'annoncer que le patient venait de fuguer !!!

Comment cela a-t-il pu arriver ? Je m'inquiète pour le patient. Il fait froid, il a reçu un traitement sédatif, après l'examen somatique. Heureusement que le but n'était pas de l'endormir mais de le calmer. J'apprends qu'une déclaration de fugue a été adressée à la police. Un détail, qui n'est pas sans valeur : le patient est parti sans ses chaussures. La description qui a été donnée à la police avait insisté sur ce fait et sur la couleur de ses chaussettes ? Son adresse a été communiquée à la police. Je n'ai plus qu'à attendre et subir, pourquoi pas, d'éventuelles remarques désobligeantes ou critiques de la part de Mabrouk.

Il ne m'adressa pas la parole. Je pensais qu'il avait compris, il a bien vu que je n'étais pas content, inquiet du risque encouru par le patient. J'attendais donc des nouvelles. Chez lui, personne ne répondait. Ses parents avaient été contactés. Tout le monde s'était mis à sa recherche. Quelques minutes plus tard, bonnes nouvelles ! Il est aux urgences. Il vient d'être retrouvé par la police. Très content pour lui, et comme si je n'y croyais pas, j'ai osé demander à l'infirmière s'il était bien sans chaussures. C'est ridicule

[53] « Hospitalisation à la demande d'un tiers ». Le Tiers étant celui qui demande les soins pour une personne ayant « des troubles mentaux qui rendent impossible son consentement et son état mental impose des soins immédiats assortis d'une surveillance médicale constante ».

de ma part mais je n'ai pu faire autrement. « Oui », dit-elle. Je lui demande même s'il avait des chaussettes. Il s'avère que oui. Ouf ! Pas de doute donc.

Me voilà reparti pour rejoindre le patient et faire en sorte que les choses se passent mieux que tout à l'heure. Mabrouk m'interpelle. Qu'est-ce qu'il me veut encore ? Je lui manque déjà ? Ce n'est certainement pas ça. Il a une idée derrière la tête : « Tout à l'heure tu avais insisté en premier sur les chaussures, puis sur les chaussettes, es-tu devenu le fétichiste d'une nuit ? Réveille-toi ! Il fait presque jour... » Je n'avais pas le temps pour lui répondre. C'est lui qui est en train de dormir. Je lui dis bonne nuit ! Et je suis sorti du poste de pilotage ; désormais je vais naviguer à vue.

Aux urgences, je ne reconnaissais pas mon patient !!?? Ce n'est pas lui ! C'est invraisemblable ! C'est cauchemardesque ! Le surveillant m'apprend que la police a *ramassé* le monsieur, il correspondait presque au fugueur. La seule correspondance, je le vois, c'est qu'il ne lui ressemble en rien sauf qu'il n'a pas de chaussures. D'ailleurs, il lui manque une chaussette. Ce n'est d'ailleurs pas la même couleur si je me souviens bien. Le surveillant, un peu déçu, me répond : « Vous savez, docteur, la nuit, tous les chats sont gris (?). » Je lui réponds que c'est absurde et qu'il devrait corriger son vocabulaire.

En colère contre moi et contre tout le monde, tête baissée, je retourne chez Mabrouk. Combien de temps allait durer mon calvaire ? Il est presque deux heures trente. Ma fatigue est incommensurable et en plus je vais me le *coltiner* encore. Je décide de ne pas lui en parler. Je vais être ridicule. Je toque à sa porte. Il m'invite à entrer et me demande qu'est-ce qu'il en était de mon patient. Je lui réponds que tout va bien et que j'attendais les parents du patient pour procéder à une hospitalisation « à la demande d'un tiers ». Il se montre un peu dubitatif. J'ai oublié qu'il n'aimait pas les hospitalisations contraintes. Pour lui, il y a toujours quelque chose à faire avant d'en arriver là. Il voulait prolonger la conversation mais je n'étais pas disposé à le suivre.

D'ailleurs, à peine assis, on me rappelle aux urgences. Peut-être une bonne nouvelle cette fois-ci ? Je déchante très vite : « Docteur, qu'est-ce qu'on fait du monsieur que la police a ramené et que vous venez de voir ? Il n'a pas l'air d'être en bon état. Il a sans doute besoin de vous. » Je m'aperçois que j'ai oublié totalement ce dernier. Mais je dois d'abord répondre à Mabrouk, puisqu'il insiste : « Ce sont les parents de ton fugueur ? Si c'est ça, je suis content pour toi et aussi pour lui. Tu vas pouvoir te reposer enfin. » Il est gentil avec moi et plein de sollicitudes. Je culpabilise à l'idée de lui avoir menti. Mais je n'ai pas le choix. Je préfère donner ma langue au chat, même s'il est probablement tout gris à cette heure-ci !

À son air, il doit se douter de quelque chose. Je vais l'apprendre tout de suite : en sortant, il me souhaita bon courage et me suggéra de faire un peu plus attention aux chaussures des patients que je recevais. L'essentiel pour lui n'est pas dans la couleur des chaussettes. Qu'est-ce qu'il insinue ? Puis il ajoute : « Rappelle-toi du patient qui a été au commissariat pieds nus. Je crois que tu les attires ! Si je ne m'abuse, tu l'avais vu à deux reprises, avec et sans chaussures. Il m'a semblé qu'il était plus dangereux chaussé que déchaussé[54] ! Par conséquent, sans chaussures, il doit donc être moins dangereux. De toutes les façons, sans chaussures, comme on dit, il n'ira pas loin. »

Je ferme sa porte derrière moi et je m'en vais aux urgences sans la prétention de naviguer à vue, il vient de me rappeler des choses que j'ai complètement oubliées. Il a une mémoire d'éléphant mais probablement un minuscule inconscient ! Voire pas du tout ! Puisqu'il aurait été traité (analysé ?) presque totalement. Mais avec quel produit ? Le jour est en train de se lever. Il fait toujours aussi froid. Une pensée me traversa l'esprit et provoqua en moi un sourire presque vengeur : s'il savait que maintenant j'ai besoin de deux paires de chaussures au lieu d'une.

Aux urgences, la prise en charge du patient n'a pas posé de problème. Il n'a pas nécessité une sédation. Il s'agit d'un patient connu de longue date de la psychiatrie et qui était en état d'errance avec une incurie avancée. Il avait froid et faim. Il a accepté de passer la nuit aux urgences, après une douche et un bon repas chaud. On appellera plus tard son psychiatre traitant pour l'informer. Le patient est tout à fait d'accord. Pour ce qui est du patient fugueur, il ne sera revu que vingt-quatre heures plus tard. J'ai appris que cette nuit-là, il avait été dormir chez une cousine, qui a appelé ses parents le lendemain. Ils sont venus le rechercher et l'ont amené aux urgences, où une hospitalisation contrainte a été décidée.

Décidément, c'était la garde de tous les dangers. Je m'en souviendrai toujours. Il ne me reste plus qu'à allonger ce fameux rêve sur un divan, cette fois-ci confortable je l'espère, ou du moins supposé comme tel.

---

[54] Cf. « Le va-nu-pieds », pp. 117-121.

QUANTIQUE

On est mardi. Je suis convoqué par Mabrouk. Ce n'est pas une surprise. Une sanction va probablement me tomber sur la tête. Tout simplement parce que je n'étais pas présent à la dernière présentation du mercredi, un premier de surcroît. Hélas, j'avais un séminaire que je ne pouvais rater à aucun prix. D'ailleurs c'est loin d'être une transgression de ma part, puisque l'intervention du mercredi commence généralement vers quatorze heures trente. Le dernier mercredi, je ne sais quelle mouche l'avait piqué, puisqu'il avait décidé que la présentation du cas clinique allait avoir lieu en fin d'après-midi. Mabrouk avait rendez-vous avec, semble-t-il, quelqu'un de très important.

Je n'ai pas pu faire autrement, il ne m'a même pas donné la possibilité de m'excuser. Il était injoignable par téléphone. Qu'est-ce que je pouvais faire ? Tout simplement, j'ai été à mon séminaire qui se tient le premier mercredi du mois. Aujourd'hui la secrétaire m'a dit qu'il allait me recevoir vers treize heures trente, quatorze heures. Cet horaire m'a paru un peu étrange. C'est le moment où l'on doit aller déjeuner. C'est anormal. J'ai pris mon mal en patience. L'équipe a bien voulu m'attendre pour que nous allions nous restaurer ensemble. Je les ai dissuadés, sachant que je risquais d'attendre plus longtemps que prévu. Et si c'était le cas, on risquait de trouver la porte du « self » fermée.

Finalement, il m'a reçu à l'heure. Il est plutôt souriant. Il me demande de m'expliquer, en usant d'un ton ferme mais sensiblement conciliant : « C'est la première fois que tu t'absentes de notre présentation clinique. Je comprends que ce n'était pas facile. J'ai dû déplacer l'horaire de la présentation. Ce n'est tout de même pas insurmontable pour toi ! Puis-je savoir ce qui t'a retenu ? » Je lui réponds que ce jour j'avais un séminaire qui commençait vers 21 : 00, et que le temps m'avait semblé très « short », alors je suis parti pour arriver à l'heure.

Je ne sais pas pourquoi j'ai utilisé un anglicisme. Mais ça ne semblait pas le perturber plus que ça. On reviendra, d'ailleurs, à ce sujet. Tout le monde dit qu'il parle plusieurs langues. Qui sait ? Il voulait en savoir plus : « Alors, c'est quel séminaire ? » Tiens, il ne me fait pas confiance, peut-être qu'il ne me croit pas, ou peut-être c'est juste une curiosité. Pense-t-il à un rival ? Serait-il jaloux ? C'est possible.

Comme je n'ai rien à cacher, je lui réponds simplement qu'il s'agit du séminaire sur « le concept perdu ». Il réfléchit, puis : « Ah !... Je vois... Il a lieu tous les premiers mercredis du mois, n'est-ce pas ? » Ça ne me surprend pas qu'il soit au courant de l'existence de ce séminaire. J'attends la sentence... Il hésite, c'en a l'air, puis : « Tu sais, j'ai pensé à toi pour le samedi prochain, Inès a eu des soucis et ne peut nous présenter son travail sur le livre : *Alice au pays de la Reine Rouge*[55] (!...). (Tiens ! Je ne comprends plus rien, je pensais que son travail consistait à présenter le livre d'Alice Cherki. Bizarre...)

Je compte sur toi pour le samedi. Tu as trois jours devant toi, ça me semble suffisant ». De qui se moque-t-il ? Je m'aperçois qu'il peut être peu compréhensif, peut-être même très jaloux de ce qui se passe ailleurs. Et Inès, on croyait tous qu'elle allait intervenir le samedi prochain. Elle n'avait pas l'air soucieuse. C'est quoi ce retournement ?

C'est peut-être un coup de bluff, du moins je l'espère. Pourquoi moi ? Et pourquoi pas lui, après tout. N'est-il pas le psychanalyste au sein des urgences, un psychanalyste de terrain. Mais le terrain est certainement sujet à la météo, celle des urgences. Il aime nous rappeler que : « Quand la dépression est sur la mer (mère ?), le temps va certainement se gâter, enfin l'avenir reste incertain... » La mère, ça pourrait être lui !!! Il n'aime pas le mauvais temps. Ce propos est souvent à l'adresse des pédiatres qui viennent lui demander son avis. Ils sortent de chez lui souvent interloqués. Mais il oublie une chose, que l'équipe aime bien répéter, qu'il est aussi un psychanalyste du dimanche ! Je l'ai tant de fois fréquenté le dimanche, de garde bien sûr.

Il ne peut pas dire le contraire. Il a tendance à harceler le psychiatre de garde le dimanche comme le samedi, sauf le deuxième samedi où a lieu l'intervention phare et si convoitée par les membres de l'équipe. Pourquoi une présentation un samedi où tout le monde est censé rester chez soi ? Personne ne peut répondre sauf Stéphane : « L'inconscient ne connaît ni la différence des sexes ni celle entre les jours qui passent. »

Il n'est pas faux de dire qu'il a une clientèle qui vient le voir le week-end. Mais personne ne peut en apporter la preuve, parce que personne n'a vu quelqu'un d'étranger au service rentrer ou sortir de son bureau. Tout le monde en est persuadé. Il n'y a que Lilli, et pourquoi pas la secrétaire, qui seraient au courant de quelque chose et sans doute en mesure d'en dire plus.

Me voilà donc embarqué dans une présentation du samedi. Un optimiste pourrait même s'en satisfaire, puisque le samedi, le deuxième du mois, est

---

[55] En réalité, il s'agit de la deuxième partie d'*Alice au pays des merveilles* : *À travers le miroir*. C'est précisément là que la Reine Rouge intervient. Il faut néanmoins être averti pour comprendre qu'il s'agit d'une déformation du livre de Lewis Carroll.

consacré à des situations que Mabrouk privilégie et qui pourraient ouvrir sur un travail qui sera sanctionné par un article. Ce dernier, évidemment, sera plus ou moins orienté par lui. Mabrouk tient à ce que son nom n'apparaisse pas sur l'article. Mais sa touche est rarement invisible, ne serait-ce que dans l'esprit du texte.

Il ne me reste plus qu'à convenir avec lui du cas que je vais présenter. Aucune hésitation de sa part : « Tu vas nous parler du cas que tu as intitulé Quantique. Mamani ne sera pas de la partie, elle est courbaturée » Mamani étant ma jeune collègue qui a participé à la prise en charge dudit patient. Ce qui me surprend totalement. J'essaie de comprendre mais en vain. Il me rétorque qu'il lui a confié une autre mission. C'est traître ! Je ne peux pas le croire. Je m'aperçois très vite que sa décision est prise et qu'il n'y a aucune possibilité de négocier.

Finalement cette proposition m'est apparue plus abordable que celle d'Inès, où il s'agissait de l'histoire de quelqu'un qui courait pour pouvoir rester en place ? Stéphane avait été amusé par l'idée et se moqua d'Inès en lui proposant d'aller dans une salle de « cardio-training » pour voir plus d'un s'adonner à cet exercice. Ce propos avait déclenché les foudres de Mabrouk, mais non sans interrogation des présents : « Tu devrais lire *Alice au pays des merveilles* et en tirer quelque chose de probant au lieu de faire l'idiot ! » C'est drôle, on avait plus ou moins compris que l'ouvrage dont il s'agissait était plutôt *Alice au pays de la Reine Rouge*. A-t-il encore changé d'avis ? Possible.

D'ailleurs, la faim aidant, j'ai fait en sorte d'acquiescer et je lui ai donné rendez-vous pour le samedi. Il n'avait pas l'air content : « On aura peut-être l'occasion d'en reparler demain. J'espère que tu n'as pas oublié qu'on a une présentation ce jour-là. » Je réponds par l'affirmatif et je prends congé de lui au plus vite. Une fois le mercredi venu je n'ai même pas fait attention à lui, j'étais la tête dans le guidon, préoccupé par ma présentation du samedi. Il avait sans doute compris que je n'étais pas en mesure de le supporter deux jours de suite.

Quelques jours plus tard, le deuxième samedi était déjà là alors que moi, j'étais presque ailleurs. Le dispositif était en place, moi j'appellerai ça plutôt un traquenard. Puisque je n'avais pas eu le temps nécessaire pour travailler en profondeur la situation. D'ailleurs ce n'est pas seulement une question de temps, mais aussi de moyens. Je n'avais pas fait plus d'un entretien avec ce patient. C'était ça la difficulté. Et il ne m'a pas facilité la tâche en m'empêchant de solliciter le Dr Mamani. Car elle, elle avait pu s'entretenir avec le patient plus d'une fois. Je ne me suis pas empêché de lui téléphoner pour qu'elle me donne un aperçu et son sentiment quant à cette situation clinique. La récolte était maigre. Elle n'était pas en forme.

On est dans la grande salle. Ce qui n'est pas nouveau. La garde prétorienne de Mabrouk et ses quelques invités occupent les bonnes places.

C'est-à-dire placés devant. Je m'aperçois également, sans que j'en sois averti, qu'il m'a désigné une discutante. Je ne la connaissais pas. Vu mon âge, il aurait pu choisir quelqu'un de moins jeune. Mais, comme on dit, la valeur n'attend pas l'âge. Je vais essayer de faire avec. Je me demande même si elle n'en sait pas plus que moi sur cette situation. Un petit sentiment de persécution semble poindre. Mais je me rassure tout seul en faisant la culbute si chère aux psychanalystes, en me disant que ce n'est là que de l'amour.

Je n'ai certainement pas oublié que j'avais eu un moment le désir de m'allonger sur ce même divan, lors d'une garde difficile où la fatigue avait eu raison de moi ? Aujourd'hui, ça me paraît invraisemblable. Il est là, devant moi, prêt à bondir. On ne peut rien lire sur lui, sauf quand il est trahi par un grincement qui vient de ses entrailles composites (clous, planches et planchettes). Pour l'instant, on n'entend aucun bruit. C'est calme. À l'extérieur, le temps est orageux, ce qu'il déteste, bien qu'il soit confiné à l'intérieur. On sait qu'il ne supporte pas l'humidité.

Je n'attends plus que le top départ. Ma voisine, qui est aussi ma discutante, a l'air décontractée. Ce n'est pas mon cas. Pour me rassurer, j'y ai vu un signe de jeunesse et d'insouciance. Plus tard, j'ai appris que Mabrouk serait son contrôleur[56]. Ça m'a surpris. Je ne savais pas qu'il fréquentait les mineurs ! Bien sûr, c'est ma façon de le taquiner, en secret. C'est aussi ma façon de me venger. Je n'ai pas d'autres moyens. Il y en a même qui disent que c'est la fille naturelle de Jean-Louis. C'est une rumeur de trop ? Certes, Jean-Louis peut être largement son père. Il n'est pas loin de la retraite. Mais partira-t-il un jour ?

Si je dis ça, c'est parce que personne ne croit qu'il va partir de sitôt. C'est une confidence que je tiens d'une infirmière qui est partie à la retraite il y a quelques mois. Tous on la regrette. Elle nous manque déjà. C'était la seule qui pouvait s'opposer à Mabrouk, le remettre à sa place quand c'était nécessaire. Nathalie ne fait pas mieux, bien qu'elle essaie de l'imiter. Pour le moment, elle a toujours un sacré retard au démarrage.

On aurait du mal à faire la part entre le vrai et l'ivraie sur l'hypothétique paternité de Jean-Louis. Mais ça ne nous a pas empêchés de faire une sorte de jeu des « sept erreurs » en essayant de trouver des signes de ressemblance entre Jean-Louis et ma juvénile discutante. On en a trouvé pas mal et inventé le reste pour que le compte soit en notre faveur ! J'ai usé de ce jeu pour patienter plus facilement en attendant la levée de rideau.

La situation que je vais présenter est celle d'une défenestration qui sort un petit peu de l'ordinaire, si on peut le dire ainsi. Stéphane s'est autorisé à intituler cette situation : « Précipitation par le trou d'une serrure ! » Oublions

[56] Pour devenir psychanalyste, après une analyse personnelle, la ou le jeune analyste peut conduire des cures, pourvu qu'il s'assure du contrôle et du conseil de psychanalystes confirmés.

pour l'instant ses extravagances. J'ai pris ça pas trop mal, car il a maintes fois eu le courage de faire diversion pour moi. Et ce n'était pas sans risque pour lui.

Comme il s'agit d'une tentative de suicide, cette situation aurait dû être présentée un mercredi au lieu d'un samedi, du moins un bref aperçu. Mais Mabrouk en a décidé autrement. Le patient a déclaré qu'il n'avait pas l'intention de mourir ; plus tard, il n'a pas eu à regretter son geste, puisqu'il n'aurait pas souhaité mourir ? On avait parlé d'un geste impulsif... Mais selon nous, ce n'est pas le cas. On ne se lève pas durant la nuit, enveloppé d'une couette pour se jeter du deuxième étage, sauf peut-être dans un rêve !

Pour ce cas, le Dr Pierre a évoqué un somnambulisme, idée qui a entraîné une réaction extravagante de la part Stéphane : « C'est un curieux somnambulisme, le patient tiendrait alors sa couette de Winnicott[57] ! » Pour ajouter : « Une couette trouée ? Sans l'ombre d'un doute. » Il a certainement oublié qu'il commentait le Dr Pierre et que ce dernier est certainement déjà en manque de tabac pour accepter un tel affront.

Mabrouk a fait très vite de mettre fin à l'orage qui s'annonçait : « Tu arrêtes avec ton objet transitionnel en carton-pâte ! » Ce qui décida le Dr Pierre à renoncer à l'escarmouche naissante. La main gauche du Dr Pierre retourna de suite dans la poche de la veste, taquiner la pipe encore tiède. Ainsi le « tic » du Dr Pierre reprit donc de plus belle, paradoxalement signe d'un calme enfin retrouvé.

Mabrouk a privilégié, en s'aidant des propos du patient, la physique de la chute. On verra pourquoi. C'est ce qu'il appelle « la voie courte ». Allez voir pourquoi. Il se contente de nous dire : « Tout le monde connaît le célébrissime cas Werther[58], traité admirablement par Goethe dans un somptueux roman, qui a parfois défrayé la chronique, et dans la même veine *Mademoiselle Else*[59] de Schnitzler. J'évoque, ici, “la voie courte” dans

[57] Pédiatre, psychiatre et psychanalyste britannique (1896-1971). Lacan dira qu'il a trouvé l'objet petit a en référence à l'objet transitionnel de Winnicott.

[58] *Les souffrances du jeune Werther* est le premier roman de Goethe publié en 1774, où il met en scène le suicide de son héros. Il fut publié anonymement. Mabrouk ne déroge pas à cette règle. Il en a fait sa règle fondamentale, en tant que « sujet supposé », sans aller au savoir. Nathalie croit savoir que Mabrouk s'y tient depuis que la vérité, selon Lacan, ne peut être que mi-dite. Cf. *infra*, note 66, p. 151. Pourtant, le Dr Pierre n'arrête pas de lui réclamer l'autre moitié, croyant qu'il s'agit là d'une simple division par deux. C'est le commentaire de Stéphane.

[59] Il s'agit d'une nouvelle de l'écrivain et médecin autrichien Schnitzler, dominée tout au long par un monologue intérieur de mademoiselle Else. Ce style va être systématisé par Joyce dans *Ulysse*. Dans cette nouvelle, Mabrouk a trouvé une conjugaison entre les exigences d'un père, et un voyeurisme/exhibitionnisme qui ne dit pas son nom. Selon Stéphane, Mabrouk, s'agissant de la fin de cette nouvelle, ne savait pas à qui donner sa langue, hésitant entre le chat et le chien ! Car, à la fin de la nouvelle, personne ne savait si mademoiselle Else dormait ou était décédée après avoir ingéré des somnifères. Ayant eu vent des propos de Stéphane, il l'a mis au défi de répondre à la question : « Quel prix a obtenu Freud ? » Stéphane pensait que c'était une plaisanterie, voire un piège, il hésita abondamment. Puis, dans un dernier effort :

l'abord de cette situation clinique, contrairement au roman de Goethe. » Quel prétentieux !

Si j'ai bien compris, il y a un chemin court et un autre chemin qui serait plus long. Pourquoi pas un raccourci ? Si on pouvait voir à travers la lorgnette de Mabrouk, c'est presque le détail qui prime sur le tout ; autrement dit, c'est une équation quantique. Il avait même dit : « Il faut prendre des précautions, c'est à traiter avec l'infiniment petit. »

Je dois dire qu'il m'a imposé cette intervention pour probablement deux raisons : d'abord, le patient dont il s'agit est un spécialiste de la mécanique quantique, la deuxième raison est la suivante : il y a quelques mois, j'ai eu l'occasion d'intervenir lors des Journées du GEPS, où j'avais intitulé mon intervention *Le plus petit dénominateur commun à toute tentative de suicide.*

Ayant fait cette intervention, il m'a alpagué pour me suggérer de présenter ce cas, tout en en sachant que je n'avais pas les éléments nécessaires pour rester fidèle à la psychopathologie inhérente au patient dont il s'agit. J'avais bien entendu refusé. Aujourd'hui, je ne peux m'empêcher de penser que son « refouloir » devait travailler à haut régime, mais sans doute de façon sélective.

Il m'avait expliqué alors que je pouvais juste traiter « de la chute ». Son argument était que le patient lui-même avait insisté sur « le point d'impact » et ne s'est jamais prononcé sur un « avant ». L'entreprise s'est avérée pour moi comme une psychopathologie en pointillé ! cristallisant sur un point, celui de la chute. Je ne pouvais me défendre plus que ça. J'avais même compris qu'il fallait que je traduise, pour ma gouverne, ce signifiant, c'est-à-dire le mot « chute », en : « chut ! » ou « travaille et tais-toi ! ».

J'ai dû donc rapporter ces éléments à l'assistance en les prévenant que quelques raccourcis allaient être pris, loin des plages théoriques prescrites par sa doxa, mais tout en gardant à l'esprit une certaine présence clinique. Je n'ai pas oublié que nous étions sous surveillance. Il est difficile d'échapper à la vigilance de Mabrouk.

Il s'agit d'un patient adulte dont je livre le seul entretien que j'ai pu avoir avec lui. Il a été admis en service de réanimation suite à une défenestration du deuxième étage. Il a eu plusieurs fractures, qui ont nécessité une intervention chirurgicale et plus tard une longue rééducation. C'est un patient dont le contact est facile, le discours riche, il est calme et très coopératif. Il a déclaré ne pas se souvenir de ce qui lui est arrivé ; semblant assumer le déroulement de la *trajectoire* suicidaire d'un point de départ, appelons-le point A, jusqu'au point d'impact ! Mais pas avant. Le point d'impact étant le point principal pour le patient.

« À ma connaissance aucun. » Mabrouk, triomphaliste : « Le prix Goethe, bien sûr... » Le Dr Pierre, qui n'est pas du genre à plaisanter, profita de l'occasion mais dans le style de Schnitzler (monologue intérieur et bref), et à l'adresse de Stéphane : « Avoue que tu as pensé au Goncourt ? »

Le patient a préféré parler de « trajectoire », que Mabrouk a traduite par une « somme de points ». Ce terme semble plus familier au corpus du patient. En somme, tout va se dérouler dans un espace qui maintient en tension l'abscisse et l'ordonnée de la fonction constituée par un segment allant d'un point de départ A à un point d'arrivée B. Il s'agit là d'une version plausible pour les profanes de la « quantique », selon Stéphane.

Je n'aborderai pas les détails biographiques, ni l'histoire du patient, n'ayant pas les éléments en main pour m'engager véritablement dans le « chemin long » qui serait dicté par Goethe, et même pas dans le chemin court supputé par notre divan. Il ne me reste plus, finalement, qu'à plus ou moins prendre un chemin de traverse tout en espérant éviter de me retrouver nez à nez avec Mabrouk, et surtout pas dans un chemin sans issue ! Le raccourci est parfois toléré, voire inévitable quand on besogne dans un service des urgences où le temps et l'espace ont tendance à avoir une géométrie variable quand elle n'est pas singulière. Il est clair qu'une orientation se fera une fois l'urgence levée. En ce lieu, tous les chemins ne mènent pas obligatoirement à Rome mais parfois à Cracovie[60] !

Le patient est d'un haut niveau scientifique. Sa spécialité est la physique quantique. Il dormait. Il est au deuxième étage dans son appartement. Il est enveloppé d'une couette. Et le voilà à même le sol, sur la terre ferme, quelques mètres plus bas. La couette est restée solidaire du corps dans sa

---

60 Pour Stéphane, c'est une ville polonaise, rien de plus ! Cette ville s'est retrouvée, à son insu pourrait-on dire, mise à l'honneur par S. Freud dans *Le Mot d'esprit et sa Relation à l'inconscient* (1905), Paris, Gallimard, 1988, p. 218. Où ce dernier mit en lumière, dans un dialogue entre deux personnes qui se rencontrèrent dans une gare de Galicie, le quatrième et très rare mot d'esprit. J. Lacan donnera une traduction à ce mot d'esprit sans lui avoir épargné une magistrale torsion à travers les dédales du langage, et notamment « l'inconscient structuré comme un langage » ; « L'inconscient c'est le discours de l'Autre », etc. Lacan traitera de cette question à différents niveaux et à plusieurs occasions : J. Lacan, *Le Séminaire, Livre V*, « Les formations de l'inconscient » (1957-1958), Paris, Le Seuil, 1988, p. 101-118 et surtout *Le Séminaire, Livre XI*, « Les quatre concepts fondamentaux de la psychanalyse », *op. cit.* 125-135 où Lacan intervertit les noms : la vraie destination devient ici Lemberg et non plus Cracovie ; *Le Séminaire, Livre III*, « Les psychoses », Paris, Seuil, 1981, pp. 39-54.
La parole fondatrice ? C'est une parole qui est structurée grammaticalement comme un message venant de l'Autre un message venant de l'Autre, nous dit Lacan, sous une forme inversée. Dans cette veine, il y a aussi une place pour la parole pleine et la parole trompeuse. Le Grand autre vient doubler la parole qui circule entre les petits autres ; exclu, la parole ne va plus circuler entre des semblables mais entre des images, dont on pourrait dire en miroir. *« […] c'est de l'Autre que le sujet reçoit même le message qu'il émet »*, disait Lacan dans « Subversion du sujet et Dialectique du désir dans l'inconscient freudien », in *Écrits*, *op. cit.*, p. 807.
À ce propos, on ne peut pas ne pas se souvenir du propos tenu par le Dr Pierre, un peu éméché, lors d'une présentation où « le Grand autre » a été plusieurs fois cité : « À vous entendre, je dirais que ce grand Autre est le seul rescapé de la caverne de Platon. Comment a-t-il fait ? », en s'adressant à Jean-Louis. Ce dernier avait pris sur lui et n'avait pas daigné lui répondre. Stéphane, non plus. Mabrouk ne s'y mêla pas. Ce jour, tous les chemins semblaient mener à Cracovie !

chute. Une dialectique s'engagera plus tard avec lui, usant de moyens techniques et intellectuels difficilement compréhensibles pour le profane de la quantique que j'étais.

Il maintiendra une certaine maîtrise (du chaos !), cette fois-ci intellectuelle, de sa propre chute. Il en est devenu subitement l'objet et la source. Presque pas de place au doute. Puisqu'il est là, présent, la preuve vivante de ce qu'il affirmait. En somme, il faut comprendre qu'il s'est jeté du deuxième étage, sans trop savoir pourquoi, mais, après coup, il était là, pour la réception !

Cette approche, empruntée de rationalisme, presque ésotérique pour certains, s'avérera hermétique, comme verrouillée par je ne sais quelle clé quantique ou bionique ! Nous étions parfois largués, lessivés, essayant de trouver une porte de sortie en nous aidant de n'importe quelle perche à portée de main. Je pensais tout bas que Mabrouk avait le pouvoir de se transformer en cette perche. Mais au moment où cette situation s'était présentée, il avait l'air aussi perdu que nous. La mécanique quantique, jusqu'à preuve du contraire, n'est pas sa tasse de thé. Ni sa tasse de café ! Puisqu'il n'en a jamais consommé à ce que je sache.

Le patient, les jours passant, émergea petit à petit de sa « substance » mortifiée et désarticulée, et nous dira, à notre surprise, qu'il lui semblait repartir dans la vie, puis : « Je suis comme un bébé qui apprend à marcher. » Cette phrase nous a surpris. Mais il avait l'air tellement sincère qu'on l'a cru totalement ! En effet, après avoir été alité quelque temps, l'équipe spécialisée l'aida à se mettre sur pied et à réapprendre à marcher.

Il m'a certainement manqué des éléments ayant trait aux tenants et aboutissants à l'origine de la tentative de suicide. Mamani ne m'avait été d'aucun secours, puisqu'elle était absente depuis quelques jours, à cause d'une mauvaise grippe. Me voilà donc précipité ! à mon tour, en aval, un peu comme le patient. Ce dernier n'a pas montré de signes francs d'un trouble de l'humeur, ni exprimé des propos *complètement déréels* (quand même !...) Tout pouvait tenir en apparence, à la limite.

Le temps passait. Je viens de me rendre compte que je n'étais pas si seul, et que ma discutante, toute proche, ne perdait pas son temps. Je m'aperçois qu'elle était en train de me salir la note ! Elle griffonnait sans répit jusqu'au moment où son stylo montra des signes d'essoufflement et... étouffa ! Elle me réclama un crayon, ce qui m'inquiéta.

Ce n'est pourtant pas elle que je craignais le plus. Je pensais faire avec, mais voilà que Mabrouk décide d'intervenir : « Tu penses que le mot "tentative" tient véritablement la route ? Tu vois ce que je veux dire... » J'essayais de me défendre comme je pouvais mais sans réussir véritablement. C'était difficile de qualifier le patient de délirant, ou d'affirmer le contraire. On dit bien tentative de suicide à ce que je sache. Qu'est-ce qu'il sous-entend ?

Ce que je n'osais pas lui dire, c'est que, selon moi, le patient qui a chuté du point A n'est pas celui que j'ai rencontré, c'est-à-dire celui du point B. Ou du moins il m'a semblé qu'il ne s'agissait pas de la même personne. Il m'aurait pris pour un fou ! Alors, j'ai fait profil bas. Ma voisine n'a pas manqué d'adresser des signes d'approbation à Mabrouk. Comme s'il en avait vraiment besoin.

J'avais pris le soin de ne pas trop anticiper sur ce qui, pour l'instant, reste, mais seulement en apparence, comme une assertion de ma part. Évidemment, il s'agissait de traduire. Mais ce n'est pas chose aisée. J'avais le sentiment que la partie du patient qui s'était jetée ne communiquait plus avec la partie que j'avais rencontrée ! D'autres diraient, simplement, un clivage. Moi, je n'ai pas les éléments pour affirmer ça, ou peut-être c'était encore tôt et pas le bon moment. J'ai juste le sentiment que le patient avait besoin d'être étayé, d'une façon ou d'une autre.

Il affirmait qu'il ne voulait ni se jeter, ni mourir. Il constate, comme nous, un « résultat » qu'il ne récuse pas, et qui s'impose à lui. Il peut aussi dire un mot de la géométrie de la trajectoire, qui somme toute est déclinée « euclidienne » pour nous, voire obéissant à un procès thermodynamique : on passe d'A à B, sans retour. Aucun point ne risque de rencontrer l'autre, à moins qu'une quatrième dimension ne s'invite dans notre espace.

Il a sans doute été coopératif, il a dit ce qu'il était en mesure de nous dire. Nous avons observé que toute cette entreprise mortifère se résumait dans sa phrase : « L'essentiel, ce n'est pas la chute, le principal, c'est le point de réception, ou point de contact, d'impact... » À peine ai-je proféré cette phrase, un brouhaha emplit la salle, pourtant spacieuse.

Une seule personne avait l'air loin de la réception, c'est ma discutante. C'est Mlle Labs. Elle a un fort accent british. Mabrouk ne l'a pas présentée expressément. Son accent pourrait ouvrir une brèche dans le dispositif de Jean-Louis, s'il s'avère être son père. Stéphane n'a pas fait de commentaire. Il n'oserait pas. Jean-Louis est une référence pour lui et il le respecte énormément. Pour l'instant, Mlle Labs se contente d'écouter et de prendre des notes. Une psychanalyste en herbe ?

Elle s'est penchée sur moi, pour me dire qu'elle n'avait pas très bien compris. Elle voulait savoir si la phrase concernant le point d'impact venait de moi ou du patient. Me voilà rassuré, je n'appréhende plus une note salée. Je me suis dit que je ne m'étais pas trompé sur elle, si jeune... Mais pas de triomphalisme, il n'est pas encore l'heure.

Sur ce, Mabrouk ne me laissa pas le temps de lui répondre : « Qu'est-ce que ça veut dire ? » puis, « Va, continue ! » Je me suis dit qu'il fallait peut-être le dire en anglais, retirer mon propos ou peut-être même m'excuser. Mais pour quelle raison ? Il y en a qui disent que sa langue maternelle est l'anglais ? Ce n'est pas tout à fait vrai mais ce n'est pas faux non plus. Il y a des rumeurs comme ça, un peu trop à mon goût. La langue anglaise ne lui est certainement pas étrangère. On l'a bien vu lors de certaines interventions. Souvenons-nous de l'intervention : « The Wall ».

Je finis par quitter mes pensées qui sont devenues obsolètes, même obsédantes. Avec M. R., notre patient, nous sommes obligés de nous désolidariser d'un des deux axes du langage. Celui de la métaphore semble en panne, alors qu'on pouvait y chuter à foison, sans risquer la moindre égratignure ou blessure ; mais là où la blessure devient inévitable, elle peut toujours cicatriser aisément. Même si ce n'est pas évident. Allons-nous nous contenter de le suivre dans sa démarche quantique, traquant l'infiniment petit et faisant abstraction de nos propres perceptions ? Rien n'est moins sûr.

Un toussotement intense m'arrêta. C'est Mabrouk. On attend la fin, mais ça continue. Nathalie et Jean-Louis sont alertes. Il n'a pas l'air bien. Ce n'est que maintenant que je comprends qu'il n'était pas en grande forme. J'aurais pu le deviner : il est rarement intervenu aujourd'hui, alors que nous étions habitués à ses interventions répétées quand ce n'étaient pas des passages en force. Bien qu'inquiet pour lui, je me suis dit que c'est une chance pour moi, il va écourter la présentation aujourd'hui. Une fois le calme revenu, Jean-Louis me fit signe de poursuivre. Ça y est ! Mabrouk vient de passer la main.

Les différentes fractures, l'importance des hématomes et une entrave sérieuse sur le plan locomoteur n'ont pas été en mesure de perturber la conviction du patient. Pour lui, l'essentiel, ce n'est pas cela, il résiderait plutôt du côté du point d'impact avec les « éléments » dont il semble chercher à faire partie, à y trouver une place. Ce détail, difficilement objectivable pour nous, désubjectivé, divisé avec un dénominateur incommensurable, au fur et à mesure de notre tentative de compréhension, reste étrange.

Selon lui, il devance largement son être, la face que lui opposent la terre, le globe et pourquoi pas l'univers ! Ce point, interface entre la terre et ce qu'il appelle la réception, devient le lieu de tous les indicibles, de l'insu et de ce qui n'est pas advenu et qui a eu lieu !!!

Mabrouk ne semble pas satisfait : « Ce qui n'est pas advenu ? » Ça n'a pas été sans effet sur l'assistance, et surtout sur ma discutante. Après avoir constaté qu'il était souffrant, ma discutante semble enfin revivre alors qu'elle n'arrêtait pas de demander à boire et que personne ne l'entendait. Je l'aurais volontiers renvoyé à une relecture récente de *Qu'est-ce que le réel*[61] *?*, mais le faire aurait été abuser.

---

[61] *Qu'est-ce que le réel ?* de Gérard Pommier, Édition Érès, 2004.

Vous aurez remarqué qu'il s'agit d'une relecture. Pourquoi pas une lecture ? C'est toute la difficulté de l'assimilation, dans notre nouveau siècle, de la difficulté à digérer ! Tout le monde se rappelle que le père de la horde a bien été ingéré, mais toujours mal digéré ! Il plaît à Sullivan, encore un psychodramatiste, et non des moindres : « Il est plus facile de parler des livres qu'on n'a pas lus ?... » C'est pour le moins étrange, mais ce n'est pas sans effet. On pourrait accuser Sullivan de quoi ? D'être mal réveillé ? Voilà donc une assertion en mesure de jauger de la « valence hallucinatoire latente », celle du réel, dont parle Gérard Pommier

Je me suis contenté de lui répondre qu'effectivement, il y avait un abus de langage. Et qu'il fallait dire « ce qui n'est pas advenu encore, ce qui était là mais de toujours, non perçu ». Il faut juste ajouter que je ne me situais pas tout à fait sur le même registre que lui. Je conjugue plus avec le triptyque freudien des trois pôles : dynamique, économique et topique, tout en restant attentif à l'ascenseur qui scande l'endroit où il y aurait eu panne ! Mais ça, c'est une autre histoire. Un peu comme l'histoire de la relativité dont « abuse » notre patient quand sa mécanique cale.

Cela dit, je poursuis sans que Mabrouk ne décide de m'interrompre. Il est bien malade. Le patient déclare n'avoir été sous l'emprise d'aucun élément iatrogène tout en insinuant que l'essentiel n'était pas abordable ou n'était pas là. Comme l'essentiel était ailleurs, il ne prenait probablement aucun risque, si risque il y avait.

« Ce n'est pas sérieux ! » me dit-il. C'est le divan qui revit ! Je l'avais un peu oublié à partir du moment où il m'a laissé poursuivre alors que je n'avais pas tout à fait répondu à sa question. Serait-il moins malade ? J'essaie de le rassurer en lui expliquant que c'était de la quantique et qu'on aura l'occasion d'en reparler dès que je saurai plus sur le sujet. Il acquiesça, sans conviction. Mais il revint très vite à la charge : « Je ne vais pas me contenter de ce que tu viens de dire… » Son propos se morcela du fait d'une quinte de toux encore plus prononcée. Ses planches et ses clous étaient cette fois-ci de la partie. Il n'était que l'ombre de lui-même. Nathalie se sentit obligée d'intervenir : « Alors ? » en s'adressant à moi.

Pour le contenter, je lui déclare que tout s'est joué dans un espace ouvert, qui résiste à la fermeture. Tout le monde sait que c'est le sujet de la psychanalyse. Il feint de ne pas comprendre. Pour lever sa fièvre, une pointe d'humour tout en reprenant l'initiative : « Connaissez-vous Ali Baba, le voleur de Bagdad ? » Il a un sourire gêné et *grimaçant* (il a certainement mal) mais semble impatient d'en savoir plus. Il ne veut pas en rester là, il y va de sa notoriété : « Et les quarante voleurs, sont-ils toujours ensemble ? » Je lui réponds, oui, de suite – il n'était donc pas largué – sans même avoir pris le temps de m'assurer du nombre exact de voleurs !

On sait tous que le trésor dont il s'agit, dans cette histoire, est l'équivalent d'un désir. C'est celui d'Ali Baba. Il va le voler à une sorte de bande (rivale ?), de circonstance. C'est ce qu'il ne sait pas. On perçoit ainsi qu'il doit son propre désir à son rival. C'est une mécanique assez grossière, non

---

dans son livre. Parler de ce qu'on n'a pas lu est le signe d'une mise en tension du symbolique qui nous chuchote à l'oreille : que quelque chose qui nous concerne intimement nous guette au dehors. Je l'avoue, il n'est pas facile de comprendre sans lire cet ouvrage qui donne les coordonnées du commencement de l'aventure humaine. « Le sacrifice du père de la horde n'en est que la face anthropologiquement visible : rose ? » pourrait-on avancer. Je reste persuadé que le grand Stéphane s'appuierait sur Nietzsche : « Toute nouvelle connaissance est nocive jusqu'à ce qu'elle se soit transformée en organe de l'ancienne », pour apporter sa contribution.

quantique, qui semble en exergue peu ou prou dans les tentatives de suicide. Dans ce cas, on a toujours affaire à quelqu'un d'autre. Ça peut être n'importe qui. Il s'agit souvent d'une perte, de quelque ordre que ce soit, c'est parfois une abstraction. Dans notre cas, il y va tout autrement. Ce n'est pas « classique ».

Alors que je pensais qu'il s'intéressait à mon développement, il avait l'air subitement choqué par le mot « classique ». Je n'ai pas précisé que ce mot était entre guillemets. De toute manière, il trouvera toujours quelque chose à redire. La mise étant le propre corps et non un ou les éléments, comme semble croire notre patient. J'aurais mieux fait de le dire ainsi et éviter le *classicisme.*

J'attends, je l'attends... Puis il me dit : « Pourquoi classique ? » Va-t-on s'engager encore une fois dans un bras de fer. Ce n'est pas le moment. Je n'ai pas l'esprit à ça. Je voulais poursuivre et il m'en empêcha. Je le vois se tortiller... C'est sa façon de manifester sa colère. Heureusement pour moi que le patient ne pouvait pas s'allonger. Sinon il lui aurait prescrit du divan et rien que du divan. Pour l'instant, le patient vient à peine de quitter le fauteuil. Ce n'est pas un « face-à-face » qu'il lui faudrait, mais toute une entreprise, qui n'a pas encore commencé. Pour lever le doute sur ma maladresse verbale quand j'avais dit : « Ce n'est pas classique », je tiens à préciser que je faisais uniquement allusion au Réel dans lequel il n'y a pas d'absence, contrairement au symbolique où le garant de la présence, c'est bien l'absence. Notre situation suggère comme une absence dans ce réel, mais à quel prix ? Au prix d'y suggérer une présence, mais une présence non viable : une mort ? un suicide ?...

Sachant qu'il n'était pas en forme, je me suis dit qu'il fallait écourter, quitte à prendre des raccourcis. J'ai fait appel à sa subtile pédagogie en lui proposant de nous aider avec « le syndrome du trousseau de clés ? » (il s'agit d'une propriété commune). Après réflexion, je décide de ne pas poursuivre ma demande plus loin, mais il me renvoie la balle, probablement dans le but de me confondre. Parce qu'il en sait quelque chose, sur ce fameux syndrome. Il sait aussi que la plupart des présents ne vont pas apprécier, car il s'agit d'un syndrome de naissance récente, né aux urgences de l'hôpital et dont il a continûment revendiqué la paternité, sans le dire franchement. C'est un peu notre secret.

Il avait même voulu lui donner son nom. Je n'avais pas pu m'y opposer, et c'était une occasion en or pour en savoir plus sur lui à partir de son nom. En effet jusqu'à cet épisode, jusqu'à la construction de ce syndrome, on l'avait appelé M. le Divan. Il n'avait qu'à choisir un nom. Mais il savait sans doute qu'en choisissant un nom, il allait nous mettre sur la voie de ses origines. Surprise ! Il nous avait proposé de l'appeler Mabrouk. Que recelait donc ce nom ? Quelle trace ? On savait pourtant qu'il n'en avait cure de la trace (souvenir déformé), son crédo allant plutôt vers le tracé (travail effectué par la déformation du souvenir) .

Notre petite recherche n'avait pas été très fructueuse. Puisqu'en traduisant le mot Mabrouk, on tombe sur quelque chose comme « félicitations ». C'est un mot probablement d'origine arabe qui a priori ne fait pas directement référence au genre dans cette langue. Tant pis pour son genre ! Mais le mot « félicitations » nous a beaucoup amusés, à partir du moment où le nombre est parlant. Le voilà transformé en plusieurs ! Perdant ainsi le singulier, il nous avait servi « plusieurs » au prix d'un. Diversion ? Donc, il ne peut pas être malade, aujourd'hui, car il a plusieurs têtes ! Aucune indulgence à son égard.

À l'époque, comme il ne voulait pas en dire plus sur ses origines, j'avais pu prendre possession du « syndrome du trousseau de clés ». Les collègues n'étant pas au secret de cette affaire, je n'en ai tiré aucun avantage palpable. J'aurais dû exiger de lui un peu de publicité, sinon lui intenter un procès ! Maintenant c'est trop tard, personne ne pouvait le croire.

De quoi s'agit-il vraiment ? Un jour, nous nous sommes posé la question suivante : une majorité de suicidants déclarent qu'ils ne voulaient pas vraiment se suicider, ou qu'ils n'avaient plus envie de recommencer. C'est ce qu'on appelle « la critique des troubles ». Mais la critique de quoi ? Leurs propos sont en deçà du geste suicidaire, et cette façon d'annuler est a priori absurde et a, au moins, un reste ! De quel ordre était-il ? Chevauche-t-il un destroyer de signifiant ou serait-il dans un repli du corps ?

Nous avons pensé qu'il était difficile d'accepter les choses en l'état. Comment peut-on critiquer ce qu'on n'a pas décidé, notamment le « vouloir mourir ». En effet, quel que soit le drame potentiel, il y a comme une *passion de faire* qui jouxte « un huis clos » où se déroule la scène entre les « parties » d'un même sujet. L'une s'adresse à l'autre, l'invective, parfois allant jusqu'à la tentative de meurtre… Ce huis clos a l'air parfois si exigu que le concerné semble exclu, se contentant de regarder de l'extérieur.

L'addition des parties ne fera jamais un tout. Il restera une partie vierge, indivisible, transcendantale, et au-delà de l'infiniment petit. Toute recherche d'une porte dérobée s'ouvrant sur l'indicible, l'insu, est probablement vaine tant que l'on se préoccupe d'un « visible ». Cette constatation a pris en considération l'équation, probablement à plusieurs variables, mise en jeu dans le calcul de la trajectoire de la chute. S'il n'y a pas eu mort, ce qui est notre cas, c'est que la physique a certainement triomphé ! De façon plus simple, n'oublions pas que nous sommes aux urgences. On se contentera ici de l'expression populaire : « Les vents étaient favorables ce jour-là. » C'est une autre façon de penser… Magique ?

J'ai cru comprendre que M. R. a fait un geste impulsif. Il me semble que c'est un mot creux, car sous le sceau de l'anonymat ou du trop-plein. En voulant faire d'un geste une totalité qui n'en finit pas au lieu d'une histoire singulière, qui a un début et un inéluctable, M. R. a sans doute fait le choix de l'objet, aussi quantique soit-il, au lieu de se contenter de son ombre, capable de choir de n'importe quel étage sans risque majeur mais au prix d'un rayon de lumière, qui lui a donné la vie, ou, pourquoi pas au prix d'une métaphore.

On parle d'ambivalence, de clivage, d'omission ou de déraison, mais ce n'est jamais neutre. La neutralité est très difficile de définition mais elle engage, le plus souvent, deux parties qui viennent tenter de se neutraliser. La définition d'une partie engage au moins un objet quand ce n'est pas une escouade. L'objet à son tour n'est jamais le même, aussi grand, minuscule ou quantique possible, il finira toujours dans la bouche d'un mot. Il ne restera plus, à la fin, que de savoir si c'est le même alors qu'il ne l'est plus. C'est à ce moment probablement qu'il y a arrêt sur le corps, le temps d'une interlocution, d'un mot ou d'un geste.

Une personne insiste... Ça vient de l'assistance. Je viens de m'apercevoir que j'ai été trop long et que Mabrouk a laissé faire du fait vraisemblablement de son état souffreteux. Elle ne démord pas et veut à tout prix qu'on lui parle du fameux syndrome. J'essaie d'éviter mais toutes les astuces, subterfuges vont très vite faire chou blanc. La personne est d'un certain âge, semble sûre d'elle et se tient au premier rang. C'est un signe, il ne faut pas se tromper. C'est sûrement un proche du chef.

Je propose donc pour la première fois le soi-disant syndrome non sans avoir obtenu l'acquiescement sans doute fiévreux de la peau de vache ! C'est très simple : il s'agit du quidam qui cherche la clé ou le trousseau de clés avec son être total à qui il manquerait une main ! Ne croyez pas qu'il en soit amputé ou qu'elle soit paralysée. Du tout ! Mais c'est qu'elle tient l'objet convoité bien en main. Voilà une rébellion, voire une extravagance qui ne dit pas son nom.

Le quidam reste ainsi suspendu à une main tenant une clé. Cette main est devenue experte dans la dissimulation et a montré des capacités insoupçonnables. La sensibilité tégumentaire est restée aveugle, subissant une sorte de conversion intempestive. Ce n'est pas faux de dire que le quidam a perdu la main ! Et que cette main détenait la clé. Ayant perdu la main, aveugle, il n'arrête pas de chercher jusqu'à ce que sa main daigne lui restituer l'objet convoité. Mabrouk fait des efforts pour intervenir, il finit par écarter le gros de la quinte et : « Tu sembles déduire que ton patient a gardé la main mais a perdu la langue ? » Son intervention inattendue mit fin à l'interrogation de la personne âgée du premier rang, tout en accentuant son incrédulité.

Elle finit par me répondre : « Ah ! Bon... » L'intervention de Mabrouk semble l'avoir achevé, perdant à son tour sa langue mais pas complètement : « Je ne suis pas convaincu... » Aucune allusion au propos de Mabrouk. Ce qui est tout à fait étonnant, mais c'est sans compter sur Mabrouk qui, comme s'il voulait soulager son probable ami : « Ça, c'est le syndrome du grand trousseau de clés, et celui du petit trousseau de clés, est-il valable dans ces circonstances ? »

Il a bu ou quoi, je n'ai jamais parlé du petit syndrome. Je m'aperçois qu'il est en train de me préparer un sale coup : « Si on réfléchit un tant soit peu, on n'est pas loin de l'automatisme mental. Une pensée qui se rebelle, c'est comme une main qui subtilise une clé, n'est-ce pas ? » Je ne comprends pas. J'ai même pensé qu'il s'agissait d'une soustraction faite d'une main de maître ! Pourquoi pas, mais je ne vais pas me laisser faire. Il ajoute, mais cette fois-ci à l'adresse du Dr Pierre, toujours aussi discret et taiseux, presque blotti sur son siège : « C'est pour quand le séminaire sur Gaëtan de Clérambault ? Tu nous as promis... » C'est une nouvelle pour moi. Pourquoi fait-il appel à ce psychiatre ? Pense-t-il qu'on ne pourra pas aider le patient sans lui ? C'est peut-être parce que sa langue ne tient plus, saburrale comme elle doit être. C'est peut-être un automatisme qui a tout déclenché chez le patient ?

Le Dr Pierre ne semble pas vouloir assumer ses promesses. Il se contenta néanmoins de hocher la tête dans le bon sens, celui d'un vague acquiescement. Moi, je ne voulais pas en rester là et souhaitais m'adresser à la personne qui m'avait interpellé au sujet du syndrome du trousseau de clés. Il aurait suffi de lui dire que c'était une façon pédagogique de communiquer sur des sujets nécessitant parfois des concepts et des concepts à ne pas finir. Mais l'intervention de Mabrouk avait certainement fini par le rendre moins exigent.

Je suis revenu un instant sur le point d'ancrage dont il était question tout à l'heure, amené à point nommé par le patient. On a parlé d'interfaces, d'un point d'impact, d'un point, etc. Il s'agit d'un point de détail qui semble fusionner avec un autre, après coup. L'autre ne tient que grâce à lui, aussi infime soit-il. Un vocable recèle en lui, ou dans ses aspérités, la condition parfois de toute une vie. Il est vain de se contenter d'une définition. Une poétesse anglaise, dont je ne me rappelle pas le nom, disait que l'univers tout entier peut tenir dans une seule tête. Ça pourrait être même une pensée.

Nathalie, je le savais, allait exprimer son insatisfaction : « Ta poétesse a déposé le monde dans le creux d'une circonvolution cérébrale, et toi tu t'es montré incapable d'accoucher de son nom ! » J'ai fait vite d'oublier. Elle a sans doute raison.

Revenons à notre patient et à sa chute. Dans ce cas, il y a une position à défaire, ce qui impose un repositionnement. Les choses ne semblent pas se dérouler à l'extérieur comme essaient de nous le faire croire les éléments, mais bien à l'intérieur, un intérieur qui reste à définir. Il y a comme un écho à de « l'incessant » qui se transforme vite en de l'insensé ! Évidemment, j'ai trop peur que mon propos réveille la bête. Il ne va pas accepter et ça n'a pas raté : « C'est quoi ton truc ? »

Je lui réponds que c'est un truc des urgences. Je lui rappelle que nous traitons des situations nombreuses, dans l'urgence, et que le temps nous est compté. Il ne semble pas satisfait, il attend une suite. Je ne réponds pas plus que ça. C'est alors que Nathalie remet son grain de sel : « Il a raison ! »

Jean-Louis et le Dr Pierre pourraient m'aider, mais rien ne vient de leur part. Il faut dire que Mabrouk ne montrait aucun signe pour favoriser cela.

Je prends les quelques précautions qui me restent, et je pèse mes mots : « Vous êtes d'accord avec moi quand je dis qu'il est difficile de se défaire de l'attraction terrestre, et de l'équation de la chute libre z = ½ gt 2 ? » Personne ne répond. Je crois que ce n'était pas la bonne formule, du moins la meilleure manière de faire. Car la formule « physique » est juste. Je me suis juste mal exprimé. Ayant la majorité sensible contre moi, sachant aussi qu'il était dangereux d'avoir raison le premier, j'ai repris le développement de façon plus appropriée tout en ponctuant mon propos avec des nuances et des formules.

Il faut dire que je me suis imposé le conditionnel, après coup, ce qui n'a pas manqué de déstabiliser ma sémantique. Bien qu'à moitié d'accord, ils acquiescèrent, mais bien évidemment sans conviction. Je leur fis la promesse de faire un aparté, si le temps le permettait, sur la chute en m'aidant, l'occasion venue, de Dolto, de Winnicott et pourquoi pas de Galilée ! Il fallait bien s'en sortir par un moyen ou par un autre. De toute façon, je leur dois ça. Et Nathalie tout excitée ajoute : « Si Mabrouk te l'accorde, tu parleras également de Piera Aulagnier[62]. » Quelle mouche l'a piquée ? C'est habituellement Stéphane qui agit de la sorte, et encore.

Le temps de reprendre mon calme, je suis revenu à l'entretien avec le patient. Ma collègue lui a dit durant l'entretien : « Vous avez eu de la chance ! » Le patient ne répond pas, reste impassible et semble indifférent à la remarque. Mais la réflexion de ma collègue semble loin du compte, insatisfaisante pour le patient. On se demandait même s'il avait compris sa remarque. D'ailleurs, était-il vraiment en état de comprendre ? Cette attitude suscita quelques interrogations chez moi et chez ma collègue Mamani, présente alors à l'entretien.

Notre emballement réflexif s'arrêta net devant la question de Mabrouk : « C'est quoi la chance ? » Dans un premier temps, avec beaucoup de courage et sans avoir pris les précautions nécessaires, je lui dis d'arrêter de nous perturber avec ses interventions itératives, et qui n'appellent pas de véritables réponses. Il ne céda pas et finit par reprendre le dessus. Me voilà donc embarqué pour définir la chance.

Autant la réponse était évidente, a priori, autant elle semble complexe au regard de la pensée du patient. J'ai juste pris la parole pour essayer de dire que tout est relatif mais, néanmoins dans ce cas, le patient a évité le pire… C'est une chance quoi qu'on en dise. J'ajoute que dans ce cas précis, même une chance infiniment petite n'est pas à dédaigner. À cet instant-là, je craignais qu'il ne reparte sur je ne sais quelle théorie. La théorie des

---

[62] Psychiatre et psychanalyste française (1923-1990), membre fondateur du quatrième groupe. Elle a fondé la revue *Topique*. Pourquoi Nathalie l'a évoquée ? Difficile de comprendre.

catastrophes[63] nous conviendrait aux urgences. Car elle tire de l'invraisemblable quelque chose de probant, après avoir fait fi de tout ou presque. Je ne peux pas penser que la personne de Mabrouk adhérerait à cette théorie. Mais il n'est pas sans contradiction.

Terminons-en avec la chance. On peut dire « tel est pris celui qui croyait voir ». C'est juste pour dire que le patient s'est montré incrédule vis-à-vis de la proposition que lui a servie ma collègue. Il a sans doute voulu nous ramener alors à la quantique et au monde de l'infiniment petit. Il, lui, ne serait que le résultat de forces physico-chimiques, de gradients thermodynamiques et de compromis entre des ions et des électrons, ce qui n'aurait rien à voir avec la chance. Ce n'est pas lui qui le dit expressément mais on peut le comprendre ainsi. Autrement dit, il ne serait que le résultat d'une opération physico-chimique à géométrie compréhensible !

On peut penser que se précipiter (le verbe précipiter a réveillé le Dr Pierre, qui délaissa une fraction de seconde sa pipe restée dans sa poche. Fausse alerte !) de cette hauteur et ne pas mourir ne peut pas être de son fait. C'est probablement pour ça qu'il insinue que c'est le résultat qui prime !

À mon tour de faire chou blanc en expliquant au patient que son geste était grave. Il me répond avec le même mot en l'affublant d'une interrogation insistante : « Grave ? » Je confirme, toujours avec le même mot. Il récuse. J'ai cru à un malentendu. Pas du tout ! Il m'explique que ce qui était grave, c'est mon assertion et non pas son état. J'ai eu à ce moment le sentiment que nous ne parlions pas la même langue. Ça n'a pas échappé à Mabrouk : « Il a peut-être raison. Ce n'est qu'un état… Et, un état ça reste un état. » Et dans un dernier effort, Mabrouk : « Vous n'êtes pas dans le même axe du langage ! »

Me voilà logé à la même enseigne que le patient, ou presque. Je m'excuse (celui qui s'excuse s'accuse ?), tout en lui répondant que je voulais juste dire

[63] Cette théorie est due à René Thom (1923-2002), professeur de mathématiques et détenteur de la médaille Fields en 1962. Cette théorie, simplement dit, traite du « comment » des phénomènes et pas du « pourquoi ». Elle vient jeter un pont carrossable vers la biologie, la linguistique et pourquoi pas la psychanalyse. Elle décrit les discontinuités de l'évolution des systèmes, et en déduit une explication de la stabilité de leur forme. La théorie des catastrophes est apparue sur la scène scientifique et philosophique mondiale en 1972, lors de la publication du livre de René Thom : *Stabilité structurelle et morphogenèse*. Cet événement a suscité un ample débat théorique et a pu être considéré comme l'amorce d'une rupture épistémologique. Mabrouk, sans le crier fort a trouvé dans cette théorie une métaphore, en référence à la bioanalyse, qui va comme un gant à Ferenczi !
Aussi, rappelons-nous la célèbre formulation de Pierre Simon Laplace : « Nous devons envisager l'état présent de l'univers comme l'effet de son état antérieur et comme la cause de celui qui va suivre. Une intelligence qui, pour un instant donné, connaîtrait toutes les forces dont la nature est animée et la situation respective des êtres qui la composent, si d'ailleurs elle était assez vaste pour soumettre ces données à l'analyse, embrasserait dans la même formule les mouvements des plus grands corps de l'univers et ceux du plus léger atome : rien ne serait incertain pour elle, et l'avenir, comme le passé, seraient présents à ses yeux. » *Essai philosophique sur les probabilités*, 1814.

que le patient s'était plongé subitement dans l'apparent, le visible, alors qu'il en était très loin auparavant. Une réponse logique à lui donner était difficile à trouver, elle sera sans doute à côté. Je crois que je viens de dire le mot de trop, il intervient : « À côté ? Tu vois bien qu'il est là mais tu ne sembles pas le voir ! Dans tous les cas, lui, il te voit. Comment tu n'arrives pas à le comprendre, alors que tu n'as pas arrêté de nous abreuver de calculs ? Je ne suis pas contre ce qu'il vient de te dire. D'ailleurs, tu viens d'insinuer qu'il est bien là, mais juste à côté. Mais à côté de quoi ? Ce n'est pas grave. Enfin, on est presque tous d'accord, puisque la géométrie euclidienne ne peut le situer véritablement. Tu peux poursuivre. »

Ça tombe à pic qu'on soit d'accord en fin de parcours. Puisque j'étais sur le point de conclure. Le patient a quitté l'hôpital après quelques semaines d'hospitalisation. Il a accepté une aide psychologique. Il n'a eu aucun traitement psychotrope durant son hospitalisation : ni neuroleptiques, ni antidépresseurs. Est-ce la preuve qu'il n'avait ni troubles de l'humeur ni distorsion de la personnalité ?

On peut retenir qu'il a fini par accepter que le geste fût grave, ce qui est somme toute une concession mais il en récuse l'initiative ! Il a plutôt été très intéressé par ce qu'il appelle « le point d'impact ». Plus tard il dira : « L'essentiel, c'est la réception. » Je pensais avoir terminé avec Mabrouk mais non pas avec la situation clinique. Il reste beaucoup de zones d'ombre car je n'ai assisté qu'à un seul entretien. Il ne me reste plus qu'à compter sur le retour de ma collègue pour en savoir plus et reprendre ensemble cette clinique lors d'une future présentation.

En attendant, Mabrouk a déjà succombé aux formules du patient, en particulier « l'essentiel c'est la réception » qui le subjugua. Et là, il nous ouvrit tout un chapitre sur la perception en général et l'hallucination en particulier. Il ne semblait pas, paradoxalement, en désaccord avec le patient en déclarant même qu'il était tout à fait d'accord avec lui : « Celui qui a vu verra, même quand l'objet n'est pas là. Dans un rêve, il est classique de chuter ; c'est la même scène, sauf que le patient a pris la réalité pour ce qu'elle n'était point !!! Est-ce qu'on peut penser qu'il, pour un instant, s'est approprié de la loi, celle qui ordonne les éléments, dont son propre corps ?

Il a sans doute oublié que cet ordonnancement obéit également à des ruptures signifiantes mais pas obligatoirement palpables, comme le seraient l'action et la réaction. Il a fait vite, peut-être, d'oublier que dans l'action il y a de la réaction, et dans la réaction il y a beaucoup d'actions… Tiens, pendant que j'y pense, tu as oublié une troisième formule prononcée par le patient. Je souhaite que tu ne la gardes pas pour toi ! »

Il me soupçonne de quoi maintenant ? Je fais de la rétention ? J'aimerais bien. Mais c'est impossible avec lui. La moindre tentative de votre part convoquera son scalpel. Il peut être redoutable. Je fais un effort de mémoire pour me rappeler cette troisième formule. Est-ce vraiment la troisième ? Décidément, avec lui, tout fonctionne avec trois. Sa tiercisation, il y tient.

Peut-être que c'est ce qu'il avait dit à la fin de l'entretien, quand on avait pris congé de lui. Possible. La voilà : « J'aurais pu mal tomber ! » Ça doit être ça, puisqu'il embraya de suite : « Reste à savoir s'il parle de lui ou s'il parle de toi ? Je plaisante... »

Plus tard, je me suis évertué à réfléchir sur ce propos. Cette phrase peut être d'une analyse inextricable. Elle indique, implicitement, qu'il est tout de même bien tombé. Cette phrase affirme la chute. Elle confirme la réception, puisqu'il est là pour la constater. Il est vivant. Il a soutenu que le principal est la réception. Cette réception étant constatée par lui-même devient une défiance à l'adresse de l'ordre habituel des choses : nul ne peut le confondre ; nul ne peut dénier qu'il était bien tombé.

Ainsi, l'essentiel n'est ni ailleurs, ni même son être irremplaçable, mais son être vivant. Sa logique valide l'équation : tout corps chutant dans le vide déplace une masse, jusqu'à la réception. Sans réception, il n'y a pas de chute. Et, sans lui, nulle réception ne peut être constatée. C'est presque la théorie de Mabrouk : « Il n'y aurait pas suicide tant que la personne concernée ne le constate pas ? » Mille foutaises alambiquées ! Et encore... Il faut le dire tout bas et sans témoins.

Enfin, une question posée par différents intervenants ne faisant pas partie de l'équipe et à laquelle Mabrouk a réservé un traitement toujours aussi particulier, à sa manière. C'est Stéphane, qui n'a pas trop brillé aujourd'hui, qui l'a rappelée pour qu'elle soit traitée : « Était-il fou ? » La réponse de Mabrouk était plus qu'attendue : « Si vous répondez, ça vous engage ; si vous n'y répondez pas, votre patient ne l'est pas. Comme vous voyez, ce n'est pas très compliqué.

Pour celui qui a voulu savoir si le patient était fou, il n'a fait qu'interpeller son propre désir ! Je n'irai pas plus loin pour ce dernier, peut-être un conseil à son adresse : qu'il s'essaie d'être le quarante-et-unième voleur d'Ali Baba ! Impossible ! Car ça va déstabiliser une équation devenue symbolique, à laquelle pas mal de quidams tiendraient. Le chiffre quarante, dans ce cas, n'accepte ni addition ni soustraction, sauf l'exception. Autrement dit, le quarante-et-unième est : le quarantième ?

J'ajouterai que cette sale toux m'a empêché d'intervenir à des moments où il le fallait. Je n'ai pas pour habitude de rester spectateur, notamment quand l'intervenant s'est donné certaines libertés, surtout quand il affirme ceci ou cela, prétextant telles affirmations du patient quand il ne lui attribue pas telle variable ou constante ; il m'a semblé que le patient a baladé l'intervenant (est-ce moi ?) s'arrogeant tantôt une position de numérateur, tantôt une position de diviseur ou dénominateur. Je reconnais que l'exercice était difficile, mais tout de même. C'est tout sauf quantique ! Alors ? »

Dois-je lui répondre ? Certainement pas. C'est la fièvre qui fait son effet. Il pense que je me suis trompé d'opération. Je pensais être capable de mettre la barre au bon endroit, quel que soit le numérateur ou le dénominateur. C'est une plaisanterie !

Mabrouk a sans doute été mis en difficulté. Il s'est montré incapable de proposer « un trauma » plausible pour le patient, en échange de l'inefficacité du sien, alors qu'il prétendait qu'il en avait pour tous. Mais, au moment où je pensais que la discrète quinte de toux qui venait de l'atteindre allait le ramener à la raison, il récidiva encore : « Chute libre ? ½ de gt 2 ? Qu'est-ce que tu nous racontes avec cette formule ? Elle est, à tous les coups, invalidée quand l'instabilité de la fonction symbolique ne trouve pas un père, quitte à l'inventer. Mon assertion tiendrait même en apesanteur alors que la tienne réclamerait un monde, un univers et encore plus ! Que de calculs ! Toujours... »

Après cette longue intervention, c'est au tour de ma discutante Mlle Labs d'intervenir. Pour commencer, elle se racla plusieurs fois la gorge. Rien n'y fait. L'accent était toujours là, peut-être un peu plus marqué qu'au début, probable signe de difficultés. Ce n'est pas facile d'intervenir ou de discuter après la longue intervention de Mabrouk. Mais il va bien falloir qu'elle dise un mot. Ça sera amplement suffisant, après tout ce qu'on vient d'entendre. Mais à ma grande surprise, j'essuie une remarque inattendue de sa part : « Vous auriez dû dire un mot au sujet de la théorie de la relativité, ce n'est pas sans intérêt dans la situation que vous avez présentée... » Je n'ai pas bronché ! Mabrouk n'enfonça pas le clou... Ce qui autorisa Mlle Labs à poursuivre son commentaire : « Après tout, il faut certainement du temps pour faire, mais aussi pour ne pas faire... » Est-ce une critique à mon adresse ? Dans tous les cas, cette assertion n'est pas d'elle, j'en suis persuadé.

QU'EST-CE QUI MANQUERAIT À LA CLASSE ?

Frédéric est un ancien de l'équipe de Mabrouk. Il l'a invité ce samedi, pour nous parler d'une intervention qu'il avait faite, avec son équipe, au sixième congrès de « l'Encéphale[64] ». L'attention de Mabrouk avait été retenue par un des trois cas cliniques de suicide présentés lors dudit congrès par l'équipe de Frédéric. Le titre de leur intervention était le suivant : « Le suicide : quelle abstraction aujourd'hui ? »

Pourquoi son choix s'est-il porté précisément sur le cas de Sébastien, parmi les trois situations ? Il a juste dit que l'on aura l'occasion de traiter des deux autres à un autre moment. Il a privilégié donc le troisième cas présenté par Frédéric. C'est une situation clinique qui traite non pas d'une tentative de suicide, mais d'un suicide. Je crois d'ailleurs que c'est la première fois qu'il nous propose de traiter d'un tel sujet. On le soupçonne déjà d'avoir quelques accointances avec le professeur Doua, son invité.

Ce dernier s'intéresse à l'autopsie psychologique[65]. Pourtant, on ne peut pas penser un instant que Mabrouk puisse s'intéresser à un sujet qui

---

[64] Sixième congrès de l'Encéphale.
Abstract : Les liens étant au-dessus des lieux, l'hôpital est le plus souvent consacré comme un « pur lieu ». D'accueil certes, de soins, certainement, mais de plus en plus sans prétention. On constate une dissociation entre mort corporelle et mort personnelle. Cette tentation fort actuelle, « biotechnologique ! » semble prendre une tentative de séparation pour une tentative de disparition. C'est très habituel pour un praticien de prendre une décision médicale. Il s'agit de soulager son patient, de le guérir… C'est l'évidence même. C'est moins évident quand il s'agit de s'abstenir, de ne pas faire. Nous sommes à une époque où l'approche sécuritaire s'impose à la pratique médicale, pendant que « le consentement à la vie ! » est largement distancé par « le consentement éclairé ». Il est urgent de repartir à la recherche de la personne pour des raisons, cette fois-ci, humaines.

[65] L'autopsie psychologique est une méthode qui a pour vocation de tenter d'approcher les caractéristiques mentales et psychosociales des suicidés. À la fois outil clinique et outil de recherche, elle permet, en récoltant un maximum d'informations sur le sujet, sur les circonstances du décès, de mettre à jour les « raisons » proférées ou supposées du suicidé dans le but de réaliser une analyse de facteurs de risques. On aura ainsi des patients à risque élevé, moyen ou faible. C'est aussi la reconstitution de la biographie des suicidés afin de rechercher l'existence de troubles psychiatriques.
La notion de potentiel suicidaire en est l'héritière, elle permet de décrire les déterminants du processus suicidaire au travers de dimensions habituellement amalgamées et pourtant en partie indépendantes (la notion de Risque, d'Urgence et de Danger). Ainsi on peut voir un

demande énormément de moyens d'investigation, et, surtout, ce n'est pas sa technique ! On voit déjà une nouvelle facette de sa personne. On peut aussi se tromper à son sujet. Il pourrait s'agir d'un cas clinique en liaison avec sa propre histoire ? C'est possible également. Dans tous les cas, il s'agit d'un nouveau procès qu'il intente au suicide, ce dernier étant cette fois-ci accompli (terme qui siérait plus au Dr Pierre et qui veut dire réussi).

Il s'agit évidemment d'une rencontre du samedi, toujours le deuxième du mois. Nous étions avertis et nous avons tous eu entre les mains l'abstract de l'équipe de Frédéric. Chacun a fait les commentaires qu'il pouvait sur les trois situations. Mais reconnaissons-le, le cas de l'adolescent décédé nous a beaucoup interrogés. C'est peut-être à cause de son âge, douze ans, ou c'est peut-être à cause du fait qu'il n'y avait pas de signe annonciateur, ni d'antécédents connus ou soupçonnés. On verra ce que Mabrouk dira de la situation. On va apprendre certainement beaucoup de choses. Du moins on l'espère.

Nous sommes installés dans la petite salle. Mabrouk ne semble pas avoir d'invités hormis l'équipe de Frédéric et le Pr Doua. Ce n'est pas tout à fait habituel. Pas de discutant non plus. Pour quelle raison ? C'est presque un huis clos. On ne sait pas trop pourquoi. Frédéric a pris sa place, à côté de lui se sont installés ses deux collègues qui étaient intervenus avec lui lors du congrès de « l'Encéphale ».

Frédéric est un ancien de l'équipe. Il connaît très bien. Mabrouk. Il le connaît presque par cœur. Pourquoi presque ? C'est juste parce qu'il avait dit à Jean-Louis, un ancien comme lui, qu'il n'avait pas trop compris pourquoi on n'avait pas invité les pédopsychiatres du coin. Jean-Louis n'avait pas la réponse. L'éloignement de Frédéric semble l'avoir aidé à élargir son champ. Il aimait inciter Mabrouk à s'ouvrir au champ « infantojuvénile ».

Frédéric commence en disant qu'il va nous parler d'un adolescent qu'il n'a jamais connu ! C'est la première particularité de la situation. D'ailleurs, il ne le rencontrera jamais. On sait pourquoi : Sébastien s'est jeté sous un

---

patient cumuler un nombre impressionnant de facteurs de risque (Risque élevé) et ne pas passer à l'acte, alors qu'un autre va se mettre gravement en danger avec un nombre de facteurs de risque faible. Cf. *supra*, note 11, p. 15.

Mabrouk, pour nous orienter, livre la scène suivante : un patient souffrant d'un état dépressif majeur menace de se suicider et crie : « Si vous ne venez pas tout de suite, je vais me suicider ! », tandis qu'un autre aussi déprimé que le précédent, bien au contraire, écarte totalement cette éventualité et considère que, pour lui, se suicider est comme une attaque contre ses ancêtres ! Voilà donc la lecture que peut faire Mabrouk, introduisant ainsi la valeur « sujet », si on peut dire. On voit bien, ici, que la comptabilité et l'accumulation de facteurs de risque peuvent être contrariées par la dynamique interne et l'histoire singulière de la personne. Stéphane, toujours lui, tient à rappeler pour qui veut bien l'entendre : « Il n'y a d'acte que raté, et c'est même la seule condition d'un semblant, de réussir. C'est bien en quoi le suicide mérite objection. », J. Lacan, « Le savoir du psychanalyste », 4 novembre 1971. Mais on n'est pas dupes ! Il faut juste lui rappeler que l'assertion est de Lacan. Le Dr Pierre, un peu moqueur : « Laissez-le délirer, Lacan a parlé par sa bouche ? Autopsiez-le pour en avoir la preuve ! »

train. La première fois qu'il a entendu parler de lui, c'est par la bouche de sa mère et de sa sœur venues aux urgences, paralysées par la douleur et ne pouvant pas comprendre.

Un commentaire de Frédéric : « On rencontre souvent des suicidants et des suicidaires, ce n'est pas le plus difficile. La question clinique qui nous intéresse aujourd'hui est inhabituelle et difficile. Il y a mort par suicide, c'est très grave. Le deuil qui s'ensuit chez l'entourage est des plus difficiles. Les traces qu'il laisse sont nombreuses. La prise en charge doit être précoce et soutenue. Les endeuillés par suicide nécessitent un savoir-faire sur lequel je ne reviendrai pas. Je vais plutôt parler de celui qui n'est plus là. Pour ce qui est des endeuillés par suicide, je vous renvoie à des auteurs qui ont traité de la question. Ça pose la question, pour les proches, de savoir la "vérité" pour enfin faire leur deuil. Comme vous le savez, la vérité ça se dit, mais elle n'existe pas selon moi !? Tout au plus, elle est mi-dite selon Jacques[66]... »

Ces derniers propos ont déclenché une première salve de la part de Mabrouk : « Suggères-tu que c'est Sébastien qui détient cette vérité, capable de la dire, bien qu'elle n'existe pas ? Je ne pense pas que tu vas me répondre. Tu disais que cette vérité est nécessaire pour que l'entourage fasse le deuil, c'est assez contradictoire. Sébastien a sans doute laissé l'essentiel de lui dans le discours des autres mais ça ne l'atteint plus dorénavant. Tout est désormais à l'extérieur. Je ne pense pas qu'on meure le jour de notre décès, mais à partir du moment où on nous oublie, on ne parle plus de nous. »

On est en droit de s'inquiéter pour la suite. C'est hermétique ou on n'a rien compris. Personne ne relève, même pas Frédéric. On ne comprend pas pourquoi il n'y a pas de discutant. Stéphane, capitaine courageux, se tient à carreau pour l'instant. Il dira plus tard : « Les enfants, ce n'est pas mon truc, je préfère le rester, moi, l'enfant de mes parents. » C'est sa façon de ne pas prendre de risque. Pourtant, cet extérieur évoqué par Mabrouk lui brûle la langue.

Frédéric avait donc rencontré la mère et la sœur de Sébastien, qui étaient inconsolables, leurs larmes étaient intarissables et elles attendaient énormément de son équipe, qui s'est donc retrouvée confrontée à des endeuillées par suicide. Le travail était logiquement de bien les accueillir, les écouter, et faire une évaluation d'un éventuel risque encouru par la mère, sa fille ou les autres membres de la famille. Après cette évaluation, Frédéric leur a suggéré un accompagnement qu'elles ont sans hésitation accepté.

L'adolescent n'avait pas d'antécédents connus et il semblait à l'abri d'un conflit susceptible de l'entraîner vers le suicide. Frédéric apprendra de sa mère un élément qui aurait pu être l'équivalent, « d'un coup de tonnerre dans un ciel serein ! » : c'est la réponse qu'il avait donnée au devoir de table d'arts plastiques de la veille de son suicide. La question posée par la

[66] Il convient à Lacan qu'elle soit « mi-dite, afin que le savoir ne fasse pas écran à la découverte de la vérité de l'inconscient », J. Lacan, « Radiophonie », *op. cit.*, p. 71.

maîtresse était la suivante : « Qu'est-ce qui manquerait à la classe ? » Sa réponse a été sans ambages : « Moi ! » Le pensait-il vraiment au moment où il l'avait écrit ?

Selon l'intervenant : « Il l'a écrit. Il l'a fait. S'abstrayant de la classe, il est décédé. Par le truchement de la lettre, indiquait-il par-là la direction de l'impossible ? Les enfants peuvent faire le mort. Ça aurait pu être un jeu. Sa mère le décrit comme un enfant très souriant. Cette qualité humaine peut-elle, dans certaines circonstances, exprimer autre chose que la quiétude ? Possible. »

À cet instant, l'absence de Sébastien était pesante, lourde de présence. Nous avions comme quelques doutes sur sa disparition ? Son influence était indéniable. Tant de questions sans réponses. Lui seul pouvait répondre. Pourtant, il a répondu à la question du professeur, comme s'il signait sa disparition prochaine.

Quelqu'un commence à montrer des signes d'impatience. Encore lui ! C'est un bruit très particulier, impliquant vieilles planches mal clouées, et vieux tissus plusieurs fois rafistolés et hésitant à se détendre comme par crainte de perdre son passé ou subir une déchirure. Il s'agit évidemment de Mabrouk. Parfois, il faut ajouter à ce bruit, quand les rayons de soleil s'y mêlent, un léger nuage de poussière qu'on perçoit à travers le couloir de lumière qui vient de la porte-fenêtre du bureau de Mabrouk, pour mourir au pied droit de dernier. Frédéric, le revenant, Jean-Louis et Nathalie connaissent très bien cette discrète valse.

On a attendu la fin du bruissement pour qu'il se décide : « Par le truchement de la lettre, indiquait-il la direction d'un impossible ? C'est ce que tu disais, n'est-ce pas ? À cet instant, s'était-il inscrit indubitablement comme l'objet de la classe ? Celui qui lui manquera à tout jamais. Quoi dire après cet écrit, qui prend à la gorge tout un chacun. Il l'a écrit. Il l'a fait. Il est décédé (il répète Frédéric presque mot pour mot. A-t-il perdu les siens ?). C'est en apparence invraisemblable. Les adolescents et les enfants, il leur arrive de faire le mort. C'est un jeu qui appelle le fantasme de mort entre autres. Les adultes, dans certaines circonstances, parfois extrêmes, tentent de se tuer pour ne pas mourir ! Rappelez-vous Empédocle… Mais c'est une autre affaire. » Il ne dira pas plus. Il semble très ému. Il a sans doute raison. Il ne faut pas en rajouter. Tout le monde le trouvait sincère. Il ne semblait pas en mesure de poursuivre.

Pour Frédéric, ce drame avait imposé à son équipe une atmosphère très tendue, qui était à l'effondrement. Il disait que les mouvements des accueillants (lui et son équipe) se décomposèrent assez vite en caricatures, leurs pensées ricochèrent sur les murs du bureau d'accueil et leur revinrent de plus belle, usées quand elles n'étaient pas méconnaissables. Le juste mot, s'il en existait un, était impossible à trouver. Tous leurs mots étaient comme vides, inefficaces. C'est la mère de Sébastien qui, malgré elle, est venue à leur rescousse en relatant les faits et gestes de son fils la veille de son suicide. Le moindre détail avait subitement pris de l'envergure. Le sourire habituel de Sébastien ponctuait le récit de la mère, donnant ainsi, paradoxalement, par instant, une éclaircie à l'équipe de Frédéric.

C'est encore une occasion pour Mabrouk d'intervenir. Probablement que le sourire de Sébastien est une véritable éclaircie pour lui : « Le sourire ? » C'est bref mais sans suite. Frédéric ne lui répondra rien. Mabrouk semblait mal à l'aise, chagriné. Ce n'est pas dans ses habitudes de montrer ses émotions. Se croyait-il plus fort que ça en décidant de cette intervention ? Le regrette-t-il déjà ?

La discussion finit par tourner autour de l'écrit de Sébastien, de sa réponse à sa maîtresse. On a supposé qu'il s'était inscrit dans le manque de la classe. Par jeu, par enjeu, par dérision ou par défiance à un ordre indicible ? La fin dramatique fera dire à Mabrouk (il le dira plus tard. Quelques semaines après) que l'essentiel était là, à moins qu'il y ait eu, au moment du passage à l'acte, un intrus, de quelque ordre que ce soit. Ça reste un peu énigmatique pour nous que Mabrouk ait ouvert sa porte à l'intrus…

Il a été questionné à ce sujet mais n'a pas souhaité répondre franchement. On a juste compris, par une indiscrétion, que cet intrus aurait pu être une substance iatrogène, un événement douloureux, une perte ou une menace de perte. Cette deuxième intervention de Mabrouk nous a semblé digne d'une réponse à la Coluche ! N'aurait-il pas mieux fait d'être plus simple ? On a pensé qu'il voulait dire que Sébastien aurait peut-être croisé sur son chemin un intolérable.

Jean-Louis, qui le connaît fort bien, pense qu'il ne dira plus rien à ce sujet. C'est son secret ou c'est peut-être son amnésie ! Serait-il plus impliqué que ça ? On ne saura pas plus. C'est Frédéric qui a pris le soin, connaissant la bête ! de poursuivre : « Sébastien, sans sous-estimer le drame vécu par sa famille, notre tristesse et celle de Mabrouk, a sans doute fait le choix de se substituer au manque de la classe.

C'est peut-être sa façon à lui d'éviter l'autre manque, auquel il était astreint comme nous tous. Je sais que c'est très rare qu'on vous fasse une proposition pareille, et il est plus rare encore que vous puissiez entendre ce dont il s'agit. Sébastien a sans doute pensé avoir compris, et du coup, il ne pouvait rien en dire. »

Nous avons espéré que Frédéric allait plus ou moins nuancer les propos de Mabrouk, et le voilà qu'il nous livre quelque chose du même acabit, à la sauce de Mabrouk bien sûr ! Plus tard, tout ce qu'on apprendra de Mabrouk, c'est qu'il n'était pas contre la suggestion de Frédéric. Pour une partie de l'assistance, toutes ses interventions n'étaient que des faux-fuyants, apparences et duperies

Frédéric est probablement le complice de Mabrouk. Il a dit ce qu'il ne pensait pas alors que Mabrouk a pensé pour lui. Ça ne semble pas faux, presque équitable. Nous, nous resterons les élèves sages qu'on a toujours été. Pas l'ombre du Dr Pierre, si exigeant habituellement, ni de Stéphane qui a reconnu vouloir ne pas jouer dans la cour des grands élèves. Même la pipe du Dr Pierre est restée silencieuse ! Un sacré fumeur, abstinent pour l'instant.

Ce n'est pas le cas de Nathalie, qui ne semblait pas, du moins en apparence, avoir participé à la tractation entre Frédéric et Mabrouk (c'est une hypothèse qui convient à notre équipe) et qui s'insurgea malgré les signes désapprobateurs mais néanmoins discrets de son acolyte Jean-Louis : « Je voudrais bien comprendre quelque chose à ce manque et à l'objet dont il s'agit ! » Mabrouk s'en offusqua un peu sans lui répondre.

Il semblait laisser l'initiative à Frédéric. De toute façon, c'est lui le concerné, même si Mabrouk y est mêlé d'une certaine façon. Tout le monde retint son attention. Frédéric, probablement intéressé : « Nous avons tous compris que Sébastien s'est installé à une place dont il a pensé qu'elle lui était toute désignée, se délestant ainsi de ses attributs essentiels, en l'occurrence ses signifiants, pour se substituer au manque auquel il s'est confondu. » Mabrouk semble satisfait ; le Dr Pierre n'avait pas l'air d'accord mais c'est Stéphane qui s'immisça vertement : « Où sont donc passés les signifiants dont tu parlais ? »

Personne ne s'attendait à une telle question. Frédéric ne répondit pas, semblant prendre le temps pour comprendre. Mais Mabrouk ne lui laissa pas le temps de réagir et, tout en colère : « Une partie de ces signifiants sont probablement dans ta bouche ! Tu ne sembles pas en faire bon usage ! D'ailleurs, as-tu vraiment pris le temps de comprendre ? Je ne le crois pas. »

Un lent silence s'ensuivit, le temps que Mabrouk reprenne son souffle pour lui asséner : « Ce semblant de profondeur que tu sembles afficher n'est qu'un apparat, une carapace fictive, pure platitude... Tes propres signifiants, après tout, te viennent d'un ailleurs, comme à nous tous. On t'a parlé avant que tu ne parles, et c'est l'essentiel. Ton propre nom était là bien avant toi. Alors, calme-toi ! »

C'est radical. Tout le monde était abasourdi. Même le Dr Pierre ne semble pas en mesure de réagir, lui qui tient au « cristal[67] » de Freud et à ses lignes de brisure, le voilà obligé de chevaucher une bande de Möbius[68].

---

[67] « Si nous jetons un cristal par terre, il se brise, mais pas n'importe comment, il se casse suivant ses directions de clivage en des morceaux dont la délimitation, bien qu'invisible, était cependant déterminée à l'avance par la structure du cristal. Des structures fêlées et fissurées de ce genre, c'est aussi ce que sont les malades mentaux », S. Freud (1933a [1932]), *Nouvelles conférences d'introduction à la psychanalyse*. L'appareil psychique se trouve donc traversé par des lignes invisibles de fragilité ou de fracture. La brisure, décompensation dans le cas des maladies mentales, se fera, si on maintient la métaphore du cristal, non selon la nature du choc mais selon la nature minéralogique. Notons qu'il y a une structure psychotique et une structure névrotique.

[68] Figure topologique affectionnée par Lacan entre autres et dont il a fait plusieurs usages. Mabrouk a surtout abusé avec cette figure durant notre échange à propos de « À la renverse, ou le toit ne te tombera pas sur la tête cette fois-ci ! », pp. 161-167. On aurait pu penser que c'était à l'adresse de Stéphane. Mais pas du tout ! Nous étions tous concernés. La topologie

Frédéric a sans doute compris que Mabrouk n'était pas en mesure de le laisser poursuivre, sa colère inhabituelle, surtout vis-à-vis de Stéphane, en était le signe patent.

Un silence... Il va falloir que quelqu'un siffle la fin de la partie. À tout seigneur tout honneur, la bête ne semble pas tout à fait hors-jeu : « Sébastien était certainement trop jeune ou trop petit pour répondre à l'attente de toute une classe. Il s'est sans doute pris le pied dans le grand rail du langage où la perte s'est substituée au manque de manière immuable : un objet ? C'est probablement ce qui l'a trompé. C'est une autre façon de voir. »

Mabrouk avait l'air satisfait de sa mise au point si ce n'était le baroud d'honneur que Stéphane voulait maladroitement lui infliger, et quel courage ! C'est peut-être une revanche : « Vous venez de dire que c'est une façon de voir, voir qui, quoi ? » Mabrouk ne semblait pas du tout surpris comme s'il s'attendait à cette relance : « Bonne question ! Sébastien avait répondu “Moi”. Comme tu le sais, le “moi” n'est pas capable de balayer devant sa demeure ! C'est une instance imaginaire qui n'arrête pas de miroiter à plus d'un... parfois jusqu'à ce que mort s'ensuive. C'est aussi, pourquoi pas, ton adresse fictive. Mais aussi une façon de ne pas voir... »

Dorénavant, on ne peut plus dire que Stéphane ne joue que dans la cour des petits. Quant à nous, sauf Nathalie, on n'a pas du tout brillé. Le Dr Pierre, vexé, avant de nous quitter, a bien voulu tenter quelque chose : « Tout le monde sait depuis Freud que le moi n'est pas maître dans sa propre maison... » Les échanges avec Mabrouk étaient loin derrière et personne ne faisait attention au Dr Pierre, sauf Stéphane, discrètement : « Nous voilà donc tous sans domicile fixe. » Le Dr Pierre ne pouvait l'entendre. Il était déjà loin devant : sa main gauche n'a pas perdu de temps cependant, elle a fait vite d'aller réveiller la pipe qui sommeillait au fond de la poche de sa veste. Pour ce dernier, tant qu'il n'y a pas de fumée, il y a le feu !

Enfin, on a tous remarqué que l'invité, le professeur Doua, n'a pas ouvert la bouche. Serait-il muet ? Nathalie et Jean-Louis ont pris le temps de se concerter au sujet de la « vérité », qui a habité un temps l'espace de cette intervention, et ont l'intention de demander à Mabrouk et à son ami Doua d'en faire l'autopsie psychologique. Une mise à l'épreuve ? On aimerait bien qu'ils acceptent.

---

n'est pas la tasse de thé du Dr Pierre, qui pourtant en attribue l'initiative à Freud : « Je me tourmente avec le problème de savoir comment il est possible de représenter de manière plane, bidimensionnelle, quelque chose d'aussi corporel que notre théorie de l'hystérie », S. Freud, *Lettre à Breuer*, publiée après sa mort et datée du 29.6.92. Ne pouvant se taire, Stéphane se contenta de penser à voix haute : « Le sujet et l'objet ne se rencontrent jamais, même pas par hasard. Pourtant, ils occupent la même place, mais de part et d'autre de la bande de Möbius. »

FUGUE

Aujourd'hui, il s'agit de faire le point sur des situations qui ont pu embarrasser un membre de l'équipe, voire l'équipe même. C'est un vendredi. Il est exceptionnel qu'on aborde dans le détail les situations cliniques ce jour. Il ne s'agit donc pas obligatoirement de situations cliniques traitant de suicidaires ou de suicidants.

Il peut arriver qu'un patient soit amené aux urgences pour tel ou tel motif et profite de l'inattention des équipes pour prendre la clé des champs ! C'est très rare, mais parfois… Nous discutons donc de ce qu'il faut faire et des précautions à prendre pour que cela arrive le moins possible : une fugue, un événement indésirable, entre autres. Toute l'équipe est présente. Il y a également les collègues d'autres services et principalement ceux des urgences. La question de la fugue appelle la question de la contrainte.

Répétitivement, nous nous posons la question de ce qu'il faut faire quand un patient refuse de rester à l'hôpital alors qu'il n'est pas en état de décider. Non pas qu'il y ait distorsion de la personnalité évidente mais plutôt un état d'emprise lié à une prise médicamenteuse associée ou non à de l'alcool.

Cette réunion se déroule dans le bureau de Mabrouk. On sait que ce n'est pas sa tasse de thé. Mais, généralement, il est d'un bon secours quand nous nous retrouvons coincés avec des situations pareilles. Va-t-il intervenir ce jour ? On ne le pense pas vraiment. À moins que…

La réaction que suscite une situation de fugue est toujours désagréable. On n'aime pas les fugues aux urgences. On est même prêts à en vouloir au patient qui a fugué. Drôle de sentiment. N'allez surtout pas poser cette question à Mabrouk. Il n'aime pas trop aborder ce sujet. Il déclare, pour celui qui veut bien l'entendre, que les patients dont il s'occupe ne sont que consentants. Il aime aussi répéter que le traitement qu'il leur prodigue, justement, a la prétention de lever toute contrainte ; qu'elle soit personnelle ou tout autre. Il a une préférence pour le traitement de la contrainte « intérieure », celle qu'il attribue à la maladie. Sa méthode, quand on peut l'appliquer, il l'appelle la règle de la libre association.

La discussion entre collègues est à tambour battant. Chacun va de son expérience et essaie d'imposer son avis à l'autre. Il s'agit de trouver « une conduite à tenir ». Certains pensent que chaque cas est un cas, et il faut faire avec. D'autres sont complètement passifs et se sentent à peine concernés : « Moi, je suis un médecin, je fais un examen clinique. C'est le certificat médical qui m'incombe. Le tiers[69], c'est à l'administrateur de l'hôpital de s'en préoccuper ! » Le consensus tarde à venir. On aura compris qu'il s'agit de « l'hospitalisation à la demande d'un tiers ».

Mabrouk ne semble pas à l'aise dans son propre bureau. Il ne s'est pas exprimé franchement sur le sujet. Mais ce n'est pas tombé dans l'oreille d'un sourd : « Si j'ai bien compris, vous recevez des patients qui ont été retrouvés soit dans la rue, parfois sous l'emprise d'un produit quelconque, voire de l'alcool ; soit ramenés de leur lieu de travail ou de leur domicile. L'équipe a souvent été interpellée parce qu'une fois à l'hôpital ces mêmes personnes supposées présenter un danger pour eux ou pour autrui, quand elles ne sont pas mises en cause pour atteinte aux biens, refusent catégoriquement de rester. Ces patients disent dans la plupart des cas qu'ils ont refusé de venir à l'hôpital. Je suppose, à les entendre, qu'ils ont été contraints bien avant d'arriver aux urgences. Qu'est-ce que vous en pensez ? »

La question de Mabrouk leur est apparue saugrenue ! Mais personne n'a pu lui opposer une réponse, hormis un surveillant des urgences : « On ne va tout de même pas refuser de les accueillir ? »

C'est déjà le malentendu. C'est vrai qu'il faut faire avec dans ce lieu qu'est l'hôpital, interface avec la cité. Il vaut mieux un malentendu que l'absence de toute parole. C'est déjà ça. Mabrouk ne relèvera pas d'ailleurs. Il semble déjà regretter d'être intervenu. On a fait vite de clore la réunion et on s'est donné rendez-vous pour une prochaine palabre. Tout semble à refaire. Il faut dire qu'on est à une période où la judiciarisation frappe de plus en plus à la porte de l'hôpital, quand ce n'est pas l'attitude comptable, la transparence, etc. Et pourquoi pas la fragmentation !

Une fois les collègues partis, une stagiaire de passage dans notre unité interpelle Mabrouk pour qu'il lui explique ce qu'il voulait dire. Il n'avait pas l'air content. Il a fait un effort pour répondre à sa question, mais vite la stagiaire l'arrête pour le faire répéter une deuxième fois, voire une troisième fois. Elle semblait tenace. Là, il s'énerve et s'exclame : « Je ne suis pas votre turbine à penser ! » Que veut-il dire ? Elle essaie de se défendre mieux que ça. Il la rabroue. Elle ne veut toujours pas se laisser faire : « Tu n'es pas mon inconscient, arrête ! » Ça nous a bouché tous les coins et tous les recoins. On s'est dit qu'elle était précoce, la stagiaire.

Sans la moindre hésitation de sa part, elle essuya : « Si, je le suis. » Ça alors, de mémoire d'hôpital général, on n'a jamais entendu ça. Un coup de fil des urgences ramena le calme et dissipa les interrogations. On nous

[69] Lorsqu'une personne n'est pas en mesure de consentir à des soins psychiatriques dont elle a besoin, un parent ou un proche peut établir une demande de soins en sa faveur par sollicitation d'un médecin. Cette personne devient alors « le tiers ». Ce statut permet d'avoir des droits pour être informé de l'évolution de la mesure dont bénéficie la personne malade et également de faire respecter au mieux les libertés individuelles.

signale que le patient qui attendait d'être vu vient de fuguer ! Nous sommes tous restés cois. On s'est regardés, tous éberlués. Qu'est-ce qui nous arrive encore ? La réunion d'aujourd'hui n'était certainement pas de trop.

Un collègue est vite allé voir, de toutes les manières nous sommes amenés à comprendre et à faire le nécessaire pour le faire revenir. Nous n'avons pas rencontré ce patient. Donc on ne le connaît pas et il semble sans antécédent psychiatrique connu ou rapporté. L'évaluation ne peut donc pas se faire. Évidemment, elle suppose la présence de la personne à évaluer.

Et cette personne, il lui arrive de se dérober ou de faire front… Dans son geste, le fugueur semble avoir récupéré son semblant de sujet. Il devient subitement l'absent sur lequel on ne peut plus compter. Mais ce n'est pas tout à fait exact, c'est paradoxalement la personne sur laquelle on peut compter ! Quoi faire ?

Bien évidemment, un signalement. Une fiche de description s'impose : on cherche vite le détail qui manque, une couleur, un geste, une attitude, etc. Puis, subitement : « C'est bien ça, c'est ça… » Une certitude envahit le groupe : « C'est bien lui ! » Mais qui est-il donc ? On n'est pas très loin d'un portrait-robot, un masque…

On hésite encore. La tension monte d'un cran, puis tout se dissipe dans l'ombre du stylo crachotant une encre hésitante, sous la menace d'un doigt tremblant et insistant. Il fallait faire vite. Il s'agit de confirmer par écrit ce qui avait été annoncé par téléphone au commissariat de police. La loi fera le reste.

Le récit des événements a un petit cachet surréaliste, mais détrompons-nous, il reste au plus près de la réalité. Il est même fidèle. Le patient qui a fugué impose d'une certaine façon à l'équipe de remplir une « fiche de fugue ». Elle doit donner la physionomie et la tenue vestimentaire du patient. Mais il se trouve que l'équipe ne se rappelle pas toujours d'un patient qu'elle a à peine vu. Car chacun était occupé à une tâche. Une fois en cercle, pour ne pas dire en groupe, devant cette fameuse fiche de signalement, la mémoire revient petit à petit. Chacun apporte sa part au puzzle. Mais il n'y a jamais de certitude.

Mabrouk réagit : « Dans ce cas-là, peut-être qu'il faut exiger des patients susceptibles de fuguer de se laisser prendre le portrait ! Je plaisante… » Ça n'a pas échappé au taiseux, le Dr Pierre. Calmement, et presque dans une indifférence totale vis-à-vis de la situation, mais loin des oreilles de Mabrouk (d'ailleurs, on ne sait pas trop où est-ce qu'elles sont plantées !) : « C'est ça, la libre association ?… » Il jeta un regard discret sur la distance qui le séparait du divan et ajouta : « … de Mabrouk ! » Cela n'a pas échappé à notre stagiaire d'un jour : « Quel poltron ! » Audacieuse en plus de sa précocité. Dans quel siècle vivons-nous ? Pourtant ce n'est que le XXIe.

À LA RENVERSE, OU LE TOIT NE TE TOMBERA PAS SUR LA TÊTE CETTE FOIS-CI !

On est au mois d'août. Je suis en voiture, non climatisée. Bien que les fenêtres soient ouvertes, il fait chaud. Je suis tout en sueur. Ce n'est pas une surprise. Je suis déjà en retard ou presque. J'arriverai, au pire, dans un quart d'heure. Ce n'est pas énorme. Je me raconte ce que je peux pour me rassurer. C'est la faute au psychodrame psychanalytique individuel ! La discussion, après une séance, a pris plus de temps que d'habitude. Le lieu où se déroule le psychodrame[70] n'est pas la porte à côté. C'est à la « Fondation[71] », qui se trouve à quarante minutes à dos de voiture !

Ce n'est pas franchement loin mais la circulation peut être contrariante. Pour ne pas m'impatienter, je replonge dans le cas qui nous a retenus ce jour : nous avons reçu un jeune enfant qui nous impose depuis pas mal de temps de jouer « le même » quand ce n'est pas le « pareil ». Il s'agit de la même scène. Son énergie est redoutable. Nous avons redoublé d'efforts à essayer de le ramener à un juste équilibre. Mais ça a été dur, malgré que tous les moyens aient été sollicités dans l'espoir que « l'Autre scène[72] » puisse se manifester dans le jeu.

Aujourd'hui, la scène s'est jouée autour de la construction d'une belle maison. Voilà peut-être un projet qui allait aider le « temps » de Patrick (l'enfant) à pouvoir s'écouler naturellement. Ce n'était pas le cas dans les précédentes scènes. Pour construire une maison, il faut au moins le temps nécessaire à sa construction. Nous avons tous espéré que cette fois-ci il allait accepter d'arrêter de tournoyer dans tous les sens, et de ne pas proposer, comme à son habitude, des projets le plus souvent morts dans l'œuf.

Les rôles ont été distribués par Sabine, notre directrice de jeu. Le chantier est prêt à démarrer. Dans le jeu, nous sommes trois frères ; nous allons

---

[70] Il s'agit d'un psychodrame psychanalytique individuel.

[71] Il s'agit du Centre hospitalier public interdépartemental de psychiatrie de l'enfant et de l'adolescent, fondé en 1847 par Hippolyte Vallée. Le célèbre psychiatre et psychanalyste Roger Misès (1924-2013) y exerça comme directeur puis comme chef de service. Il est connu pour avoir rédigé la classification française des maladies mentales de l'enfant et de l'adolescent. On dit que Mabrouk y a été mais on ne sait pas à quel titre : Interné ! Interne ?

[72] Réalité psychique inconsciente chez S. Freud ; *lieu du discours* selon Lacan.

construire « une maison tellement grande, avec un long couloir qui n'en finit pas ».

Nous nous lançâmes tambour battant dans la construction de l'édifice. Notre élan fut vite arrêté par la remarque d'un cothérapeute à l'adresse du patient : « Qu'est-ce que tu es en train de faire ? » La réponse ne tarda pas, le jeune patient lui expliqua qu'il était en train de construire la maison comme convenu. Voyant l'insatisfaction du cothérapeute, il lui précisa qu'il s'agissait du toit de la maison. L'enfant avait l'air sûr de son affaire.

Un léger malaise s'empara des cothérapeutes, sous le regard insatisfait de Sabine. S'estimant un petit peu invectivé, l'enfant se sentit comme obligé de modifier légèrement son projet de départ : « Ce n'est pas encore le toit, c'est la cheminée ! » L'insatisfaction du cothérapeute redoubla et vint contrarier le cours naturel des interactions qui étaient en train de poindre.

Patrick fit le tour des cothérapeutes, semblant chercher une aide possible, puis il adressa son regard à la directrice du jeu. Cette dernière laissa faire. Tout le monde resta plus ou moins dans l'expectative, attendant une éclaircie. Le cothérapeute en question (qui était en discussion tendue avec l'enfant) orienta les travaux et suggéra au jeune patient de commencer par les fondations. L'enfant s'exécuta, un peu contrarié.

Cependant, moi, j'avais pas mal avancé dans la construction d'une bonne partie du toit. Me voilà seul, un bout de toit entre les mains ! Je ne voulais pas trop faire attention à ce qui se tramait autour de moi. J'ai juste dit que j'ai suivi scrupuleusement les plans que m'a dictés Patrick. Ce dernier prit quelque temps avant de réagir en ma faveur.

Le groupe des cothérapeutes avait le sentiment qu'une explication allait avoir lieu. La directrice du jeu, la maître d'œuvre en quelque sorte, allait certainement départager les deux groupes : celui qui voulait poursuivre les travaux dans le sens indiqué par l'enfant, faisant abstraction du fait que la maison allait se retrouver à l'envers ; et le groupe qui ne voulait absolument pas commencer les travaux sans les fondations.

Moi, je voulais que le jeu se poursuive, sachant que notre directrice veillait au grain. C'était à elle de décider à quel moment arrêter le jeu et quel mécanisme inconscient elle souhaitait favoriser, modérer ou entraver. Mon collègue, qui n'était pas de notre avis, trouva que la poursuite des travaux dans ces conditions était pour le moins surréaliste.

Durant les échanges entre Sabine et les cothérapeutes qui eurent lieu une fois la scène arrêtée, le désaccord était manifeste. Une légère tension s'installa. Il ne restait plus à la directrice du jeu que de départager les deux groupes qui a priori n'utilisaient pas le même carburant (économie psychique !). En réalité, elle fut presque sommée d'intervenir pour un partage, espéré équitable entre les deux parties.

Elle me demanda d'étayer mon propos. J'ai juste fait remarquer que c'était un enfant en bas âge, qui avait mis son imaginaire en tension dans un lieu où l'attraction terrestre pouvait être déjouée, ce qui rendait possible la construction de la maison, quitte à la retourner si tel était le désir de l'enfant, pourvu qu'il l'exprime. Et surtout : c'était un jeu, par conséquent la maison ne risquait pas de s'effondrer. Elle pouvait donc tenir sur le toit ? Puisqu'elle était dans un espace psychique dédié, avec bien sûr ses propres lois.

Par ailleurs, j'ai soutenu aussi que l'imaginaire de tout enfant est plein de maisons de toutes sortes, construites avec des moyens parfois disparates, dans des latitudes qui n'ont rien à voir avec la réalité d'un architecte. Les matériaux utilisés pour construire ces maisons-là pouvaient être de toute nature : à base de sucre, de guimauve, de fleurs, de carton et même de barbe à papa ! Le centre de gravité de la maison importe peu puisqu'il n'est qu'un indice susceptible de nous orienter dans la compréhension de la problématique du patient.

Certes, cette maison défie les lois de la nature, encore que… Les maisons de nos contes d'enfants tiennent bon même sur un nuage et ont fait le bonheur de combien d'enfants. Les puissances en exergue dans le jeu psychodramatique peuvent être contradictoires ou stéréotypées. Il y a une économie psychique derrière les forces en jeu. Ces dernières peuvent être de nature contradictoires, agressives, inhibitrices ou en quête d'un équilibre parfois impossible. Le fantasme moteur se « cache » inexorablement derrière ce tumulte de forces. Il s'agit, enfin, de trouver le chemin le plus approprié pour que les processus secondaires ne soient pas étouffés par les processus primaires, déliés de leurs entraves en quelque sorte.

Le travail thérapeutique finira, à mon sens, à un moment ou à un autre par retourner la maison et la remettre à l'endroit. Le principal, c'est qu'on puisse la construire, elle rebondira dans un second temps. D'ailleurs, dans le jeu, ce n'est pas le toit qui va déterminer de façon irréfragable la posture de la maison, ni la position de la terre ou du ciel, mais le signifiant « toit ». Pourvu qu'il le tienne d'un Autre, et ne soit pas l'ultime. *Last but not least*[73] serait alors une formule inappropriée.

Pour l'instant, personne n'a été invité à entrer dans la maison ! Alors ? Ma question a fait sursauter Sabine. En réalité, ce n'était qu'un réflexe nerveux, signe de mon impatience. Je venais de m'apercevoir que la discussion avait pris beaucoup de temps et que l'hôpital où trônait Mabrouk n'était pas tout près.

Vous pouvez entrer ! La barrière se leva aussitôt. Me voilà enfin arrivé à l'hôpital. Cette invitation du gardien m'arracha à la scène du psychodrame. À cet instant, je me suis dit, qu'est-ce qu'il aurait fait Mabrouk s'il avait été

[73] « Enfin, mais pas en dernier ». Il s'agit d'une formule très chère à Mabrouk, qu'il tiendrait de Shakespeare (*Last but not least* ?). Le Dr Pierre n'est absolument pas d'accord, optant pour « le dernier mot et non le moindre », tout en affirmant qu'en se référant au texte : Roi Lear, Acte I, Scène I, verset 80, on ne retrouve ni « but » ni « not » mais « and » et cette citation s'écrit « Last and least ». Stéphane a laissé faire alors qu'il aurait pu demander à son père d'arbitrer. On croit savoir que ce dernier aurait botté en touche, déclarant que les spécialistes divergent à la fois sur la source et sur la construction de cette citation.

présent ? Enfin, il n'a rien à voir avec le sujet. Chacun sa fondation... Je suppose qu'il doit en fréquenter quelques-unes.

Je fais vite d'arriver au secrétariat. La porte est close. C'est normal. L'équipe a été sûrement se restaurer. Je ne suis donc pas très en retard. Mais il va falloir que je mange moi aussi. Mabrouk est derrière la porte qui fait face à celle du secrétariat. Je n'ai pas intérêt à aller le voir. Il va certainement me retenir. Il ne me reste qu'une quinzaine de minutes avant que l'intervention de ce mercredi ne débute.

Je fais en sorte de ne pas faire de bruit et je retourne sur mon chemin. Je rejoins l'équipe. J'avais assez de temps pour manger. La discussion était somme toute ordinaire. On parle de tout sauf du boulot. Effectivement, c'est un moment de répit pour nous. Il n'est pas avec nous. C'est une scène qui lui échappe totalement. Il lui arrive parfois, sans trop se rendre compte, de nous demander quel a été le menu du jour. Mais il fait vite d'arrêter. Peut-être parce qu'il se rend compte qu'il s'éloigne trop de son rôle.

J'apprends par l'équipe que j'étais attendu. C'est une blague ? J'essaie d'en savoir plus. Personne ne sait. Il voulait me voir avant que la présentation ne commence. Elle va avoir lieu en comité restreint. Ça va être dans son bureau. J'ai presque fini de manger malgré l'appréhension suscitée par le rendez-vous en train de se rapprocher à vive allure.

Je vais le voir. Je toque, j'ouvre la porte et je rentre. Est-ce que j'ai été invité à entrer ? Rien n'est moins sûr. A priori, il n'est pas dans son mauvais jour. Mais ce n'est pas ça qui m'intéressait. Je voulais savoir au plus vite pourquoi il voulait me voir.

« Quand est-ce que tu vas arrêter le psychodrame à la fondation ? » Je suis surpris. Je lui réponds que ce n'était pas d'actualité. Et j'ajoute que ça ne sera pas avant deux ans. Il me répond : « Pourtant ça fait une bonne dizaine d'années que tu y es. Ne penses-tu pas qu'il est temps pour toi d'organiser un groupe de psychodrame chez nous ? » C'est une surprise, c'est même une agréable surprise. Voilà qu'il s'intéresse au psychodrame. Plaisante-t-il ? N'oublions pas que c'est un psychanalyste. Et il n'est pas toujours évident que les choses soient ainsi. Ou ai-je fait une mauvaise association ?

Je lui réponds presque automatiquement que j'allais réfléchir à sa proposition que je trouvais fort intéressante. Ce n'est pas la première fois qu'il me parle du psychodrame, mais ça a toujours été une sorte de curiosité sur les tenants et aboutissants de ce dernier. Il ne paraissait pas trop croire dans l'efficacité de cette thérapeutique. C'est mon sentiment. Pourtant, je suis convaincu que c'est l'avenir, dans un monde submergé par des pratiques qui courent après le sens alors qu'il les traverse de part en part.

Sa position a toujours été partagée concernant les indications de cette thérapeutique. Dans un passé récent, lors d'une présentation clinique, j'avais soulevé le cas des patients ayant une conduite itérative, suicidaire ou autre, pour lesquels sa méthode (sans le lui dire directement) n'était pas toujours praticable. Par exemple, la situation d'une patiente qu'on voyait régulièrement pour tentative d'autolyse par ingestion de médicaments, et qui avait mis en échec toutes les propositions thérapeutiques. Au psychodrame, cette patiente pouvait *mourir* autant de fois que souhaité ! Il y aura inexorablement autant de *résurrections* que nécessaire.

Je profite de l'occasion pour lui rappeler que je lui avais fait remarquer, alors qu'une situation similaire s'était présentée, que c'était dommage qu'on fasse régulièrement abstraction d'un fantasme très actif mais si négligé par les thérapeutes. C'était en l'occurrence le « fantasme de mort ». Il avait alors trouvé l'idée intéressante, mais sans plus. Il ne m'a jamais relancé sur le sujet. Est-ce que les choses ont mûri depuis ? C'est probable. À moi de m'atteler à ce que sa proposition devienne réalité.

Satisfait de sa proposition, je déplace alors la conversation sur l'organisation de la présentation d'aujourd'hui et je lui fais remarquer qu'il y avait peu de place dans la salle pour que toute l'équipe tienne. Rien à faire ! Il insiste et continue à m'interroger sur le psychodrame, notamment sur la séance d'aujourd'hui consacrée à l'enfant Patrick. Je lui fais très vite un résumé, tout en m'armant de quelques précautions : je me suis mis dans le groupe des cothérapeutes qui tenaient à ce que la maison puisse partir de ses fondations et certainement pas l'ériger à partir du toit. Il prit un temps de réflexion pour enfin me confondre : « Ce n'est pas un bon choix que tu as fait là ! »

– Pourquoi ?

– J'ai toujours pensé, et contrairement à ce que tu penses, que le psychodrame est un lieu privilégié pour donner libre cours à l'objet partiel entre autres. Je crois même avoir entendu qu'il y a des psychodrames qui jouent « l'hallucination » par exemple (tiens, tiens, lui qui me questionnait sur le psychodrame). Quand il s'agit d'un toit, il ne faut surtout pas faire la fine bouche !

C'est très étonnant. Je ne le croyais pas si averti de la pratique du psychodrame. C'est très probablement pour ça qu'il m'a invité dans son bureau. Juste pour me dire qu'il n'ignore rien du psychodrame. Le projet du psychodrame qu'il vient de me proposer pourrait ne pas voir le jour. Ce serait vraiment dommage. Mais je dois lui répondre :

– Nous avons juste pensé que la maison n'allait pas tenir et que par conséquent nous ne pouvions pas la construire à partir du toit. Sinon c'est le monde à l'envers !

– C'est ça l'erreur. Tu sais très bien qu'il n'y a aucune contradiction quand il s'agit d'un processus primaire[74] en jeu. Ce n'était peut-être pas tout à fait ça, mais il fallait poursuivre le chantier comme le voulait votre jeune

[74] Mode de fonctionnement de l'appareil psychique inconscient caractérisé par l'écoulement libre de l'énergie, contrairement aux processus secondaires qui régissent le fonctionnement préconscient-conscient où l'énergie est liée.

patient. Si je te suis, tu vas me mettre devant un « réel[75] », mais tu as tort. Ça va de soi. Vous auriez pu construire cette maison jusqu'à l'infini, il n'y avait aucune raison pour qu'elle s'effondre. C'est le principe même du jeu. C'est probablement votre contre-transfert ou je ne sais quoi qui s'est effondré avant l'heure ; alors que l'enfant qui était devant vous avait besoin que vous puissiez croire en ses moyens psychiques, les étayer, voire les contenir ou pourquoi pas les convertir, pour éviter justement l'effondrement narcissique. Tu m'as bien dit qu'il était dans une fuite en avant. Qu'il s'empêchait toute rencontre, si j'ai bien compris. Je crois que votre maison, à l'endroit, était trop idéalisée. C'est une vision très normative, qui n'a pas lieu d'être dans un jeu psychodramatique, à mon sens.

– Il me semble que je suis venu vous voir pour recevoir une leçon sur la pratique du psychodrame !

– Tu es vexé ?

– Non, pas du tout !

– Ce que je constate me suggère le contraire. Mais on n'a pas de temps à perdre, bien que le sujet soit fort intéressant. On le reprendra une autre fois. Peut-être à l'occasion d'un deuxième samedi ?

Enfin, l'interrogatoire est terminé pour moi. Mais j'ai parlé trop vite. Il me demande de revenir :

– Je pense que la maison de... Patrick, c'est bien ça ?

J'acquiesce...

– Oui, cette maison aurait tout de même une qualité irremplaçable.

– C'est quoi ?

– Au moins le toit ne vous sera jamais tombé sur la tête ! C'est une sacrée garantie, n'est-ce pas ? Tu es bien Gaulois ?... Si tu ne l'es pas, fais gaffe ! Ce n'est pas fini pour toi. Tu dois savoir que la maison de ton jeune patient a certainement plusieurs fonctions, parfois contradictoires à première vue. C'est le principe même de l'inconscient. J'ai cru comprendre que tu as une méthode pour les patients qui seraient dans une sorte d'itération. Détrompe-toi ! Ma méthode est La méthode, elle reste efficace. Rappelle-toi des fondamentaux et ne te laisse pas endormir par le symptôme ! Cet enfant a voulu construire une maison, rien d'anormal, c'est le partage ; et voilà que vous, vous avez fait le choix du procès : les pour et les contre. C'est absurde ! Vous l'avez presque poussé à sacrifier sa maison. C'est une position sacrificielle. Dans la scène, un instant, le monde a tourné à l'envers pour vous et pas pour lui. Vous avez certainement été pour le moins négligents. Et ce n'est pas tout, car une solution existait dans le cas où vous n'étiez pas obstinés à construire à l'endroit. Le saviez-vous ?

Aucune réponse de ma part.

---

[75] Introduit par Lacan, avec le Symbolique et l'Imaginaire et qui correspond à ce qui est expulsé par le Symbolique en s'instaurant.

– Cette solution aurait été de construire la maison sur une bande de Möbius ! Et tout se serait remis en place, dans le sens de la flèche du temps (?).

Tiens, il vient de mettre les pieds sur la terre ferme. Pourquoi ? On ne lui connaît pas une direction aussi affirmée : droit devant ! Avant que le sablier ne se tarisse. Se moque-t-il ? Le temps chronologique s'opposerait de toute façon et sans doute avec force à la construction d'une maison à partir du toit, contrairement au temps logique, qui n'en a cure. C'est sans doute une stratégie de sa part, sinon je ne comprendrais rien à ce qu'il avait assumé durant son élaboration autour du psychodrame. C'est probablement pour susciter plus de joutes, mais personne ne souhaite tomber dans ce piège, coincé entre un espace euclidien, que Mabrouk était prêt à solder à n'importe quel prix, pour lui opposer l'instant d'après un espace non euclidien. Il est déjà tard pour tout le monde. Mabrouk a sans doute compris, c'est pour cette raison qu'il n'a pas voulu insister et poursuivre plus loin. Son côté invisible, on en saura sûrement plus à d'autres occasions.

Reste que, je demeure persuadé qu'il aurait tenu le même discours, très critique, si je ne lui avais pas dissimulé que je faisais partie de l'équipe qui voulait poursuivre la construction de la maison, en partant du toit, faisant abstraction de l'attraction terrestre et privilégiant une autre, à découvrir.

CORPS À CORPS

On est le mercredi. Les mercredis passent et ont tendance à se ressembler. Pour quelqu'un de passage, ce n'est pas tout à fait vrai. Pour nous tout dépend du rôle attribué : premier rôle ou *figurant* ? Être celui qui présente la situation clinique suscite toujours un sentiment ambivalent. On a envie de mieux faire que la précédente fois, mais on pense toujours qu'on n'a pas eu le temps suffisant pour se préparer.

C'est un jour lumineux. Les rayons de soleil sont bien là. Nicolas est un stagiaire psychologue qui est parmi nous depuis quelques mois. Il est déjà intervenu pour la présentation d'un cas clinique intitulé « Le visage ». Il semble avoir fait ses preuves. Il va présenter une situation clinique avec l'appui de Nathalie. Faire binôme avec elle est déjà une bonne sécurité. Mabrouk va certainement avoir une attitude plutôt conciliante. C'est ce qu'on peut penser. Nicolas part donc avec un certain avantage.

Nathalie va certainement laisser Nicolas présenter le cas. Sans doute qu'elle interviendra si nécessaire, ou plutôt quand elle aura le sentiment qu'il a besoin de son aide. Pourtant, quelque chose nous dit que ce n'est pas totalement gagné pour Nicolas. Il ne faut pas donner trop de crédit à l'indifférence affichée par Jean-Louis. N'oublions pas que c'est le rival de Nathalie. Va-t-il tenter de la déstabiliser en provoquant Nicolas ? C'est possible.

Nicolas a pris le soin d'inviter quelques personnes de son entourage, notamment son directeur de thèse. On a tous pensé que c'est un peu prétentieux de sa part. Il aurait pu être plus discret. Sans doute qu'il a obtenu l'aval de Mabrouk, voire que c'est ce dernier qui l'aurait poussé à le faire.

En tout cas, cette invitation n'est pas passée inaperçue. Cela explique peut-être la présence de Nathalie dans le binôme, pour le rendre plus solide et efficace. Il y a également quelques personnes qu'on ne connaît pas. C'est notre secrétaire qui est la seule en mesure de les identifier, ayant été la personne qui a envoyé les invitations.

Le directeur de thèse de Nicolas, un professeur, par mégarde a pris place sur le siège de Nathalie. Elle paraissait un peu vexée mais n'a rien dit, craignant probablement la désapprobation de Mabrouk. Ce dernier se retrouve donc entouré de Jean-Louis et du directeur de thèse de Nicolas.

Jean-Louis avait l'air plutôt satisfait, semblant narguer Nathalie, mais un léger rictus (douleur ?) vient de temps à autre perturber son air satisfait, du moins en apparence.

Ce n'est pas quelqu'un qui se plaint facilement. Et surtout il n'aurait jamais donné l'occasion à Nathalie de le plaindre.

Tout était donc en place pour que Nicolas puisse commencer. Mais c'est Nathalie qui a décidé de prendre la parole. À la surprise générale, c'est elle qui est chargée de présenter les invités de Mabrouk. C'est ainsi qu'on apprendra que le directeur de thèse de Nicolas a écrit pas mal d'articles sur le suicide et qu'il n'est pas venu seul : il y avait dans l'assistance deux de ses protégés, qui participaient à un travail sur le suicide dans le cadre d'une bourse octroyée par la Fondation de France.

On peut supposer que l'équipe de Nicolas est sans doute costaud. Nathalie nous a aussi fait comprendre que Nicolas n'était pas n'importe qui. Jean-Louis avait l'air de consentir. On sait qu'il n'aime pas trop cette façon de faire. Mais il ne dira rien, probablement empêché par son état de santé ? Durant l'intervention, il est sorti plusieurs fois. Probablement pour aller se soulager ou prendre on ne sait quelle médication.

Enfin, Nicolas démarre son intervention : il s'agit d'un patient de 35 ans, marié, admis voilà quelques jours pour une intoxication médicamenteuse volontaire dans un contexte de rupture sentimentale qui n'en serait pas une ? Rien de précis pour l'instant.

Le patient a déclaré à Nicolas qu'il ne supportait pas que sa femme lui ait demandé une séparation pour « se donner le temps de réfléchir ». Il dira aussi à Nicolas qu'il regrette d'avoir trompé sa femme : « Ça ne se reproduira plus. Je crois avoir pris conscience de mon erreur. » Sa femme étant partie, « pour réfléchir », M. R. avait décidé de mourir.

Selon Nicolas, M. R. s'est attaqué à son propre corps suite à une « séparation de corps ». Tout le monde a pensé que Nicolas avait peut-être bu, ou qu'il en faisait un peu trop. C'est à cet instant que Mabrouk, un peu gêné selon nous, lui asséna : « Existe-t-il une équation possible entre les deux corps ? » Nicolas évitera de lui répondre comme si cette question ne lui était pas destinée, puisqu'il poursuivit : « Pour faire quelque chose, même mourir, un préalable : il faut posséder un corps ! »

Pas mal ! Personne ne rejeta cette façon de voir. Ça avait l'air d'être un aphorisme. Mais d'où le détient-il ? Et pourquoi à cet instant ? On a pensé que Nicolas allait avoir Mabrouk sur le dos pour un long moment. Il aurait dû répondre à sa question, à moins qu'il compte sur son directeur de thèse.

Comme on l'a pressenti, Mabrouk était bien là : « À partir du moment où votre patient vient de voir le corps de sa femme s'effacer devant lui, à quel corps s'était-il vraiment attaqué ? ». Décidément, il insiste. Au moment où on avait l'impression d'avoir à peine compris quelque chose, voilà qu'il en rajoute une couche.

Sans attendre, il poursuivit : « Il y a quelque chose d'un peu confus chez M. R., j'irai même jusqu'à dire que son corps s'est emmêlé avec celui de sa femme d'une sacrée manière. Alors, il s'est saisi du plus proche, celui qui était à portée de main. C'est-à-dire le sien, pour tenter de s'en soustraire... Drôle de séparation ! »

Le directeur de thèse de Nicolas avait un avis sur ce sujet : « Est-ce qu'il existe une possible relation entre le premier geste, qui est celui de tromper sa femme, et le second, qui heureusement a été sans conséquence : tenter de se séparer de son propre corps ? »

Silence... Nicolas ne savait plus où donner de la tête. Nathalie semblait aussi paralysée que son protégé. Mais le directeur de thèse ne leur laissa pas le temps pour réfléchir :

« D'un côté, nous sommes confrontés à du représentable, signifié allusivement par le rapport, dit sexuel, avec une connotation transgressive ; de l'autre, il s'agit d'un irreprésentable : la mort. Ceci nous amène à nous poser la question : est-ce qu'il y avait eu véritablement un rapport ?

Si on prenait en considération le geste suicidaire, on pourrait supposer, logiquement, qu'il n'y avait pas eu vraiment de rapport, mais uniquement une tentative. S'il y avait eu rapport, pourquoi vouloir mourir alors ? » Ceci ne laissa pas indifférent Mabrouk : « C'est l'évidence même ! Il n'y a pas eu de rapport sexuel, contrairement à ce que M. R. a pu penser. Car, si rapport il y avait eu, la logique voudrait qu'on n'en meure pas ! Ou tout au moins on n'attente pas à sa vie. Sinon tous les démons s'en iraient, et particulièrement ceux de Midi ! Cela dit, l'explication donnée par le professeur va de soi. »

Il y a comme un suspense en l'air. On finit par ne pas trop savoir de quel rapport il s'agit. On a même espéré que le professeur nuance ou interpelle Mabrouk au sujet de ses allégations. Car le professeur ne semblait pas dire tout à fait la même chose que Mabrouk. Mais il s'est limité à relever qu'il ne s'agit pas véritablement de la même chose tout en ajoutant qu'il n'y avait pas de véritable contradiction entre lui et Mabrouk. Ça a l'air diplomatique. C'est dommage, le professeur semble prêt à avaler des couleuvres !

Nathalie s'est sentie obligée d'intervenir, c'est sa façon de marquer sa présence. Jean-Louis est dans l'incapacité de s'opposer à elle ce jour. Un boulevard est sans doute ouvert devant elle : « Il me semble qu'en voulant attenter à sa vie, le patient a essayé d'annuler ledit rapport. » Ce n'est pas bête, ce qu'elle vient de dire. C'est on ne peut plus simple. Elle ajoute : « Autrement dit, il a peut-être voulu se débarrasser d'un corps opposable à l'autre, qui pourrait le trahir le moment venu, le moment du procès. Il a pensé tout annuler par son geste, et se retrouver sans vis-à-vis, avec un seul recours : le sacrifice. » C'est pile-poil la théorie de Mabrouk, celle des trois temps. Ou peut-être pas. Il en a tellement...

Mabrouk, habituellement neutre quand Nathalie intervient, se montra franchement en opposition : « Ce n'est ni l'un ni l'autre. Sur quelles bases l'affirmes-tu ? » Il a poussé le comble jusqu'à lui demander si elle pouvait lui apporter la preuve d'une quelconque opération arithmétique ou géométrique pour étayer son assertion. A-t-il changé de camp ? Est-ce que c'est l'état de Jean-Louis (souffrant ?) qui l'a poussé à transgresser la neutralité qu'il entretenait depuis la grand-mère de belle lurette (!) vis-à-vis de ses deux compères, Nathalie et Jean-Louis ?

Le professeur, qui n'était absolument pas averti des courants qui traversent « l'école de Mabrouk », se sentit obligé d'intervenir, après avoir pas mal cogité sur son siège. Il avait comme l'intention de rétablir Nathalie dans ses droits : « Certes, on peut percevoir dans le subtil du corps de nombreuses parcelles, parfois inexplorées, ou trop écrites, parfois avec une langue étrangère. Nathalie, à ce que je sache, n'a pas dit le contraire de ce qui avait été tracé par les intervenants. La formule de Nathalie me semble tout à fait entendable. Seulement, l'opération qu'elle propose a-t-elle un reste ? On peut se poser la question. »

Mabrouk s'avéra plus ou moins vaincu. Il ne pouvait pas compter sur Jean-Louis pour lui venir en aide. Il avait bien compris qu'il était forfait et certainement malade. Il allait désormais changer de stratégie et se montrer plus conciliant. Son ton devint en apparence apaisé : « Il y a quand même une sorte de spéculation dans la conduite de M. R. Ne nous dit-il pas d'une certaine manière : "J'ai trompé ma femme ; elle n'était pas d'accord ; je tente alors de me suicider..." Y a-t-il ici tromperie, mensonge ou démesure ? Enfin, parle-t-on vraiment de la même chose ?

Et si tel était le cas, comment définir cette chose, ancienne mais toujours d'actualité, celle de Heidegger, ou celle qui fuserait derrière toute question, la précédant et la prétextant ; ou s'agit-il de celle perdue à jamais ? » Tiens, maintenant il nous sort son arsenal philosophique, ou presque... On ne peut pas dire qu'il dédaigne la philosophie, mais il ne semble pas jouer franc-jeu. Il est devenu un peu maniéré et précieux.

Cependant, on a presque oublié Nicolas. Qu'est-il devenu entre-temps ? Il était là, à sa place. Sa chaise, par contre, était largement de biais. Il avait eu le temps de pérégriner dans un réduit de surface, ou est-ce sa chaise qui avait voulu se dérober, lui reprochant son manque d'initiative. Au même moment, il essaya d'esquiver un signe de la part de son directeur de thèse, lui suggérant de réagir.

C'était trop tard. Mabrouk avait déjà pris l'initiative : « Nicolas, il ne faut pas oublier que l'indispensable à tout acte dans l'expérience humaine, fût-il suicidaire, est le corps ! » Le ton est péremptoire. Nicolas ne se décide toujours pas. Le voilà sommé de se débarrasser de la « chose » pour départager les corps, à moins qu'il s'agisse de la même chose.

Un silence... Et c'est l'escalade. Mabrouk était devenu comme presque fou. Le directeur de thèse était mal à l'aise, mais n'empêche... Mabrouk : « Il me semble que tout être humain, d'où qu'il vienne et quelle que soit sa destination, a toujours tendance à laisser quelque chose derrière lui, mais il emporte toujours son corps, même si la mémoire défaille ou que l'histoire tressaille. Que pourrait-on dire de M. R. ? Voulait-il justement l'emporter avec lui ? Alors, qu'a-t-il voulu laisser ? un corps ? »

Quoi répondre à ces assertions toutes réchauffées et tartuffardes ? Ça aurait pu être le propos du Dr Pierre, qui ne s'est pas prononcé jusqu'à cet instant. Nul doute que nous avons besoin d'un certain temps de réflexion, le temps d'abord de comprendre ce qui se mijote dans son discours quelque peu alambiqué. L'assemblée paraît bluffée, sauf peut-être le directeur de thèse. Quelques jours plus tard, on apprendra que le père de ce dernier a été à la même école que Mabrouk. Décidément, on n'est pas l'abri d'une surprise. Le directeur de thèse va-t-il se laisser faire ? Peut-être pas.

Finalement, non : « Je suppose que Mabrouk nous a fait comprendre que rien n'était joué quant à la pulsion, une seule façon de la tempérer, voire de l'endiguer le temps nécessaire au déroulement du possible : l'amour ? Ceci nous éloigne quelque peu de ce fameux rapport sexuel. S'il y avait rapport, il est au-delà de ce qui est et n'est pas à la fois.

Dans la situation que nous présente Nicolas, on a affaire sans nul doute à un ratage. Mais c'est ce ratage qui nous a permis de discuter. Rien ne va sans. À prendre au pied de la lettre le mot “sans”, on est tout simplement dans une certaine efficace. L'essentiel est de faire sans. Il faut se méfier des jours avec. Si on poussait les choses plus loin, de défrichement en déchiffrement, la déception risque d'être au rendez-vous : l'objet qu'on aura trouvé ressemblerait, comme trois gouttes d'eau (deux corps plus un…) à l'objet convoité, mais ce ne serait toujours pas lui. C'est pourtant heureux, car ça promet au moins un reste : la différence ? C'est pour ça que l'opération proposée par Nathalie supposerait un reste, bien que non perceptible. C'est ainsi que la pulsion s'immobilise, le temps d'un amour, toujours arraché à soi, croyant que c'est l'autre qui le détient. »

Bien que la compréhension n'allât pas de soi, le ton n'était pas péremptoire. Ça se sentait que c'était un professeur ! Il avait de la pédagogie. Mais il n'avait pas l'air d'avoir terminé : « Chez vous, aux urgences, c'est ce qui m'a été rapporté par Nicolas, la déception ne manque pas, vu la tâche. Une chance peut-être au sein des urgences, et ce n'est qu'en apparence uniquement : chaque usager semble tenir son objet ou ce qu'il pense être, bien serré dans la main pour ne pas décevoir le médecin qu'il vient consulter. Il ne vient presque jamais les mains vides. Il tient quelque chose, qu'il espérait partager avec le médecin : un symptôme ou son équivalent… Est-ce le temps du partage ? Le patient de Nicolas a feint un sacrifice pour éviter le temps du procès, où il aurait été confronté à son propre corps comme témoin. » Un silence… puis, il ajoute : « Et… Le divan ? »

Surprise ! Il est en train de mettre les pieds dans le plat ! Il faut l'en dissuader. Mais qui peut le faire ? Fausse alerte. Ce n'est pas ce qu'il voulait dire, il se reprend tout en collant au dernier mot prononcé : « Le divan, ou sa délégation, aurait tendance à vouloir éviter à l'usager que l'ombre de l'objet ne s'abatte sur lui au risque de l'étouffer sinon le confondre. »

Il va falloir se résoudre à réveiller Champollion pour lui demander son aide ! On n'a pas tout compris, mais nous ne sommes pas non plus en mesure de récuser. Nous, qui travaillons aux urgences régulièrement, ce dernier propos, bien qu'énigmatique à cause de ce fameux objet, dont on use probablement différemment, sommes a priori suggestibles. On ne peut pas le dire autrement. Il vaut mieux « un tiens », qu'une multitude de « tu l'auras ». Mabrouk a affiché une certaine satisfaction, bien qu'il n'y ait pas de quoi pavoiser. Le professeur, et directeur de thèse, semble le dépasser au moins d'un poil. À moins que le scénario fût écrit d'avance, attendons de voir la fin.

Tout le monde attendait que le professeur termine et il n'y avait pas l'ombre d'un doute, quant à la fin prochaine de son intervention. Pas tout à fait pourtant, car il avait l'air de s'y plaire : « Je ne puis finir sans vous dire qu'il y avait évidemment place au doute mais aussi aux mensonges. Ce n'est pas la même chose. À ce propos, j'aimerais bien citer le dire de quelqu'un qui est très cher à moi et à Mabrouk et j'en aurai terminé : "Depuis que le Soma parle, il est devenu corps, donc capable de mentir !" Je vous laisse méditer sur ça. »

Mabrouk était satisfait et avait l'air d'approuver ce que venait de dire le professeur. On ne pouvait pas s'empêcher de penser qu'on avait une nouvelle énigme à résoudre. Peut-être que Nicolas nous en dira quelque chose le moment venu. Nous voilà donc à la conclusion, qui revient de droit à Mabrouk : « Nous avons sans doute beaucoup tergiversé et épilogué, de méandre en méandre, mais, finalement, il ne s'agissait que d'un conflit en lien avec le "complexe d'Œdipe", si cher à Sigmund Freud. Mais tout ce qui a été débattu aujourd'hui reste malgré tout un passage presque obligé pour les uns et pour les autres. Sans doute qu'il y a aussi la manière de faire avec cet héritage pour le moins incommodant, mais bénéfique pour la cause. »

Où se situe-t-il, lui ? Fait-il partie des uns ou des autres ? Selon une partie des présents, il irait avec les uns alors que d'autres, toujours les mêmes, pensent qu'il irait avec les autres. Pas de réponse claire, c'est presque l'omerta. Une seule personne a à redire, mais discrètement, c'est le Dr Pierre : « Freud n'a jamais écrit d'article à son seul propos[76]. » On a tous pensé que notre docteur a pété les plombs ! Sûrement qu'il était en état de manque. Il le paye cher, son complexe tabagique.

---

[76] Gérard Pommier, *Que veut dire faire l'amour ?*, Paris, Flammarion, 2013, p. 117.
À ce sujet, Mabrouk se réfère régulièrement à un proche, Gérard, un membre du comité secret. Ce dernier décline, à juste titre, ce complexe en deux versions : la version noire et la version rose. Qu'est-ce à dire ? Pour lui, il s'agissait *d'un mythe, d'une enveloppe formelle pratique pour désigner une vérité contradictoire, stratifiée en plusieurs séquences dont on ne retient souvent que le résultat terminal (sa version rose), occultant ainsi la structuration du désir par une pelote de fantasmes fondamentaux, liant l'érotisme à la mort (sa version noire)*. Et c'est ainsi qu'on a pu trouver une trace qui vient confirmer le propos du Dr Pierre quand il a affirmé que Sigmund Freud *n'a jamais écrit d'article à son seul propos, en l'occurrence le complexe d'Œdipe* (?). Jusqu'à ce jour, Gérard n'a pas démenti ! Toujours selon le Dr Pierre.

Mabrouk mit fin très vite au désespoir supposé du Dr Pierre, bien que personne ne fût en mesure d'affirmer le contraire : « Certains aimeraient ou souhaiteraient que je jette quelques passerelles entre ce qui vient d'être dit et la situation du patient. Comme vous le savez, nous avons été confrontés à trois corps : celui de M. R. et celui de ses deux femmes, c'est-à-dire son épouse et sa maîtresse. Il se trouve que la dérobade du corps de son épouse l'a détaché du corps de sa maîtresse pour que cette éclipse envahisse son propre corps. C'est alors qu'il s'est trouvé confronté à un choix presque impossible.

On peut dire qu'à ce moment, il ne savait plus à quel sein se vouer. Mais on peut très facilement remplacer le sein par le corps. Comme vous le savez, il ne s'agit point d'objet que d'un leurre en place de celui perdu à tout jamais, mais gardant son pouvoir hallucinogène, si le besoin s'en ressent, et de manière irréfragable. M. R. vient de s'en apercevoir en butant sur son propre corps dans un premier temps, et en voulant le sacrifier dans un deuxième temps, un peu comme un corps étranger, dans l'espoir de retrouver son port d'attache.

Mais il en ignore la véritable raison. C'est une sorte de paravent. Il ignore tout simplement que dans son adversité il était confronté, en réalité, comme à un "manque d'objet[77]". Je ne reviendrai pas sur cet objet, sinon pour dire que le sein, que j'ai fait vite de remplacer par le corps, avait une large place. Il ne faut surtout pas, pour la circonstance, aller le trouver dans la bouche de M. R. ! Mais de le savoir détaché du corps, celui de la mère pour le sujet.

Il n'y a donc qu'une seule adresse, imaginaire, dans laquelle manquerait justement le *sein* auquel tout un chacun voudrait se vouer dans l'adversité. C'est alors que le corps sur lequel est venu buter votre patient lui est apparu méconnaissable, et de plus en plus réel. »

Bien après l'intervention, on s'est rapprochés de Nicolas pour en savoir plus sur la personne du professeur, cher à Mabrouk. Il a répondu qu'il n'en savait rien, juste que sa langue maternelle était l'anglais et qu'il serait né en Afrique. Ça ne nous met pas sur la trace de Mabrouk. Tant pis. Ça sera pour une prochaine fois. On peut déjà dire que Mabrouk parle très bien l'anglais, sans pour autant affirmer que c'est sa langue maternelle. C'est déjà un point important dans sa biographie. Reste à trouver qui va l'écrire. Le Dr Pierre ? Peut-être…

[77] Il est impératif si ce n'est de structure, selon Lacan, que l'objet cause du désir puisse manquer : *« L'angoisse soutient ce rapport de n'être pas sans objet à condition qu'il soit réservé que ce n'est pas là dire, ni pouvoir dire, comme pour une autre, de quel objet il s'agit – ni même pouvoir le dire. »* J. Lacan, « L'Étourdit », 2001, *op. cit.*, p. 449-495.

COLLÉ !

Nous voilà tous réunis dans son bureau : que l'équipe, pas un de plus. Il n'y a pas beaucoup d'espace à notre goût et trop de livres. En dehors des livres, les seuls objets usuels se résument en une pendule sur le mur, un vieux plumier sur le bureau, à côté de lui, un encrier vide qui semble avoir soif depuis des décennies. Quelques crayons de différents âges sont rangés de façon quasi obsessionnelle. Il y a également une règle en bois. Elle a l'air surannée mais très propre. Pas la moindre trace de stylo, ou de quelque chose de la sorte. Il y a également une boîte en bois dans laquelle il y a des trombones, un taille-crayon et quelques morceaux de craie. Toutes ces choses avaient probablement chacune son histoire, certainement en lien avec celle de Mabrouk.

À quelques centimètres de l'encrier, un objet se démarque. Il s'agit d'une figurine assise sur une sorte de chaise ou quelque chose qui ressemble à un trône ! On finit par deviner une figurine qui semble en train de déféquer ? Mais ce n'est pas évident à première vue. Ça ne vient à l'esprit de personne de penser que Mabrouk ait déposé cette sculpture au vu et au su de tout le monde, dans une position aussi équivoque, juste pour une exonération !

Certains n'écartent pas une provocation. Mais il y en a qui en doutent encore. Cette sculpture ne semble pas en bois, en pierre ou en métal. Il s'agit d'un matériau plutôt composite. Il est discrètement odorant. On dirait du musc. À côté, quelque chose qui ressemble à une boule en terre bien compacte ou tout simplement de la pierre. On dirait un boulet de canon. Elle a environ une dizaine de centimètres de diamètre. Cette sorte de boule repose sur une assise en bois. Pour les connaisseurs, il s'agit d'un bois filandreux, qui pourrait provenir d'un palmier.

Tous ces objets ne semblent pas doués d'une vie sauf peut-être la petite sculpture qu'on croit surprendre en pleine action ! Peut-être aussi parce qu'elle dégage paradoxalement une odeur plutôt agréable. On ose à peine fixer ses objets du regard, craignant d'une part l'indiscrétion, et d'autre part de réveiller ces objets de leur sommeil profond. Parfois, ces « momies » semblaient nous suivre discrètement du regard. Les ouvrages qui s'offrent à notre attention sont en grande partie marqués par l'âge. Certainement de valeur, ils attirent le regard, néanmoins on ne peut réfréner un vague sentiment d'être épié par la figurine. C'est hallucinant, mais c'est un sentiment partagé par la plupart.

On tient à peine dans le bureau. Chacun est tenté de changer de place au fur et à mesure que les derniers arrivent. Bien que Nathalie ne soit pas là, en congé actuellement, personne n'ose prendre sa chaise. Ça ne se fait pas ! Jean-Louis est donc orphelin ce jour ? Ou peut-être même content de ne pas l'avoir sur le dos. La situation clinique dont il s'agit va être présentée par Patricia. Décidément, elle a du mal à nous oublier…

Il s'agit d'une patiente âgée de 25 ans, étudiante, admise la veille pour intoxication médicamenteuse volontaire par ingestion d'un produit « détachant ». Il s'agit d'un premier geste suicidaire. Le produit ingéré par cette patiente a plus ou moins intrigué. Patricia en a parlé à Mabrouk par téléphone, et sa décision a été prise. Il fallait qu'elle vienne nous en parler l'après-midi même. C'est assez rare qu'il prenne une décision aussi hâtive. On n'est ni le samedi ni le mercredi. C'est un lundi. Patricia est chez nous pour une semaine. C'est d'autant plus intrigant que Patricia, selon ce qui se dit d'elle, n'est pas un enfant de chœur, elle qui serait partie en claquant la porte du service. Une crise de culpabilité ?

La patiente dont il s'agit relate un contexte familial agité, où il serait question de droits et de devoirs des uns et des autres. La relation avec sa mère n'est pas au top ; elle dit souffrir de ce qu'elle appelle un malentendu perpétuel. Elle est retournée vivre chez ses parents depuis peu. Ce n'est pas la première fois qu'elle revient au domicile parental. Elle a le sentiment qu'elle dérange sa mère, qu'elle est indésirable.

Le passage à l'acte a fait suite à une dispute avec sa mère. Elle lui a reproché de fumer à l'intérieur de la maison alors qu'il était strictement défendu de le faire. Du tabac ? Peut-être pas… Elle ne voulait pas trop en parler. Après une dispute, nouveau départ puis un retour le mois d'après. Cette fois-ci, elle s'est sentie dévalorisée et rejetée. Énervée, se sentant sous la menace d'une énième expulsion du domicile, elle s'est emparée du flacon contenant le détachant et l'a ingéré. Paniquée, la mère appela les secours.

Mabrouk suit attentivement les propos de Patricia, tout en donnant l'impression d'être détaché ? Il n'a même pas réagi au remue-ménage provoqué par la relation entre le produit détachant et le raccourci vite pris par l'équipe qui s'était ruée sur le « collage » insistant de la fille auprès de ses parents. Avait-il été dépassé par l'interprétation hâtive de l'équipe ? et, du coup, il n'aurait plus rien d'intéressant à dire. On ne le croit pas, même s'il donne l'impression d'avoir été collé au poteau !

On apprendra que la mère de la patiente s'est plainte à Patricia de l'attitude de sa fille « qui a du mal à se détacher d'elle, voire de ses parents ». Sa fille étudie en province et la distance lui est insupportable. Selon la mère : « Toutes les excuses sont bonnes pour réintégrer le domicile. Une fois à la maison, mademoiselle ne respecte plus rien ! »

Patricia ajoutera que le père était absent durant l'entretien, mais bien présent dans le discours de la mère. Il occupe une large place, et exerce, en partie, l'autorité. Durant l'entretien, la patiente a fait remarquer à sa mère qu'elle se trompait à son sujet et qu'elle était largement capable de quitter le domicile et de retourner à ses études : « Ce n'est qu'une affaire de temps ! » « C'est sans doute vrai ! » Tiens, c'est Mabrouk qui le dit, et ajoute : « Même un détachant a besoin d'un minimum de temps pour agir ! Il faut que la réaction (sans doute qu'il songe aux interactions chimiques ?) puisse se faire. Évidemment, c'est à dessein. » Heureusement qu'il s'est corrigé, sinon on ne comprendrait pas grand-chose.

Patricia n'est pas contre cet avis, tout en n'adhérant pas au ton péremptoire de Mabrouk : « Oui, c'est vrai, mademoiselle a du mal à couper le cordon ombilical. Elle a probablement le désir de partir mais elle n'y arrive pas. C'est plus fort qu'elle. Se sentant en plein désarroi, elle a essayé de mourir. Mais le désir de mort n'y était probablement pas.

Elle a pris le produit qu'elle avait sous la main. Ça aurait pu être une autre chose. » On a pensé que Patricia est restée la maman poule qu'elle était dans la vie. Il semble qu'elle eût adopté cinq enfants à elle seule. Et ça ne l'a pas empêchée de travailler. Elle aurait eu une médaille ? C'est pratiquement la seule qui n'a pas essuyé une remarque désobligeante de Stéphane. Il l'adore et il aurait fait le baby-sitter pour elle, gratuitement.

Pour Mabrouk, la description un peu facile de Patricia ne convenait pas : « C'est la première fois qu'une suicidaire décide de se déprendre d'elle-même en ingérant un produit détachant. Elle a dit qu'elle voulait bien se détacher de ses parents, mais n'a pas dit que si cette entreprise n'aboutissait pas, elle se détacherait d'elle-même, de son corps je veux dire. Il me semble que l'opération n'est pas aussi simple. Son corps est assimilé au corps parental, bien que le conflit semble plus l'opposer à sa mère, et précisément au corps maternel. L'opération, même aboutie, nous laisserait un reste. Existe-t-il d'ailleurs ? »

Personne ne répond à la question. Il semble insinuer que le reste était le produit ingéré, inefficace et dangereux, ou bien c'est la patiente de Patricia, appendice détachable mais qui doit mûrir encore. Le détachant ne sait pas faire autre chose que détacher, désunir et disjoindre, chimiquement ! Il a heureusement été inefficace. Alors que l'essentiel était moins dans cette chimie mais dans une autre, plus subtile, celle de la parole, capable de dénouer les corps les plus enchevêtrés, morts, nés et à naître !

Trouvant son explication assez hermétique, Patricia : « Enfin, qu'est-ce que vous voulez dire ? » À peine vexé, tout en essayant de le dissimuler, il ne la ménagea pas : « Ma chère Patricia (le mot "chère" semble de trop), je voulais juste dire que le mot chien n'a jamais mordu personne alors que le mot "détachant" est susceptible de mordre tant que l'on ne saura pas de quoi on parle. Ta patiente semble avoir pris le produit pour ce qu'il n'était pas, c'est un "signifiant" qui certes détache, mais toujours pour un autre. C'est ça le paradoxe. Même ton interprétation n'est rien d'autre qu'une façon de se séparer.

Les chiens mordent parfois, contrairement au mot chien qui ne mord jamais, à quelques exceptions près. Il y a probablement des chiens qui ne mordent jamais aussi, avec ou sans muselière ! Mais il y a aussi des mots qui peuvent mordre. Tu vois bien qu'on n'est pas là pour généraliser, puisque "l'exception" nous tient en respect. Je me suis juste permis une petite digression, pour la simple raison que j'ai été tenté par "le signe[78]", celui de Ferdinand de Saussure, qui a la réputation de nous "diviser". Je tiens à m'excuser si j'ai été trop long ou un peu hermétique. C'est peut-être dû à mon âge. »

C'est la première fois qu'il parle de son âge. C'est nouveau. Est-ce qu'il pressent quelque chose ? De toute manière, il n'y a aucun moyen de savoir son âge. En revanche, si on se référait à ses objets fétiches qui jonchent actuellement son bureau, on peut déjà annoncer qu'il n'est pas un mineur, de surface, avec sa figurine à la main, mais bien au contraire : un mineur des profondeurs. Alors, avec Mabrouk, attention au coup de grisou !

Stéphane, ce n'est pas une surprise, a voulu sans doute prendre quelques hauteurs en faisant appel au poète : « Si vous voulez que votre chien s'attache à vous, il faut lui enlever la laisse ! » Le Dr Pierre n'a pas pu s'empêcher de sourire, ce qui est nouveau quand il s'agit de Stéphane.

Mabrouk n'apprécia guère l'intervention de Stéphane et profita de cet incident pour mettre fin à la présentation clinique. Pour déclarer l'instant d'après : « Je suis désolé Patricia. On y reviendra une prochaine fois, probablement un mercredi. J'attends un coup de fil très important. J'ai complètement oublié que nous sommes un lundi, tu comprends… Stéphane, toi, tu ne perds rien pour attendre… » Curieuse fin, et avec des menaces. C'est la première fois que ça nous arrive. Que nous cache-t-il ? Est-il devenu amnésique ?

Selon Patricia la patiente va bien, a promis à ses parents de ne plus fumer à l'intérieur de la maison. Elle a accepté de suivre une psychothérapie.

---

[78] Le signe est constitué d'un concept, le signifié, et d'une image acoustique (représentation psychique du son), qui est le signifiant.

L'ESPACE PRIVÉ

Réunion ce jour autour de situations cliniques « particulières » ou peu fréquentes. La situation qui va être abordée date d'il y a une semaine : appel des urgences. Il s'agit d'aller chercher un patient qui ne voulait pas descendre de la voiture de ses parents. Cette situation pose le problème de l'espace privé et de l'intervention dans ce même espace.

Fallait-il aller ou pas ? Il s'agit d'une double contrainte. La première étant : la voiture où nous sommes invités à intervenir est considérée comme un espace privé ; la deuxième contrainte étant le forçage aux soins. La nature de l'urgence, nous l'ignorions à cet instant-là. Et aussi dans quelles mesures le motif invoqué justifiait une contrainte aux soins. Nous voilà donc sommés d'aller chercher un patient qui était dans le refus de quitter le carrosse ! de ses parents.

Mabrouk ne pouvait pas se taire : « Et la non-assistance à personne en danger ? » Ce n'est pas surprenant. On l'avait déjà signalé, c'est une situation clinique qui nécessiterait son « expertise ». C'est du médico-légal ! Nous n'avions pas une réponse toute faite, tandis que lui, il ne semblait pas décidé à aller plus loin pour le moment. L'équipe le sollicita une seconde fois. Échec ! C'est une démission de sa part en quelque sorte. Il nous incrimine pour se retirer ensuite.

Puis, le voilà qui rompt le silence : « Pour vous aider, je vous propose de réfléchir à une gestion beaucoup plus simple, en faisant appel au bon sens de tout un chacun : Georges, par exemple, a-t-il le droit de contraindre un usager à venir à l'hôpital ? » Georges est son copain de longue date. C'est le chef des sapeurs-pompiers du coin. On peut parfois le croiser lors d'une garde, tard le soir, quand il vient parfois lui rendre visite. C'est une de ses références quand il s'agit de prendre la température de la cité.

« Bien évidemment que non », lui répond Stéphane. Un silence, puis le doute s'empara de l'équipe. Quelques suggestions par-ci et par-là, mais aucune ne se détacha véritablement. On s'orienta, encore une fois, vers l'avis de l'expert. On le soupçonne de nous avoir tendu un piège. Nous snobe-t-il ?

Ça semble l'amuser alors que la situation ne prêtait pas au rire. On est au boulot et nous n'étions pas à l'abri d'une situation équivalente. Il ne semblait pas décidé à faire un effort. Avait-il vraiment la réponse ? Peut-être pas. Mabrouk a finalement décidé de se taire, mais pour combien de temps.

À partir de cet instant, nous l'avons ignoré, en allant chercher ailleurs, enfin, entre nous, la solution qui répondrait au mieux à la situation. Trente minutes de concertation sans aucun résultat palpable. Nous avons donc abandonné la partie, tout en prenant la décision de joindre l'ordre des médecins ou l'expert juridique de l'établissement. Il doit bien y avoir une réponse.

Nous avons quand même espéré qu'à la fin, constatant que, seuls, nous n'étions pas en mesure de trouver la solution, il allait se manifester. Aucune réaction de sa part. Il semblait atteint de catalepsie ! De toute façon, on y reviendra certainement un jour ou l'autre.

Petite déception de notre secrétaire, mais bon réflexe : elle n'a pas manqué d'enregistrer que cette situation n'a pas trouvé chaussure à son pied. Je ne pus m'empêcher de jeter un œil furtif sur le cahier où elle notait le nombre de situations qui sont restées soit sans solution ou avec une solution insatisfaisante.

L'avant-dernière situation irrésolue était celle pour laquelle nous avions songé à un moyen peu orthodoxe : et si quelqu'un parmi nous signe la « demande du tiers » ? Il s'agissait d'une « hospitalisation à la demande d'un tiers » pour laquelle l'indispensable tiers était introuvable. Jusqu'à aujourd'hui, la tentation ne nous a jamais quittés (de faire le tiers ?). Mais la crainte d'un procès suggérait le contraire et nous tenait en respect. Ce n'est pas une plaisanterie, loin de là. Combien de fois nous nous sommes retrouvés dans l'incapacité de faire aboutir « une hospitalisation à la demande d'un tiers », faute de ce dernier ; alors que la clinique le justifiait amplement. La loi du 5 juillet 2011 est venue résoudre ce problème en instaurant la possibilité d'hospitaliser un patient sans son consentement, en cas de péril imminent, sans demande d'un tiers.

L'avis de l'expert ? Il s'agit de Mabrouk, bien qu'il se défende à endosser l'habit. Il a toujours défendu une position qui ne nous satisfaisait pas, plutôt théorique. Il nous a déclaré que les patients qu'on accueille sont déjà sous contrainte. Que veut-il dire ? Il nous a asséné que le symptôme est le résultat d'une contrainte. Et que notre quête à trouver un tiers est parfois surréaliste. Il reste toujours joueur à ce sujet.

Pour lui, derrière tout ça, il y a un sujet en privation de ses droits. Et que l'urgence est d'aider ces personnes à exercer leurs droits, au lieu de courir derrière un paradoxe qui n'engagerait que notre propre symptôme : « Vous osez parler d'une "hospitalisation à la demande d'un tiers" alors que ce dernier ne vous a rien demandé ! Pourquoi alors chercher après lui ?

Contentez-vous de faire votre travail ! Votre patient est déjà contraint, divisé[79] ! Êtes-vous aveugles ou quoi ? »

Il n'est pas toujours simple de suivre le chemin qu'il essaie de nous tracer. On a déjà compris, et depuis longtemps, que selon S. Freud « le Moi n'est pas maître en sa demeure ». Mais ça ne nous suffit pas dans notre demeure de circonstance, les urgences de l'hôpital. Il ajoutera également, pour ceux qui voulaient bien le suivre dans ses pérégrinations intellectuelles, que la part de l'inconscient n'est pas négligeable dans les passages à l'acte suicidaire. Alors, si on a bien compris, c'est « le tiers » qui est incriminé cette fois-ci du fait de son absence ou de sa carence réelle ou supposée.

Selon lui, ça va de soi de s'en occuper ou de le réhabiliter, de le maintenir en vie si possible, au lieu de le traquer pour une signature et rien de plus. Il pense que notre démarche rompt avec le professionnalisme et mettrait en doute « la veille psychique » qu'on défend depuis toujours. C'est donc l'efficace même de ce tiers qui est en jeu et rien d'autre.

L'équipe ne sait plus où donner de la tête quand il essaie de développer le sujet, ce sujet. À la fin, on ne sait plus de quel bois il est fait ! Il a souvent tendance à nous proposer une nouvelle entrée quand la première ne tient pas ou reste obscure pour nous. Par exemple, pour la tentative de suicide, il a tendance à faire une certaine similitude entre la posture du tiers et la posture du corps. Pour lui, quand il n'y a plus la possibilité de faire appel à l'autre, quel qu'il soit, tiers ou pas, c'est le corps propre qui devient la mise. Il a une formule, parmi d'autres : « Quand le corps est lâché par son petit tiers, il vacille ; mais quand il est lâché par le grand tiers, ce qu'il appelle l'argentier, il choit. »

Les gardiens de ses formules, parfois à l'emporte-pièce, restent Nathalie et Jean-Louis. C'est avec ses deux condisciples qu'on a pu en savoir un peu plus. Et encore… Pour Jean-Louis, le petit tiers, c'est quelque chose qui a à voir avec les mots. Le mot étant le seul en mesure d'atteindre approximativement la chose, son prédateur en quelque sorte. Il y a tout de même un risque quand il prétend faire table rase de tout ou, au contraire, que sa proie devienne trop lourde pour lui. Alors, c'est au « grand tiers » de lui venir à la rescousse : c'est le langage. Ce dernier est en mesure de provoquer un partage entre les mots, et est capable d'alléger leur fardeau quand ils se montrent fébriles.

En général, quand on pousse Jean-Louis dans ses retranchements, il est susceptible d'être inventif et nous proposer des formules à sa sauce, souvent pour détendre l'atmosphère, mais à la discrétion totale de Mabrouk : « C'est un peu l'histoire de la patate chaude, mais c'est à prendre au second degré. Il

[79] Opération dont tout un chacun est affecté dès l'instant où il entre dans le langage, division déductible de l'instauration de *la métaphore paternelle* qui marque l'entrée et la soumission du sujet au langage comme ordre symbolique. Le sujet étant comme l'effet du Signifiant sous lequel il s'éclipse pour s'y faire représenter. Cette division rend une partie de lui-même à lui-même inconsciente.

s'agit du tubercule que l'on adore tous en frites. Il faut juste imaginer qu'elle est très chaude, et pour éviter de se brûler la main, elle doit passer de main en main. Qui commence ? »

Stéphane est bien évidemment toujours là pour le contrarier, mais en prenant les précautions d'usage : « Est-ce que c'est en boucle ? » Jean-Louis est un vieux briscard, matheux par ailleurs : « Ne fais pas le malin avec moi. Ce n'est pas en boucle, ni même en échafaudage ! »

On a commencé avec le tiers, et nous voilà dans l'épistémologie, ou presque. Malgré tout ce qui a été dit, la réponse à la question ne semble pas d'actualité. Mabrouk nous a appris que le tiers est essentiel, mais il nous semble qu'on ne parle pas du même « tiers ». Rien ne change donc, seulement, il faut aussi un tiers pour contraindre quelqu'un aux soins. Une sorte de représentant. Pourtant, Mabrouk semblait incriminer parfois le tiers dans l'éclosion des troubles. Y a-t-il donc plusieurs sortes de tiers qui seraient en jeu ?

Stéphane, qui ne semblait pas tout à fait satisfait de la réponse, se mit dans un état légèrement dysphorique. C'est une façon d'exprimer sa colère : « En plus de sa mutuelle, il va falloir dorénavant avoir un tiers dans la poche ! C'est une sécurité, n'est-ce pas ? » Jean-Louis, qui a compris que ça s'adressait à lui, ne manqua pas de lui dire : « Surtout, garde-le en dehors de ta poche ! » Puis ajouta : « C'est l'absence du tiers symbolique dont il s'agit dans ce cas. As-tu déjà oublié que la garantie de la présence, c'est la possibilité de l'absence[80] ? » Stéphane ne pouvait garder son sérieux et alla à la plaisanterie de mauvais aloi : « Est-ce valable aussi pour la pipe du Dr Pierre ? » Tout le monde a fait le sourd pour éviter l'ire du Dr Pierre. Mais on savait tous que le Dr Pierre ne le lui pardonnerait pas.

Difficile à comprendre. Ça a l'air codé. Mabrouk, quelques instants plus tard, dira : « Pour ce qui est du tiers, je ne reviendrai pas dessus ; par contre, pour ce qui est de l'objet évoqué par Jean-Louis, je ne m'inquiète pas pour Stéphane. Il a toujours la poche trouée ! » On avait à peine compris, dans ce cas, qu'il valait mieux avoir la poche trouée qu'une poche en bon état. Le Dr Pierre avait l'air perturbé par ces échanges, lui qui maîtrise ce sujet et qui serait prêt à se lancer tête baissée sur une réquisition[81] pour toucher quelques sous venant s'ajouter à son salaire.

Nathalie reprendra plus tard cet échange pour nous mettre en garde contre ce qu'on avait pris pour argent comptant : « Ne pensez surtout pas vous départir de vos poches ! Sinon, où mettriez-vous vos clefs ? » Ce n'est pas

---

[80] « La possibilité de l'absence, c'est ça, la sécurité de la présence. » J. Lacan, *Le Séminaire, Livre X*, « L'angoisse », *op. cit.*, p. 67.

[81] Demande d'intervention présentée par voie de réquisition à un psychiatre, qui n'a pas obligatoirement la qualité d'expert, à distinguer de l'expertise pénale adressée à un expert psychiatre agrée près la Cour d'appel, où il s'agit de dire si l'intéressé était responsable au sens de l'Article 122-1 du Code pénal au moment des faits.

bête. Jean-Louis, qui avait l'oreille attentive, ne manqua pas de la titiller : « C'est pour ça que les femmes portent des sacs ? »

Tout le monde a fait en sorte de ne pas entendre. Il fallait vite changer de sujet. Nous n'étions pas à l'abri d'un malentendu qui ne ferait pas équivoque mais dispute. Comme Mabrouk ne souhaitait pas une fin pareille, il nous rappela à notre quotidien : « Finalement, est-ce que vous avez été chercher le patient qui ne voulait pas descendre de la voiture ? » C'est drôle. Le voilà tout frais, prêt à répondre aux questions qu'il avait sciemment éludées il y a un moment. Qui va lui répondre ?

C'est sans doute Jean-Louis ou Nathalie. Erreur… C'est le Dr Pierre : « Nous n'avons pas l'habitude d'exercer notre art (c'est académique !) en dehors des espaces convenus par le législateur. Il se trouve qu'une voiture reste la propriété privée du détenteur de la carte grise (on ne doute pas de la matière grise du Dr Pierre !). Ce que nous avions fait pour cette situation est somme toute logique : on ne voit que les patients susceptibles d'être vus ! Le patient n'était pas visible, alors on ne l'a pas vu tant qu'il était loin, invisible (?). C'est-à-dire en dehors des urgences. »

On sentait bien que Mabrouk n'était pas satisfait de cette réponse, lui qui considérait qu'il n'y avait pas de frontière quand il s'agissait de soulager la souffrance humaine. Et ce n'est certainement pas l'argument du Dr Pierre qui allait l'indisposer. Stéphane eut envie, comme d'habitude, de dire quelque chose, mais bien après qu'on soit sortis de la salle : « Le Dr Pierre aurait pu utiliser sa longue-vue au lieu de maltraiter sa pipe ! » On connaissait déjà cette formule, mais elle paraissait inadéquate pour la circonstance. Est-ce que Stéphane voulait dire que le Dr Pierre devrait retourner chez son ophtalmologiste ? C'est vrai que ses lunettes ne lui allaient plus depuis qu'il avait changé de pipe ? Sans doute que Stéphane suggérait au Dr Pierre de s'aider d'une longue-vue pour pouvoir évaluer, à distance, le patient qui ne voulait pas descendre de la voiture. C'est une drôle de remarque. Si on écoutait l'équipe, il devrait même changer de tête !

Nathalie qui, durant cet échange, n'avait pas perdu sa tête, nous a incités à revenir à l'intervention de Mabrouk lors du congrès de l'AFERUP[82] et dont l'argument était :

« … À la fin, ne serait-il pas plus logique d'interpeller *le sujet* à propos de son corps propre, quand il s'y retrouve ? Ce dernier, en l'occurrence le corps, placé dans le juridique, il devient subitement très menaçant. Nulle place à l'équivoque, au décalage, tout devient précis, calibré, centré, prêt à se lover dans un discours "prêt à parler", quand ce n'est pas une jurisprudence, pleine, dont nul ne peut s'auto-exclure… »

Mabrouk avait l'air tout reconnaissant à Nathalie, sans l'exprimer ouvertement. Il y a un signe qui ne trompe pas : c'est le regard insatisfait jeté à Jean-Louis. En attendait-il plus ? Nathalie a certainement gagné au moins

[82] Association francophone pour l'étude et la recherche sur les urgences psychiatriques.

un point. Il ne reste plus à Jean-Louis qu'à espérer se rattraper la prochaine fois par un geste ou par une proposition dans le sens du poil ! On sait que ce n'est pas son genre, à moins que Stéphane, qui lui est proche, pousse à la manœuvre ou l'encourage.

UNE GARDE PAS COMME LES AUTRES

Je fais mon tour habituel. Ça s'annonce comme une garde calme, sans preuve à l'appui. Le rituel : je vais au secrétariat, je passe dire bonjour à Mabrouk en essayant de ne pas trop le déranger, et enfin je me dirige vers les urgences pour dire bonjour et essayer de m'enquérir de la situation qui prévaut aux urgences. Ce jour, je ne suis pas franchement attendu. Il n'y a pas de « situation clinique » pour moi.

Je retourne au secrétariat, je mets un café en route, puis me voilà parti dans mes pensées, bien que quelques dossiers m'attendent sur le bureau. Il y a des « codages » à faire. Déjà, j'ai une petite appréhension, puisqu'il s'agit de travailler pas loin de Mabrouk. J'espère qu'il est en forme ce dimanche. Ça aide beaucoup quand on est de garde. Je reviens à moi au moment même où la machine à café lance son dernier soupir. Le café est donc prêt.

C'est surtout à la fin, quand il ne reste plus de liquide dans le réservoir à eau, qu'on entend le bruit de la pompe : elle semble se bagarrer avec les dernières gouttes qui hésitent à se laisser faire, dans un bruit d'eau et de vapeur. On les voit très bien ces quelques gouttes fugueuses réussir à s'évader en se transformant en vapeur, revenir enfin se condenser sur la surface interne du couvercle de la cafetière. Elles sont sauvées pour cette fois-ci.

Un premier café ne suffit pas, j'en prends un deuxième. Je suis maintenant prêt. Je toque à sa porte entrouverte et j'entends : « C'est ouvert ! » Il me dit que Lilli vient de partir et qu'elle a oublié la porte ouverte. Était-il obligé de me le dire ? Il a probablement sa raison. Il ne me pose pas de questions. Sans doute que ça viendra plus tard.

À peine assis, le téléphone retentit : un appel de la maternité. Une parturiente vient d'accoucher, l'équipe est inquiète. Je n'en sais pas plus. Au téléphone, il est difficile de se faire une idée sur la situation. Tout ce que j'ai appris, c'est que l'enfant va bien et que la maman inquiète l'équipe. On n'est pas souvent appelés en maternité. Les situations sont souvent de nature difficile. Comme le dit Stéphane, vous êtes appelé pour une personne et vous vous retrouvez avec deux : une mère et son bébé. Stéphane a toujours appréhendé d'aller en maternité. Il préfère le baby-sitting !

Je fais très vite. Je suis déjà arrivé dans le service, et me voilà dans la chambre de Mme S. Elle est assise sur son lit et me reçoit sans problème, ne manifeste aucune opposition à ma présence. Son visage est légèrement inquiet, son propos reste cohérent. Elle est plutôt calme. Auparavant, l'équipe m'avait manifesté son inquiétude pour le bébé et craint « un geste intempestif de la part de la maman... » Pour l'instant, il ne s'agit que de craintes, ce qui dissipe de suite mon inquiétude.

Alors que je pensais retrouver le bébé auprès de sa mère, il n'était pas là. Je m'inquiète de son absence et je le fais savoir à l'équipe. La réponse de l'équipe se voulait rassurante tout en me renvoyant à l'état de santé de la mère. Je les rassure à mon tour, après avoir rassuré la mère, et je leur demande qu'on ramène le bébé auprès de sa mère. Un silence tout désordonné s'ensuivit. L'équipe ne semblait pas tout à fait d'accord : « Vous êtes sûr qu'il n'y a pas de risque pour le bébé ? » J'ai pensé que Mabrouk aurait dit oui. Je dis oui, un peu fier de mon assurance. Si Mabrouk n'avait pas été tout proche, je pense que j'aurais été moins fier.

Le retour du bébé auprès de sa mère finit par dissiper les malentendus. La maman, un instant spectatrice, s'accorda avec son enfant et la « dyade » reprit son cours naturel. L'évidence ne semble pas avoir frappé la sage-femme. Mais ce n'est pas grave, puisque l'essentiel était fait. Il s'agit d'une primipare qui n'a malheureusement pas été accompagnée par son entourage, peu présent.

Mabrouk est très peu connu de ce service. Sa réputation n'est pas encore arrivée à la maternité, mais il y a des bruits qui courent. Ça viendra un jour. Il y a une méfiance toute naturelle quand on s'aperçoit de qui il s'agit. Pour l'instant, il reste, quelque part, une simple rumeur qui court. On évoque sa présence dans certains endroits de l'hôpital. Mais on ne l'affirme pas, faute d'une véritable preuve. Mon intervention en maternité pourrait lui être attribuée sans aucune preuve de son existence. « Le bébé doit revenir instamment auprès de sa mère ! » ; c'est le propos qu'on va vite lui attribuer alors que personne n'a constaté sa présence en maternité. Pourtant, lui, il était resté dans son bureau. Je fais vite de laisser tomber mes rêveries solitaires.

Mon intervention ne restera pas sans écho, j'en fais le pari. D'ailleurs, Mabrouk va être très surpris. Il ne perd rien pour attendre. Je retourne auprès de lui et je m'affale sur la première chaise. La situation que je viens de traiter m'a certainement fatigué, d'autant plus que j'avais très mal dormi la veille. J'ai fait en sorte de ne pas le déranger, tout en prenant garde de ne pas m'assoupir. Pour éviter cela, j'ai pensé fortement au café qui m'attendait en face, au secrétariat. Il ne manquerait plus que je m'endorme chez lui. Qu'est-ce qu'il dirait de moi. J'aurais dû boire plus de café, c'est une bonne assurance.

Quelques instants après, je le vois en train de discuter au téléphone avec l'équipe de la maternité. Il se prend pour qui ? Il m'invita à écouter la conversation en appuyant sur le bouton avec le petit haut-parleur dessiné dessus. C'est la sage-femme qui lui parlait : « Vous savez, notre inquiétude n'est pas toujours gratuite, j'ai vécu une situation dramatique dans un service de maternité il y a quelques années. Une femme s'était défenestrée dans le service où je travaillais ; elle venait d'accoucher depuis peu. »

Il semblait attentif aux propos de la personne, se contentant d'acquiescer ; il attendait, comme s'il savait que la soignante n'était pas arrivée au bout de ce qu'elle voulait dire. Elle reprit : « Vous savez quelle était la profession du mari de cette dame ? » Il savait qu'elle n'attendait pas de lui une réponse, il se contenta d'attendre et de l'écouter : « C'est un psychiatre, comme vous ! » Je voulais intervenir, crier à l'usurpation du titre. Puis, d'un geste, il calma mes prétentions. J'ai vite compris que je n'étais pas prêt à les remettre sur la table une deuxième fois.

Il me regarda avec insistance. Voulait-il dire que c'est moi le psychiatre dont parlait la sage-femme ? Il n'y a pas de doute, c'est bien moi. Il me tendit le téléphone comme si je devais me justifier auprès de la sage-femme, en me disant qu'il était un divan pour le moment et certainement pas un « maternologue » ; et que je devais mieux faire la prochaine fois. Je n'ai pas tout compris. Je me suis saisi du téléphone pour poursuivre la conversation. Il n'y avait plus personne au bout du fil ?

« Mais si », me dit-il, « tu n'entends pas ou quoi ! » Je fais un effort mais je réalise vite qu'il n'y avait personne au bout du fil. Personne ! Se moque-t-il de moi ? C'est peut-être une plaisanterie. Il s'excusa, puis : « Je désapprouve cette façon de faire, mais si tu avais fait bien attention tu aurais pu entendre le bébé du psychiatre, en pleurs, laissé par sa mère qui venait de se défenestrer.

La sage-femme, dans la panique, a dû certainement l'oublier. Elle s'est juste rappelé qu'une maman s'était défenestrée et que son conjoint était psychiatre. Je suppose que la détresse et la panique lui ont fait oublier l'enfant qui n'arrêtait pas de pleurer. Il était plus judicieux de dire : “un enfant qui pleure”. La soignante que tu viens de rencontrer a sans doute confondu le passé avec le présent. Te voilà donc, un instant, dans la peau du psychiatre qui a perdu sa femme. » Un silence… puis il ajouta : « Les temps sont durs pour le psy. » Après, plus rien. Un blanc, puis : « Une noisette pour monsieur ? » Non, un café s'il vous plaît.

On ne sert pas de café ici, il y a un distributeur de café en face.

Vous êtes sûr ? Où suis-je ?…

Vous êtes à la maternité ! Une deuxième personne se présenta pour m'annoncer que mon bébé était en pleurs… Je ne comprenais plus rien. Je voulais me lever, partir, tout en sueurs. Les yeux grands ouverts pour mieux me situer, je réalise que je m'étais endormi. Quel cauchemar encore. C'est un acte manqué, un de plus. S'en est-il aperçu ?

Il semblait loin, un air rêvassant, probablement pensant au bon vieux temps, au faste de l'assemblée du sultan. Il doit se dire : « Oui, j'étais tout ça, un vrai divan, et me voilà sans dossier et sans bras, rien que ça ! »

Je m'aperçois assez vite que c'est moi qui rêvassais. Je n'ai donc pas manqué de l'inviter dans mon propre rêve, ou plutôt mon cauchemar. Trêve de projection, je dois revenir à ma tâche. Je n'ai même pas entamé le premier dossier. J'ai encore du mal à m'y plonger. Je le regarde encore une fois, discrètement, pensant à cette assemblée du sultan. Je me disais que c'était bien son roman familial. Comme je ne voulais pas replonger dans le même cauchemar, j'ai fait vite d'aller ingurgiter le reste de la cafetière.

Avant de sortir de son bureau, il m'interpella : « Je ne sais pas si tu t'es rendu compte, tu t'es assoupi un long moment durant lequel tu semblais converser avec, si j'ai bien compris, une sage-femme. Il était question d'une défenestration, d'un bébé, et d'un psychiatre. Je n'ai rien saisi, mais à ta voix le psychiatre de garde était sans doute dans une mauvaise posture. Je compte sur toi pour m'en dire plus le moment venu. Tu sais bien que les rêves n'ont pas de secrets pour moi, surtout quand il s'y trouve un enfant en pleurs. » Pour en finir avec cette histoire au plus vite, je lui ai avoué qu'il s'agit d'une histoire vécue lors d'une garde il y a de ça quelques années et qu'il n'y avait rien à interpréter.

Une fois bien réveillée, la scène de la défenestration et du « bébé qui pleure » s'imposa de nouveau à moi. Je me suis aperçu que cette scène était en partie du déjà vécu. En effet, il y a quelques années de ça, alors que j'étais de garde dans un autre hôpital, plus ou moins dans les mêmes circonstances qu'aujourd'hui, la sage-femme avait trouvé que ma prescription (le retour du bébé auprès de sa mère) était quelque peu risquée. Et c'est à cet instant qu'elle me raconta l'épisode de la femme qui s'est défenestrée, dont le conjoint était psychiatre. Depuis, ce traumatisme semble la poursuivre.

Il ne me reste plus qu'à garder ça pour moi. C'est étrange. Je réalise aujourd'hui que Mabrouk a participé à mon manège malgré moi, un manège où il y avait un bébé, une mère et moi. Que faisait le père cependant ? Je ne m'aventurerais pas à poser cette question de sitôt à Mabrouk. Il va falloir que j'en parle à mon psy. Ce n'est pas drôle.

LE SEIN ET L'ESPRIT

C'est un mercredi. Ce sont Jean-Louis et Nathalie qui vont présenter la situation clinique aujourd'hui. Ont-ils fait la paix ? Rien n'est moins sûr. Le fait qu'ils constituent un binôme n'est pas sans importance. La situation clinique doit être certainement à la hauteur de leur statut. Nous allons voir… Il s'agit d'une patiente approchant de la quarantaine, mère de trois enfants, qui s'est présentée aux urgences, accompagnée de son conjoint. « Sa clinique », selon Nathalie, se déploie depuis plusieurs mois de manière presque onirique, quand ce n'est pas une sorte de rencontre avec « un déjà-vu » ou, tout autrement : un *discours* entre deux parties qui feignent de s'ignorer (clivage ?).

Nous avons donc deux propositions pour une même personne. D'un côté « des troubles d'allure onirique », de l'autre « un discours entre deux parties ». Qui va l'emporter à la fin ? Nous, on préfère une patiente triomphant du mal dont elle est atteinte. Tout le monde est prêt pour cette première. L'arbitre est là, les cartes bien en main. On pense déjà que les jeux, peut-être, seraient déjà faits. Pourquoi ? Tout simplement parce que Mabrouk ne va pas se mettre sur le dos Jean-Louis et Nathalie, à la fois. C'est ce qu'on pense tout bas. À moins qu'il se soit fâché avec l'un ou l'autre. Et pourquoi pas avec les deux ensemble.

Selon Nathalie, la patiente est d'une part présente, cohérente, adaptée ; et le moment d'après, perplexe, le regard fixe et transparent, sans mots à dire. Par moment, elle semble sortir de sa léthargie en adoptant un mouvement de rapprochement, pour venir buter doucement contre le corps de Jean-Louis. Et, là, tout un langage corporel se met en place. Son regard s'attendrit et semble négocier une proximité.

Ce déroulement se fait sans soubresauts, doucement, et suggère quelque chose comme une contemplation. L'étrange prend parfois l'aspect d'un mouvement qui devient subitement un corps en quête de ses propres limites. Parfois, on devine dans sa posture une quête de contact, une négociation à la recherche « d'un déjà connu », d'une limite salutaire ou d'une fusion !

Mabrouk reste attentif, ne disant rien. Jean-Louis va poursuivre, à la demande de Nathalie, pour dire : « Nous sommes restés un petit peu dans l'expectative, cherchant à comprendre. Puis, un instant plus tard, la voilà qui se retire, reprenant sa position antérieure presque statufiée, mais non sans une certaine expression. Ainsi, de suite, elle passe d'un état à l'autre, toujours le même, suscitant toujours notre étonnement. Elle peut parfois reprendre sa lucidité, et demander subitement de partir. Il n'était pas question de la laisser faire, son conjoint lui fait déjà barrage. Elle s'insurge contre le corps que lui oppose son conjoint : "Je ne suis ni folle ni malade ! Laissez-moi partir !" »

Nathalie va reprendre la suite pour nous signaler que le temps était compté, qu'il fallait agir rapidement et profiter du moment où la patiente était à distance de cet aller-retour, quelque peu stéréotypé, sinon indifférente à son environnement.

Le conjoint de la patiente révélera au binôme que son épouse est souffrante depuis cinq jours environ, date qui correspond au sevrage de son dernier-né. Au moment où Jean-Louis voulait poursuivre, c'est le Dr Pierre qui l'arrêta : « Je préfère le mot ablactation à la place de sevrage ! » On a tous pensé que cette intervention inopinée faisait suite à un carton jaune de Mabrouk ! Mais ce n'était pas le cas. Pourquoi le Dr Pierre s'est senti obligé d'intervenir pour écarter le mot sevrage ? Peut-être que Mabrouk avait la réponse ? Mabrouk ne réagit pas et Jean-Louis reprit le cours de son intervention.

Le conjoint précisera que le sevrage était prévu, mais pas de cette façon qui lui a semblé brutale. Il ajoutera que sa femme a toujours fait de l'allaitement à la demande. Mabrouk se manifesta de suite, juste pour dire : « À la demande de qui ? » Cette intervention ne semble pas avoir enchanté Nathalie. On a eu le sentiment qu'elle avait l'intention de ne pas laisser faire Mabrouk. Mais voyant que ce dernier s'était effacé tout de suite, elle ne dira rien.

On notera que c'est la première fois que le sevrage se fait de cette manière. Pour les deux autres enfants, la mère a allaité à la demande jusqu'au sevrage. Qu'est-ce qui s'était passé cette fois-ci ? Pas de véritable réponse, si ce n'est que le conjoint a noté que sa femme était préoccupée. Elle tenait à tout prix à faire un stage de jardinage alors que l'allaitement de son fils ne le lui permettait pas. Elle vivait un dilemme. Il dira aussi que sa femme était adepte du massage « Shiatsu » et de « l'anthroposophie[83] ».

Stéphane, assis pas très loin de moi, lâcha : « C'est sûrement une femme savante, bien que je ne connaisse pas de quoi il s'agit véritablement. Pour le massage, ça peut passer, mais l'anthroposophie me questionne… » Personne ne fera attention à lui, pour la simple raison que les intervenants ne le toléreraient pas et que Mabrouk pourrait se mettre en colère. On laissa donc Stéphane dans son soliloque.

---

[83] Courant de pensée et de spiritualité créé au début du XXe siècle par Rudolph Steiner. Il s'agit *d'une science de l'esprit.*

Le binôme ajouta que la patiente n'exprimait pas de délire, mais qu'elle avait proféré des idées suicidaires la veille. Les idées suicidaires étaient déclinées dans un langage plus ou moins allusif. Elle ne semblait pas s'adresser à son conjoint mais à elle-même. Nathalie et Jean-Louis paraissent avoir été comme fascinés par la scène décrite plus haut. Il n'y avait guère de place pour qu'une tristesse s'affiche ou qu'une angoisse se révèle. La patiente avait continué à passer d'un moment de perplexité à un moment où elle semblait chercher le contact physique. Une autre fois, doucement, elle avait pris la main de Nathalie et l'avait caressée. La caressa avec tendresse tout en la fixant du regard.

Son regard était paisible, mais intense et profond. Et c'est ce regard qui suscita une interrogation : « Paisible ? » C'est encore le Dr Pierre qui interroge. Nathalie vint au secours de Jean-Louis qui s'apprêtait à confirmer cette constatation : « Oui, c'est le sentiment qu'il dégage. Il semble inviter à la rejoindre. Mais sa profondeur n'inquiétait pas outre mesure car on ne risquait pas de s'y noyer ! Néanmoins, Jean-Louis et moi, je crois qu'il est d'accord (Jean-Louis se contenta de hocher la tête), étions comme hypnotisés par son regard. »

Jean-Louis et Nathalie ont fait une description plutôt fidèle, mais ils ne se sont pas prononcés jusqu'à maintenant sur les tenants et aboutissants de cette situation. Mamani, rarement appelée par son titre de « docteur », ce qu'elle est, était favorable à la notion d'ambivalence de la part de la patiente. Voyait-elle dans l'attitude de la patiente une mise en acte de l'ambivalence vis-à-vis de son bébé ? Le Dr Pierre, un petit peu condescendant, d'un geste de la tête, lui fit comprendre que c'était trop facile. Nathalie et Jean-Louis laissèrent faire.

Chacun allait de son ressenti, privilégiant un détail, un concept, etc. Mabrouk ne s'immisça pas, puis une légère quinte de toux résonna. Un silence… Fausse alerte ! Il n'est pas intervenu. Tout le monde feignait de l'ignorer, pour laisser place à un second round de discussions plus ou moins anarchiques, sous le regard plutôt tolérant de Nathalie et de Jean-Louis. C'est une sorte de provocation à son égard, bien que le doute persiste. On sait tous qu'il y a une limite à ne pas dépasser, même pour ses préférés, qui sont aujourd'hui à la manœuvre dans cette présentation clinique.

Dans ce chahut, on reconnaissait facilement la voix de Stéphane, souvent provocatrice, outrecuidante, quoique rarement insolente. Une excuse : son jeune âge ? Il vient de provoquer l'irritabilité du Dr Pierre en lui disant que ce tableau clinique pourrait correspondre à une affection psychosomatique. Une majorité de l'assistance avait entendu ce mot. Ce qui invita un silence plutôt gêné. Et voilà que Stéphane, surpris, se retrouva au milieu de la scène le mot « psychosomatique » appendu à sa lèvre. Toutes ses tentatives de le ravaler se sont avérées sans effet.

Comme de juste, le vase déborda. La colère de Mabrouk gronda et il commença à disputer tout le monde. Stéphane avait sans doute oublié que nous étions sous contrôle. Quelle mouche l'a piqué ? Le dénouement n'est probablement pas pour aujourd'hui. On a tous pensé que Mabrouk lui en tiendrait rigueur, même si le père de Stéphane allait peser de tout son poids.

Le temps presse. Il est urgent de faire le point sur la situation et qu'on comprenne quelque chose, afin de voir quelle conduite à tenir serait judicieuse pour endiguer cette symptomatologie. Hélas, ce n'était pas encore le moment de conclure. Un geste discret de Mabrouk à l'adresse de Nathalie relança la poursuite de l'intervention. Nathalie reprit le document qu'elle avait devant elle pour nous apprendre que la patiente avait récemment souffert d'un problème dentaire et qu'une verrue franchement disgracieuse lui avait poussé sur le nez.

Mme S. n'avait consulté ni dentiste ni médecin, mais elle en avait l'intention. L'urgence pour elle était de commencer d'abord par arrêter d'allaiter son enfant, le médecin pouvait passer en second. Jean-Louis poursuivit en insistant sur l'importance d'un point, celui de la date de sevrage. Il ajoutera que ce dernier semblait être un point capital et dira que ce qui n'était pas encore arrivé était déjà là. Cette façon de dire nous a paru plus ou moins suspecte. Mais on a confiance en Jean-Louis. Certes, parmi l'assistance, il y a aussi le clan de Nathalie. Même si aujourd'hui il n'y a pas de clivage possible. L'intervention est celle de tous les deux. Ils partagent donc le même sort, si sort il y aura. On ne pense pas que Mabrouk aura beaucoup à redire. C'est leur coach après tout !

Quelques interventions inopinées interrompirent Jean-Louis, mais ce fut sans conséquence. Chacun allait de son interprétation plus ou moins sauvage. Ce n'était pas si grave. De toutes les façons, la copie va être corrigée dans peu de temps. Mais ça semble tarder. C'est la faute de Mabrouk. Pour l'instant, il ne semble pas dérangé par les nombreuses supputations qui vont parfois dans tous les sens.

Une quinte de toux. On sonne l'alerte ! Il va intervenir d'un moment à l'autre. C'est peut-être l'odeur du tabac qui le fait tousser. On sait tous qu'il ne supporte pas la pipe du Dr Pierre. Ce dernier n'ose plus s'aventurer avec cet objet dans la salle où trône Mabrouk. C'est du moins ce que tout le monde se raconte. C'est probablement faux. On voit régulièrement la main gauche du Dr Pierre comme recluse dans sa poche, un peu comme pour s'assurer que la pipe est bien là.

Tout le monde se donne à cœur joie de faire des commentaires sur l'attitude du Dr Pierre. Cet objet est devenu un peu comme la mascotte de l'équipe. Le Dr Pierre n'accepte aucune remarque ou commentaire à ce sujet. Sauf peut-être de la part de Mabrouk, mais jusqu'à aujourd'hui, ce dernier, chose étrange, ne s'est pas encore permis de faire le moindre commentaire à ce sujet.

Après cette fausse alerte, les regards revinrent se fixer sur le binôme. Jean-Louis et Nathalie ne semblaient pas avoir l'intention de poursuivre. La raison était toute simple. À tout seigneur tout honneur. Ils sont certains que

Mabrouk va prendre la parole. Ils le savent. C'est vrai : « Je note, que vous le vouliez ou non, que la seule date véritable est la rupture entre deux corps, voire entre une bouche et un sein et pourquoi pas entre un sein et un corps. C'est presque la répétition du premier jour. »

Qu'est-ce qu'il veut dire ? Il poursuit : « Ce point de rupture ne semble pas avoir été effectif. De plus, les deux événements sont restés plus ou moins figés dans une caricature d'un point de rupture ou d'intersection. C'est un aller dirigé vers le passé et un retour qui n'arrive pas à s'inscrire dans le présent. »

Stéphane ne tarda pas à reprendre son soliloque, mais avec un ton en dessous pour se faire discret. Ce qui semble être l'objet de son commentaire, c'est « la répétition du premier jour ». Sarah, notre psychologue, beaucoup plus avertie sans doute, se gratta le bout du nez, presque à la même place où la verrue de Mme S. a poussé, et finit par dire que c'était plutôt un discours « prêt à parler ». Le ton employé n'était pas à la discrétion, contrairement à Stéphane. Nathalie l'empêcha de poursuivre dans le but d'éviter une confrontation avec Mabrouk. Notre psychologue semblait courir un danger.

Nathalie, mine de rien, nous a fait remarquer que Mme S. était tiraillée entre un corps spirituel et un corps humain. « Pourquoi donc spirituel ? » C'est la question du Dr Mamani. C'est vrai, on s'est posé la même question. Nathalie renvoya la question à Jean-Louis. Il n'avait pas l'air surpris. Il se contenta de nous dire qu'il s'agissait de l'intérêt que porte Mme S. à l'anthroposophie. Encore elle ! C'est quoi donc cette science ?

On n'avait même pas besoin de lui poser la question. Ça va de soi, ça mérite éclaircissement. Jean-Louis se contentera de nous dire qu'il s'agit d'une science de l'esprit, une tentative d'étudier, d'éprouver et de décrire les phénomènes spirituels. Mais il fit vite de nous renvoyer sur l'œuvre de Rudolf Steiner. Il n'en dira pas plus. Alors qu'on avait le pressentiment qu'il avait fait exprès de laisser à Mabrouk le chantier de cette anthroposophie naissante, Mabrouk de fait se montra plutôt parcimonieux : « Vous connaissez tous la méthode Steiner, n'est-ce pas ? J'ajouterai juste que ce dernier était spécialiste de Nietzsche et de Goethe. » C'est tout ! C'est plutôt maigre comme explication. Ou s'agit-il d'une stratégie ? Ce n'est pas la première fois qu'il cite ces auteurs. Peut-être moins Nietzsche que Goethe.

Cette anthroposophie, pour l'instant, ne nous explique pas clairement ce qui s'était passé dans la tête de la patiente. À moins qu'il veuille nous dire que le corps spirituel est plus aisément susceptible d'être clivé ou je ne sais quoi. Alors que le corps physique ne le permettrait pas si ce n'est au prix d'une brisure irréparable. Peut-être… Néanmoins, Jean-Louis reste favorable à une dissociation quand Nathalie parle de clivage. Les deux semblent d'accord sur la forme mais pas sur le fond. Ils pressentent qu'il y a des choses à ramasser mais ils ne sont pas d'accord sur leur nombre.

Le Dr Pierre affiche sa réserve vis-à-vis de la proposition du binôme. C'est vrai, c'est un docteur ! Rien ne doit être négligé selon lui. Il ne semble pas en mesure d'accepter qu'on utilise ces deux termes pour désigner presque la même chose. Mais nous, on n'en a cure. L'essentiel, c'est que la patiente s'en sorte. Sans doute que sa remarque semblait plausible : il nous a dit que le clivage implique deux parties, alors que la dissociation reste insatisfaite ! Réclame-t-elle ainsi plus ?

Ce discours n'est pas celui auquel nous a habitués le Dr Pierre. Il est soudainement hermétique, pour ne pas dire ésotérique. Mais il ne va pas l'emporter comme ça puisque Mabrouk semble vouloir le retenir : « Je n'ai pas saisi quand tu insinues que la dissociation implique plus de deux parties. À vrai dire, plus que deux unités ne me dérangent pas, alors que moins de deux unités me forcent à penser à l'unité. L'unité peut se cliver, pour ta dissociation, fallait-il une opération de plus ? » Le Dr Pierre semble pris !

Il s'octroya le temps de réfléchir, le temps d'ajuster ses mots pour enfin répondre à la peau de vache : « Quand je parlais du clivage, pour deux, je voulais juste dire qu'on peut scinder ou diviser une partie en deux. Pour la dissociation, je voulais dire que la division peut se poursuivre mais sans respecter la parité. Les unités peuvent se transformer en sous-unités, c'est tout. De ce fait, la somme pour les parties d'un clivage tend vers le chiffre "un" sans l'atteindre, alors que la somme des parties dissociées supplante le "un" sans le dépasser. » Sornettes !

C'est au tour de Mabrouk de réfléchir, alors que ce n'est pas de ses habitudes. Le Dr Pierre ne semble pas complètement à côté de ses pompes, du moins en apparence. Lui, le rigoureux, clair et clairvoyant, est en train de nous parler une langue qu'on ne lui connaissait pas. Pourtant, c'est le seul capable d'inciter tout un chacun à la concrétude. Stéphane, qui ne l'aime pas beaucoup, me chuchota à l'oreille : « Je crois que le Dr Pierre a trop fumé ! »

Mabrouk finit par lui dire que ça méritait réflexion. Et qu'il n'était pas d'accord a priori avec ce qu'il venait de dire. Peut-être que la suite nous apprendra un peu plus sur ce qui a l'air d'être pour l'instant des allégations. Sinon, on devrait tous demander au Dr Pierre de nous indiquer à quelle formation il a été la dernière fois. On sait qu'il a quelques accointances avec les thérapies cognitivo-comportementales. Il a prétendu discuter avec eux de métapsychologie. Pour l'instant, il semble plus dans une sorte de métaphysique ?

Devant la tension suscitée par la désinvolture du Dr Pierre, Jean-Louis, habitué à la stratégie de la diversion, nous ramène au vif du sujet en nous suggérant un détour par Mélanie Klein[84], et qui n'en est pas un, dans l'espoir que les choses deviendraient plus compréhensibles : « La maman a souhaité

---

[84] Née Reizes (1882-1960), psychanalyste anglaise. En désaccord avec Freud sur la datation du complexe d'Œdipe. A développé le concept de position paranoïde-schizoïde et de position dépressive. Il faut se l'avouer, le détour par Mélanie, selon Stéphane, est resté fantomatique ou on n'a rien pigé ! Pour ajouter : « Jean-Louis a sans doute pris un raccourci et évité ainsi le détour, craignant sans doute une panne sèche ! » Comment se fait-il que Mabrouk ait laissé faire ? Pourtant on sait qu'il préfère Mélanie à Anna…

rompre cette relation nourricière et garder la relation affective. Cette démarche n'a pas abouti et le résultat est évocateur. Qu'est-ce qu'il s'était passé ? » Nous voilà mis en demeure de répondre à une question alors qu'on attendait l'aide Mélanie.

Son tour de passe-passe semble prendre ou tout comme. Nous étions presque tous attentifs à son propos, et nous attendions avec impatience la suite. Il avait l'air content de ce qu'il venait de dire, et de la réaction provoquée. La paix semblait revenue, exception faite pour le Dr Pierre. Il avait l'air détaché sauf de sa pipe à qui il avait donné un nouveau rendez-vous, sa main étant revenue dans la poche. C'est en quelque sorte son objet transitionnel ! Et, quand le docteur boude ou se retire, généralement c'est une opportunité pour Stéphane.

Il ne put se retenir en tentant de répondre, avec un certain retard, à la question : « Elle a probablement été ambivalente, ce qui a eu pour conséquence une culpabilité importante. » Sarah, la psychologue, afficha son étonnement et lui répondit qu'on n'avait rien entendu de cette culpabilité. Stéphane, décidément sûr de lui, revint à la charge : « As-tu oublié qu'elle a exprimé des idées suicidaires à son conjoint ? »

Sarah était sur le point de revenir à la charge mais Mabrouk la dissuada, ce qui encouragea Stéphane à poursuivre : « Nous voilà dans une situation ou la culpabilité s'est mise en mouvement, sans mots. À la manière d'une mer qui se retire pour revenir dans le moment d'après, espérant effacer une trace ou en écrire une nouvelle qui viendrait à la place de celle qui ne tient pas ou plus.

On pourrait penser que cette patiente a perdu une position subjective qui lui permettait de se maintenir en équilibre. Tout le monde sait que ses deux premiers enfants ont été sevrés sans conséquences. »

Sarah, cette fois-ci encouragée par le Dr Pierre, qui revenait à peine à lui, décida de lui répondre : « Tu te trompes Stéphane ! Ménage un peu ta certitude. Et si c'était le bébé qui avait tout décidé ? » On s'attendait à tout sauf à ça. On est presque autorisés à penser que Mme S. pourrait être victime de son propre bébé. C'est invraisemblable ! Certainement qu'on a mal compris. Ça fait déjà deux heures environ qu'on palabre. Le temps passe vite. Le téléphone n'a pas arrêté de sonner, nous réclamant sans discontinuer. Pourvu que ça se termine. Peut-être que Mabrouk va sonner le glas…

Nathalie et Jean-Louis ne semblent pas déterminés à prendre un parti. Ce choix revient naturellement à Mabrouk. On peut même soupçonner ce trio de travailler de concert. C'est vrai, on n'a noté aucun différend entre Nathalie et Jean-Louis, alors qu'ils sont des rivaux notoires. Mabrouk, qui a toujours évité de les mettre ensemble dans un projet, semble tolérer ce binôme qui s'est constitué naturellement devant lui.

À la manière dont ce binôme ponctue les interventions des uns et des autres, on peut supposer que le fait qu'ils reprennent la parole sans y aller vraiment ne serait en fait qu'une invitation adressée à leur chef. C'est rarement le contraire. Cette fois-ci, il n'a pas fait de bruit et ça n'a pas été précédé par une quinte de toux : « Je ne pense pas que le nourrisson est complètement étranger à la situation, mais il était peut-être rentré dans une sorte de bataille perdue d'avance.

Chaque fois qu'il voit sa mère, il demande le sein sans pouvoir le nommer. Son insistance finit par gêner sa propre mère. Le dilemme s'installe. Il doit se dire : "Si j'étais un peu plus grand, je comprendrais." Mais aussi, sa mère pouvait se dire : "Si j'étais enfant, je comprendrais pourquoi tant d'insistance de sa part." La voilà donc prise dans un temps chronologique et c'est l'impasse. Face à face, une maman, présente, sans le sein. Et, son enfant qui regarde le sein de sa mère, absente.

Ceci nous suggère un possible espace potentiel entre le sein et le corps de la mère. La guérison escomptée comme le bébé imaginé pourraient être de surcroît dans ce focus. » Nom d'une pipe ! Il y a de quoi réveiller plein de Dr Pierre, dans cette allégation.

Il ajouta : « Le conjoint de Mme S. a plus ou moins décrit sa femme comme perfectionniste. Ce qui exclut d'une manière ou d'une autre les deux corps : celui du sein nourricier et celui du sein tout court. L'un sécrétant des protéines, entre autres, objet de dégradation et de nourrissage à l'origine des fèces ; et l'autre, objet de toutes les convoitises : celui de la mère, du père ou de l'autre. Le sein, quant à lui, s'est érigé sur un corps dont il est parfois même la définition, que ce soit le corps spirituel ou le corps humain. La scène que décrit le binôme semble sous l'emprise d'une traduction en cours, toute physique, d'un corps ébranlé qui ne sait plus quoi faire, et une psyché qui bégaye, cherchant ses mots dans le grand univers qu'est le visage (humain ?...) de la soignante, c'est-à-dire Nathalie. Celui de Jean-Louis ou du Dr Pierre aurait également pu faire l'affaire. »

Mabrouk semble avoir atteint sa vitesse de croisière : « Nous sommes devant un triptyque fait d'une mère dont s'est détaché un sein, un nourrissant et un point aveugle. La mère ne voit pas que son sein est légèrement décentré d'elle, et le bébé ne comprend pas le message écrit dans une langue pour l'instant étrangère. »

Ça veut dire quoi ? Il nous répond : « La maman a pris le bébé pour son sein, et le bébé a pris sa maman pour un sein ; ce qui explique la confusion. Il ne suffit pas de ranger le sein dans son soutien. Il s'agit d'un objet détachable... Et parfois mal délimité pour le regard. »

Sarah, toujours encouragée par le Dr Pierre, qui a l'air beaucoup plus entreprenant, lui demanda plus de précisions. Il ne se vexa pas et déclara que l'état de la patiente s'explique par le fait : « Si vous voulez bien me suivre, elle s'est retrouvée dans l'incapacité de prendre véritablement une décision de sevrage. Il existerait comme une fistule entre la décision d'arrêter et de ne pas arrêter l'allaitement.

N'arrivant pas véritablement à prendre la décision, l'angoisse était montée et le sein s'était brisé et morcelé. Pendant un moment, elle avait été encore dans la capacité de ramasser tout ça et d'en faire l'addition. Mais l'objet n'était plus conforme. Le bébé avait pressenti une addition d'*objets* (ici, le bébé et la propre mère). Cette opération était vouée à l'échec et ne pouvait permettre de retrouver un sein "authentique". C'était donc une malfaçon ! »

Les choses semblent se corser, bien qu'on ait compris qu'il s'agissait d'une explication plutôt pédagogique. Sans attendre, nous avons pensé à la patiente qui avait besoin de soins urgents. Jean-Louis nous a rassurés sur son état. Elle a été hospitalisée pour que des soins lui soient prodigués, et sans attendre.

Enfin, un répit. Mais Stéphane ne pouvait pas se retenir et ne manqua pas de provoquer notre peau de vache : « Comment expliquez-vous l'aspect confusionnel et la sidération de la patiente, entrecoupée de moment d'exploration et de recherche de contact ? » Stéphane est intraitable. Il en veut encore, alors que tout le monde avait hâte d'en finir.

Mabrouk lui répondit de suite : « Deux choix possibles : soit Mme S. était en train de chercher ses limites afin de contenir une sorte d'expansion de ses propres éléments, voire les deux objets la constituant mais lui échappant à jamais. En quête de ce qui a été perdu à jamais, en l'occurrence l'objet qu'elle n'a jamais eu à saisir, mais plutôt à s'en dessaisir pour exister, l'appréhendant comme deux alors qu'il est un, et le scrutant un alors qu'il n'est pas ! C'est un point de vue.

Soit, et je penche vers ce dernier point de vue, car il englobe probablement le premier : étant confrontée à cet insaisissable objet qu'est le sein, échappant à la fois à elle et à son enfant, elle décida, une fraction de seconde, de le laisser choir. Son attitude prospective et exploratrice, par le geste et par le regard, est probablement une allusion à une quête, une recherche pour le retrouver. Dans cette configuration, les forces en jeu sont perceptibles parce qu'elles sont subies, probablement négociables avec une monnaie dont on ne connaît pas la valeur, mais le lieu de perdition : un trou sans bord. »

« Et le pronostic ? » dit Stéphane. Tout le monde est resté attentif à la réponse. Il répond à Stéphane que le pronostic lui semble favorable. Nous voilà rassurés et contents. Reste une question quand même. Sur quoi se base-t-il pour affirmer tout ça ? Personne n'ose revenir sur ce bon pronostic. Pour ceux qui connaissent bien Mabrouk, l'élément confusionnel a certainement joué en faveur d'un bon pronostic.

Mabrouk ne semble pas avoir l'intention d'aller plus loin. Mais nous étions tous persuadés que si Stéphane voulait en savoir plus, il aurait certainement été confronté au joker de Mabrouk : « Depuis que le soma parle, il est devenu corps ; donc capable de mentir ! » Mais à qui ? Dans notre cas, le corps semble avoir agi à la place des mots.

Alors que tout le monde s'affairait afin d'évacuer la salle, la voix de Mabrouk retentit, avec un ton décidé : « Qui pourrait me dire pourquoi c'est le quatrième sevrage qui a posé problème ? » Stéphane, toujours fin prêt, sûr de sa réponse, lui répondit qu'il se trompait de chiffre : « Mme S. a trois enfants et il s'agit donc du troisième sevrage... » Mabrouk n'était pas d'accord sur le chiffre trois, pour lui il s'agissait bien d'un quatrième sevrage.

Stéphane, certain de sa réponse, prit le temps de trouver quelques aides pour le conforter dans ses dires, bien que le doute fût sur le point de l'envahir. Mabrouk lui répondit : « Tu ne sais plus compter ou quoi ! » Stéphane chercha encore de l'aide parmi l'assistance, il était impossible de trouver une âme charitable, une aide qui sache mieux compter que Mabrouk. Le revoilà plongé dans l'arène, sur le point de recevoir les banderilles de Mabrouk, qui lui demanda : « Alors ?... »

Stéphane ne se sentit pas le courage d'aller plus loin et s'avéra vaincu, bien qu'il fût sûr du compte. Mme S. n'a que trois enfants et pas un de plus. Pourtant, le Dr Mamani semblait lui chuchoter quelque chose, mais ça n'arrivait pas à ses oreilles. Les jeux étaient donc faits. À cet instant, l'assistance lui sembla beaucoup plus nombreuse que tout à l'heure. Que va-t-il faire ?

Mabrouk n'était pas disposé à poursuivre la torture : « Stéphane, qu'est-ce que tu fais du premier sevrage ? Celui de la mère... » Aucune réponse de la part de Stéphane. Le Dr Pierre et Sarah viennent d'obtenir leur revanche. Pas un mot de la part de Nathalie et de Jean-Louis. Peut-être avaient-ils regretté cette fin ? Ou pas, surtout Nathalie, sachant que Stéphane n'avait jamais pris son parti. Il n'avait pas besoin d'elle. Son père reste un ami proche de Mabrouk. C'est peut-être pour ça qu'il a été bien servi aujourd'hui ? Celui qui aime ne compte pas pourtant ! Stéphane quant à lui ne savait plus compter. Était-ce la première fois ?

LA PLACE DU COMPLÉMENT D'OBJET DANS LA PHRASE

Le calme règne. Tant mieux. Ce jour, je suis de garde. J'étais en train de montrer à un collègue la dédicace que m'a faite Joël Dor de son *Introduction à la lecture de Lacan*... Le téléphone sonne. Ce sont les urgences. On nous annonce « une agitation psychomotrice avec velléités suicidaires ».

Je sors du bureau, à droite ! Tout droit ! Puis à droite ! Et j'appelle l'ascenseur. Je n'ai pas attendu longtemps, c'est un luxe ; le jour, c'est une autre affaire. Il ne faut pas être impatient, si bien sûr la situation n'urge pas. Les ascenseurs, dans ce lieu, sont noctambules !

Me voilà devant une patiente d'une trentaine d'années, dont la mimique est instable, légèrement logorrhéique et dont l'agitation se calme dès le premier contact. Spontanément, elle me déclare qu'elle est ingénieur et me précise qu'elle travaille sur « la place du complément d'objet dans la phrase ! »

Cette précision me surprit. Je ne m'attendais pas à ça. Et me transporta dans un passé lointain où je redécouvris mes angoisses d'écolier, englué dans une grammaire incertaine. Il faut dire que c'est la première fois que je rencontrais une patiente qui déclarait que son entreprise tournait autour de la place du complément d'objet dans la phrase. On peut supposer, a priori, que c'est « la place » qui est préoccupante, plus que le fameux complément d'objet en soi.

Il faut dire que l'accord que nécessite ou ne nécessite pas le complément d'objet peut parfois étourdir plus d'une personne. Aujourd'hui, il s'agit davantage de trouver une place pour cette patiente. Son projet a certainement fait mouche auprès de l'équipe des urgences. Le collègue qui me l'a adressée s'est montré touché par ce qu'il a appelé « une réticence éloquente ». Tout un chacun allait de sa prose pour comprendre.

J'ai fait vite de reprendre contact avec la patiente, après avoir ramé quelques instants afin de m'extirper de la subordonnée dans laquelle j'étais moi-même coincé ! Et j'ai dû également me secouer pour me débarrasser de quelques attributs dont elle m'a affublé entre-temps.

On ne peut deviner le flot de discours – dont la pertinence n'avait d'égal que l'intensité de mon ignorance de la véritable structure de la phrase – qui se déversa face à moi. Une course-poursuite me fut imposée. Les répits que je croyais tels s'avérèrent brefs, bien qu'entrecoupés par instants d'immobilité absolue : des « barrages ? ». La sémantique et le lexique se transformèrent en une bouillie à ramasser à la cuillère !

J'ai pris le temps nécessaire pour trouver le moyen de contenir l'avalanche, profitant de la moindre aspérité pour m'accrocher à un mot ou à une conjonction ? sans conviction préalable. Je l'écoutais tout en cherchant en premier lieu à ponctuer le flot de son discours. La seule constante qu'elle avait proposée restait cette fameuse place du complément d'objet. Tout autour de cette place, pas âme qui vive. Pour l'instant, en tout cas.

On se demande même où est passé l'objet, avant son complément. Son débit verbal finit par ralentir, pour s'arrêter enfin. Soulagement... Mais pas pour longtemps ! Elle reprit vite l'initiative et m'expliqua, dans un discours semi-hermétique, qu'il ne suffit pas uniquement de placer le complément d'objet à la bonne place. Elle ajouta que la place occupée par ce dernier est largement plus importante que le complément.

Je me suis senti soudain seul, démuni devant l'hermétisme affiché. Mabrouk a fini par me manquer. S'il était là, il s'en délecterait. Il a certainement le niveau pour comprendre tout ça. Puis, je n'ai pas oublié que tout à l'heure nous discutions, moi et le divan, de la parole et du langage. Il avait essayé de m'expliquer qu'il y a deux axes. Celui de la parole et celui du langage. Ce souvenir, pourtant récent, me suggéra de rouvrir mon petit lexique où le « signifiant », dont il raffole, est tout naissant pour ma gouverne.

Très vite, je sollicite quelques millions de neurones, du moins ceux qui le voulaient bien, et j'entreprends de comprendre quelque chose à ce qui m'était apparu comme un désordre. Rien du tout ! Mon petit lexique ne m'était d'aucune aide. C'était trop compliqué. Comme la tâche était difficile, je revins à mon corpus habituel.

La patiente délire. Elle a des idées mégalomaniaques. Elle est influencée par la « lettre ». Comme les mots sont dépositaires de la lettre, qui les fait vivre en quelque sorte, nous assurant ainsi un sentiment de continuité, mon choix est devenu simple : la courroie de transmission chez la patiente a été sans doute rompue.

C'est laborieux, difficile et compliqué. Par moments, je ne pouvais arrêter son intarissable discours qu'en usant de quelques ponctuations, et seulement si elle le voulait bien. Je mettais une virgule par-ci, un point-virgule par-là, mais ces digues ne tenaient pas longtemps. Je revenais souvent à la charge, ayant pour seule arme toujours les signes de ponctuation. Par instants, les parenthèses sont devenues étroites, et les guillemets des châteaux de cartes qui s'effondraient à la moindre insistance de ma part. Aucune majuscule ne pouvait s'ériger. C'était une véritable bouillie !

Quand son discours put retrouver une certaine cohérence, je ne criai pas victoire mais je profitai de l'accalmie pour me dicter une nouvelle alternative. L'esprit du divan était présent et me parasitait. Je l'entendais se moquer de moi, amusé : « Incompétent ! » Angoissé, je m'entendis lui répondre, « rira bien celui qui rira le dernier ».

Il semblait me rétorquer : « Et si c'était ton dernier rire ? » Il n'était plus question pour moi de poursuivre ce dialogue d'outre-divan ! Je revins vite vers ma patiente. Elle ne semblait pas faire attention à moi. Depuis, son discours semblait avoir mûri. Il était moins chaotique, plutôt précieux, bien sûr quand elle n'était pas à court de mots.

Puis les mots lui manquèrent, ou les avait-elle perdus de vue. Elle se montra beaucoup plus tendue, irritée et angoissée. Elle m'a semblé dans l'incapacité même de rationaliser. La place du complément d'objet paraissait moins convoitée, sans intérêt ni pour elle ni pour ce fameux complément d'objet. Elle devint mutique un bon moment. Pas un mot pendant quelques instants.

Je l'entends me dire (encore lui !) : « Tu crois qu'elle est en train de chercher la fameuse place ou qu'elle a simplement perdu les mots de son complément ? » Il se moque de moi. Ce n'est pas nouveau. J'ai juste remarqué que sa phrase à lui, interrogative, use de deux compléments d'objet. Il me nargue.

Et toujours lui : « Elle t'a proposé peut-être le dernier mot, le sien, profites-en ! C'est une pièce maîtresse, c'est même un trésor, tu pourras faire chanter avec le monde, le langage et même les morts ! » Il débloque totalement. Le dernier mot est impossible à dire. C'est même lui qui le dit répétitivement. Comment se fait-il que je sois confronté au dernier mot de la patiente. Cherche-t-elle à le placer quelque part ? Drôle de proposition. Tout à l'heure, il me parlait du dernier rire et le voilà qu'il me parle du dernier mot. Il ne faut pas le croire.

Tiens, c'est curieux, qu'est-ce qu'on pourrait faire avec un dernier mot ou un dernier rire ? Comment en user ? À qui l'adresser ? Où le déposer ? À qui le confier ? Ça me fait penser à la dernière cigarette du condamné à mort. C'est drôle, je lui poserai bien cette question un jour ou l'autre. Je parie que ça va le mettre en difficulté. Suis-je contrarié ? Peut-être bien que oui.

Sortie de son mutisme, elle me déclara, une fois encore, avec une indifférence affichée : « Je travaille sur la place du complément d'objet dans la phrase. » Je n'ai pu m'empêcher de penser au pronom « je ». Travaille-t-il sur la même place ? S'il y travaille, c'est qu'il l'a bien occupée pendant un moment. Et quel genre de travail exerce-t-il ? Je suppose que la peau de vache en sait quelque chose. Va-t-il m'aider à comprendre ?

L'instabilité psychomotrice reprit devant l'appauvrissement du discours. La patiente, devenant agressive, proféra des idées suicidaires quand une infirmière lui suggéra de se calmer. Elle lui répondit sur un ton agité : « Je l'ai trouvée cette place, après bien des recherches. Je suis informaticienne ! Il faut remettre tout ça en ordre ! »

On peut supposer que sa quête d'une place soit irrésistible, voire vitale. La construction, même ésotérique, n'évacue pas l'intérêt porté vers un agencement dans le but d'assigner ou, du moins, réussir à placer. On verra plus tard avec Mabrouk. Il a de quoi faire. On espère uniquement qu'il va nous aider à trouver comment donner un sens à l'entreprise inquiétante de Mme R.

Le discours de la patiente, ou ce qui semble l'être, n'était plus en mesure de maintenir la fragile concaténation qui semblait contenir l'agitation brusque et désordonnée du corps. Sa voix est très vite partie en éclats. Ses mouvements se décomposèrent en bribes nombreuses venant accentuer son instabilité. Un traitement sédatif s'imposa. Mais c'est sans compter sur Mabrouk qui me harcela de nouveau : « Tu viens de rater le premier mot ! » Encore lui ! Il est passé du dernier au premier mot sans avertir !

Quelques semaines plus tard, j'ai appelé le service où elle a été hospitalisée pour m'enquérir de sa situation et de l'évolution des troubles. J'ai appris que l'évolution a été plutôt favorable. La patiente était sortie de l'hôpital et bénéficie actuellement d'une prise en charge. En revanche, elle était astreinte à un traitement important.

Nous échangeâmes quelques propos au sujet des troubles présentés, et particulièrement sur les éventuelles séquelles provoquées par le déchaînement du complément d'objet, qui ne trouvait pas de place.

Oui, cette situation clinique nous a imposé un complément d'objet d'une nature particulière, car il refusait tout accord et ce, quelle que soit sa place. C'est étrange !

Ne le cachons pas, l'auxiliaire incriminé est très probablement l'auxiliaire avoir (manque à avoir ?), dépassé ou en devenir. Et il vaut mieux un « tiens » que mille « tu l'auras ». C'est convoité par la majorité des quidams. Il ne faut sans doute pas succomber à l'attrait. Ça tient donc bien quelque part, et aussi à quelque chose. Mais quoi ? Suffit-il d'être pour l'avoir ou, au contraire, il faut l'avoir pour être ? C'est une drôle d'alchimie. Cette dernière question est née dans la bouche de Stéphane. Selon lui, l'accord dans le *territoire* de l'auxiliaire « être » semble aller de soi tandis que l'accord dans celui de l'auxiliaire « avoir » peut s'avérer redoutable, car il engage, il engage résolument vers un « manque à avoir ». Ce qui ouvre sur un nouveau monde où la véritable place sera celle de la confrontation : conflit pour les uns et dialectique pour les autres.

Je retourne enfin dans le bureau de Mabrouk. Il n'est pas franchement très tard. La coutume veut qu'il faille toujours retourner le voir pour lui faire un compte rendu de la situation, du moins un résumé.

On peut même penser que ce n'est pas toujours nécessaire. À partir du moment où on a eu l'étrange sentiment de sa présence lors de l'entretien. Bizarre… Je n'oublie donc pas le harcèlement de tout à l'heure. Il semble presque doublé d'un don d'ubiquité ? Même les murs, pourtant en crise par les temps qui courent, à cause de l'algorithme, continuent à ouïr pour lui. Méfiance !

Une fois dans son bureau, j'ai tout fait pour l'éviter. Sa petite quinte de toux habituelle se répéta deux ou trois fois. Il n'a rien dit. Je repris ma chaise sans rien dire, non plus.

Quelques minutes plus tard, il m'interrogea : « Pourquoi l'auxiliaire être autorise l'accord sans ambages et avec parfois une certaine désinvolture ? » Je n'avais aucune réponse à lui proposer. Il me laissa tranquille sans trop insister, puis un instant plus tard, un peu amusé : « Je vais te raconter une histoire, ça va te déstresser : Jacques a invité ses cinq copains à prendre le thé chez lui. Au moment où il allait les servir, il se rappela qu'il n'avait plus du tout de sucre. Il prit la décision de poursuivre tout en signalant à ses invités que n'ayant pas assez de sucre il y aurait un thé sans sucre. Le thé était déjà dans les verres, l'instant d'après. Chacun des convives consomma son thé sans faire la moindre remarque. »

Comme je ne réagissais pas, il s'est senti obligé de me demander si j'avais bien compris. Je ne sais pas pour qui il me prenait, mais cette histoire n'est pas dénuée d'intérêt. Je lui fis un signe de la tête, approbateur. Voilà donc cinq personnes ayant chacun un thé sans sucre ; chacun pensait qu'il était le seul à avoir son thé sans sucre. Ça, je l'ai compris, mais je ne voyais pas le rapport avec la situation clinique.

Me voyant dubitatif, il s'est résolu à m'expliquer que Jacques s'en est bien sorti, alors que ses invités ont eu ce qu'ils n'ont pas eu. C'est-à-dire du sucre. Mais ce manque dans lequel ils ont été plongés s'est terminé quelques jours plus tard par un rire, conséquence de la prise de conscience qu'ils se sont fait avoir. Au moment où chacun a semblé affirmer que son thé était sucré tout en ne l'étant pas, le convive s'est mis en position de « désêtre » vis-à-vis de son hôte. Il s'est donc fait avoir par son hôte. Il ne s'appartient plus en quelque sorte. « Reste que l'histoire de ta patiente », poursuivit-il, « me suggère qu'elle cherche une place à tout prix, probablement la sienne. La place du complément d'objet s'offre à elle comme un tenant-lieu où elle ne peut ni entrer ni sortir ? Dupée ! Elle semble, par son entreprise, objectivée. C'est probablement là où résiderait son malheur.

Elle a même menacé de se suicider quand elle s'est sentie acculée par les mots pour lesquels elle n'arrivait pas à trouver place, malgré son diplôme, son expérience de recherche en informatique. Alors, elle m'a semblé tout simplement avoir son objet dans la main pour ne pas dire dans son sac pendant que son dernier mot, possiblement, ressemble à s'y méprendre à son précédent.

Puisque tu m'as semblé presque incrédule devant l'assemblée du thé (il aurait pu convoquer l'assemblée du sultan !), je te propose autre chose, entre nous deux, toi et moi : supposant qu'il ne te reste plus qu'un dernier mot, quel usage en feras-tu ? Je ne te demanderai pas à qui tu adresseras ton dernier rire, à supposer qu'il t'appartienne vraiment !

Enfin, je te suggère de jeter un coup d'œil sur un article sur "le stade du miroir" dont je n'ai pas les références sous la main à l'instant. Demain, je te les donnerai sans faute. Cet article est assez plaisant, surtout qu'il insiste sur le fait que l'aliénation dans l'image, dans l'autre, n'est qu'apparente alors que la véritable scène est déjà finie. Ni l'enfant, ni la mère qui nomme ne s'aperçoivent du rapt subi par l'enfant, au moment même où ladite identification s'exerce. Autrement dit, c'est moins l'identification à cette image complète qui prime que le processus qui lui a donné vie : un rapt comme première image ?

Je suis désolé de te retenir alors que tu dois certainement regagner la chambre de garde. Mais n'oublie pas de réfléchir à l'usage que tu souhaites faire de ton dernier mot. J'attends ta réponse. Ça me semble un sujet fort intéressant. »

Je ne pense pas avoir la force de réfléchir, j'en ai eu à peine pour l'écouter. Je ne crois pas non plus que j'irai me préoccuper de suite de la question de l'usage que je ferai de mon dernier mot, ne sachant pas encore s'il sera consentant ! Si éventuellement il existe vraiment.

Peut-être que je n'en ai pas du tout ! Allez savoir... De toute manière, je n'ai qu'une seule idée pour l'instant, aller m'allonger en espérant que les urgences ne m'appelleront pas de sitôt.

Une fois allongé sur mon lit, très peu confortable et très contrariant pour un projet de sommeil hypothétique, garde oblige, je me suis retrouvé nez à nez avec une idée : le suicide, la mort ? C'est bizarre. C' est énigmatique. Et si c'était le dernier mot. Je m'aperçois que je gambergeais déjà. J'éteins la lumière, l'image de la patiente me vint à l'esprit, puis...

J'ai dû m'endormir. Le matin, le réveil fut difficile, j'étais tout endolori. Ce n'est pas grave. Je n'étais pas dans mon lit à moi. Ce n'était pas ma place que j'occupais mais celle du médecin de garde. C'est drôle ! Je suis toujours sous l'emprise de la situation clinique de la veille.

Une place ? Dans un autre registre, une place pour laquelle concourt plus d'une personne, une place probablement encombrée, alors que tout le monde la pense toute vacante. Cette dernière reste somme toute plausible et surtout prenable grâce à la magie de l'urne (lors d'une votation par exemple), contrairement à celle de la patiente : introuvable ! Stéphane m'aurait corrigé : « Ce n'est pas la place du village ! C'est une place qui ne finit pas de ne pas être une place ? »

LE POINT D'ÉTRANGLEMENT

Ce matin, pas beaucoup de travail. Une seule situation clinique aux urgences : une jeune femme vient de faire une tentative de suicide. Il s'agit d'une intoxication médicamenteuse volontaire. On a donc un peu de temps pour organiser notre journée de travail et répartir les tâches.

Le rituel du café semble un passage obligé avant d'entamer la journée de travail. Il s'agit de consommer le breuvage en groupe, ce qui, semble-t-il, renforce les liens en ces temps de paix. C'est simplement dit, c'est pourtant l'aboutissement d'une longue histoire humaine pleine de péripéties. On peut imaginer difficilement nos ancêtres lointains échanger ou se disputer autour d'un café, on les voit plutôt autour de quelque chose qui ressemblerait plus à une proie : une oralité débutante qui les a amenés à se tenir pour la première fois par la *barbichette !* non sans montrer les crocs, pour pouvoir enfin s'apprivoiser les uns les autres. Plus tard sans doute le partage est advenu, après certainement bien des luttes, qui n'étaient pas toutes sans conséquences parfois dramatiques. Il y a donc toute une symbolique en jeu en ces temps de paix ! Ceci dit, le corps propre ne va pas de soi. Nous fallait-il une certaine douleur pour nous en apercevoir ? Est-ce à ce prix ?

Nous sommes presque astreints à partager le café en oubliant presque un préalable : que nous partagions un espace qui n'est pas loin d'être transitionnel. C'est un lieu d'où l'on part, avec la promesse d'y retourner plus tard. Il reste marqué par la présence de notre secrétaire. C'est le port d'attache où tout un chacun revient déposer son fardeau ou quémander un renseignement ou une adresse. Parfois même on y retourne pour faire part d'un satisfecit ou solliciter quelques encouragements.

La secrétaire fait ce qu'elle peut pour satisfaire des demandes parfois contradictoires. C'est à elle que revient de temps à autre la tâche de trouver l'artifice capable de maintenir l'équilibre de l'équipe, avant que n'éclate un nouveau conflit. Pas toujours pour une raison valable. Elle doit batailler dur pour que Mabrouk ne déborde pas trop. Elle est également, du moins c'est ce qui se disait, dépositaire de quelques secrets de Mabrouk qu'elle partagerait avec Lilli, notre technicienne de surface. Technicienne de surface ? elle n'en veut absolument pas, préférant Lilli, sinon madame la gouvernante ! Pour quelle raison ? Aucune idée. Stéphane a une idée, probablement une invention de sa part : « Comment peut-elle être de surface alors qu'elle s'occupe de Mabrouk, qui est tout en profondeur ! »

Le secrétariat reste le lieu où chacun dépose ses valises avant de repartir pour une nouvelle entreprise. Il est aussi celui de la paix retrouvée après bien des confrontations, de tout ordre. Notre secrétaire est attentive à ce que les tensions ne dépassent pas une certaine limite et que les conflits ne soient pas trop voyants, en attendant le jour « J » : la grande synthèse, où chacun est censé s'exprimer, idéalement sans retenue.

En attendant, revenons à la situation clinique. Tout le monde, ou presque, a rejoint le bureau de Mabrouk. Le Dr Pierre est le dernier à quitter le secrétariat. Un semblant de traînée de fumée semble le poursuivre. Juste avant d'entrer dans le bureau, il fit de la main gauche le geste habituel, pour dissiper ce qui semble être un reste de fumée qui lui collerait. Auparavant, il avait pris le soin de nettoyer sa pipe avec beaucoup de soin et d'attention.

La secrétaire lui a maintes fois déclaré que la fumée l'indisposait. Le Dr Pierre a tendance à faire le sourd. Il finit toujours par s'excuser, tout en déclarant que c'est la dernière année qu'il fume. La secrétaire est la seule, avec Nathalie, à lui suggérer une cure de sevrage ! Il trouve qu'il a autre chose à faire pour l'instant, d'autant plus qu'il fumait nettement moins.

Notre peau de vache, qu'est-ce qu'elle faisait pendant ce temps-là ? Il fait semblant de lire ? Discrètement, on jette un coup d'œil sur l'ouvrage qu'il a devant les yeux, c'est *Le Défaut fondamental.* C'est curieux, je ne sais pas combien de fois il a dû le relire ; que cherche-t-il ? Son défaut à lui ? Peut-être.

Le principal défaut qu'on lui connaissait pour l'instant, c'est : qui est-il ? D'où vient-il ? Ce n'est pas demain qu'on aura la réponse. Notre patiente : il s'agit d'une jeune femme qui a ingéré une quantité de comprimés pour « en finir avec la vie ». On a vite compris qu'il s'agit de la patiente de Marguerite. Le contexte était dominé par un syndrome algique qui serait réfractaire aux médicaments antalgiques classiques.

Il s'agit d'une douleur tantôt à type de nucalgie, tantôt à type de dorsalgie. Le début des troubles remonte à plus d'une année. Elle a déclaré avoir été soulagée par les anti-inflammatoires mais elle ne pouvait supporter leurs effets secondaires, ou indésirables.

Elle a également déclaré être en colère contre les médecins non spécialistes, quels qu'ils soient, car ils n'ont pas jugé bon de l'adresser à un spécialiste de la douleur. L'équipe de la douleur a été sollicitée, cette fois-ci. Son sommeil était franchement contrarié par la douleur. Elle ne manqua pas de nous préciser qu'un accident du travail était à l'origine de ses douleurs cervicales.

On a fini par comprendre que la tentative de suicide est en lien avec la douleur, et que cette dernière serait en lien avec un accident de travail. Pour l'instant, la patiente a été confiée à un spécialiste de la douleur. On attend donc son avis.

Mabrouk semblait indifférent à tout ce qui se disait. Il donnait l'impression de ne pas prêter un grand intérêt à la situation clinique. Nous attendions Marguerite, notre nouvelle interne, pour qu'elle nous en parle. C'est elle qui avait rencontré la patiente en premier. Marguerite est du genre timide, mais facilement à l'aise avec les sujets âgés. Elle pense se destiner à la gérontopsychiatrie. C'est son projet. On espère qu'elle le tienne. Le Dr Mamani a été détournée par Mabrouk en restant dans son service, alors qu'elle pensait finir en addictologue.

Mabrouk ne va pas s'impatienter en attendant, sachant probablement que Marguerite était sur le point de finir de rencontrer la mère de la patiente. Pourquoi s'impatienterait-il alors qu'il était en pleine lecture, traquant on ne sait quel défaut ? Pourtant, lui, il n'en manque pas.

Plusieurs questions nous viennent à l'esprit, dont la principale : pourquoi chercher la mort dans ces conditions ? Une douleur physique ? Cette dernière, on ne peut pas en dire grand-chose pour l'instant. D'ailleurs, ce n'est pas la première fois qu'on est confrontés à ce genre de situation où la douleur semble vouloir prendre le dessus sur la vie. Le passage à l'acte, a priori, semble disproportionné au vu du syndrome algique. Mais attendons de voir, on n'est pas là pour juger, mais pour soulager.

Marguerite est de retour. Elle est rentrée dans le bureau en prenant beaucoup de précautions. Elle cherche une place dans le grand cercle qui entoure Mabrouk et ses deux sbires Jean-Louis et Nathalie. Difficile d'en choisir une pour l'instant. Pourtant, la place de l'intervenant est bien vide ainsi que le petit bureau qui se trouve devant. Marguerite ne semble pas concernée par cette place a priori. Elle n'est pas habituée à notre manège ! Gênée, elle n'a pas osé demander où s'installer, attendant que quelqu'un lui désigne un endroit pour poser son séant !

Plus tard, elle nous dira qu'on a été vache avec elle, et qu'elle aurait dû arriver plus tôt. Elle a même pensé que c'était un bizutage ! Elle a sans doute totalement refoulé sa première rencontre avec Mabrouk. Il se dit qu'elle était sortie de son bureau dans un état presque second, alors qu'elle était sans doute avertie de l'étrange personnage. Elle lui a été recommandée par on ne sait quel membre de sa confrérie !

C'est Jean-Louis qui lui vint en aide, après un signe probable de Mabrouk, en lui désignant la place. La voilà presque dans la ligne de mire de Mabrouk, bien que légèrement excentrée. De part et d'autre de lui, sont assis Nathalie et Jean-Louis. Du coup, elle se retrouve finalement à la droite du Dr Pierre, qui se serait plus ou moins senti obligé de la rassurer, mais au moment même, un objet s'évertua à quitter sa poche, une sorte d'outil pour récurer la pipe. Marguerite ramassa l'objet convoité par le docteur, mais n'eut pas le temps pour le lui donner. Il le lui avait déjà arraché de la main, tout en lui chuchotant quelque chose à l'oreille. Des conseils ?

Mabrouk ne s'est aperçu de rien, il était encore plongé dans sa lecture. Une fois Marguerite bien installée, les chuchotements du Dr Pierre évanouis,

Mabrouk invita Marguerite à commencer son intervention. Elle doit se défendre seule. Pas de binôme pour elle ! C'est la méthode appliquée récemment pour les internes, quant à leur première intervention. Ils sont ainsi vierges de toute influence venant de l'équipe. Pourtant, on sait très bien que le Dr Pierre lui a au moins prodigué quelques conseils utiles.

Marguerite est méthodique. La biographie est claire et précise. Au fur et à mesure de son intervention, on pouvait comprendre que, selon elle, la part subjective l'emportait largement sur une éventuelle douleur physique. Elle est peut-être partie trop vite à la besogne. On s'est tous dit que Marguerite serait emportée par un enthousiasme débordant, qui la pousserait à trouver au plus vite un lien entre tel élément et tel autre.

Les raccourcis sont pris, à couper le souffle, comme probable moyen d'empêcher toute question de poindre, traçant clairement dès le départ une ligne de démarcation entre ce qui est psychique et ce qui ne l'était pas. Bien mal partie, de cette façon, pour s'occuper des personnes âgées. Un peu trop universitaire au goût de Stéphane. Mabrouk ne céda pas à la tentation d'intervenir, pourtant bien présente. Il doit penser qu'elle était trop jeune et qu'elle manquait d'expérience.

Les quelques éléments recueillis concernant la patiente, son habitus de vie et ses investissements n'évoquaient rien de particulier. Marguerite va s'attarder sur un épisode conflictuel entre la mère et le père de la patiente, qui s'était terminé par une tentative d'étranglement accidentelle sur elle : un soir, son père était rentré tard, en état d'ébriété, ce qui provoqua une dispute avec son épouse. La patiente se serait interposée entre son père et sa mère et, là, son cou en porta la trace.

« Est-ce le point de rupture ou le point d'étranglement ? » Marguerite sursauta, c'est Mabrouk qui a parlé. Il ne dira pas plus. Marguerite, après la surprise, patienta un moment, croyant qu'il allait poursuivre. C'est Nathalie qui lui suggéra de continuer. Marguerite obéit sans essayer de comprendre pourquoi c'est Nathalie qui lui demande de poursuivre. C'est vrai, Marguerite ne connaît pas encore la répartition des rôles et des pouvoirs. Elle ne perd rien pour attendre. Elle nous dit qu'elle a attendu l'avis de l'équipe de la douleur. Cette dernière, après plusieurs tentatives et moult discussions, a opté pour une composante psychologique majeure. On lui a proposé des antalgiques associés à une électrothérapie pour sa patiente, bien que leur efficacité eût été jugée peu efficace. Plus tard, on a dû arrêter les antalgiques au profit de l'électrothérapie.

À l'évocation de l'électrothérapie, Mabrouk semblait légèrement amusé, il avait l'air de balbutier quelque chose mais sans prétention d'intervenir jusqu'au moment où Stéphane, incorrigible comme à son habitude : « Ma grand-mère utilise aussi cette thérapie, elle est satisfaite. J'y ai cru franchement jusqu'au moment où elle m'a chargé d'aller lui acheter des piles pour son appareil antidouleur. Il était tard le soir et je rentrais d'une journée très épuisante. Il n'y avait pas un magasin d'ouvert et je ne pouvais aller plus loin, faute de voiture.

Pour éviter de décevoir ma grand-mère, et surtout m'éviter une longue attente aux urgences de l'hôpital, qui n'était pas tout près, j'ai décidé de remplacer les piles usagées par les mêmes ? Ça a eu le même effet. Elle m'a remercié, toute contente de l'effet thérapeutique retrouvé ! Et on a tous bien dormi, ainsi que sa douleur ! » Difficile de le croire…

On ne peut pas dire que ce n'est pas provocateur. Comment ose-t-il dire que l'électrothérapie n'est pas efficace, après un simple tour de passe-passe. Indigne selon le Dr Pierre, s'agissant d'une grand-mère. De toutes les manières, on ne peut pas extrapoler à partir d'un seul cas. Mais Nathalie était là pour réagir : « Stéphane, tu ne trouves pas que tu es devenu subitement très électrique !?!

Je n'ai rien contre ta grand-mère, mais j'ai tendance à penser qu'elle n'avait pas besoin de plus de piles que toi. Veux-tu arrêter tes bêtises ! S'il te plaît ! » Marguerite ne broncha pas, mais ce n'était pas fait pour l'aider. Devrait-elle déjà renoncer à s'occuper d'une hypothétique première personne âgée, en l'occurrence la grand-mère de Stéphane ?

Mabrouk fit en sorte que ce soit une brève parenthèse en faisant signe à Marguerite de poursuivre. C'est la première alerte. Marguerite n'en est qu'à son début. L'atmosphère a failli s'électriser, l'intervention de Mabrouk n'était pas de trop. Certainement qu'il ne pouvait pas tolérer une autre impertinence de Stéphane, surtout quand Nathalie s'y mêle. Il y a souvent risque de dérapage.

Sur ce, Marguerite décida de se *croiser les bras* et d'attendre une amélioration de sa patiente. Elle a poursuivi les entretiens, tout en essayant de lui faire comprendre, par la magie des mots, qu'une douleur physique n'est pas qu'une douleur physique.

Mabrouk remua et interpella Marguerite à cet instant. Nous avons tous compris que sa formule allait le déranger. On a aussi compris qu'elle a parlé un peu trop vite. Mais ce n'est pas grave. C'est presque un bizutage pour elle. On sent qu'il la ménage un peu en se montrant indulgent d'une certaine façon, puis : « Depuis quand le singulier d'une douleur, qui est tout au plus le chiffre un, devient autre et vient offenser ce dernier même chiffre, c'est-à-dire le un. Penses-tu que le chiffre un n'est plus un ? Une variable ? Une douleur, selon toi, devient égale à une douleur plus un x ?

Si je me résumais, voilà que cette pauvre femme vous sollicite pour la soulager d'une douleur et vous lui proposez de garder sa douleur et de vous écouter. Le compte n'est pas bon à mon avis ! » Il joue sur les mots. On sait que c'est juste une façon de parler. Elle a sans doute voulu dire qu'il y a une part subjective, sans plus. Peut-on la chiffrer ?

Marguerite tenta de se défendre : « Je n'ai pas voulu dire ça ! » mais c'est déjà trop tard. Au fur et à mesure qu'elle essayait de se justifier, elle oubliait malencontreusement ce qu'elle avait prétendu auparavant. Mabrouk ne lui en a pas tenu rigueur. Il a sans doute voulu l'entraîner vers un horizon dont lui seul connaissait la limite.

Toute l'assistance ou presque était intéressée par cette opération. Mais ce n'est pas lui qui allait développer. C'est donc à Marguerite de faire encore un effort. On a tous compris qu'elle voulait juste dire que la douleur physique de sa patiente pouvait se traduire dans une autre langue. Mais Mabrouk, comme souvent, avait l'air de proposer une équation à plusieurs variables. De toute manière, il finira bien par exposer son point de vue. Son indulgence vis-à-vis de Marguerite n'est peut-être que superficielle. Son calcul savant nous mènera-t-il vers son prétendu point d'étranglement ?

Stéphane, après sa première bourde, crut bon de venir en aide à Marguerite, c'est une façon de détourner l'attention de Mabrouk : il nous rappela que cette jeune patiente a eu un accident du travail (ce qui n'est pas sans valeur, d'autant plus que la patiente explique sa douleur cervicale par le fait que c'est en mobilisant un poids pendant le travail qu'elle a eu mal au cou) ; et qu'elle aurait du mal à reprendre son travail, qui est de s'occuper d'enfants dans une cantine scolaire.

La patiente de Marguerite ne se voyait absolument pas travailler dans une maison de retraite. Poste de travail qui lui a finalement été imposé, une fois rentrée de son arrêt de travail. Marguerite ne peut pas comprendre ce refus si affirmé. Pourtant, ça n'a pas été sans effort pour essayer de trouver un lien entre les enfants, les sujets âgées et la lourdeur de la tâche. Seule chose plausible pour elle, c'est l'âge de la patiente, effectivement, elle est jeune, vingt-deux ans environ. Son âge la met logiquement dans l'ensemble des personnes non âgées.

On n'a pas pu s'empêcher de penser que ces nouveaux éléments allaient probablement être retournés contre elle par Mabrouk. Mais dans quelle proportion et à quel moment, on ne le sait pas encore.

En attendant, il ne manquera pas de lui dire, probablement pour détendre l'atmosphère : « Tu es jeune, Marguerite, te voilà avec une petite famille ! » Pour ajouter ensuite : « La douleur a fait des petits, comment vas-tu te débrouiller avec tout ça ? Je te l'accorde, l'unité n'est qu'en apparence. » Surprise mais satisfaite. Enfin elle a pu entendre une gentillesse. Mais elle est restée sur ses gardes. Elle ne voulait surtout pas prendre ça pour acquis.

Marguerite semblait néanmoins attendre une aide d'où qu'elle puisse venir. Mais rien ne vient. Pour se rassurer, elle revint au dernier entretien qu'elle avait eu avec la patiente : « La patiente avait l'air moins suicidaire, capable d'accepter une aide, même psychothérapique, alors qu'elle était réticente jusque-là. »

Les entretiens futurs ont permis à la patiente de parler de sa douleur, et toujours de sa douleur. On apprendra très peu de choses sur sa vie affective et relationnelle. À une exception près : il s'agit de la collègue de l'équipe douleur qui nous a fait remarquer que la patiente a tendance à parler de sa vie affective avec elle, sans réticence.

À première vue, elle a le droit. Les choses sont en apparence un peu clivées, ce qui donne à l'insatisfaction deux parts. À nous la douleur physique et à l'équipe de médecine la douleur psychique. Certes, c'est paradoxal, mais c'est comme ça. Cette tentative de suicide est en apparence un conflit entre deux parties qui s'ignorent, mais bien représentatives de la patiente de Marguerite.

Malgré tout, l'insistance de Marguerite a payé, la patiente a accepté finalement de parler à une psychologue. La machine, l'outil d'électrothérapie en l'occurrence, s'est avérée moins efficace. Pourtant, parfois, le résultat a pu être spectaculaire. La patiente attend énormément du prochain rendez-vous avec les spécialistes de la douleur. Elle veut un deuxième avis et de nouveaux examens complémentaires. Elle est décidée à trouver la vérité !

Mabrouk réagit : « Mais de quelle vérité parles-tu Marguerite ? As-tu oublié que la vérité n'est que celle d'un mensonge et que tout mensonge vit d'une vérité ! C'est un sujet très complexe, je préfère que tu t'occupes de ta patiente et non pas de sa vérité. Comme tout le monde le sait, les voies de la douleur sont comme celles du Seigneur, impénétrables jusqu'au moment où n'importe quel quidam décide parfois de mettre sa vie dans une "idée". Et c'est cette idée qui va être déterminante. Dans le cas de ta patiente, elle a mis ce qu'elle pense de son être dans l'idée "suicide". Le but étant d'avoir, de l'avoir totalement pour elle. Et on peut penser, pour l'instant, que ce n'est pas sans douleur ! »

La réaction de l'équipe est unanime : c'est hermétique, oblitéré et sans la moindre porte de sortie. Ça aurait pu être le propos de Stéphane. Le Dr Pierre est resté jusque-là de pierre. Il n'a rien dit, rien suggéré, ni remarqué. Il était surtout préoccupé à surveiller que son petit trésor, indispensable à son rituel tabagique, reste bien dans sa poche. Pourtant, il avait promis je ne sais quoi à Marguerite, au minimum du soutien. Jean-Louis, lui aussi, n'a pas été bavard. Attendaient-ils une opportunité à venir ?

La conclusion de Marguerite ou ce qui lui ressemble a légèrement déçu notre divan. À sa décharge, dans cette prise en charge, nous ne l'avons pas trop écoutée. Il est plus juste de dire que nous l'avons plus ou moins empêchée de poursuivre son élaboration autour de ce cas, qui n'était facile qu'en apparence. Elle a fait au mieux avec ce qu'elle a noté. L'équipe de la douleur lui a suggéré que la douleur physique n'était pas vraiment avérée. Que pouvait-elle faire ? C'est sa première situation, et le contexte ne lui a pas été très favorable.

À la fin de son intervention, Marguerite a certes voulu se rattraper en déplaçant le curseur du côté du conflit qui a opposé le père et la mère de la patiente. C'est vrai, pourquoi ne pas revenir à l'histoire de cette patiente qui reste marquée, selon Marguerite, par : « une rupture significative conséquence d'une mainmise sur le couple de la part du père ». On apprendra plus tard que suite à la dispute, les parents de la patiente se sont séparés.

« Une mainmise ? » Le terme semble tout à fait trouvé pour plaire à Mabrouk. Marguerite n'a pas souhaité répondre à son interrogation. Elle commence à comprendre son style, sa façon de faire. Elle a sans doute décidé de ne pas s'embarquer dans une nouvelle confrontation, probablement sans fin. Comme il voulait avoir le dernier mot : « deux mains et non pas une ! » Aucune réponse de la part de Marguerite.

Il avait l'air un peu vexé. On a presque compris qu'il voulait la mettre sur la voie, du moins la sienne. Elle a parlé d'une mainmise, Mabrouk l'a scindée en deux : main, et mise ; mais ce n'est qu'en apparence. Puisqu'il finit par reprocher à Marguerite d'avoir laissé tomber la main, une main…

Nous voilà avec deux mains. Ceci n'explique pas tout, mais ça reste plus ou moins fidèle à ce qu'il semble avancer, sa construction.

Personne d'autre que Stéphane n'était capable de demander le résultat exact de l'opération. Alors qu'on s'attendait à ce qu'il s'immisce. Surprise ! C'est le Dr Pierre qui a décidé de parler. Que va-t-il dire ? Marguerite, à cet instant, s'écarta légèrement du Dr Pierre. Ce n'est pas un geste voulu mais obligé. C'est à cause du Dr Pierre. Le geste préalable à son intervention semble être la recherche d'un bon point d'appui pour son corps : une main bien posée sur le bureau duquel Marguerite intervenait.

Le bureau est tout minuscule et semble trop petit pour sa grosse main. Une main qui sent le tabac, dirait Jean-Louis. Le recul de Marguerite ne s'explique guère par une aversion vis-à-vis du tabac du Dr Pierre, mais seulement du fait qu'il lui restait peu d'espace pour se maintenir bien en place. Son centre de gravité s'est donc déplacé pour sauver son équilibre contrarié.

Le Dr Pierre demande à Mabrouk : « Pourquoi deux mains à partir d'une mainmise ? » Mabrouk ne parut pas dérangé par cette question. Il prit du temps, non pas pour réfléchir mais certainement pour donner à sa réponse plus de valeur, de contours et aussi pour que l'assistance lui prête plus d'attention : « Mon cher Dr Pierre, la douleur de la patiente de Marguerite, une cervicalgie, pivote allègrement autour du cou de cette dernière.

Ne vois-tu pas là un *prétexte* pour qu'une main revienne un jour, secourable ou avec des intentions inavouées ? Mais une seule main ne suffit pas, comme tu le sais, à faire le tour du cou. Il en faut une deuxième. Toutefois, dès que cette deuxième est là, on ne sait plus s'il s'agit d'une source à la vérité recherchée par la patiente ou d'un étranglement. C'est cette vérité que semble rechercher la patiente de Marguerite.

La réponse à cette question déterminera de quelle nature est la crainte. N'oublions pas que toute crainte signe déjà une présence, sur laquelle je ne suis pas disposé à disserter plus que ça. J'ajouterais, et c'est une remarque pour l'intervenante. Trop de subjectif étouffe, et ce sans mains mal intentionnées ! Que réponds-tu cher Pierre ? »

Le Dr Pierre n'est pas prêt à relever le défi, du moins pour répondre à cette question. Il finit néanmoins par retirer sa main qui occupait une large place sur le bureau de Marguerite. Il croisa les bras et se raidit légèrement, puis : « C'est une façon de voir. » Il ne s'avouait donc pas totalement vaincu. Mais pour ceux qui connaissaient bien le Dr Pierre, un geste presque obsessionnel chez lui ne leur avait pas échappé : juste avant de répondre à Mabrouk, il avait décroisé les bras et plongé sa main gauche dans sa poche dont il avait secoué le contenu, ce qui avait fait entendre un sourd tintement : c'est le bruit fait par les outils indispensables au rituel de la pipe du Dr Pierre. Le voilà rassuré !

Mabrouk poursuivit sa lecture après avoir remercié Marguerite : « C'est bien Marguerite, c'est très bien… » Stéphane était déjà en train de faire ses commentaires habituels alors que les autres s'empressaient de sortir du bureau. Marguerite ne savait plus où donner de la tête. Poussée par le Dr Mamani, elle mit du temps à comprendre qu'il fallait se frayer un chemin pour sortir au plus vite. Il ne fallait pas qu'elle s'attarde au risque de sortir avec un devoir à faire à la maison. Il lui faudra certainement un certain temps pour acquérir les bons réflexes.

AU PLACARD ! FORT OU DA ?

C'est le Dr Pierre qui s'y colle cette fois-ci, sans doute avec Marguerite. C'est un mercredi. Il n'y a pas plus de monde que d'habitude, à une exception près, l'équipe vient de s'étoffer de la présence d'une assistance sociale, qui n'est plus stagiaire désormais : c'est Mme Mignolet, qu'on ne présente plus. Tout le monde dit qu'elle a de la bouteille et qu'elle nous vient d'un « centre de crise » situé à Marseille. Ce qui veut dire qu'elle connaît son sujet. Marguerite est bien là. C'est la plus ponctuelle depuis quelque temps. Mais cette fois-ci elle a une raison d'être là, en avance. C'est elle qui a rencontré la jeune Mireille avec le Dr Pierre.

Le Dr Pierre a vu récemment une préadolescente, hospitalisée en pédiatrie après une tentative de suicide. Jusque-là nous savions qu'elle a malmené le Dr Pierre, et que Marguerite a été perturbée par ce cas clinique, car il s'agissait pour elle d'une première concernant cet âge-là.

Mireille a essayé de quitter la voiture en pleine course sur l'autoroute ! Il s'agit d'une première tentative d'autolyse. Dans la voiture, il y avait son grand-père et sa grand-mère maternelle, ainsi que sa mère. Ce jour-là, Mireille était très en colère. Sa grand-mère n'a pas voulu lui acheter le CD qu'elle désirait, alors qu'ils étaient dans une grande surface pour acheter son cartable. Semble-t-il, c'est une des rares fois où sa grand-mère lui a refusé quelque chose. Elle ne voulait pas lui céder ce jour-là. Avait-elle besoin de la foule de toute une grande surface pour le faire ? Stéphane marmonne, ne pouvant interrompre le Dr Pierre : « Ne lui achète pas un CD, et refuse de lui céder ? »

Le Dr Pierre va très vite laisser la place à Marguerite. Elle a eu quelques ratés au démarrage, mais a pu poursuivre sans dommage, rassurée par la proximité du Dr Pierre qui n'a ménagé aucun effort pour la faire repartir après quelques succincts calages. Elle nous apprendra très vite que l'entretien s'est avéré difficile, butant contre une réticence, somme toute vraisemblable, vu l'âge de Mireille.

En revanche, elle avait accepté l'hospitalisation. C'était inespéré pour Marguerite. Pourquoi inespéré ? Selon Marguerite, Mireille n'a jamais quitté le milieu familial, sa conduite alimentaire et son sommeil étaient fortement perturbés. De plus, elle entretiendrait une relation quasi fusionnelle avec la grand-mère. L'espoir de Marguerite n'ayant pas été déçu par Mireille, la déception va lui venir de Mabrouk : « Et sa scolarité ? »

Marguerite regarda partout tout en évitant le divan, pour finir face au Dr Pierre, qui lui fit juste un geste indiquant de lire à tel endroit. Mabrouk, impatient, réitéra sa question. Marguerite eut à peine le temps de reprendre son souffle, que son regard chuta précisément sur le paragraphe désigné par le Dr Pierre, et la voilà en possession de la réponse : « Somme toute convenable. » Évidemment, ça n'a échappé à personne. Mabrouk est très intransigeant sur la scolarité. C'est un repère pour lui, parfois même le fil rouge des observations. Pour lui, une scolarité perturbée est un mauvais signe, même si le milieu familial va bien. Ainsi, Marguerite est avertie de l'appétence de Mabrouk, mais connaît encore peu sa véritable grille de lecture.

Les grands-parents de Mireille ont quitté leur île natale pour venir s'installer sur une autre île, l'Île-de-France, pour des soins dont le grand-père avait impérativement besoin. On apprendra très vite que Mireille avait des rituels. Pour dormir, elle impose à sa grand-mère de se tenir en face d'elle jusqu'à ce que le sommeil s'ensuive. Elle exige de cette dernière de lui servir le petit déjeuner au lit ! Le brossage des dents a toujours engagé de rudes batailles dans lesquelles Mireille a souvent triomphé.

Ces nouveaux éléments semblent susciter quelques inquiétudes chez Mabrouk : un léger soubresaut, suivi d'un petit nuage de poussière qui fit vite de s'évanouir, après avoir à peine été mis en lumière par un rayon de soleil promptement disparu. Mabrouk semble avoir oublié que la scolarité de Mireille n'était pas perturbée. Sans doute qu'il a pensé que ce n'était pas une garantie cette fois-ci.

Le Dr Pierre est resté jusqu'à cet instant imperturbable. Sa main gauche est toujours dans sa poche. La bouteille d'eau est à la même place. Le verre est toujours aussi vide. Marguerite nous a semblé peu enthousiaste, loin d'elle l'envie de remplir le verre du Dr Pierre. Habituellement, c'est presque machinalement qu'elle le fait. On s'est aperçu que ladite bouteille gênait son champ de vision.

« Et la mère ? » C'est Mabrouk qui interroge. Le Dr Pierre s'invita en déclarant : « La mère de Mireille ne dit pas grand-chose et semble totalement effacée, comme déléguant à sa mère sa propre initiative, en devenir. Elle utilise toute son énergie pour se maintenir en place, ou plutôt maintenir sa posture, mimique et gestuelle dans une fixité déconcertante, dans un probable but de contenir des émergences dont on ignore encore la nature. »

Alors que le Dr Pierre semblait tout à fait volontaire pour poursuivre la description du personnage de la mère, Mabrouk l'interrompt : « Et le père ? » Il lui fallait le père au plus vite ! Le Dr Pierre hésita, fit une tentative de lire dans les lignes tracées par Marguerite, mais ce fut impossible. Il avait enlevé ses lunettes auparavant. Il les lui fallait, tout de suite. Ne sachant plus dans quelle poche elles étaient, surtout pas celle de gauche ! Il y avait certainement la pipe, le tabac, toute la panoplie quoi… Il décida très vite de renoncer, comptant sur le secours de sa jeune interne.

Pas de souci, Marguerite se saisit de la feuille en question et presque sans lire, elle nous dit que Mireille a rencontré son père pour la première fois il n'y a pas très longtemps. Cette rencontre s'est déroulée dans des circonstances plutôt équivoques. La mère de Mireille, qui avait perdu de vue le père de sa fille depuis bien avant sa naissance, l'avait rencontré un soir par hasard dans un pub, et lui avait proposé de venir voir sa fille. Comme pour lever toute réticence de sa part, elle l'avait invité à venir à la maison de suite. Il était quatre heures du matin. Mabrouk ne put s'empêcher : « Quatre heures du matin ? »

Voulant marquer plus ou moins son autorité sur Marguerite, le Dr Pierre, tout en ajustant ses lunettes, enfin retrouvées : « Tout à fait ! À quatre heures du matin. » Sa réponse prit une légère avance sur sa main droite, qui est venue se poser pas loin du verre, toujours vide. Le Dr Pierre n'avait rien à ajouter à cet instant. Marguerite ne pouvait que poursuivre : « Une fois à la maison, on a fait vite de réveiller Mireille. On lui présenta son père, et elle se rendormit tout de suite. Plus tard, elle déclarera : "J'ai peut-être rêvé." Difficile d'avoir plus de précisions. »

La grand-mère signale que le sommeil de sa petite fille est très perturbé depuis sa prime enfance. L'artifice trouvé pour que Mireille puisse s'endormir était que la grand-mère lui présente son visage devant le sien jusqu'à son endormissement : « Je dois garder mon visage en face du sien jusqu'au moment où elle s'endort… »

Elle ajoutera que depuis leur arrivée en Métropole, le départ à l'école est devenu une entreprise redoutable. Mireille impose qu'on lui serve son petit déjeuner au lit ; elle ne veut pas se brosser les dents et elle fait tout pour retarder le départ à l'école. La moindre remarque de la part de la grand-mère se termine souvent par un nouveau refus : « L'autre jour, elle a été très loin, voulant aller à l'école en pyjama ! Rien ne la dérange, plus rien… »

Durant son séjour à l'hôpital, elle n'a pas trop débordé ni posé un problème majeur, dit Marguerite. Les entretiens ont été souvent marqués par un discours assez stéréotypé. Elle a présenté une discrète instabilité, touchant à tout. Mireille passe très vite d'un état d'une petite fille régressée, inquiète et désemparée, à un état où elle se transforme vite en une fille qui tient un discours « décalé », superficiellement adultomorphe et truffé de banalisations, totalement dédié à sa grand-mère, en particulier à ses objets et à son odeur…

Le passage d'un état à l'autre se fait sans transition. Mireille ne se brosse pas les dents sans qu'elle soit contrainte. Elle peut utiliser sans gêne la brosse à dents de sa grand-mère. Elle refuse de se laver seule, craignant que quelque chose vienne s'emparer d'elle en la surprenant dans la salle de bains. Marguerite a depuis peu pris un ton moins incisif dans son intervention. Peut-être fatiguée ou moins intéressée par cette clinique. Ce qui n'a pas échappé au Dr Pierre.

Il s'est senti obligé de poursuivre : « J'ai rencontré Mireille pour la première fois dans le service de pédiatrie. J'arrive en pédiatrie où sa grand-mère m'attendait. De loin, j'aperçois Mireille devant la porte de sa chambre. Très vite elle disparaît dans sa chambre, dans un geste qui ressemblait à de l'évitement.

Me voilà devant sa chambre… Je frappe à la porte et je rentre. La grand-mère était là dans la chambre de Mireille. Je lui explique l'objet de ma visite, puis je suis vite intrigué par l'absence de ma "petite patiente". Volatilisée ? Je demande où elle était passée. La grand-mère se retourne, comme si elle pressentait qu'elle s'était cachée derrière elle. Surprise ! On a perdu sa trace ! La grand-mère se mit à sa recherche dans un espace où il était difficile de se dissimuler. C'est ce que je croyais.

Finalement, une seule place possible. Le placard ? Jusqu'à cet instant, ce lieu était impensable, bien qu'il reste un "signifiant" non négligeable. La grand-mère l'ouvrit d'un geste nonchalant, ne semblant pas trop y croire. Elle était là, presque indifférente à notre présence. Elle sortit du placard comme si de rien n'était. Elle semblait avoir disparu pour ne plus réapparaître. La grand-mère éprouva quelque difficulté à contenir ce qu'elle a qualifié de "jeu inapproprié". Pour nous, ce n'était pas vraiment un jeu, plutôt une réalité, du réel ? »

Mabrouk était déjà sur le point d'intervenir, guettant le moindre intervalle que lui offrirait le Dr Pierre. Il a dû attendre que le Dr Pierre marquât une pause conséquente, pour lui décocher : « Résumons ! » Alors que le docteur ne semblait pas prêt à se laisser faire, sa main droite fit quelques bonds sur la table, et faillit renverser le verre, qui était resté encore vide. Mabrouk ne fit pas attention à lui. Marguerite, mal à l'aise, se réfugia dans un geste à la fois gauche et généreux en remplissant le verre d'eau.

Mabrouk n'y a-t-il vu qu'un geste désordonné, incapable d'entamer la soif du Dr Pierre, qui est sans nul doute d'une autre nature (tabagique ?), et ne céda pas : « Un père passe et… ; le visage de la grand-mère suspendu devant le sien ; ne se brosse pas les dents ; une main qui viendrait la prendre ; le petit déjeuner au lit ; elle est prête à aller à l'école en pyjama ! ; scolarité non perturbée. La dernière fois qu'elle s'était brossé les dents, c'est avec la brosse à dents de la grand-mère. Confond-elle les visages ? Enfin, une tentative de suicide… C'est étrange ! Je voudrais bien en savoir plus sur la tentative de suicide puisqu'il s'agit du sujet qui nous incombe. »

C'est le moment tant désiré par Stéphane. Il aime bien faire son petit commentaire dans l'entre-deux : « Pourquoi pas une deuxième brosse à dents ? » Il n'en dira pas plus. Heureusement que le Dr Pierre n'avait pas entendu, encore en colère, le verre à la main, toujours plein.

On a tous pensé que le Dr Pierre n'aurait pas laissé passer ça, bien que Stéphane ne soit pas à sa première brosse à dents. D'autres situations cliniques lui ont donné l'occasion de brandir cet objet, quand il ne peut le garder dans sa bouche ! Pas loin de nous la situation de la femme enceinte qui se brossait les dents chaque fois qu'elle devait aller manger[85].

Les tentatives du Dr Pierre et le courage tout trouvé de Marguerite (elle commence à s'autoriser depuis peu) sont restés inopérants ou insatisfaisants pour Mabrouk. Sa remarque n'était pas injustifiée. Il voulait bien savoir pourquoi la petite Mireille, pour donner suite à une contrariété, a décidé de descendre de la voiture en pleine course. Selon la grand-mère, elle aurait été jusqu'au bout de son geste. C'est cette certitude qui inquiète la famille. Elle se pose la question si Mireille était consciente de ce qu'elle faisait.

Mabrouk, ne voyant pas de réponse se dessiner, insatisfait, a décidé de demander des comptes au binôme constitué par le Dr Pierre et Marguerite. Pour lui, il n'y a pas de fumée sans feu. Pour la fumée, on sait très bien qu'elle ne venait pas de la pipe du Dr Pierre ! Pour ce qui est du feu, tout le monde a compris qu'il couve depuis quelques années dans la proximité de Mireille.

Que va-t-il dire vraiment ? « Si j'ai bien compris, les problèmes de Mireille ne semblent pas dater d'il y a quelques jours, date de son hospitalisation. L'épisode que vous décrivez donne l'impression qu'elle a voulu juste s'absenter ! Un instant, certaine de revenir, comme retenue par un fil !

Jusqu'à cet instant, la moindre tension risquait de casser le fil, à ne pas s'y méprendre, il semblait noué par endroit, et avoir fait l'objet de plus d'une rupture. S'agit-il du fil de la bobine ? Celle du "fort-da". Ce n'est pas à écarter. Un relâchement excessif, à son tour, provoquerait un enchevêtrement asphyxiant pour le cas. Il faut tout un équilibre.

"Ici" ne semble plus tributaire d'un "là-bas" ; les prémices de l'absence semblent battues vite en brèche par une présence qui ne semble pas connaître l'absence… La substitution de la chose par le mot s'avère problématique. "Le placard" dont il a été question était moins un espace qu'une figure topologique. Je vous laisse trouver laquelle est la plus appropriée : ouverture toute vers l'intérieur ? Ou fermeture toute vers l'extérieur ?

Vous nous avez dit que Murielle serait née de "l'aventure" d'un soir. Sa mère a rencontré son père dans une boîte de nuit. C'était la première rencontre. Quelques années plus tard, leurs chemins se croisèrent pour la seconde fois. Elle invita le père de sa fille à venir à la maison pour la rencontrer. Il était quatre heures du matin. On réveilla Mireille… Elle ouvrit les yeux, vit le visage de son père et se rendormit. C'est trop vite pour moi, il doit bien manquer quelque chose.

De plus, elle n'a pas revu son père depuis cette nuit, mais rien n'était plus comme avant : un cauchemar ? Elle est restée tributaire d'un visage (une bobine !) qui ne dit pas son nom, d'où une incapacité à faire la différence

---

[85] Cf. « La Brosse à dents »e, pp. 63-69.

entre le rêve d'une nuit et la réalité d'aujourd'hui. Ainsi, "l'intérieur" n'accorde plus de crédit à "l'extérieur" ; et, "la présence" a perdu toute sa confiance en "l'absence".

Je pourrais en dire plus, mais ce n'est pas à moi d'en rajouter. J'ai fait exprès d'être provocateur en parlant de bobine. Mais ce n'est pas tout à fait faux. Comme vous le savez tous, la bobine est subtile, elle peut à la fois permettre d'enrouler le fil, le conserver, le protéger ou le transporter, ce qui est d'usage courant. Que cette bobine se transforme en visage n'est pas la question ! D'ailleurs, je me demande pourquoi cet abus de langage. Mais dans votre cas, cet abus vient sauver ce qui est en cours depuis un temps ; susceptible d'être encore retenu par un fil. Est-il encore temps ?

J'aurais tendance à penser que descendre de la voiture en pleine course, au milieu de l'autoroute, peut équivaloir à la parenthèse du placard, mais dans le sens contraire (des aiguilles d'une montre !). Dans le placard, elle a voulu disparaître du regard de l'autre. Dans sa tentative de descendre de la voiture (extérieur), elle a sans doute essayé de se donner toute au regard de l'autre, d'une certaine façon.

C'est paradoxal, mais c'est ainsi. Ce n'est pas une descente aux enfers puisque l'enfer était déjà là. Je peux le dire puisque personne n'a rencontré cet enfer alors que tout le monde en parle. C'est moi qui cause depuis un certain temps, n'est-ce pas ? Pourriez-vous nous dire si Mireille avait l'intention de mourir en descendant de la voiture ? » Stéphane, toujours impertinent, déclare que non. Sur quoi l'affirme-t-il ? Pourtant ce n'est pas à lui de répondre. Le Dr Pierre est déjà sur ses gardes, il vient de boire le verre d'eau d'un trait, et continue de le garder, vide, à la main. Sa pipe doit s'impatienter cependant.

Personne ne comprend pourquoi Stéphane se mêle des affaires du Dr Pierre et de Marguerite. Cette fois-ci, le Dr Pierre a bien entendu son extravagance. Mabrouk laissa faire. Le voilà donc livré, on peut le dire, à son pire ennemi. Ce n'est qu'une énième confrontation. Le Dr Pierre demanda des explications à Stéphane tout en mettant du tact dans son propos : « Je veux bien te croire, qu'est-ce qui te fait dire ça ? » Stéphane ne pouvait pas ne pas avoir préparé sa réponse : « J'ai juste dit qu'elle a essayé de descendre de la voiture. Je ne vois pas pourquoi je penserais au suicide. Je ne veux pas aller plus loin. On monte dans une voiture comme on peut en descendre. D'ailleurs, ce n'est que du chantage fait à la grand-mère. »

Le Dr Pierre tendit le bras vers la table pour déposer le verre qui commençait à l'encombrer. La table s'était légèrement éloignée, poussée par le pied instable et nerveux du docteur. Marguerite avait la bouteille d'eau bien en main. Elle essayait depuis un moment de la maintenir à distance de lui. De son côté, la bouteille, de l'autre, le verre qui venait de reprendre sa place sur le rebord de la table. Un deuxième déséquilibre s'installa ainsi. Elle n'est pas au bout de sa peine. Marguerite doit continuer à veiller sur la bouteille tout en gardant un œil vigilant sur le verre, prête à sauter sur lui pour le garder encore en vie !

Le manège de la main du Dr Pierre (baladeuse à sa manière !) décéléra puis s'arrêta. Le voilà libre. Il s'adressa à Stéphane : « Tu te moques de qui avec ton propos pour le moins surréaliste. Alors que tu sais que la gamine était dans une voiture en pleine course, et sur une autoroute, tu oses une réponse débile ! »

Il a fait fort, ça frise l'insulte… Ça se complique ou ça s'aggrave ? C'est du pareil au même. Nathalie et Jean-Louis ne semblent pas encore prêts à intervenir, à les départager. Puisque Mabrouk s'est déjà prononcé en laissant faire. Stéphane finit par s'excuser, se rendant vite compte qu'il avait été loin en faisant de l'humour sans doute inapproprié. C'est probablement dans le but d'intéresser Mabrouk : « J'ai juste pensé à la situation clinique "la place du complément d'objet dans la phrase" de l'autre jour. Puisque descendre d'une voiture ou monter dans une voiture n'engage pas obligatoirement dans une entreprise suicidaire, à moins que… »

C'est un petit peu tiré par les cheveux. D'ailleurs, qui se souvient de la situation clinique où il était question de trouver une place pour le complément d'objet ? Ce n'est pas tout à fait sérieux. Il a aggravé son cas. C'est encore de l'humour pour de l'humour, alors que la situation est sérieuse et difficile. Il est sans doute coincé de chez coincé.

Marguerite ne semblait pas tout à fait en mesure de comprendre l'extravagance de Stéphane. C'est vrai qu'elle ne le connaît pas encore bien. Elle est toute nouvelle dans l'équipe. En revanche, Mme Mignolet, notre assistante sociale, semblait amusée par ce qui se donnait à ses yeux. Pour ceux qui ne connaissent pas notre structure, il y a de quoi se faire prendre plus d'une fois. Stéphane, bien que ce soit un agité, ne manque pas toujours de courage. Dans ce qu'il vient de dire, il y a certainement un message à décoder à l'adresse de Mabrouk. C'est probablement de la métacommunication !

Une question de la part de Mamani, c'est à l'adresse de notre divan. Mamani peut se permettre. Elle est presque ancienne dans l'équipe maintenant : « Je n'ai pas tout à fait saisi votre propos quand vous avez évoqué la "bobine" et le "fort-da", ce qui revient probablement à la même chose ? » Elle est courageuse à ne pas en douter. La majorité des présents ont une idée assez claire sur « le fort-da » de Sigmund Freud. Mais sans doute pas elle. Quelle utilisation possible dans le cas qui nous intéresse ? C'est une question qui relève de la compétence de Mabrouk. Que va-t-il lui répondre ?

Il n'a pas attendu : « C'est une très bonne question. J'ai parlé du fil de la bobine, de la bobine et du visage comme bobine. Imaginez un instant que Mireille n'eût pas tenté d'ouvrir la portière de la voiture et qu'elle se fût contentée juste de baisser la vitre. C'est le premier acte. Supposons qu'elle eût dans la main une bobine solidement attachée à un fil ; et qu'elle eût jeté la bobine à travers l'ouverture tout en gardant le fil solidement à la main. Dans ce cas, les choses se seraient déroulées autrement, sauf peut-être pour le grand-père assis derrière, à côté de Mireille. Est-ce que ça vous semble logique ? »

À ne pas en douter, oui. Mais cette affirmation personne ne l'aurait prononcée, craignant un piège. Qui s'y colle ? Alors que tout le monde attendait Stéphane, c'est le Dr Pierre qui s'affirme en répondant très clairement par l'affirmatif. Mais il y a un reste. Pourquoi le grand-père aurait été contrarié dans ce cas ? C'est probablement là la subtilité. Il doit prêcher le faux pour avoir le vrai ? Ce n'est certainement pas le Dr Pierre qui va apporter le reste de la réponse. Mabrouk attend toujours, avec une pointe de satisfaction.

Dans la suite du Dr Pierre, Marguerite avait l'air de vouloir apporter sa propre réponse mais, d'un geste, son voisin la dissuada. Il avait peut-être pensé qu'elle ferait mieux de surveiller la bouteille d'eau et le verre, au lieu de tirer sur la ficelle !

Il n'y a pas de secret. Stéphane ne manquera pas cette occasion. Il attend probablement un signe de Jean-Louis. Personne n'a oublié que Nathalie est proche du Dr Pierre alors que Jean-Louis est proche de Stéphane. Il ne va pas au casse-pipe sans prendre quelques précautions. Jean-Louis a beaucoup confiance en lui. Ce n'est pas sans raison, puisque le père de Stéphane serait proche de Mabrouk, et que Stéphane a accès à toute une bibliothèque. On dit que cette bibliothèque recèle toutes les réponses aux questions susceptibles d'être posées par Mabrouk.

Stéphane échange quelques signes avec Jean-Louis. Nathalie semble interroger le Dr Pierre et Marguerite. Le top départ donné par Jean-Louis à Stéphane a pris de court les velléités de Nathalie. On sait tous qu'elle aurait aimé que le Dr Pierre ou Marguerite apportent le reste qui manquerait à la réponse donnée à la question de Mabrouk. C'est donc Stéphane qui s'est mis en position : « C'est le courant d'air ! » C'est plus qu'extravagant de sa part. Alors que tout le monde attendait une fin de non-recevoir de Mabrouk, ce dernier acquiesça et demanda plus. On ne comprend plus rien.

Mabrouk ne semble pas en mesure de maintenir le suspense plus longtemps en décidant d'apporter lui-même la réponse : « Le courant d'air l'aurait contrarié, n'est-ce pas ? Par conséquent, la grande mère aurait certainement fermé la vitre après avoir demandé à sa petite fille de faire revenir la bobine. Le grand-père aurait presque à son insu participé au jeu.

Je vous raconte tout cela à dessein. Vous avez certainement tous joué à ce jeu-là, mais vous avez tout simplement oublié. Il s'agit d'un processus déterminant dans la naissance de la psyché et de la première culpabilité. Cela aurait évité, dans une certaine mesure, à Mireille, de confondre son corps avec la bobine, et probablement la bobine avec le visage. Ce dernier, dans certaines circonstances, peut contenir un monde ou le faire fuir.

Je pourrais aller plus loin en provoquant une torsion du concept du "fort-da", il s'agit tout simplement d'une lecture à travers le miroir grossissant d'un jeu auquel s'est essayé Freud en son temps, mais bien vite rejoint par Jacques, qui a été traversé non pas par une "différence" (dualisme), comme chez Freud, mais par un "différentiel[86]".

Un différentiel hérité de Ferdinand de Saussure. Comme vous le savez, Freud a effectué une certaine révolution en passant de la première topique à la deuxième, Lacan a poursuivi en effectuant une torsion au "ça", en faisant appel au grand Autre. Ainsi sont nées les formules : "Le signifiant est ce qui représente un sujet pour un autre signifiant[87]" ; "l'inconscient, c'est le discours de l'Autre". Le signifiant est ainsi défini comme différence. On aura peut-être l'occasion de reprendre tout ça ensemble prochainement. Aujourd'hui, le temps nous manquera pour un sujet aussi vaste que précieux. »

Décidément, il n'est pas question de répit. Il y a quelque chose de nouveau dans son propos. Il s'est rarement référé à Freud ou à Lacan de cette manière. Est-ce l'effet des interventions de Stéphane ? Possible. Mais ce n'est pas fini, il a l'air de vouloir en rajouter : « Pour revenir au cas clinique, il me semble que dans ce cas l'absence et la présence font un, le visage du père semble habiter toutes les places. Le statut psychologique de l'absent est totalement éradiqué par une partie, une bobine !

Ici, pas de place pour deux. Une photo : une petite fille qui attend le petit déjeuner dans son lit ; elle n'a pas l'intention de se brosser les dents et songe à aller à l'école en pyjama ! Ça m'amène à la question : attendrait-elle le retour du corps de son père ? Dans cette attente, elle tient tête ! En continuant à dévisager la bobine ! C'est évidemment un raccourci. Vous savez très bien qu'aux urgences les sentiers ne sont jamais battus d'avance et restent pleins de ronces. Et que, dans ce lieu, les chemins ne mènent que très rarement à Rome et plus souvent à Cracovie. »

---

86 Le langage est une structure essentiellement différentielle, qui s'érige sur un concept clé, le signe linguistique, emprunté par Lacan à Ferdinand de Saussure, non sans lui avoir fait une torsion qui détrôna le signifié au profit du signifiant. Désormais, ce dernier va représenter un sujet pour un autre signifiant.
Les signifiants sont des éléments différentiels, ce qui les caractérise, c'est la différence. Le signifiant devient chez Lacan comme une « différence ».
Stéphane, soucieux de son intelligence affichée en l'absence du docteur, dixit Pierre, suggéra à l'équipe de mettre sur scène le conte d'Edgard Poe *La Lettre volée* et de proposer au docteur le rôle du chevalier Auguste Dupin. Il a parié qu'il ne trouvera jamais la lettre, étant obnubilé par le signifié. On n'a absolument pas compris les enjeux, seulement que le conte d'Edgard Poe avait permis jadis à Lacan d'illustrer sa théorie du signifiant.

87 Le signifiant se distingue du signe en ceci que le signe est ce qui représente quelque chose pour quelqu'un, et un signifiant c'est ce qui représente le sujet pour un autre signifiant, cf. J. Lacan, « Subversion du sujet et dialectique du désir dans l'inconscient freudien », *op. cit.*, p. 819. Lacan ayant décomplété auparavant le signe de Saussure (s/S) en brisant l'ellipse et en inversant le rapport, donnant la primauté au Signifiant (S/s).

C’est plus facile à dire qu’à faire, mais à ne pas en douter, on saura un jour ou l’autre la suite de ce qui a l’air d’être parfois de pures allégations. Cependant, il nous a bien vendu son jeu du « fort-da ». Mais à quel prix ?.

L'ARRACHEUR DE DENTS… OU JE NE CROIS PAS MES YEUX

Une nouvelle garde. Ça fait quelque temps que je n'ai pas eu à lui tenir compagnie. En fait c'est lui qui me tient compagnie, qu'est-ce que je raconte. C'est vrai, il est bien tout seul chaque soir. *Encore*[88] semble être son livre de chevet depuis quelque temps. En général, il est plutôt discret quand il lit Lacan. Je me suis dit que peut-être il avait oublié que j'étais de garde ce soir. On croit toujours qu'il est en train de lire *Le Défaut fondamental*. A-t-il changé ses orientations ?

La dernière fois que je l'avais vu lire Lacan, ça remonte à un bon moment. Mais il s'agissait d'une lecture particulière, ce n'était pas véritablement Lacan mais quelque chose qui tournait autour. Je dois faire un effort de mémoire… Ah ! Ça me revient : il s'agissait de Pierre Rey, *Une Saison chez Lacan*. De règle, il n'affiche pas ses lectures quand il n'a pas entre les mains quelque chose de savant. On raconte aussi que Pierre Rey ne lui est pas inconnu. Je ne peux pas en dire plus. On raconte tellement de choses sur lui. Il y a probablement du vrai et aussi du faux, mais je ne peux rien affirmer.

Le téléphone sonne. Je me dirige aussitôt vers les urgences. Je trace une ligne droite, probablement toujours la même, à quelques centimètres près, puis je tourne à droite, me voilà devant l'ascenseur. J'appuie sur le bouton. Et le voilà prêt à m'accompagner ? Me transporter jusqu'au rez-de-chaussée. Je me dirige vers l'accueil pour avoir les premiers éléments : il s'agit d'un patient admis dans l'après-midi en état d'ivresse avancée. Il semble connu pour des alcoolisations, toujours à la limite du létal.

Comment est-il arrivé aux urgences ? Il a été ramené par les pompiers d'un cabinet de dentiste où il a été pour des soins. Au fur et à mesure que j'en apprenais sur ce patient, l'invraisemblable prenait de l'envergure. M. K., il y a quelques heures, il s'était présenté dans un cabinet dentaire. Installé sur le fauteuil dentaire, il a profité de l'inattention du dentiste qui était en train de préparer « l'amalgame », pour ingurgiter tout ce qu'il y avait à portée de main ! Sans doute de l'alcool chirurgical et d'autres produits liquides.

---

[88] J. Lacan, *Le Séminaire, Livre XX*, « Encore », Paris, Seuil, 1975.

Se retournant vers son patient, pour lui prodiguer les soins nécessaires, le dentiste ne pouvait en croire ses yeux. Il avait devant lui un patient totalement inconscient, qui ressemblait à peine à celui qu'il venait d'installer juste une minute auparavant. Panique à bord. Le chirurgien-dentiste, affolé, secoua énergiquement le patient. Il respire ! Il appela vite le 15 pour demander de l'aide.

Arrivé devant le patient, sa tête ne m'était pas étrangère. Il m'a reconnu, l'atmosphère s'apaisa ; il me raconta ce qu'il était devenu et les dernières péripéties de sa vie. Il était encore mal en point, légèrement dysarthrique et par instant dysmnésique.

Devant cet état, j'ai pris le temps nécessaire pour le convaincre de rester hospitalisé cette nuit. L'appel au psychiatre de garde s'explique par le fait que M. K. voulait sortir à tout prix alors qu'il n'était pas en mesure de rentrer chez lui. Il tenait à peine debout. Je lui donne donc rendez-vous pour une réévaluation quelques heures plus tard, c'est-à-dire le lendemain matin. M. K. faisait partie des patients dits « difficiles » et dont le comportement n'était pas sans risque, toujours à la limite…

Content de moi et de la tournure qu'a prise cette situation clinique, je regagne mon bureau et, là, je me rappelle que ce patient correspondait tout à fait au titre de l'ouvrage qui était entre les mains du divan. En effet, ce patient avait une conduite, bien sûr addictive, mais largement annonciatrice de ce qui allait suivre. Encore, encore et toujours encore. Mais la comparaison ne tient qu'un temps, pourtant utile pour éponger mon stress de la garde, qui commençait à peine.

Je pousse la porte. Un petit coup d'œil discret, il semble avoir presque fini l'ouvrage. Si je me souviens bien, l'ouvrage compte environ 132 à 133 pages. Il s'agit d'une édition plutôt familière. J'ai repris ma place discrètement et j'ai attendu le moment opportun. Je voulais l'impressionner. Pour cela, il fallait une stratégie : d'abord me rappeler le dernier chapitre, puis, si c'est possible, la date apposée à la fin dudit chapitre.

Après quelques hésitations, je retrouve en premier l'année qui était 1973. J'ai hésité entre le mois de juin et le mois de juillet pour ce qui était du mois. Cependant, pour le jour, c'était difficile, trop difficile pour moi.

Je continue à le guetter, sûr de mon affaire. Mon cœur battait de plus en plus fort, comme un gamin qui voudrait impressionner celui qui l'a toujours impressionné. On n'est pas très loin d'une caricature « d'identification à l'agresseur ». Ce n'était pas drôle. Ouf ! Le voilà qui pose l'ouvrage enfin terminé. Là, je le chope ! (Un terme qu'il n'utilise jamais.) « Alors est-ce qu'il s'en est sorti, le rat ? »

Il ouvrit grandement les paupières sans rien me dire. Puis : « Quel rat ? » Ça ne semble pas marcher. J'ai pensé qu'il faisait semblant. Quelques minutes plus tard, le voilà de bonne composition ; il s'excusa gentiment et m'expliqua qu'il était un petit peu fatigué. C'est vrai, il était tard, deux heures du matin. Moi qui voulais tellement lui en faire voir, le voilà décidé à s'endormir.

Ce n'est pas grave. Pourtant, ce n'est pas de ses habitudes d'ignorer quelqu'un, surtout à l'heure qu'il est. C'est un des rares moments où il ne lâche jamais prise, toujours prêt à vous trouver une suite, encore une suite, jusqu'à l'épuisement de son interlocuteur. Il est peut-être souffrant. Pourquoi pas autre chose, une petite faiblesse par exemple.

Mine de rien, j'ai essayé de lui trouver des excuses. C'est vrai, on ne peut pas imaginer qu'il puisse défaillir alors qu'il est dans son domaine : son bureau. Mais ce n'est pas fini : « Te rappelles-tu le contenu du "rat dans le labyrinthe[89]" ? » Tiens, voilà que l'occasion se présente de nouveau. Je lui réponds « mais bien sûr » et j'ajoute : « Je crois savoir que c'était vers le mois de juin ou le mois de juillet de l'année 1973 ? » Il ne put s'empêcher de sursauter. Habituellement, il cache très bien ses émotions. Il ne semblait pas vouloir me faire des compliments.

« Alors, et cette urgence ? » C'est à mon tour d'être fatigué, j'avais sommeil ; cet état est probablement la conséquence de la frustration que je viens d'essuyer. Est-ce que je lui raconte ou pas ? Il fallait que je sois certain de moi. La situation clinique n'était pas ordinaire. Et puis, je n'étais pas loin du thème de la soirée : « Encore ? » Mais certainement loin du contenu de l'ouvrage.

De toute manière, je n'ai pas trop le choix, j'avais besoin de son avis. Je lui livre l'examen du patient dans le détail, du moins ce que j'ai pu observer. Il s'intéressa vivement aux propos du dentiste : « Je n'en crois pas mes yeux ! » Il ne voulait parler que de ça. Pourquoi ne pas appeler le dentiste en question ?

Il m'explique, dans son jargon à lui, que cette expression était fort intéressante. Pour lui, il semble exister une sorte de détour par les yeux : les yeux du dentiste regardent, ils sont impressionnés par l'image, trop impressionnés même, ils veulent s'en détourner. Un artifice : ne pas croire ! La perception est ainsi occultée par une pensée, n'est-ce pas ? Il ajouta : « C'est ce qu'on appelle une tentative d'hallucination négative[90]. Ou plus exactement une tentative d'occulter la réalité qui s'est présentée à ses yeux.

---

[89] J. Lacan, *ibidem*, chap. XI, « Le rat dans le labyrinthe », pp. 125-133.

[90] Le terme « hallucination négative » est de Freud. Il s'agit du déni d'existence d'une perception ou d'un objet. L'hallucination étant une perception sans objet à percevoir. *Freud n'a-t-il pas suggéré de commencer par l'hallucination négative pour comprendre l'hallucination en général ?* S. Freud (1915), « Complément métapsychologique à la théorie du rêve » in *Métapsychologie*, Paris, Gallimard, 1968, p. 139. *Sur le plan métapsychologique, l'hallucination négative est l'héritière de l'expérience de la souffrance, comme l'hallucination positive est l'héritière de la satisfaction. Elle contribue donc à la construction des représentations, dont elle constitue le cadre. En cas de traumatismes, d'afflux excessifs d'excitations, elle assure une contention d'urgence, coûteuse en énergie, rapidement relayée par d'autres mécanismes, au premier rang desquels le déni. L'hallucination négative est aux différentes manifestations du déni ou de l'agir ce que le refoulement est aux différents*

Une hallucination négative est plutôt une non perception d'un objet à percevoir. Ce n'est sans doute pas tout à fait la même chose. C'est ainsi que je comprends les choses pour l'instant. »

Comme d'habitude, rien n'était clair pour moi de prime abord. Je lui réponds qu'il ne s'agissait aucunement d'une hallucination négative ; puisque le monsieur était bien là, assis confortablement ou inconfortablement sur le fauteuil du dentiste. Dans ce cas, d'après moi, ça ne peut être une hallucination. Il ne prit pas le temps de réfléchir et me répondit aussitôt : « Je te l'accorde, c'est donc une hallucination ! » C'est une réponse un peu paradoxale. Je n'ai sans doute pas compris où il voulait en venir.

Je n'étais pas persuadé par la réponse ; certes l'expression populaire signifie bien qu'on ne croit pas à ce qu'on voit, mais tout de même. La surprise est certainement de taille mais aucunement hallucinatoire. J'ai pris le soin de lui rappeler la définition exacte : perceptions sans objet à percevoir. Mon audace ne paya pas, puisqu'il revint à la charge : « Reprenons la définition, effectivement il y a "objet", en l'occurrence M. K. ; mais cet "objet" ne semble pas conforme à "l'objet" d'avant, celui du dentiste. Il y a comme une rupture, au moins dans le contrat implicite. On ne vient pas chez le dentiste pour une métamorphose !

Ce n'est pas le même, celui qui est assis à la place de celui qui était là. Et que tu le veuilles ou non, ça ne contredit pas la définition. Tu vois ce que je veux dire… (Son expression fétiche qu'il a anoblie récemment.) Soit M. K. n'est plus M. K., et c'est, pourquoi pas, une hallucination négative. C'est une sorte de non perception d'objet à percevoir. Je te l'accorde, c'est un petit peu tiré par les cheveux, mais ce n'est pas totalement inexact. Le dentiste a bien dit qu'il n'en croyait pas ses yeux. Il y a rupture, dissociation au sein même du dentiste. À moins qu'il ne change d'yeux ! De toutes les façons, il y a bien aliénation. Pour restaurer l'équilibre d'avant, il va falloir trouver un compromis, sinon ce sont les yeux qui vont demander à changer de dentiste ! »

Comme je le pressentais, je pense que l'on n'est qu'au début de l'aventure et que ça ne va pas s'arrêter là. Je m'inquiétais en même temps pour mon sommeil. Je devrais profiter de l'absence d'urgence pour piquer un petit somme que j'espère long. Son développement reste très kafkaïen, de quoi donner une insomnie.

Il a continué à argumenter pour finir par me demander si j'en savais un peu plus sur l'histoire de ce patient. Je savais ce qu'il entendait par là, qu'il ne suffisait pas d'un entretien, ni d'ailleurs se contenter de quelques

---

symptômes névrotiques. Mabrouk nous a promis de disserter le moment venu sur une clinique qui interrogera les compétences sensorielles des organes ? Il a par exemple donné l'exemple de Stéphane qui est venu buter pour enfin renverser une chaise. Ne l'avait-il pas vue ? Dès lors il s'est exclamé : des yeux pour voir, et également pour ne pas voir ? Il finira, ce jour-là, par nous interpeller : « Avez-vous réfléchi à la mémoire de ce qui n'a pas eu lieu ? » Aucune réponse.

éléments cliniques. C'est vrai, je n'ai pas détaillé l'histoire du patient. Je ne pensais pas que j'allais subir un interrogatoire.

Effectivement, je savais que M. K. est jumeau d'un frère décédé à la naissance et que ce dernier semblait plus ou moins *éternel* dans le discours de la mère. Il a fait vite de me reprendre au sujet du mot éternel, autrement il me corrigea gentiment : « Est-ce vraiment éternel ? » Je ne savais pas quoi lui répondre. Pour m'aider, il me demanda la différence entre immortel et éternel. Me revoilà encore coi. J'ai fait quelques tentatives de réponse sans vraiment aboutir.

De façon péremptoire, il me déclara que l'immortalité n'a de place que dans les suites d'une naissance et que l'éternité n'a pas grand-chose à voir avec la naissance. J'ai pensé que c'était intelligent (immortel serait effectivement plus juste), je dirais même joli mais absolument pas à ma portée. Je le remerciai de cet éclaircissement et je poursuivis pour lui apprendre une des rares scènes décrites par le patient, qui est revenue régulièrement dans son récit des événements : très jeune, pendant son sommeil, il a souvent été réveillé par le *regard* de sa mère venant se poser lourdement sur lui. M. K. a eu beaucoup de peine à comprendre la scène, voire l'interpréter, sinon la transporter jusqu'à qui veut l'entendre ou comprendre.

Il ne comprenait pas cette insistance par le regard. Certes, elle le regardait pour se rassurer mais ce n'était pas suffisant comme réponse. Il y trouvait quelque chose, après coup, de déconcertant. Quand il en faisait le récit, il éprouvait une certaine gêne : « Elle entrouvre la porte de ma chambre le plus discrètement possible, jette un regard sur moi et s'en va. Il lui arrive de revenir plusieurs fois. C'est presque un rituel. »

J'ajoute que M. K. a précocement eu une conduite addictive qui s'est aggravée avec l'âge et a entraîné des situations cliniques très critiques : plusieurs comas suite à une ingestion de doses massives d'alcool. Les doses ingérées étaient très dangereuses. Il a toujours déclaré qu'il n'aimait pas l'alcool et il ne comprenait pas du tout pourquoi il se mettait dans cet état.

Une petite quinte de toux. C'est le signal. Va-t-il dire quelque chose ? Il me fait remarquer que le regard insistant de la mère n'était aucunement équivoque mais le fait que M. K. ait éprouvé une certaine gêne peut nous faire croire que ce regard ne lui était pas destiné, ou, peut-être, que tout au plus, il était à partager. Avec qui ? Mabrouk semble insinuer qu'il en savait plus que moi sur la situation. Pour l'instant, sa propre prétention appartient à une scène qui, pour l'instant, n'était pas perçue par le patient, le premier concerné.

Nous voilà donc avec un dentiste qui ne voit pas ce qu'il voit… Et Mabrouk qui prétend voir ce que le patient n'avait pas vu. C'est curieux de la part d'un divan, quoique.. Comme si ça ne suffisait pas, il a ajouté : « Quelle chance pour le dentiste, lui, au moins, il a vu quelque chose ! Moi, je dois me contenter de ce que je n'étais pas en mesure de voir, mais faisons confiance à la mère. Elle a certainement vu quelque chose… Toi et moi, pour l'instant, restons vigilants. C'est le conseil que je peux te donner. »

Je rouspète un peu et je lui explique qu'il va un peu trop vite en besogne ! Ce n'est pas sérieux ! Comme il était intéressé par mon patient, il acquiesça du regard tout en me suggérant de poursuivre. Je le fais attendre, ayant perdu le bout du fil, et franchement épuisé. Il s'impatienta : « Je vous prie de poursuivre… » Tiens, il est devenu poli. Il sait l'être quand il faut. Craint-il que je parte ? J'avais toutes les excuses pour prendre congé de lui. J'avais le droit d'aller me coucher. Mais c'est plus facile à dire qu'à faire.

Je repris donc mon bâton de pèlerin et je poursuivis : M. K. a tendance à se présenter chez l'épicier pour subtiliser n'importe quel alcool. Tout de suite, il ingère des quantités massives et le voilà par terre, incapable de se relever. Cette scène semble se répéter inexorablement. On appelle les pompiers. Il arrive aux urgences de l'hôpital général pour y être admis le temps d'une surveillance ou d'une réanimation. Cette image d'un corps humain allongé par terre, parfois inanimé, a tendance à prêter à confusion dans la tête des badauds ou chalands : malaise ? Mort ? Etc. Mais elle évoque rarement un corps atteint presque mortellement par l'alcool.

Quelques secondes après, la scène s'anime : il respire, il est vivant ! En finissant ma dernière phrase, je me suis rendu compte que je viens d'apporter de l'eau au moulin de notre peau de vache ! Suis-je aussi stupide que ça ? C'est invraisemblable ! J'ai donc pressenti que cette dernière scène n'était pas loin des scènes précédentes ; il n'y a que le lieu qui a changé. Sa chambre, chez l'épicier, au bar, enfin dans le cabinet du dentiste. Ce n'est peut-être pas ça. Je délire à mon tour ?

Il a souvent été hospitalisé, le plus souvent sous contrainte. Sa mère et son père m'avaient appris que c'est un redoutable fugueur. Toutes les précautions prises par les soignants étaient mises en échec. Mais une énigme persiste. Les parents n'avaient jamais vu leur fils fuguer de l'hôpital seul. Il a toujours été accompagné au moins par une personne. Il m'arrêta net : « Tu veux dire qu'il est incapable de quitter l'hôpital tout seul et qu'il a besoin d'être accompagné ? » Pourquoi pas, oui, qu'est-ce que j'en sais véritablement. C'est ce que racontent ses parents. Je n'ai pas le droit de ne pas les croire. Mabrouk a l'air très intéressé par le récit. Mais je ne vois absolument pas le rapport. Un fugueur est toujours un fugueur qu'il soit seul ou accompagné, je ne vois pas vraiment la différence.

Ce qu'on sait avec précision, c'est que toutes les mésaventures de M. K. et ses troubles du comportement se sont déroulés en majorité dans la proximité d'une connaissance à lui. « Un semblant d'altérité ? » me dit-il. Décidément il ne peut pas se taire. Il s'amuse à faire des commentaires. Un semblant d'altérité, c'est quoi au juste. Je n'ose même pas lui demander des explications. Il va certainement me tourner en bourrique alors que ma vigilance se trouve largement entamée. Je résiste au sommeil mais pour combien de temps ? Je me laisse faire. Demain ça sera un autre jour. Je m'aperçois que nous sommes déjà demain. Quoi faire ? Pendant ce temps-là, c'est lui qui fait les questions et les réponses, alors qu'il n'a jamais rencontré le patient.

Il persiste encore : « D'autres tentatives de suicide ? » Il m'a semblé avoir considéré ces alcoolisations graves comme étant des conduites suicidaires ? Après réflexion, pourquoi pas des équivalents suicidaires ? Ce n'est pas à écarter. Puis, il ajouta : « A-t-il utilisé d'autres moyens que les alcoolisations graves ? » Je n'en voyais pas, mais je ne me prononce pas. J'ai dû réfléchir un instant mais l'instant fut court :

« A-t-il fait une phlébotomie ou ingéré des médicaments ? » Décidément, il prend son désir pour une réalité. Je me demande même s'il ne voulait pas m'apprendre que la phlébotomie ou l'intoxication médicamenteuse volontaire sont des tentatives de suicide. Il m'agace !

Après avoir décidé qu'il n'y avait pas l'ombre d'une tentative de suicide par ces derniers moyens, je déchante aussitôt. En effet, j'avais complètement oublié (refoulé ?) la seule tentative de suicide par phlébotomie qu'on lui connaissait. D'ailleurs reconnue par lui, dans un premier temps, comme la seule mue par un désir de mort. Dans un second temps, il dira : « J'ai fait comme les autres uniquement… » Les autres étant les suicidants rencontrés à l'hôpital. Les différents comas éthyliques ainsi que les différentes mises en danger grave n'ont jamais été reconnus par lui comme d'authentiques conduites suicidaires.

Je ne me sentais plus en mesure de poursuivre. Il était soit trop tard pour aller dormir, soit trop tôt pour me lever. Je sentais que mes forces m'abandonnaient, et que ma vigilance était devenue tout artificielle. Je n'étais pas loin d'arrêter là. Je faisais des efforts pour rester éveillé, je l'entendais à peine. D'ailleurs, je crois même que je m'étais assoupi par moment. Quelques absences…

J'étais déjà parti, loin, très loin, je ne voulais surtout pas revenir, quand soudain cette question insistante me ramena à lui : « Qu'est-ce qu'il a dit de cette phlébotomie ? » Bien sûr, je ne voulais pas poursuivre. Je fis un effort pour lui proposer de poursuivre une autre fois. Tout ce qu'il a trouvé à me dire, ce fut : « Continuez, je vous prie. » Il continue à me vouvoyer. Dois-je me secouer plus que ça pour en profiter pendant qu'il est encore temps ? Ça ne se représentera pas une deuxième fois des vouvoiements pareils.

Je sens que je vais me souvenir de cette garde pendant très longtemps. Je m'en plaindrai à l'équipe. Je change de tactique, décidé à abréger, quitte à dissimuler quelques pans de l'histoire de mon patient. C'est ce que j'ai trouvé de mieux à faire. Ce n'est pas sérieux, mais que puis-je faire ?

Il a dit qu'il a voulu faire, un peu comme les autres suicidants. Il faut dire qu'une bonne partie des patients attentent à leur vie par phlébotomie. Il a reconnu avoir voulu faire comme les autres : « J'ai fait comme les déprimés, mais je me suis coupé profondément par maladresse, presque sans le faire exprès. C'est grave ? » Ses référents soignants étaient très mal, allant jusqu'aux pleurs pour certains. Le patient avait ajouté : « Je me suis retrouvé au bloc opératoire. Au départ je n'ai pas voulu aller au bloc, ça ne m'inquiétait pas plus que ça et j'ai pensé que ça allait cicatriser tout seul. C'est pour donner suite à l'insistance de mon médecin référent que j'ai accepté de me laisser suturer au bloc opératoire, sous anesthésie générale. Je me rappelle que l'anesthésiste avait très peur de moi et que le chirurgien ne voulait pas m'opérer sans mon consentement. J'ai bien rigolé quand mon psychiatre déclara à l'anesthésiste : "Qu'est-ce que vous faites quand vous recevez un accidenté de la voie publique avec une blessure pareille ? Est-ce que vous lui demandez d'abord son consentement alors que le pronostic vital est en jeu ?" L'anesthésiste avait répondu : "Oui, on va l'opérer..." Sans l'intervention de mon psychiatre, j'aurais refusé catégoriquement ! »

Autant mes paupières étaient lourdes, vacillant parfois sur ma chaise, autant, lui, avait l'air frais, attentif et prêt à me maintenir en éveil. C'est un interrogatoire ! Je suis presque gardé à vue ! Il m'a même proposé d'aller prendre un café. L'équipe n'allait jamais croire que j'avais subi une garde dans la garde. Je ne sais pas si c'était lui qui me gardait ou si c'était moi qui le gardais ! Pas l'ombre d'une fatigue sur lui. Il en veut toujours. Je suis obligé de poursuivre avec les quelques forces du moment :

D'abord une « déprime » s'est installée au sein de ses référents. « Et puis ? » Je ne pouvais bénéficier d'aucun répit et je repris automatiquement le récit. Après cette phlébotomie, le patient avait déclaré avoir beaucoup changé, s'alcoolisant certes moins mais tout en restant sans projet véritable. Il a bien voulu me faire une sorte de confidence en parlant de son psychiatre traitant, brossant un tableau très ambivalent à son adresse : « Vous savez, ce n'est pas toujours drôle de l'avoir comment référent. Un jour, j'ai tenté de fuguer mais je n'ai pas pu escalader le grillage de l'hôpital. Je suis revenu dans le pavillon, déçu et tout écorché, j'avais plein de sang sur les avant-bras. En me voyant dans cet état, il ne m'a fait aucune remarque. Vexé, je lui ai montré mes écorchures, qui étaient heureusement superficielles. Il me regarda, à mon avis, avec une certaine indifférence. Je le lui ai fait remarquer. Tenez-vous bien, il m'a dit que je ne savais donc pas escalader un grillage ? Est-ce que vous trouvez que c'est une réponse de la part d'un psychiatre ? »

J'ai essayé de comprendre l'attitude du psychiatre. J'ai cru comprendre que de la part d'un fugueur invétéré, il s'agissait d'une maigre performance. C'est probablement ce que voulait lui faire entendre le psychiatre. Je garde à l'esprit que c'était un patient connu pour être souvent en escapade alors qu'il était incapable de sortir seul de l'hôpital. Jusque-là pas d'idées délirantes notables ni l'ombre d'une hallucination. Aucune idée suicidaire exprimée. Je fais remarquer à Mabrouk que j'ai terminé et qu'il fallait que j'aille dormir.

« Non ! » fut sa réponse. Pourquoi non ? Il m'expliqua qu'il n'était pas d'accord avec « l'absence de l'ombre d'une hallucination ». J'ai cru qu'il y avait trop de subtilité dans son propos et j'ai décidé de me corriger. Je savais qu'avec lui le diable se lovait dans le détail. J'ai pris, cette fois-ci, toutes les précautions en lui disant simplement qu'il n'y avait pas d'hallucinations constatées. La peau de vache (!) n'était absolument pas d'accord. Il était convaincu qu'il y avait bien une ombre quelque part. Je ne comprenais plus rien. Avant, il avait plutôt tendance à nous dire que c'est l'objet absent, entravé ou divisé, parfois même dénié, qui se manifestait par son ombre. Pour enfin ajouter en guise de provocation : « Méfiez-vous de trop de lumière ! »

Je ne voulais surtout pas l'exciter. Il me tardait d'aller roupiller. Voilà déjà trois heures que le dialogue de sourds est entamé. J'étais à sa merci, la chambre de garde était loin. Si seulement je pouvais m'allonger quelque part. Je n'avais pas le choix. Il n'y avait que lui, je veux dire le divan. Il ne l'accepterait jamais. Va-t-il avoir pitié de moi ? Je n'avais pas grand-chose à ajouter. Le temps semble s'éterniser. Je commence à me raconter des histoires. Je crains même de m'endormir assis devant lui, et qu'il puisse lire dans mes rêves. J'ai besoin de rêver à d'autres contrées, d'être sous ma couette en train de pioncer. Il s'agissait pour moi de sortir du cauchemar dans lequel je me suis retrouvé, peut-être même fourré.

Je n'étais plus en mesure de me maintenir en place. Je craignais même de me retrouver par terre d'un instant à l'autre. Heureusement pour moi que ses planches mal fixées faisaient du bruit à chaque fois qu'il insistait. C'était peut-être de l'arthrose ? Certains collègues pensent que ce sont les parasites à l'œuvre dans ses planches vieillies. Mais je chasse très vite cette idée de ma tête. Il risque de comprendre.

Lilli ne sera pas contente. Tout le monde sait qu'elle veille au grain. Elle ne laisserait aucun parasite s'aventurer dans ses rouages, tenus secrets jusqu'à ce jour. Mais pour combien de temps ?

Il se racla la gorge et reprit l'initiative. Il me dit qu'il allait essayer de synthétiser. Il ajouta que la situation clinique était fort intéressante chez un patient en grande souffrance, puis :

« Je pense que le regard insistant de la mère était porté sur ses deux enfants : M. K. et son frère jumeau décédé. Tu m'as dit que M. K. était dans l'incapacité de fuguer seul (il me tutoie !). En plus, il a fait le mort chaque fois que l'occasion s'est présentée, bien sûr en s'alcoolisant gravement. On sait qu'il détestait l'alcool, du moins c'est ce qu'il t'a dit. Ça me paraît plausible, puisqu'il se noie dans ses alcoolisations presque à tous les coups, et c'est le cas de le dire. Toutes ces scènes se sont déroulées de façon répétitive, presque toujours les mêmes. Tu déclarais tout à l'heure qu'il n'y avait pas l'ombre d'une hallucination.

Je regrette. Peut-être pas d'hallucination mais son ombre était bien là. M. K. n'a jamais quitté son frère ! Ce qui va être difficile, c'est comment va-t-on l'étayer ? Je pense qu'on n'a pas besoin de preuves. Les faits sont là. Un corps debout et un corps allongé. Un usager qui se présente chez le dentiste pour des soins. Une minute environ après, il n'était que l'ombre de lui-même. Le dentiste n'a pas cru ses yeux alors que ce sont bien les siens ! C'est son énoncé, n'est-ce pas ? Ses yeux, parlons-en, se sont-ils rebellés ? Je suppose que son salut est venu du 15.

Il avait beau expliquer aux pompiers le déroulement des faits, ils sont sûrement restés incrédules devant une scène aussi surréaliste ! On pourrait dire que ses yeux avaient manqué d'indiscrétion ou, pourquoi pas, avaient trop vu. Selon Stéphane, les yeux ont aussi une fonction insoupçonnable, qu'on néglige habituellement et qui est : de ne pas voir. À utiliser avec modération !

Qui est-il vraiment ce patient ? Difficile à dire. Est-ce un alcoolique ? Certainement pas ! C'est probablement un vivant cerné, rattrapé par un mort resté vivant, son frère. Lui, il cherche tout simplement à être un mortel. C'est une façon de voir... »

Le mot de la fin n'est certainement pas pour ce matin. Il va le réserver à l'équipe. Cette idée n'est pas de bon augure. Il va certainement me demander de présenter cette situation clinique. Je n'ai pas envie de faire plus que ce que j'ai fait aujourd'hui, bien sûr, malgré moi. On me voyant maintenir mes paupières ouvertes en m'aidant de mes dernières forces, il lâcha prise. Et comme pour me remercier, il me souhaita bonne nuit alors qu'il faisait largement jour. Je ne tenais plus debout...

Le téléphone sonne. Je me réveille en sursaut. Il n'était que neuf heures du matin. J'ai dû dormir très peu. J'entends le bruit de pas pressés, des voix et des portes qui grincent et claquent, probablement aussi mal réveillées que moi. Je reconnais l'endroit d'où vient tout ce bruit. C'est le couloir qui mène au secrétariat et au bureau de Mabrouk. Où suis-je ? Surtout pas là où je craignais être. C'est invraisemblable ! Je suis toujours dans le bureau de Mabrouk, allongé sur un divan ! C'est bizarre.

Je me glisse sans bruit en dehors du divan et je quitte précipitamment le bureau en espérant qu'il ne s'est rendu compte de rien. Il m'aurait parlé, je me serais probablement évanoui. Quelle sacrée garde ! Je pourrais même revendiquer un accident du travail ! C'est un traumatisme ? Très vite je chasse cette dernière idée, en m'apercevant qu'elle n'était pas étrangère à l'ouvrage qui parle du « traumatisme bénéfique ». Aucun bénéfice notable pour moi dans cette mésaventure.

J'aurais pu être positif et m'en satisfaire, puisque j'ai passé quelques heures sur un divan, peut-être moins, sans payer le moindre sou ?! Ce n'est pas faux, loin s'en faut, à condition que ce soit un divan et pas une peau de vache ! Ce n'est pas drôle.

Mabrouk ne dira rien de cette situation à l'équipe, ni à moi d'ailleurs. Une seule fois, sans évoquer directement cette situation, il fera un recoupement avec une autre situation clinique : « Ton patient qui s'est retrouvé chez le dentiste, tu avais dit à un moment qu'il avait essayé de mourir, en imitant les autres patients qui s'automutilaient par phlébotomie. Comme s'il s'agissait d'une expérience, celle de la mort ? Pensait-il, quelque part, qu'il était immortel ? J'évoque ce cas juste pour dire qu'il s'était confondu aux autres patients pour s'enquérir de sa propre image, rendue insaisissable par le regard équivoque de la mère.

Néanmoins on peut y voir la quête d'une altérité, d'une certaine altérité. Je me suis autorisé d'ajouter sur la plaque de ton dentiste : Quand il y en a pour un, il y en a pour deux ! Est-ce vrai pour ton patient ? Tu vois bien que je n'ai pas oublié le frère jumeau ! On peut ajouter que ce qui était vrai pour ton patient a contaminé le dentiste : la tension provoquée par la présence invisible du jumeau a distordu le discernement du dentiste. Ses yeux ont joué pour leur propre compte. Une division ? Cette dernière, Ferenczi en ferait probablement une fragmentation[91] ? Elle a quelque part soulagé le dentiste d'une angoisse plus coûteuse devant un patient qui a fait le mort, encore une fois. Pour vivre pourrait-on dire. On pourrait même ajouter que le monde est toujours aussi petit : le regard du dentiste aurait-il croisé par inadvertance celui de la mère du patient ? »

Moi, j'avais presque oublié la situation de ce patient. L'équipe qui s'occupait de lui l'a vu transformé pendant une longue période après la phlébotomie, du moins jusqu'à l'épisode chez le dentiste. Cette évolution, subitement favorable après la phlébotomie, aurait pu l'intéresser plus que ça, mais il l'a scotomisée. Un de ces jours, je vais probablement en parler à Stéphane, mais je crains ses moqueries quand il apprendra que j'ai passé une partie de la nuit sur le divan, je n'ose pas dire Mabrouk. Dans ce cas, il aurait été capable d'insinuer qu'il y avait bien eu rapport !!! De toutes les façons, il ne le saura jamais. Motus et bouche cousue !

---

[91] Mécanisme de défense suggéré par Sandor Ferenczi, « Fragmentation », in *Le traumatisme*, Paris, Payot, 2006, p. 86, pour rendre le traumatisme moins opérant et destructeur. Il en donne des exemples à plusieurs étages dans cette *fusée* humaine, allant de l'organe, passant par le corps jusqu'à la psyché. Pour lui, le clivage, par exemple, fait l'économie du conflit subjectif ; un corps évanoui supporte plus facilement une agression physique, qu'un corps en éveil : « La relaxation totale qui s'établit par l'abandon de soi peut créer des circonstances plus favorables pour pouvoir supporter la violence. » Cette fragmentation est à comprendre comme une sorte de division *salutaire* qui opposerait des petites surfaces, en place et lieu d'un « soi », au traumatisme, dans l'espoir que ces fragments finissent par se retrouver une fois la tempête passée. Ferenczi va jusqu'à citer les expériences de Jacques Lob qui, semble-t-il, obtint une parthénogenèse chez l'oursin en le soumettant à une « situation extrême ». Certaines hallucinations lors d'une poussée de fièvre ne sont pour cet auteur qu'une « atomisation de l'activité mentale ». On peut citer également Bettelheim, dans *Le Cœur conscient*, cette fois-ci dans des *expériences* où un sujet se retrouve complètement à la merci de son geôlier, agi par lui, perdant toute initiative et toute volonté. Dans ce dernier cas, le traumatisme est à son acmé : une entreprise de déshumanisation totale et totalitaire. Ce n'est pas loin, sur le plan subjectif, mais dans des circonstances totalement différentes, de la perte d'une partie de chair (symbolique), pour *mieux renaître de ses signifiants*.
Il ne faut pas oublier que Mabrouk nous a promis dans un prochain ouvrage, qu'on en aura tous pour notre Œdipe ! Et ce sera dans l'intervention au sujet de la Reine Rouge. Un jeu d'échecs ? Il se murmure que Ferenczi ne sera pas absent, ni sa fragmentation, ni d'ailleurs l'analogie avec la parthénogenèse. On attend de voir. Qui sera alors le fou de la reine ? Stéphane ? Peut-être…

PAUSE-CAFÉ

Il est 15 h 30. On peut déjà parler d'une journée calme. Encore un petit café… le dernier ? Il faut se rendre compte que notre consommation de café est exagérée. Sommes-nous addicts ? Je ne peux penser le contraire. Ce breuvage nous aide à prendre le dessus sur des situations parfois inextricables, stressantes et pour lesquelles il n'y a souvent pas de réponse toute faite. Il faut parfois être inventif.

Nous sommes à une époque de mutations sociales et de mondialisation. Nous assistons également à une mutation au sein même du centre hospitalier où nous exerçons. Tout va très vite et il faut avoir réponse à tout. On est affublés d'une compétence sans limites. Et il ne faut surtout pas se tromper, sinon allez-vous faire évaluer !

Nous sommes parfois sans réponse quand notre *ami* le divan nous met au défi d'appliquer ne serait-ce que ce qui a été établi par une conférence de consensus. Qu'est-ce que cela veut dire ? Il s'agit tout simplement de répondre à une situation de crise suicidaire en s'aidant de la formule consacrée par les experts. L'application de cette « conférence de consensus » s'avère parfois impossible. Devant l'absence de lits d'hospitalisation, toujours plus rares, il nous semble difficile d'appliquer ce consensus.

Les urgences restent une interface où se jouent, à la manière de deux plaques tectoniques : des situations de crise et comment les résoudre. Tout le monde sait que l'accueil est assuré 24 heures sur 24 au sein de trois institutions : le commissariat, les sapeurs-pompiers et l'hôpital. Mabrouk a cru bon d'ajouter un quatrième lieu : l'inconscient ! Il ne veut pas nous dire dans les détails pourquoi, mais il est persuadé qu'il ne dort jamais. Pour défendre son assertion, il aime nous dire que le temps qui passe nous fait puis nous défait et limite toute prétention. Lui, l'inconscient, ne connaît ni le temps ni la mort. Stéphane, joueur comme il est, a sauté sur l'occasion : « Il n'y a donc jamais de temps morts ? »

Le Dr Pierre est généralement agacé par ce genre d'intervention, que Stéphane maîtrise pas trop mal : « Tu n'as rien compris, arrête tes déductions hâtives ! » Stéphane est vite averti et se tient à carreau. S'il persiste, le Dr Pierre est capable de se transformer en lacanien d'un jour, quitte à rester nu, lui qui tient à sa discrétion. Il faut dire que Stéphane abuse de son statut : fils d'un grand psychanalyste ami de Mabrouk.

Laissons cet aparté de côté et revenons à la complexité des situations cliniques pour lesquelles on ne doit le salut qu'à une concertation avec différents « experts » et, surtout, à l'expérience de cet espace qui est le nôtre, transitionnel pour certains, inouï pour d'autres, mais toujours grand ouvert.

Un exemple qui n'est pas rare : la Loi de mars deux mille deux[92] suggère que les mineurs peuvent empêcher leurs parents d'avoir accès au dossier médical les concernant. Toutefois la loi conseille vivement aux praticiens de tout mettre en œuvre pour que le mineur accepte que son dossier soit communiqué à ses parents ou à son tuteur. Reste le fait que, sans son accord, les parents auront du mal à avoir accès au dossier de leur enfant mineur. Ce qui est sans doute très rare.

Là où le bât blesse, c'est que le dossier du mineur recèle des informations médicales appartenant aux parents : les antécédents familiaux en l'occurrence. Il s'agit des antécédents médicaux, chirurgicaux, voire psychologiques. Tout praticien qui se respecte se trouve au pied du mur. Ce mur est en lui-même sans assise. Et là, tous les dentistes vous diront que chaque fois qu'ils ont prodigué des soins pour ce genre de praticiens, ils ont parfois été surpris de voir que leur langue n'était plus là ! Comme donnée à un matou ?

On se permettra de préciser que dans notre « espace », il n'y a pas l'ombre d'un chat. En revanche, le chas de l'aiguille est parfois un passage obligé. Voilà donc une situation qui peut nous mettre dans une position de faiblesse vis-à-vis de la peau de vache. Il n'a pas manqué de nous narguer chaque fois que « le livre de la loi » s'est montré muet ou avait tardé à venir à notre aide. Désormais, nous nous sommes habitués à nous débrouiller vaille que vaille. Il ne s'agit malheureusement pas de la seule situation qui peut nous préoccuper.

On peut simplement dire qu'on a rarement le temps de réfléchir à ce genre de situation. Le temps nous est compté. Pas de temps mort ! C'est nous les mortels.

---

[92] Loi Jospin : la Loi n° 2002-303 du 4 mars 2002, sous le gouvernement de Jospin, renforce les éléments relatifs au secret professionnel contenus dans les textes antérieurs. Cette loi consacre le droit à l'information et au consentement du mineur.

COUP ET COU

Le lundi est le jour le plus difficile de la semaine ? C'est ce que toute l'équipe pense. Statistiquement parlant, le lundi n'a rien à envier aux autres jours, hormis dans certaines circonstances : par exemple après un vendredi férié. Cette remarque vaut ce qu'elle vaut mais personne ne lui accorde de crédit. Une constatation s'impose : la consommation de café ce jour semble plus importante. Pourquoi ? On ne détient pas la réponse exacte. Le stress ?

Nous sommes le mercredi, le lundi est loin derrière. Cela dit, Stéphane est sur le point d'aborder une des situations cliniques autour de laquelle chuchotaient déjà deux membres de l'équipe. À peine a-t-il donné l'âge de la patiente : vingt ans. La peau de vache lui rétorque : « Tu veux dire 240 mois ? » Sans attendre, il lui répond : « Et quelques semaines ! » Stéphane ne s'est rendu compte de l'absurdité de sa réponse qu'après coup.

Après quelques hésitations, il eut la velléité de revenir à cette conversion autour des vingt printemps, déclinés en mois ; mais Mabrouk le pria de continuer et de ne pas s'attarder sur les chiffres. Un peu comme hypnotisé, il reprit docilement le cours de la situation clinique.

Il s'agit d'une deuxième tentative de suicide chez une patiente de vingt ans, son discours est cohérent et adapté mais totalement centré sur un syndrome algique, lui-même dominé par une douleur cervicale : une nucalgie. Le passage à l'acte s'est avéré disproportionné par rapport au motif. Il ne reste plus à Stéphane qu'à expliquer ce déséquilibre, ou tenter de l'effacer d'une façon plus appropriée que ne l'a fait sa patiente.

Stéphane ne semble pas en forme, ses réactions sont lentes et inhabituelles. On ne comprend pas pour l'instant. Qui ne connaît pas sa façon de faire, preste, bien qu'entachée parfois d'humour, quand ce n'est pas une cascade de subtilités variées et d'équivoques délibérées ! Cette façon ne va pas sans soulever l'ire du Dr Pierre.

Mabrouk, on l'a vu, n'était pas loin. Il a bien remarqué le manque de vivacité de Stéphane : « Tu veux dire qu'elle a attenté à sa vie dans le seul but d'*éteindre* ce que tu appelles une nucalgie ? » Stéphane, qui ne voulait pas se faire avoir une deuxième fois, lui répond du tac au tac : « Je ne voulais pas dire tout à fait ça. » « Explique ! » lui dit-il, sur un ton péremptoire inhabituel. Est-ce uniquement pour le sortir de son apparente léthargie ?

« O.K. », lui répond Stéphane. « O.K. », ici, est un signe qui ne trompe pas. Fatigue ? Puis : « J'ai juste dit que la patiente ne tolérait plus ses douleurs, à tel point qu'elle est passée à l'acte. » Pas d'accord avec lui : « Tu veux dire que la patiente s'est attaquée à elle-même dans l'unique but d'effacer la douleur ? Ce n'est pas la bonne façon de faire ! Tu peux continuer, je n'attends pas de toi un miracle ! » Pas de quartier pour Stéphane, ça en a tout l'air. Nathalie ne semblait pas d'accord avec l'attitude de Mabrouk, néanmoins elle n'interviendra pas. Le Dr Pierre ne se sent pas encore concerné. Il devait se dire qu'il s'agissait d'un règlement de comptes, sans doute sans rapport avec la situation présente. En a-t-il la preuve ? N'oublions pas qu'il s'agit du fils d'un très proche de Mabrouk.

Stéphane se contenta de poursuivre : « Les parents de cette jeune patiente sont divorcés. Elle décrit une enfance peu apaisée, perturbée par l'éthylisme de son père. Très jeune, elle a dû prendre le parti de sa mère et s'interposer combien de fois entre ses parents, lors de leurs fréquentes disputes. Elle déclare avoir beaucoup souffert de cette situation. Ce qui devait arriver arriva. Un jour, une nouvelle bagarre éclata entre ses parents. Le père venait de rentrer au domicile en état d'ébriété. Essayant de s'interposer une nouvelle fois, son père l'aurait agrippée avec deux mains fermes au niveau du cou. Là, le point de non-retour était largement entamé et le couple se sépara.

Bien entendu, la patiente en garda un souvenir douloureux et traumatique. » « C'est elle qui le dit ? » interrogea Mabrouk. « Pas vraiment ! » lui répond Stéphane. Sa réponse a sonné comme manquant de franchise (un aveu ?). Il est rare qu'il fasse ainsi. Ce n'est sans doute pas une langue de bois dont il use habituellement. On ne doute pas que l'échange est loin d'être à armes égales. De toute manière, Stéphane ne pouvait poursuivre plus loin. Il savait pertinemment que Mabrouk allait avoir le dessus.

D'un regard désapprobateur, Nathalie et Jean-Louis incitèrent Mabrouk à de la retenue. Sans doute pour soulager la peine de Stéphane. Il les regarda à peine et s'adressa tranquillement à Stéphane : « Bien. Est-ce que tu es d'accord avec moi si je te disais que cette altercation a laissé des traces ? » Sa réponse étant affirmative, Stéphane a éprouvé un certain soulagement, il vient de lui accorder le droit de donner son avis. Il a affiché une satisfaction, qui d'ailleurs se dessinait mal sur un visage contrarié et tendu. Serait-il vraiment souffrant ? Jean-Louis avait l'air convaincu de ça. Il est tout d'un coup plein de sollicitudes à son égard.

Mabrouk ne poursuivit pas. Culpabilise-t-il déjà ? L'équipe s'empara assez facilement du terrain que notre peau de vache semble avoir abandonné pour l'instant. Moi, je ne suis pas de la partie. J'ai gardé une petite méfiance. On ne sait jamais. Chaque membre de l'équipe étalait ses arguments, défendait son point de vue, tout en insistant avec les gestes. Stéphane n'arrêtait pas de toucher et de retoucher le verre d'eau de Mamani, assise à côté de lui. Ce qui n'est pas tout à fait exact. Ce n'est pas vraiment toucher le verre, mais le déplacer de quelques millimètres pour juste après le remettre à sa place d'un geste plus ou moins machinal mais légèrement saccadé. C'est comme s'il craignait de le renverser. Peut-être qu'il frissonnait déjà ?

Une précision : tous comme nous sommes, on partage cette appréhension, qu'on peut appeler phobie interne ! Renverser du café sur le bureau de la secrétaire ? Renverser du café sur le divan relève de la plus haute impertinence. Personne n'y a songé, mais ça nous a traversé l'esprit. Il s'agit d'une véritable obsession pour certains. On raconte que c'est arrivé, mais personne ne sait où et quand. Il y en a qui disent que ce n'est pas avéré et que c'est encore une rumeur de plus. D'autres pensent que ce n'est pas tout à fait faux et que c'est arrivé sans témoin ? Le Dr Pierre est catégorique : « C'est une projection ; allez faire une petite tranche ! » De qui se moque-t-il enfin ?

Pour certains, tous ces commentaires ne sont qu'une façade, afin d'éviter de se poser les vraies questions concernant le mystère qui entoure l'histoire de ce divan. Ce fut un temps, où nous étions même atteints d'une somme de questions dignes de la curiosité infantile : de quel genre était Mabrouk ? Comme il soupçonnait quelque chose de cet ordre, un jour, durant l'intervention de son invité au sujet de la « sexuation[93] », il a suggéré à

[93] Plus précisément, les formules de la sexuation. On verra s'élaborer les formules de la sexuation à la fin du séminaire XIX, et nous trouverons leur forme finale dans le séminaire XX, J. Lacan, *ibidem*, p. 74. À partir du carré logique d'Aristote, les quatre propositions logiques que nous offre Lacan au sujet des formules de la sexuation sont : les deux premières relèvent de logiques universelles dont une est affirmative : « tous les hommes ont le phallus », l'autre, au contraire, négative : « Aucune femme n'a le phallus », c'est un peu la position freudienne d'une libido unique masculine.

Après les deux propositions logiques universelles, viennent deux autres : une particulière négative : « tous les hommes sauf un sont soumis à la castration. » Ici, « le tiers exclu », représenté par « le père de la horde primitive », vient garantir cet ensemble : celui des hommes. Et une dernière formule, particulière négative, vient justifier l'absence du « tiers exclu » ou, l'exception, dans l'ensemble des femmes. Toutes les femmes ont alors accès sans limites à la fonction phallique. Ainsi le carrousel de la dissymétrie s'est mis en branle et des jouissances verront le jour par la bouche de Lacan. Le choix du sexe est alors un choix de mode de jouissance : du côté Tout ou Pastout.

Accepter « qu'il en existe un qui n'est pas soumis à la fonction phallique », c'est la clé qui ouvre sur le symbolique. Le refus de cette exception inscrit *ipso facto* sur le versant féminin. C'est de ce dernier que procède le pousse-à-la-femme. Le pousse-à-la-femme n'est pas, bien entendu, un pousse-à-la-féminité. Les conséquences logiques : l'amour est fondamentalement narcissique et a pour fonction de voiler la différence des sexes ; pas de complétude des sexes comme l'anatomie pourrait imaginairement le faire croire ; il existe un tiers terme dans toute relation sexuée, fait relevant du langage : le *Phallus*, seul symbole et seul terme pour les deux sexes, d'où *l'absence de rapport sexuel* du fait qu'il n'y a pas de mise en rapport entre les sujets à travers la sexualité.

l'équipe de réfléchir sur un troisième genre ? On s'était dit qu'il ne manquait pas de toupet ! Depuis, le sujet est devenu presque tabou. Ceci nous éloigne beaucoup de notre situation clinique. Qu'est-il devenu, Stéphane ? Il est toujours là : « J'ajoute que cette jeune patiente a bénéficié de plusieurs thérapeutiques antidouleurs mais sans résultat. Cette hospitalisation a permis à la patiente d'avoir un énième avis. Aucun résultat probant. » Est-ce un échec thérapeutique ?

Stéphane, avançant dans ses interrogations concernant cette patiente, son impatience commençait à poindre. On a senti une certaine insatisfaction, doublée de lassitude. Une seule certitude : ce n'est pas notre Stéphane. On a tous espéré que Mabrouk se décide à lui venir en aide et abrège sa douleur. Une autre solution : que quelqu'un prenne le relais ou fasse diversion. On lui doit bien ça. Peu ou prou, nous lui sommes redevables. Combien de fois il a été secourable pour nous tous.

Rien ne se passe… Il faut bien que Stéphane s'accroche. Il ne semble pas très loin de la fin de l'épreuve. On aperçoit quelques indiscrets encouragements de Marguerite. Elle a presque trouvé sa place. Il faut dire que la situation traitée aujourd'hui lui va presque comme un gant, puisque sa première intervention avait porté sur cette même patiente[94]. Mabrouk ne lui a rien dit jusqu'à maintenant. A-t-il oublié ?

Mabrouk faisait un peu la sourde oreille. Il est presque contemplatif. Stéphane semble en mesure de continuer sa douloureuse intervention. Il évoque le cheminement de la douleur et sa répartition sur le corps : « À l'origine, la douleur était située au niveau du dos, conséquence d'un accident du travail. Plusieurs arrêts de travail lui ont été délivrés. Cet accident a plus d'une année. À cette dorsalgie ont fait suite des douleurs au niveau des cervicales. Là aussi, les investigations n'ont rien apporté de concluant. »

Au fur et à mesure qu'il avançait dans son observation, et dans sa peine, nous fûmes tentés par une forte envie de provoquer une halte, un répit… C'est Sarah qui s'invita : « Que pensez-vous de cette patiente qui déclare avoir très mal jusqu'à attenter à sa vie alors que les différents examens n'ont rien révélé ? » C'est à Mabrouk qu'elle s'est adressée. Il esquiva un instant, faisant presque le mort, puis revint à la vie ! « Pensez-vous que cette jeune patiente s'est attaquée à son corps parce qu'il était porteur d'une douleur ou s'agit-il uniquement d'une attaque dirigée contre la douleur, et qui a atteint le corps par ricochet ou par passage obligé ? »

Grâce au nouvel opérateur de Lacan, le Pastout, nous assistons donc à la chute du fantasme bien ancré d'une complémentarité possible entre l'homme et la femme, et à l'affirmation d'une incomplétude de la chose sexuelle. Stéphane, bien évidemment, ne peut pas se taire, l'occasion est trop bonne pour égratigner le docteur : « dans le couple que tu as vu ce matin, qui est l'un et qui est l'autre ? Ne te contente surtout pas de me dire que chacun est l'autre de l'autre, il me faut plus, et pourquoi pas moins… » Le Dr Pierre ne se fit pas attendre : « Ce n'est ni l'un ni l'autre, bien au contraire… Satisfait ? » Cf. *infra*, note 110, p. 311.

[94] Cf. « Le point d'étranglement », pp. 207-215.

Nos bâtons de pèlerin étaient déjà bien courbés pour qu'on puisse les reprendre. Nous étions peu disponibles à poursuivre dans cette clinique de la douleur. Aucune intervention à l'horizon. Peut-être Marguerite ? Mais non… On s'est tous dit que c'était déjà gagné, puisque Stéphane semble avoir réintégré l'équipe. Il est moins seul. C'est évident.

Devant notre silence insistant, il enchaîna : « Qui a réalisé *Orange mécanique* ? » En voilà une bien bonne ! Qu'est-ce qu'il nous mijote encore ? On n'a même pas eu le temps de réaliser, que Nadia lui asséna la réponse : « Kubrick. » Qu'est-ce qu'il a à voir avec notre situation ? Mais d'où sort Nadia ? On l'a tous oubliée. Il faut dire qu'elle est très discrète. Et il y a de quoi, connaissant l'atmosphère qui règne ce jour.

Qui est-elle ? C'est notre jeune infirmière. Marguerite lui va presque comme un gant. Elles ont l'air de s'entendre à merveille. Ce qui n'est pas étonnant, puisque l'une et l'autre sont en pleine prospection institutionnelle. Aucun conflit ne les oppose pour l'instant, occupées à engranger les informations utiles. D'ailleurs, elles partagent le même trousseau de clés du service. On ne sait pas encore à quel moment elles vont décider de faire un double des clés. Ce n'est probablement pas sans raison.

Malgré la prestation honorable de Nadia, on s'est demandé quel rapport il y avait entre ce film et la patiente de Stéphane, qui est aussi la nôtre depuis peu. De toute manière, il faut lui faire confiance, et de toute façon il nous tient : il ne va pas lâcher prise avant d'arriver à ses fins. Entre-temps, Nathalie et Jean-Louis avaient retrouvé subitement une petite aisance, qu'ils affichaient, bien que discrètement. Ils doivent se sentir fiers de leur jeune recrue Nadia.

Son indulgence ne se fit pas attendre. Il a sans doute compris qu'il était temps qu'on revienne à la clinique et qu'on s'écarte légèrement de cette course-poursuite où nous étions perdants d'avance. Et certainement pas lui. Il peut prendre tout son temps. Il est chez lui.

Il nous explique, finalement, que Kubrick était décédé d'un cancer. Jusque-là rien de nouveau. Il ajouta que Kubrick disait à son entourage : « Ce ne sont pas les cellules cancéreuses qui me font mal, mais plutôt les cellules saines qui sont tout autour des cellules malignes. » Tiens, voilà un premier recoupement : on retrouve la douleur.

Mais il existe un paradoxe fort intéressant : les cellules malignes ne sont pas incriminées directement. La douleur viendrait des cellules saines. En extrapolant, et en étant suggestibles, nous pourrions penser que ce qui fait mal à la patiente n'a rien à voir avec une partie malade mais probablement avec une partie ou un endroit ignoré de tous. Sauf probablement de notre cher divan.

On peut penser qu'il l'insinuait. De notre part, on dirait que c'est astucieux comme démarche mais sans aller plus loin. Sa suggestion pourrait faire office de point final. Stéphane serait content, bien qu'il aille nettement mieux.

Alors qu'on a espéré presque la conclusion, voilà que le Dr Pierre décide de contrarier Mabrouk : « Comme les investigations n'ont rien donné, je dirais tout simplement que c'est une partie saine, ou quelque chose comme ça, qui fait mal à la patiente. C'est logique, non ? »

Cette démarche est certes logique mais mal à propos quand on analyse celle de Mabrouk. C'est presque la même idée... Mais sans l'animation proposée par Mabrouk. La proposition du Dr Pierre n'est pas là dans l'unique but de contrarier ou de provoquer notre cher divan.

Va-t-il trouver sa remarque pertinente ? On a pu constater qu'il a été assez attentif à son propos.

Puis : « Ce n'est pas inintéressant », lui dit-il. Non sans nonchalance. On s'attendait à ce qu'il poursuive. Mais non ! Il s'adressa à l'équipe pour lui rappeler qu'il avait évoqué à un certain moment la notion de traces. Il ajouta que le père de cette patiente a certainement provoqué quelque chose, en appuyant fermement avec ses deux mains sur le cou de sa fille. Cet épisode, selon lui, n'a pas été sans lendemain, mais n'explique pas à lui seul les difficultés rencontrées par la patiente.

Il semble insinuer que la douleur cervicale a à voir avec un traumatisme. Ce dernier aurait été provoqué par le père. La patiente semble dans l'incapacité de faire un lien de cause à effet. L'image du père s'étant dissipée quelque peu, il ne persiste que l'effet de ce dernier.

Le père étant l'agresseur d'une certaine manière, ou vécu comme tel, il est devenu toute douleur ! Les massages, les compresses chaudes et l'électrothérapie ne sont pas venus à bout de la *compression* provoquée par les mains du père. Les téguments compressés ne se sont pas relevés depuis. C'est étrange. Ce n'est pas illogique, mais... on aimerait bien qu'il nous en dise plus. Un peu de concrétude, quoi. Nous voilà très loin des préoccupations du début de l'intervention.

À cet instant, probablement par inadvertance, Nadia s'est appuyée sur lui pour se remettre d'aplomb, prête à partir. Elle avait rendez-vous à quinze heures. Il est quinze heures cinquante-cinq. Aucune réaction de sa part... Habituellement, il ne supporte pas trop qu'on le touche. Il était réservé à ses analysants et à personne d'autre ! Il faut dire que Nadia n'était pas à sa première tentative. C'est presque un privilège. C'est peut-être lié à sa bonne réponse de tout à l'heure. Qui sait...

Sortant Mabrouk de sa torpeur, on ne peut pas dire que le geste de Nadia soit totalement passé inaperçu : « Bien, on peut penser que le geste du père continue à faire ses effets à l'insu de sa fille, uniquement du fait d'un malentendu (refoulement ?). En effet, si le père avait été désigné, au départ, nommément comme l'unique agresseur, aujourd'hui on entendrait davantage parler de lui, que de la douleur. Le corps, atteint dans sa chair, seul et sans aucun mot, semble vouloir interpeller le père encore et encore...

Alors Marguerite ? Quelle place pour les antalgiques si un tel cas se présente à toi une seconde fois ? (Tiens, tiens, il n'a donc pas oublié qu'elle a déjà rencontré cette patiente, et l'a même présentée. Bien vu, quelle mémoire ! On s'aperçoit qu'il ne lui a fait aucun reproche alors qu'il s'agit d'une récidive.) Garde ta réponse pour une autre fois... Le garant de la présence, ici, n'est plus l'absence mais une douleur : le père ? Il y a du refoulement. Stéphane peut vous le confirmer. Trouvez-lui vite un antalgique ! Il est bien malade. »

Nous étions tous épuisés par ce long développement, et nous n'étions pas prêts à lui donner la moindre occasion pour poursuivre. Nous nous contentâmes d'afficher notre satisfaction. Il avait l'air content. On aura remarqué que personne n'a souhaité revenir sur le premier épisode suicidaire de la patiente, pourtant traité par Marguerite lors d'une première présentation, sauf Mabrouk. Il ne s'est pas fait prier pour le lui dire. Attend-il un troisième geste suicidaire ? Lui qui ne rate jamais le patient « répétiteur ». C'est pour le moins curieux. Il aurait pu, tout au moins, faire le lien ou trouver un segment de passerelle entre les deux situations. Tant pis ! On a même remarqué que son interprétation a quelque peu dévié, comparée à celle de la première présentation.

LE SECRÉTARIAT

La journée d'hier était calme. Sauf peut-être pour notre secrétaire qui travaille à flux tendu. Il faut dire, je me répète peut-être, qu'elle est parfois obligée de nous supporter. Nous avons tendance à nous agglutiner dans son bureau. C'est un des moments privilégiés où chacun donne libre cours à ses quêtes, aventures, mésaventures et échecs. Pour ces derniers, il faut avoir un certain courage.

C'est aussi le lieu tout désigné où chacun vient se plaindre de Mabrouk. La secrétaire nous tolère jusqu'à une certaine limite. Et ce n'est pas tout, puisque certaines situations n'arrivent jamais ou presque jusqu'à l'oreille de Mabrouk. Non pas parce qu'on veut lui dissimuler quelque chose, mais surtout parce que ces situations frisent le ridicule. On aura peut-être l'occasion d'en visiter quelques-unes.

La secrétaire est presque obligée de saisir au vol tout ce qui se dit et parfois même tout ce qui ne se dit pas. Quelle étrange formule ? Son secrétariat est le lieu où on vient se confier, se faire plaindre ou négocier la résolution d'un conflit avec un membre de l'équipe. Elle est souvent juge mais très rarement partie. Ce n'est pas du tout facile pour elle de faire le lien entre les groupes qui forment l'équipe. Il n'y en a pas vraiment plus que deux : le groupe de Nathalie et celui de Jean-Louis.

Le Dr Pierre a tendance à vouloir faire équipe tout seul, sa tendance à la neutralité toute recherchée s'épuise généralement à toute vitesse. Quand les choses se corsent et le conflit devient inextricable, il a plutôt tendance à se rapprocher de Nathalie. C'est probablement à cause de Stéphane. Il y en a même qui disent qu'il ne supporte pas que ce dernier soit le protégé de Jean-Louis. Ceci explique cela.

Cette configuration était de mise quand l'équipe était plus restreinte. Depuis l'arrivée de Mamani, Sarah, Marguerite, Mignolet et d'autres, les deux « clans » ont tendance à perdre leur frontière habituelle. Depuis, le centre de gravité est toujours difficile à trouver. On peut parfois deviner un centre, occupé par certains qui n'arrivent pas à « fusionner » ou qui attendent de voir. Mais ce centre ne tient plus quand il s'agit d'aborder une situation délicate, le plus souvent du registre médico-légal, ou de s'opposer à

Mabrouk. On retrouve vite cachotteries, non-dits et attitudes plus ou moins tendancieuses.

Mabrouk nous signale que tout un chacun profite nécessairement et largement de ces conflits, même si tout un chacun s'en défend. Stéphane, probablement le plus courageux de l'équipe, bien que certains le trouvent insolent et parfois agaçant, aime à dire : « On ne naît pas divan, on le devient. » Cette formule qu'on le soupçonne tenir directement de Simone, lui, il refuse catégoriquement de la lui attribuer. Il pense même que Simone la tiendrait de quelqu'un d'autre. Il ne veut pas nous dire qui. C'est un petit peu comme ça qu'il réussit à faire diversion et à détendre l'atmosphère. Il lui arrive de s'attaquer même à l'évidence dans le seul but de nous frayer un espace quand il n'y a pas un millimètre carré de disponible. Il peut être très généreux.

Il a également l'habitude de cultiver un lexique propre. Il aime la contradiction, prêt à apporter un démenti ou à surenchérir à propos d'un concept donné. Par exemple, un jour, lors d'une présentation sur « le transfert », il s'est évertué à proposer une définition qu'il appelle, psychologique, du transfert. Il est passé et repassé par Pavlov, alors que personne ne le soupçonnait d'entretenir ce genre d'accointances. Sujet sur lequel on reviendra peut-être une autrefois. Stéphane est évidemment protégé par Jean-Louis. Mais ce n'est pas sans Mabrouk. Il se dit que celui qui cherche un article rare ou difficile à trouver, un livre épuisé n'a qu'à entretenir une bonne relation avec Stéphane. Oublions Stéphane pour l'instant et revenons au secrétariat.

Il y a des moments où, chacun à son tour bénéficie d'une écoute personnalisée de la part de la secrétaire. Elle écoute les uns et les autres, dont les doléances s'avèrent parfois contradictoires. Chacun va avec son agressivité, sa séduction et son ambivalence. Il nous arrive rarement de prendre conscience qu'elle ne bénéficie pas de ce même privilège. À ce moment-là, on culpabilise.

On lui réclame le dossier d'un patient alors qu'elle est en pleine communication téléphonique. Il lui arrive parfois de se mettre en colère mais ce n'est jamais sans raison valable. Il y a trop de monde et elle ne peut pas être là pour tous à la fois. On est incorrigibles ! Incapables de nous en rendre compte au moment où il le faut, mais seulement après.

Il est bien évident que toutes ces interactions ne sont pas tout à fait explicites et chacun y va avec sa personnalité et son état du moment. Mabrouk avait même dit un jour qu'il y allait aussi de : « sa propre castration » ? Nous avions été un peu sonnés par sa remarque. Stéphane avait cherché à savoir ce qu'il insinuait par là. Il lui avait répondu que la personnalité et l'état de chacun ont un lien direct avec un seul héritage : la castration. C'est une deuxième formulation après celle qu'il nous assène habituellement : « ne pas céder sur son désir » ou quelque chose de cet ordre. On n'est pas contre ses assertions, mais il faut bien qu'on y comprenne quelque chose. On comprend mieux quand c'est reformulé par le Dr Pierre. Il sait bien traduire ce qui se cache dans ces formules.

En plus de ces dernières, on doit garder à l'esprit le règlement intérieur, le code de déontologie, la charte et plein d'autres directives. Mabrouk veut sans doute rester le seul maître à bord ! Pourtant, son corpus indique et stipule que la consommation pourrait être sans modération s'il y avait un superviseur capable de faire la circulation entre le désir, le manque et le besoin (encore un triptyque ?), dans l'unique but de libérer la parole. C'est une affaire de prix ! C'est lui qui affirme ça.

On a encore du mal à comprendre ce qui lui déplaît chez la psychanalyste chargée de la supervision de l'équipe, qui exerce son art au sein même du secrétariat. Il n'y a pas de doute, c'est une véritable *bombe* ! On s'autorise ce signifiant bien qu'il soit tiré par les cheveux. Car il recèle le beau et l'atroce (du réel ?) à la fois. Un vague souvenir nous reste de son intervention au sujet du « contrôle ». À ce sujet, Mabrouk aime citer Jean Clavreul[95] et notamment son intérêt pour la formation des psychanalystes. Quant à la « didactique », il reste pour lui une référence.

Le secrétariat est aussi le lieu privilégié pour « casser du sucre sur son dos », bien que l'expression ne fasse plus son effet d'antan. Les commentaires les plus usuels tournent autour de son mot fétiche, la « subversion ». Il en raffole. Un terme qu'il utilise de plus en plus. On a parfois manqué d'audace pour l'affronter directement. Le secrétariat est le dernier recours pour se rattraper, se soulager… Il est facile d'entendre le Dr Pierre, la pipe à la main, nous suggérer de sommer Mabrouk à expliciter ses assertions et allégations. Lesquelles ? Par exemple, il a maintenu qu'il a rencontré deux sortes de mortels : ceux qui affirment haut et fort être morts de fatigue, de soif et bien d'autres choses, mais jamais de leur propre mort ! Et les autres, qui ne peuvent constater qu'ils sont effectivement morts !?

Mabrouk peut pousser le paradoxe jusqu'à : « Trouvez-moi une seule personne qui soit véritablement morte et qui puisse en témoigner !!! » Cette dernière allégation fait partie de ces petits défis à l'encontre de l'équipe et à l'encontre de bien d'autres institutions. Jusqu'à aujourd'hui, personne n'a pu lui opposer la preuve du contraire. Et c'est resté sans suite. Stéphane rate rarement une occasion pour le mimer, quitte à l'affubler d'un accent « cellulosique » et craquelant, notamment en reprenant une des phrases favorites de Mabrouk : « Vous êtes à une période où le symptôme semble faire état d'une certaine vigueur, profitant de l'affaiblissement général des institutions. »

---

[95] Jean Clavreul (1923-2006), psychiatre et psychanalyste français. On retiendra de la bouche de Mabrouk, citant souvent J. Clavreul, notamment au sujet de l'analysant : « Si celui-ci peut espérer quelque chose de son analyse, ce n'est certes pas un endoctrinement mais une chance de faire entendre ce qui, dans son histoire, peut à juste titre être qualifié d'inouï, et qui devrait toujours rester son bien propre, non aliénable dans une théorie déjà constituée. » Jean Clavreul, *La Formation des psychanalystes*, Paris, Hermann, 2010.

Le Dr Pierre n'est pas toujours le bienvenu au sein du secrétariat, souvent encombré par nos fréquents passages. La secrétaire supporte de moins en moins sa Dunhill[96]. Comme il ne peut pas se séparer de son objet fétiche, même quand il ne fume pas, le Dr Pierre a pris la sale manie de garder la main dans la poche. Au plus près de la source ! Il croit ainsi étouffer l'odeur du tabac. C'est devenu presque un tic : la main gauche passe et repasse dans la poche gauche. Il est strictement interdit de le lui faire remarquer, si ce n'est pour essuyer sa colère. Il est capable de se mettre dans tous ses états. Quant au couple chéri de Mabrouk, on le voit rarement au secrétariat si ce n'est pour donner des directives. Nathalie et Jean-Louis partagent le même bureau. Ça paraît invraisemblable. On les imagine mal ensemble. Qu'est-ce qu'ils peuvent bien se dire ?

Comme cela a été évoqué, il y a des situations cliniques qui ne sont jamais venues à l'oreille de Mabrouk. C'est notre petit secret à nous. D'ailleurs, à ce sujet, on a dû même faire confiance aux deux garde-chiourmes, Jean-Louis et Nathalie. Non pas que ces situations recèlent une difficulté particulière, mais parce que ces situations sont « limites », des situations où notre équipe a quelque chose à dire mais pas obligatoirement à faire. Un exemple : on voit très facilement Stéphane jouer au patient, Mamani faisant le docteur, et Sarah jouant à l'assistante sociale. Il s'agit d'un jeu qui dit plus qu'il ne raconte et ce n'est pas sans intérêt.

La situation est la suivante : un monsieur est hospitalisé pour donner suite à un état d'ébriété associé à des propos suicidaires déjà engourdis ! par le froid tenace qui règne à l'extérieur. C'est un patient très athlétique, vivant plus ou moins à la marge et peu coopératif. Il neigeait ce jour-là. Il avait faim et froid. Notre équipe a négocié avec nos collègues de Paris un hébergement provisoire pour lui. L'équipe a fait ce qu'il fallait pour l'amener à accepter la proposition. C'est le Dr Pierre qui a daigné ouvrir son carnet d'adresses pour lui trouver gîte et couvert. On a tous été surpris par sa dextérité doublée d'une générosité. Il faut dire que le monsieur fume autant qu'il consomme de l'alcool. Le Dr Pierre a marqué sans doute un point ce jour-là. Stéphane doit s'inquiéter pour le prix éventuel de cette générosité ! Ce n'est pas tous les jours que le Dr Pierre sort ainsi du buisson !

Au moment où les ambulanciers sont venus chercher le patient, le Dr Pierre était en train de rédiger un courrier pour la personne qui était censée accueillir M. R. Une fois le courrier terminé, il le lui remit tout en lui disant au revoir et bonne chance. Surprise ? Le Dr Pierre s'inquiéta en voyant que le patient était pieds nus. Il en demanda la raison à M. R. Ce dernier lui répondit qu'il ne retrouvait plus ses chaussures. Le Dr Pierre ne l'entendait pas de cette oreille et demanda au soignant une explication.

C'est le cadre du service qui accourut, tout confondu : « M. R. chausse du 47 et on n'a pas chaussures à sa pointure ! Ses chaussures sont

[96] Une pipe de grande valeur, semble-t-il.

introuvables… » Le Dr Pierre récusa le commentaire et exigea des chaussures pour M. R. Le cadre se montra dépourvu de solutions : « Quoi faire ? » Le Dr Pierre ne voit qu'une seule solution : « Des chaussures à sa pointure ! » Le cadre acquiesça tout en se montrant désolé. Les ambulanciers sont déjà là et commencent à s'impatienter tout en déclarant qu'ils ne peuvent attendre plus. Le cadre panique. Le Dr Pierre tient bon. M. R. attend…

Le cadre du service concerné reprit l'initiative en constatant que le Dr Pierre est redevenu accessible : « Pour l'instant, je ne vois pas ce que je pourrais faire, on n'a pas cette pointure dans nos services… » Le Dr Pierre suggère au cadre de faire un effort, de voir s'il y a moyen de lui racheter des chaussures. Le soignant pensa que le Dr Pierre a la réponse trop facile. Quelques instants plus tard, un attroupement s'ensuivit : des docteurs, des infirmiers, des aides-soignants, des agents de soins hospitaliers et même des visiteurs… Il y avait aussi des patients qui venaient voir. Il y avait bien quelque chose d'inhabituel qui se déroulait dans le couloir de ce service.

Le Dr Pierre, énervé par les ambulanciers qui venaient de lui fixer un ultimatum, pense avoir une idée de génie : « Il doit bien y avoir un cordonnier dans le coin ? » « Pour qui se prend-il ? » fait remarquer un collègue du cadre du service. Le Dr Pierre reprit l'initiative en tempérant légèrement son propos : « Il doit bien y avoir cette sacrée paire de chaussures quelque part. J'ai vu plein de paires de godasses dans la maison de retraite d'en face. » Le Dr Pierre ne semble pas prêt de céder. Personne n'avait remarqué que sa main gauche était restée tout ce temps dans sa poche. Ça ne l'avait pas empêché de tenir tête à cette foule compacte et hétéroclite.

Les ambulanciers décident de partir sans le patient. Ils ont des obligations. Ils n'ont pas été indifférents à la scène. Ils ont même tenté d'aller en quête d'une paire de chaussures auprès de leur organisme, qui se trouve juste à côté de la « Croix-Rouge ». Ils ont passé quelques appels qui se sont avérés infructueux : « On a bien dérangé notre responsable mais sans résultat. Aucune chaussure ne correspondait à la pointure de M. R. Il faut dire que c'est un sacré gaillard ! »

Le Dr Pierre propose alors de le garder à l'hôpital, en disant que demain sera un autre jour. Panique à bord ! La place de M. R. a déjà été attribuée à un entrant. Aucune alternative donc en dehors d'une paire de chaussures avec la bonne pointure. Tout le monde cherche. Les ambulanciers n'en peuvent plus. Ils commencent à se faire remarquer par leur responsable : « Qu'est-ce que vous faites depuis tout à l'heure ? Je m'occupe de transporter des malades, mais pas de les chausser ! Remuez-vous ! » Ça chauffe !

Alors que la solution s'éloignait de plus en plus, le service de sécurité quitta la scène pour aller intervenir au troisième étage. Et les voilà revenus aussitôt avec une bonne nouvelle : « On a une paire de chaussures qui correspond tout à fait à la pointure de M. R. » C'est surprenant ! Quelque temps plus tard, l'explication est arrivée : les chaussures de M. R. ainsi que d'autres effets lui appartenant avaient été retrouvés devant l'ascenseur du troisième étage.

Le service de sécurité avait donc été alerté par un visiteur qui avait découvert le sac devant l'ascenseur du troisième. Un minuscule attroupement s'en était suivi, mais largement moins prétentieux que celui de l'étage où était hospitalisé M. R.

Tout est bien qui finit bien. Le Dr Pierre n'aura pas ouvert son carnet d'adresses pour rien, afin d'envoyer « un va-nu-pieds » à la bonne adresse. Le Dr Pierre finit par dire au revoir à M. R. tout en l'encourageant de prendre soin de lui, et surtout de ses pieds ! Les chaussures aux pieds, le patient avait l'air tout fier. Désormais, il n'aura certainement pas froid aux pieds ce jour.

Stéphane a mimé à merveille M. R. Le Dr Mamani a eu quelques difficultés à jouer le Dr Pierre, surtout qu'il était présent. Il faut dire que le Dr Pierre est quelque peu susceptible, d'autant plus que c'est Stéphane qui lui donne le change. Quant à Sarah, jouant l'assistante sociale, elle s'est montrée plutôt agacée par la demande qu'on lui a faite : « Je suis débordée de travail, je n'ai pas que ça à faire ! » Stéphane, incorrigible, la sollicita une dernière fois : « Madame l'assistante sociale, pourriez-vous me trouver une paire de chaussettes toutes chaudes ? » Elle lui fit remarquer qu'il n'en avait pas à son admission. Stéphane, qui jouait le rôle de M. R., revint à la charge : « Avez-vous une cigarette ? » s'adressant cette fois-ci au Dr Pierre, joué par le Dr Mamani.

Cette dernière ne savait pas trop quoi lui répondre, craignant l'entourloupe. Elle a bien remarqué que Stéphane est en train de chercher noise au Dr Pierre. Stéphane insiste. Le Dr Mamani lui répond qu'elle n'a pas de cigarettes. Stéphane avait certainement un plan bien précis. On le voit prendre quelques distances vis-à-vis du vrai Dr Pierre, tout en évitant son regard, pour enfin lâcher : « Je crois que vous fumez la pipe vous ? Ça se sent… »

Le vrai Dr Pierre, qui avait bien compris son manège, lui dit sur un ton peu conciliant : « Arrête tes conneries ! » Stéphane l'ignora et s'adressa au Dr Mamani : « Pourtant vous sentez bien le tabac, n'est-ce pas ? » Le Dr Mamani ne savait plus quoi lui répondre. Elle était mal à l'aise.

C'est à la secrétaire d'intervenir : « C'est fini votre théâtre ! Que chacun lave sa tasse, ouste ! J'ai du boulot à terminer. » La scène s'arrêta là. Stéphane et Mamani quittèrent le bureau de suite pour aller voir un patient aux urgences. Il était temps. Le Dr Pierre n'aurait pas toléré plus que ça. Cet épisode fait partie de la clinique réservée uniquement à l'équipe, sans Mabrouk. C'est ce qu'il aurait appelé, lui, une forme de catharsis.

Mais Stéphane ne s'arrêta pas là. Il continua pendant quelques moments à s'adresser au Dr Mamani en l'appelant Dr Pierre. Il va jouer plusieurs actes, de moins en moins drôles. Il ne semblait pas en mesure de quitter le jeu. Dans un ultime acte, il s'adressa au Dr Mamani, toujours comme si c'était le Dr Pierre : « Depuis tout à l'heure, je vous entends exiger une pointure quarante-sept pour moi. Vous savez, vu les circonstances, je ne vais pas me plaindre si c'est une pointure plus grande ! » Il est impossible ce Stéphane, il n'a arrêté son cirque qu'une fois arrivé devant le box où un nouveau patient les attendait.

UN TIERS ET LE TIERS

Il faut rappeler que la loi exige « un tiers », en plus des certificats médicaux, pour contraindre un citoyen à des soins qui ne peuvent attendre. C'est parfois un véritable casse-tête ! C'est très simple, on pourrait même lui consacrer tout un colloque. Comment pourrait-on trouver le mot approprié pour le désigner, pourtant sa définition est en apparence aisée. Ça peut être l'un ou l'autre ; parfois ce n'est ni l'un ni l'autre. Quoi faire quand on ne peut pas en dénicher un seul. La loi est très stricte. On exige que la personne qui est en position de tiers devrait avoir une connaissance préalable de la personne nécessitant sans délai des soins qui ne peuvent tarder et qui sont rendus nécessaires par son état de santé.

Nul doute que la personne du « tiers » est au moins une personne secourable. Pour Stéphane, la question ne se pose même pas. Il aime bien jouer avec les mots, surtout quand il ne le faut pas. Durant la discussion d'aujourd'hui, il peut se le permettre. Le Dr Pierre est en congé. Pour Stéphane, il suffit de prendre un morceau de craie et d'écrire sur un tableau la fameuse phrase : « Hospitalisation à la demande d'un tiers ». Il trouve qu'il y a un préalable à cette hospitalisation : c'est le tiers. La phrase sous-entend qu'il y a un demandeur. Pour lui, tant qu'il n'y a pas de demandeur, à quoi bon chercher un tiers, absent pour la circonstance, c'est-à-dire n'accompagnant pas physiquement le patient en mauvais état. Évidemment, on s'aperçoit qu'il joue sur les mots. Certes, mais son propos garde une logique entendable. Dit simplement, cette demande du « tiers » ne devrait aucunement devancer la présence dudit tiers.

Alors, à quoi bon toutes ces tracasseries ! Heureusement que Mabrouk n'est pas présent à cette discussion. On est au secrétariat, et le café bat son plein. Lilli est absente. Elle serait partie pour une formation de gouvernante ? Nathalie veille au grain durant son absence : tout doit être rangé correctement, les tasses lavées comme il faut et la cafetière astiquée. Elle accepte une légère décontraction, mais il ne faut pas que ça dure trop longtemps. Au sujet du tiers, Nathalie est sans doute la plus courageuse de nous. Elle a souvent déclaré que si c'était nécessaire, elle ferait bien le tiers. Son argument : qu'est-ce que vous faites de « la non-assistance à personne en danger » ? Elle a sans doute raison, mais la loi, c'est la loi.

Il s'agit souvent de patients suicidaires pour lesquels une hospitalisation s'impose alors que le patient s'y refuse obstinément, parfois avec agitation, quand ce n'est pas en manifestant une franche agressivité. Le préalable pour nous est de constater que la personne présente des troubles susceptibles de mettre sa santé en danger. Sur ce constat, un certificat est rédigé. C'est le premier. Un deuxième certificat sera fait pour réaliser l'hospitalisation. Puis d'autres suivront. Tous ces certificats, dans certaines circonstances, font pâle figure devant le sésame : « la demande du tiers ».

En l'absence du tiers, chacun de nous semble en quête de son propre tiers. Il n'y a pas à dire, il y a subitement un engouement à essayer de trouver le quidam qui pourrait faire le tiers. Cette personne doit être majeure et dans l'exercice de sa souveraineté ! Il existe quelques autres conditions qui doivent être remplies par le signataire de la demande. Quelques précautions sont donc à prendre. Le médecin certificateur doit également remplir certaines conditions.

On peut même prétendre que le tiers pourrait être le quidam du coin. Ce qui nous amène à nous poser la question suivante : « Pourquoi tout ce commentaire ? » Le Dr Pierre aurait dit : « Je n'ai pas de tiers sous la main, je ne peux aller plus loin ! » Jean-Louis et Nathalie sont capables de bousculer toutes les institutions pour le dénicher ! Alors que Stéphane est favorable à une réévaluation de la situation à plusieurs reprises, parfois à ne plus en finir ; traquant plutôt le symptôme que le tiers. On dit qu'il tient ça de son père. Il fait la différence entre la personne malade et le sujet. C'est toute une gymnastique.

Pour Stéphane, « le tiers » n'est pas une portion de quelque chose, mais déjà la chose en elle-même, qui n'est déjà plus à l'instant où on prétend bien la tenir dans la main et pourquoi pas : dans le sac ! C'est un peu obscur. On peut dire qu'il a été contaminé par Mabrouk, mais il reste largement plus abordable. Selon Stéphane, le tiers est partout, il suffit de le nommer. Mais c'est toute une entreprise. Pour Mme Mignolet, facile ! Elle ouvre son livre de la loi (CSP[97]), soit il y figure soit il n'y figure pas. Marguerite, elle, elle a tendance à chercher d'abord la définition dans le dico. Si elle ne trouve pas, elle va consulter quelque chose comme son « Vidal ? » ; si elle n'y trouve rien, elle va frapper à la porte du Dr Pierre. Et si le Dr Pierre est absent, elle est capable de fondre en larmes !

Sarah, notre psychologue, ce n'est pas son affaire. Elle va jusqu'à dire que son métier est d'écouter les patients : « Je fais des psychothérapies depuis des années, il y a des patients pour lesquels il y a une foule de tiers potentiels, pour d'autres il faut attendre sa naissance ! Pour certains, le tiers est encore timide, en devenir et je ne souhaite pas le déranger ! » Elle est parfois capable de renvoyer, dos à dos, le patient et le tiers Quand la situation devient inextricable, elle prétend éprouver des difficultés à faire la

[97] Code de santé publique.

différence entre le supposé tiers et la personne susceptible d'en bénéficier, c'est-à-dire la personne souffrante.

Il arrive parfois que la situation dépasse l'entendement : les deux certificats à venir sont subitement frappés d'une sorte d'apesanteur, pendant que le fameux tiers subit une force inverse, devenant lourd, difficile à mobiliser. Du plomb ! Impossible à soulever. Une course-poursuite se déclenche alors, chacun cherche de son côté, le soignant court après l'administrateur et l'administrateur court après les soignants. Le patient, incrédule : « À quoi jouent-ils ? »

Les courses-poursuiteurs continuent à courir. Il ne faut surtout pas s'arrêter. Le risque est grand : le tiers risque de s'échapper. Alors, on court pour se maintenir d'aplomb ? Sinon, c'est la chute.

Cette dernière formule n'est pas loin de ce que Mabrouk a pu développer un jour concernant le maintien d'une position au prix d'un effort qui ne semble pas en valoir la peine. Il aime comparer ce mécanisme, dont il est l'auteur, comme il se plaît à dire, à celui de la personne qui court pour rester à la même place ? C'est un petit peu « sa relativité à lui ». Il ne semble pas être dérangé par toutes ces personnes qui courent les unes derrière les autres. Pourvu qu'elles ne viennent pas encombrer son bureau. Un aphorisme de Mabrouk, qu'il tiendrait d'un sage bédouin : « Tiens bien ce que tu as dans la main et ne cours pas après ce qui est dans le trou... » On attend toujours une meilleure traduction. Mabrouk aurait dit à Jean-Louis et Nathalie, lors d'une situation similaire où les deux se sont retrouvés course-poursuiteurs : « Attention ! Trous en formation, parole de Jacques ! »

« La personne qui court pour rester à la même place » ne semble pas plausible pour nous. Et même si ça l'était, de quelle aide serait-elle pour nous ? Avant qu'il n'arrive à cette proposition, il avait déjà esquissé quelques comparaisons avec le symptôme lui-même. C'est vrai, le symptôme n'est pas loin de receler le temps qui ne passe pas. Un temps à l'arrêt ? Mais ça ne suffit pas. Alors que sa dernière trouvaille nous incite à comprendre les choses autrement. Comme il dit, on se maintient sur place uniquement grâce à la course. Dans ce cas, le temps est-il en panne, à l'arrêt ou en avance ? La question reste ouverte !

Pour le symptôme, on pourrait penser que le prix à payer serait coûteux. Ladite trouvaille, il l'a tient de : « la Reine Rouge ». Une indiscrétion de Nathalie. Elle semble connaître bien cette affaire : « Il faut aller voir du côté d'Alice... » On a déjà entendu parler de quelque chose comme ça durant de précédentes interventions. Pour l'instant, le pays des merveilles n'est pas à côté. Qu'est-ce qu'il aurait répondu le Dr Pierre ? Probablement quelque chose comme : « Le rubis a horreur du rouge. » Est-ce que la Reine Rouge a horreur du rouge ? Personne ne le lui a demandé. Inès est attendue pour nous en dire plus sur cette reine, mais aucune date n'a été retenue pour le moment. Il paraît qu'elle n'en est qu'aux prémices. Ce n'est donc pas pour demain, la récolte espérée.

On parle, on parle, mais le problème reste le même, sauf lorsqu'on s'est retrouvés dans le bureau de Mabrouk un peu plus tard. Quand il a compris que « le tiers » doit avoir rencontré la personne à hospitaliser, ou, plus exactement, le tiers doit avoir une connaissance préalable du patient, il a répondu : « Qu'est-ce qu'on appelle une connaissance préalable ? » À peine le Dr Mamani a-t-elle commencé à esquisser une réponse, l'insatisfaction de Mabrouk a pris vite le dessus et lui a valu une seconde question bien avant d'avoir pu répondre à la première : « Cette connaissance préalable doit avoir duré combien de temps selon toi ? Enfin, elle correspond à combien de sabliers ? Pleins ! » On a tous considéré que c'était une pure provocation. Évidemment, ce n'est pas n'importe qui qui se risquerait à lui répondre, si ce n'est Stéphane : « Et pourquoi pas une fraction de boulier ? »

Cette fois-ci, Stéphane ne va pas s'en sortir comme ça. Il lui fit remarquer qu'il ne plaisantait pas quand il s'agit d'un sujet aussi sensible et important qu'est la contrainte. Il avait pris un air très sérieux. Nous bluffait-il à ce moment-là ? Mais la discussion avait pris fin très vite. Il ne fallait pas le provoquer plus que ça. On ne peut pas dire que ses formules, magico-empruntées, sinon atteintes de préciosité, ne nous aident pas parfois à solutionner une situation bloquée. Il est trop important pour l'équipe. Il ne faut surtout pas le stresser. Il est très sensible à toute privation de liberté.

On se rappelle son intervention « contrainte et liberté ». Il avait soutenu : « La véritable *contrainte* chez le quidam est une division instaurée par le langage, alors qu'on lui réclame avec insistance un consentement éclairé. Et le consentement à la vie ? » Ce jour-là, on ne peut pas dire qu'il n'avait pas eu le dernier mot. Mabrouk ne dira rien de plus et mit fin à la discussion. Pas de commentaire de la part de Stéphane, ce qui est très rare.

MABROUK ASSISTANT

C'est le week-end. Je suis chez moi. Tout va bien jusqu'au moment où je m'aperçois que j'ai oublié le dossier concernant le rapport d'activité de cette année. Je dois le rendre impérativement demain. Ça me barbe de retourner à l'hôpital, d'autant plus que ce rapport se trouve dans le bureau de Mabrouk. Je crains qu'il ne me retienne avec une nouvelle situation ou une histoire abracadabrantesque ! De toute façon, je n'ai pas le choix, je dois y aller tout en espérant qu'il soit absent de son bureau ! Qu'est-ce que je raconte ? Il doit bien sortir de sa tanière à un moment ou un autre. C'est un dimanche où je me serais volontiers passé de cette corvée.

La route est presque vide. C'est ça de gagné. À l'hôpital, l'ascenseur est au rendez-vous. Durant les jours ouvrables, il est toujours difficile de croiser son chemin. Il y a beaucoup d'affluence à l'hôpital. Il fait ce qu'il peut malgré une santé chancelante. On a souvent aperçu des ouvriers en train de trifouiller dans ses entrailles. Il lui arrive de repartir tout en restant en sursis. Ses congénères semblent atteints de la même maladie. On a souvent entendu le chef des réparateurs déclarer que cette maladie était chronique mais pas mortelle ! Alors, on ne s'inquiète pas plus que ça.

Je monte dans l'ascenseur et j'appuie sur le bouton. C'est le bouton numéro cinq. Même les yeux bandés, on ne le raterait pas. C'est un réflexe. Je n'ai presque pas besoin de le voir, je fais mouche dans la plupart des cas. Je suis à l'étage et je sens que mon but n'est pas à portée de main bien que le bureau de Mabrouk soit très proche. La tentation est grande pour que je me mette à écouter derrière la porte avant d'entrer, pour savoir s'il est bien seul, réveillé ou pas. Mais très vite je chasse cette idée. Il est capable de s'en rendre compte. Je le vois déjà ouvrir la porte et me prendre sur le fait : « Es-tu en manque de scène primitive ? »

J'arrête de me faire peur tout seul. Il faut que je fasse au plus vite, il faut bien que je profite de mon dimanche. À l'intérieur du bureau, il est là : « Je t'attendais, j'ai vu que tu avais oublié le rapport d'activité. J'espère que tu feras des propositions intéressantes pour l'année prochaine. » J'ai réalisé donc que la messe était sur le point d'être dite. Est-ce qu'il va me lâcher tout de suite ? Je ne le pense pas. Mais ce n'est pas à lui de décider. Je me saisis du dossier, je le glisse sous mon bras et je m'apprête à partir, tout en évitant de le regarder.

Je n'oublie pas de prononcer les mots rituels : « Au revoir et à demain. » Il n'avait pas l'air d'avoir entendu. C'est déjà un signe, puis : « Hier, j'ai pensé à la garde où tu as été appelé en maternité, je ne sais pas si tu t'en souviens ; quand la sage-femme t'avait dit que l'époux de la parturiente était psychiatre et qu'elle craignait pour le bébé et que toi tu voulais le garder auprès de sa mère. » Je rêve ou quoi ? Ce n'est pas possible ! De qui se moque-t-il ? Je sais que c'était un cauchemar en lien avec une garde sans doute pas ordinaire. Je lui en avais pourtant parlé, sans trop de détails. J'ai toujours affirmé que c'est une histoire vraie, vécue dans un service de maternité il y a bien longtemps. Que me veut-il aujourd'hui ? Pourquoi il remet ça ? Ou bien, et ce n'est pas à écarter, insinue-t-il autre chose ?

J'avais bien fait une intervention en maternité lors de cette garde, où je m'étais endormi sur une chaise, dans son propre bureau. Mais il n'a jamais été question d'une sage-femme ayant vécu une situation où une parturiente s'était défenestrée[98] et dont le conjoint était psychiatre. Sottises ! Me réclame-t-il des sous pour la nuitée passée dans son bureau ce jour-là, bien sûr contre ma volonté. Dorénavant je ne m'attarderai plus jamais chez lui, passé une certaine heure.

Je lui fais comprendre encore une fois que je n'ai pas oublié cette fameuse garde, sans prendre le temps de démentir la partie rêvée ou mieux cauchemardée ! Je ne voulais pas lui donner l'occasion de s'étaler plus. Je n'ai pas de temps à perdre. Il semblait attendre cette réponse. Je suis toujours debout, prêt à partir. Il me suggéra de déposer mon fardeau et de m'asseoir, sur un ton qui ne laissait pas de place à la négociation. Il n'en avait que pour quelques minutes, disait-il.

Je pense qu'il ne va tout de même pas me reparler de la situation clinique que, une fois encore, j'avais vécue réellement, et lui par délégation à travers mon cauchemar ! J'attends… Il me laisse patienter quelques instants puis : « Je crois bien qu'il y a pas mal de temps je t'avais dit qu'un jour je te raconterai une expérience personnelle, que j'avais vécue dans un service de médecine. Évidemment, ça n'a rien à voir avec la maternité, mais c'était également lors d'une garde. J'en conserve un souvenir plutôt déconcertant. Je te rassure d'avance, il n'y a pas eu atteinte à une intégrité corporelle !

L'hôpital où j'effectuais cette garde était très connu. J'étais un "divan" stagiaire et j'ai été appelé dans un service de médecine pour une patiente qui venait d'être hospitalisée après une tentative d'autolyse médicamenteuse. Le service était situé au 7e et demi ! Une hauteur sensible, n'est-ce pas ? Période où on n'aimait pas trop le chiffre décimal, on trouvait ça disproportionné !

Pour l'instant, tu dois te dire que c'est presque banal au regard de ton activité médicale au quotidien. » C'est étrange, je ne savais pas tout ça. J'ai

---

[98] « Une garde pas comme les autres », pp. 187-190.

pensé que c'est arrivé dans un pays étranger. Je ne me sens plus l'envie de rentrer chez moi. Se confie-t-il ? À moi d'en tirer parti. Je me suis dit, à ce moment, que sa chaîne signifiante est sûrement en train de dérailler, et c'est certainement le moment d'en profiter.

Je voulais *faire capiton*[99] ! « Pourquoi 7,5 ? » Sa réponse fut cinglante et loin du point de capiton convoité : « Je répondrais si toi tu es capable de me dire pourquoi le Dr Pierre prescrit à qui veut roupiller un hypnotique plus que connu, dosé à 7,5 et pas un milligramme de plus ! » Voyant que j'étais totalement sous l'effet de la surprise et quoiqu'intéressé, il dédaigna mon éventuelle réponse à sa question, sous le sceau du chantage, et reprit son développement : « Là n'est pas l'essentiel. J'arrive donc dans ce service, je rencontre la patiente suicidante et je termine de noter mon observation dans le dossier, après avoir discuté avec l'interne du service.

Sur le point de prendre congé de l'interne, elle m'interpella : “Ne va-t-elle pas récidiver ce soir ?” Je lui réponds calmement qu'il n'y avait pas d'éléments en faveur. Elle ne semblait pas rassurée, et finit par me proposer de l'écrire textuellement dans le dossier afférent. Je me suis secoué légèrement, en évitant de réveiller les patients qui dormaient ou qui étaient en pleine négociation avec la virgule de je ne sais quel médicament, et je finis par lui dire : “Qu'est-ce que vous voudriez que je vous note vraiment ?”

Elle me répond : “Que la patiente ne risque pas de passer à l'acte cette nuit…” Qu'est-ce que tu aurais fait toi ? » Motus et bouche cousue… Si Stéphane était là, il lui aurait certainement répondu : « Chut ! Les patients dorment », ou peut-être : « Pour cette nuit, en s'adressant à l'interne tout angoissé, je vous l'assure, mais pour la nuit prochaine prenez une assurance chez… »

Mais Stéphane n'est pas présent, ni le Dr Pierre dont le médicament prescrit à 7.5 mg semble faire référence chez Mabrouk, alors qu'il est probablement en train de fourbir ses armes tabagiques pour demain. J'avais envie de lui répondre : « Comme vous ! » Évidemment ça l'aurait énervé, puisque je ne sais pas ce qu'il avait fait, ou plus exactement répondu. Stéphane aurait répondu : « Joker ! » Comme il n'est pas là, je ne peux

---

[99] Allusion au « point de capiton » décrit par Jacques Lacan : « *S'y articule ce que nous avons appelé le point de capiton par quoi le signifiant arrête le glissement autrement indéfini de la signification.* », J. Lacan, « Subversion du sujet et dialectique du désir dans l'inconscient freudien », in *Ecrits, op. cit.*, p. 805.
A ce sujet, le Dr Pierre aime dire de Stéphane, quand ce dernier n'est pas dans un beau jour : « Je crois qu'il a rompu son point de Saxe ! » Il s'agit en l'occurrence d'un point de capiton tapissier, qui commence par un point de tartelette en travers, trois de hauteur, deux rayures en zigzag distantes de seize fils l'une de l'autre. Jean-Louis attend une occasion pour lui rendre la pareille, une façon de défendre son protégé. Il a déjà trouvé le point de capiton qui conviendrait au docteur : le point de petit tas ? Certains ont entendu petit a ?

compter que sur moi, et probablement aussi sur Mabrouk, pour qu'il me laisse rentrer chez moi, enfin.

Apparemment ce n'est pas gagné. Il va falloir que j'esquive cette question. Mais le mieux c'est de rester neutre et de lui laisser l'initiative. Tout le monde sait que l'interne, je suppose du même âge que notre Marguerite, ne savait certainement pas à qui elle avait affaire. Lui aussi était sans doute encore jeune, son bois était certainement encore tendre à l'époque, son assise moins grinçante et son étoffe probablement rutilante.

Je finis par lui répondre que je n'avais pas de réponse. Il n'avait pas l'air déçu. Je connais la bête ! Il n'attendait certainement pas de réponse de ma part. Même si j'étais tenté de placer un hypothétique point de ponctuation pour sauver la face. Après tout, il s'agit de mon dimanche et il n'était pas question de poursuivre avec lui dans ses méandres qui repoussaient au fur et à mesure.

Il finit par me dire : « J'ai proposé à l'interne un marché ! Elle s'est montrée tout de suite mal à l'aise et dans l'incapacité de poursuivre, alors que je ne lui avais pas encore fait part de l'objet du “commerce”. Il faut dire qu'il lui fallait un peu de temps pour se rendre compte que ma proposition était honnête et n'avait rien de malsain. Devant mon calme et la sérénité que j'affichais, elle se rassura et voulut en savoir plus. Je lui demande d'abord combien elle avait de patients dans le service. Encore plus surprise, elle a réfléchi un bon bout de temps avant de lâcher le chiffre vingt-deux.

Je lui fis alors la proposition suivante : je suis prêt à noter sur les 22 dossiers ce que vous m'avez demandé : Le risque suicidaire sera égal à zéro ! (Tiens, il n'a pas sorti la formule à la cantonade[100]). Il vous suffit juste de me ramener les dossiers, les patients peuvent continuer à dormir. Mais ça ne sera pas sans contrepartie. Elle rougit, encore gênée, alors que je la croyais totalement en confiance. Je laisse le temps à sa circulation sanguine de reprendre son cours normal. Elle finit par chasser sa gêne et me propose d'en référer à son supérieur. Aussitôt je déchante. Elle n'est donc pas rassurée, et par conséquent dans l'incapacité à assurer un quelconque marché. Je ne voulais pas l'inquiéter outre mesure. Je me suis contenté de noter quelques mots sur le dossier en question et me voilà sur le point de prendre congé.

Elle ne semblait pas d'accord. Le ton de sa voix me fit comprendre que le conflit était sur le point d'éclater. Je revins sur mes pas et je me rassis. Elle

---

[100] *« Le risque zéro, tant convoité par notre modernité, ne peut s'écrire, contrairement à l'ensemble vide qui le soutient, en l'occurrence le zéro. »* A. Bouhlal, « En attendant l'acte… », *La clinique lacanienne*, Toulouse, Érès, 2008, n° 14, pp. 29-41. Pour Stéphane : « Le zéro reste un ensemble vide. Il a une valeur, même si elle est nulle. Et ce n'est pas rien. » Il aurait pu en dire davantage, notamment sur le rien, le vide, le nul… qu'il affectionne habituellement. Pour lui, la disparition de ce vide fait s'effondrer le cadre, notamment sur, comme il aime le dire, *le trou de souris* qui ouvre vers le symbolique. On espère tous qu'un jour Mabrouk l'obligera à en dire plus.

était toujours debout, presque à la même place, ayant le bureau comme une sorte de bouclier. Je lui dis : “Alors ?” Elle me répondit : “Dites-moi que vous plaisantez ! J’ai du travail, je ne vais pas passer la nuit à négocier avec vous ! Si vous ne pouvez pas écrire ce que je vous ai demandé, écrivez au moins que vous ne pouvez pas l’écrire !” »

Tiens, il est presque pris dans son propre jeu. Que va-t-il lui répondre ? Il est au pied du mur. Comment va-t-il s’en sortir ? On ne peut pas dire qu’il ne l’a pas cherché. Il n’affiche pas un visage défaitiste, mais plutôt triomphaliste. En me racontant cet épisode, il doit bien espérer une transmission à l’équipe, quoiqu’il soit capable de démentir. Il adore ça : le suspense en lieu et place de l’énigme. C’étaient sûrement ses premiers pas sur le front.

Il s’adressa à la jeune interne qui attendait, pour lui annoncer qu’il ne souhaitait pas marchander plus que ça et qu’elle devait se contenter de ce qu’il avait écrit dans le dossier de la patiente. C’est au tour de l’interne de trouver l’artifice, après avoir discuté avec son équipe et probablement aussi avec son chef par téléphone.

Était-elle en manque d’arguments ? Allait-elle surenchérir ou se déclarer défaite par cet énergumène d’assistant venu d’ailleurs ? D’ailleurs, je parie qu’elle ne savait même pas qu’il était assistant, venant de je ne sais quel bled. Ça aurait peut-être changé les choses, ou du moins le déroulement du récit qu’il en a fait, de ce qui semble être son épopée. Je ne crois pas qu’il me raconte cet épisode sans en tirer un certain bénéfice. L’interne, probablement épuisée par lui, et par le fait qu’il s’était montré insensible quand elle lui avait parlé de faire appel à son cadre, finit par vouloir en savoir plus sur le fameux marché : « Votre proposition me paraît loufoque mais si je vous suivais que dois-je faire moi ? »

Le dénouement semble proche, à la fois pour l’interne et également pour moi. Il faut bien que je rentre chez moi ! Je me sens même sous emprise. Je ne peux pas dire que je n’ai pas la primeur de cette histoire, puisque je n’en ai jamais entendu parler. Il y a peut-être ça à prendre. Il poursuit : « Pas grand-chose Mme… Vous n’avez qu’à prendre, si vous voulez bien, un bout de papier sur lequel vous allez noter que, moi, je ne vais pas me suicider ce soir ! Et uniquement ce soir !?

En contrepartie, moi, je noterai sur les 22 dossiers qu’aucun de vos patients ne se suicidera ce soir, ou même tenterait de le faire ! Comme vous le voyez, le marché que je vous propose est complètement déséquilibré et largement en votre faveur. » La pauvre interne a dû se trouver mal. Moi, j’aurais vite cherché le fameux tiers dans le seul but d’hospitaliser Mabrouk ? Il aurait bien mérité qu’on s’inquiète pour lui.

Je m’attendais à tout sauf à ça. J’imagine à peine la tête de l’interne. Elle a dû regretter de l’avoir appelé. La voilà avec une inquiétude décuplée, en essuyant cette drôle de proposition.

On ne peut pas dire qu'il avait totalement perdu la tête, ou tort de refuser qu'elle lui dicte la conduite médicale. Mais la proposition faite à l'interne était certainement inattendue. Je suppose que c'était à dessein, une façon pour lui faire comprendre qu'il n'était pas en mesure de lui garantir le risque zéro. Finalement, il l'a mise en demeure de prendre un risque. Elle a trouvé la chose invraisemblable, venant d'un sacré comptable !

C'est une façon de partager, selon lui : loin du sacrifice qu'on devine dans le geste suicide, et également à distance du procès (qu'elle a voulu lui intenter) à une heure si tardive, et de surcroît dans un hôpital. Il a sans doute voulu mettre en œuvre, une fois encore, un de ses « triptyques », en proposant à l'interne de partager, partager quelque chose comme une « abstraction », intolérable pour certains.

C'est son tour de passe-passe. Une forme de partage ? Un prix, selon lui, somme toute modique, pour éviter le procès. Je voudrais bien savoir comment s'est terminée cette histoire. On ne peut être que déçu quand on apprend que l'interne n'a pas voulu poursuivre la discussion et a fait un rapport à son chef de service, déclarant l'épisode comme un événement indésirable[101] !

Il ne semble pas qu'il y ait eu préjudice pour lui dans cette histoire, qui n'est pas drôle par ailleurs. Je me ressaisis de mon dossier au plus vite tout en lui souhaitant une bonne journée. Il n'avait pas l'air d'avoir entendu puisqu'il m'a dit : « Comment as-tu trouvé le récit que je viens de te faire ? »

Évidemment, une seule réponse possible : « Très intéressant. » Il me laissa partir tout en me demandant de laisser la porte entrouverte. Ce n'est pas surprenant. C'est probablement pour la femme de ménage : Mme Lilli. Je fais vite de reprendre l'ascenseur, cette fois-ci dans le sens inverse. Ça fait déjà trois heures que je suis à l'hôpital, un dimanche ? Il est sans doute trop tard pour regretter.

[101] En référence à : Art. L. 1413-14 du Code de la Santé publique :
Tout professionnel ou établissement de santé ayant constaté « une infection nosocomiale ou tout autre événement indésirable grave lié aux soins réalisés lors d'investigations, de traitements ou d'actions de prévention » doit en faire la déclaration « au directeur général de l'agence régionale de santé ».
Le motif de cette déclaration peut être : lié aux soins ; une information préoccupante (actes de maltraitance, fugues, agression, vol…) ; une situation affectant le bon fonctionnement de l'établissement avec un retentissement sur les patients/usagers (sinistre, défaillances techniques, conflits sociaux…) ; autres.

À CHACUN SON INSULINE !

C'est le premier jour de la semaine. C'est un lundi. La semaine passée a été dans l'ensemble assez calme, ce qui nous avait permis de réfléchir sur notre pratique et échanger autour de quelques situations cliniques litigieuses. Ça ne semble pas le cas pour cette semaine. Elle démarre sur les chapeaux de roues. On a vite oublié nos chamailleries de la semaine écoulée.

Nulle place pour recevoir le patient pour lequel on vient d'être sollicité. Tout est encombré, les soignants se bousculent, cherchent un bureau, entraînant dans leur sillage les patients à peine reçus dans une sorte de course-poursuite. Ces derniers croyant que les soins ont déjà commencé !

Ces derniers, agités et peu coopérants l'instant d'avant, semblent subitement passifs et obéissants comme entraînés par le même intérêt que le soignant auquel ils viennent à peine de s'opposer. Pas un lieu de libre, ni box ni bureau. Jean-Louis et Nathalie sont en réunion avec quelques infirmiers. Le Dr Pierre est resté planté dans le bureau de l'étage. Difficile de le déloger.

Sarah et Mme Mignolet n'ont pas trouvé mieux que le bureau de la responsable des soins somatiques pour y élire domicile en attendant qu'un espace se libère. Sarah a profité de cette situation pour traiter quelques dossiers avec Mme Mignolet, notre assistante sociale. Où est passé Stéphane ? La réponse n'est pas difficile. Il cherche un bureau pour le Dr Mamani. Si on fait le compte, il n'y a que le Dr Pierre qui semble posséder l'objet convoité. Est-il devenu prioritaire ? Il reçoit une adolescente et sa mère. C'est parti pour au moins une heure et demie, si bien sûr la môme se laisse faire. La môme, c'est son surnom. Sa mère se prénomme Édith ? Allez savoir pourquoi.

Il reste le secrétariat. Ce n'est pas la peine d'y penser. Il y fait très froid. Le chauffage est en panne. Et la secrétaire est sur les nerfs. Il ne faut surtout pas aller la chercher. Il y a deux personnes qui peuvent s'autoriser à le faire, ce sont Jean-Louis et Nathalie, personne d'autre. Leur statut de cadre leur donne quelques privilèges. Notre secrétaire, à côté d'eux, elle peut très facilement passer pour une adolescente. Ce jour, elle avait l'air d'avoir doublé de volume ! Ce n'est qu'une apparence. Elle a mis tous les manteaux à portée de sa main pour se protéger du froid. Ça lui a donné un air plus ou moins clownesque.

Que dois-je faire ? Et où trouver un bureau ? Je suis censé recevoir en urgence le monsieur qui vient d'attenter à sa vie. Une solution me vient à l'esprit mais elle n'est pas sans risque : solliciter Mabrouk ? Ce serait bien la première fois. Il n'y a que Nathalie et Jean-Louis qui ont ce privilège. Comment faire ? Qui ne tente rien n'a rien. Je toque à sa porte et j'attends… Il m'invite à entrer. C'est un bon signe. Quand il vous fait attendre longtemps, c'est qu'il n'est pas disponible, ou ce n'est pas le bon jour. Je ne suis pas seul, je suis avec Nadia, notre jeune infirmière. Un inconvénient : faire un entretien en sa présence. Nous n'avons pas le choix. Un avantage non négligeable : d'abord, la présence de Nadia, il va donc être indulgent, puisque c'est elle qui a trouvé le nom de Kubrick lors de la présentation de Stéphane ; puis, on pourrait bénéficier de son « expertise ». Il sera si proche… Mais attention ! Un accident est vite arrivé du fait de cette proximité.

On lui expose notre problème. Il nous écoute attentivement, mais mon propos au sujet du bureau introuvable semble l'intéresser moins que la situation clinique dont il voulait savoir un peu plus. Très courageuse, Nadia lui donne les premiers éléments en notre possession. Il s'agit d'un monsieur qui vient de s'injecter de l'insuline pour mourir ? « Est-il diabétique ? » cherche à savoir Mabrouk. Je réponds que non, avec un léger décalage. Nadia m'avait légèrement devancé. Il réfléchit un instant puis : « J'accepte que vous fassiez l'entretien dans mon bureau. »

On peut déjà soupçonner qu'il aurait été peut-être moins disponible ou réticent si le patient était diabétique. Je ne sais pas pourquoi ces soupçons. Mais c'est une habitude qu'on a développée, une sorte d'état suspicieux, non sans ambivalence craintive par ailleurs. On peut croire avoir des capacités presque surnaturelles. On peut presque deviner le coup d'après quand il s'agit de Mabrouk. Nadia doit s'y résoudre, d'une façon ou d'une autre. Mais ce n'est pas là l'essentiel. Profitons d'abord de son hospitalité. Il faut dire que son bureau n'est pas un lieu où on est à l'aise, on est très vite sous emprise. Il y a des ouvrages de toutes sortes, tout est rangé et rien ne dépasse.

Le bureau et les sièges sont pratiquement toujours à la même place. Pas l'ombre d'une poussière ce jour. On note très vite des rideaux très propres, de couleur chatoyante. C'est probablement l'œuvre de Lilli. Est-elle passée par là le week-end ? On ne peut pas s'empêcher de penser à de Clérambault quand nos yeux se fixent sur les draperies, connaissant l'attrait de ce dernier. Mimétisme ? Sur le bureau, ce sont pratiquement les mêmes objets qui sont là, le plumier, l'encrier, etc., c'est assez sobre de ce côté-là. La figurine n'a pas changé de place ou de posture, toujours aussi discrètement odorante.

On serait tenté de le comparer au bureau de nos collègues des urgences. Dans ce dernier, c'est une véritable caverne d'Ali Baba : des sièges, des habits, des stylos, des crayons, des ordinateurs, des téléphones et encore des téléphones… Beaucoup de photos. On sent très vite qu'il s'agit d'un lieu surpeuplé, trop habité à notre goût. On y devine une certaine promiscuité. C'est presque l'envers du bureau de Mabrouk. Il faut dire que lui ne supporterait personne.

On invite notre patient à nous rejoindre chez Mabrouk. Il a la cinquantaine. Il s'est injecté de l'insuline alors qu'on ne lui connaît aucun diabète. Pourquoi ? Il reste très évasif ou délibérément incohérent. Les premiers soins sont déjà en place. Il fallait à tout prix éviter une hypoglycémie fatale. Du coin de l'œil, je surveille Mabrouk. Il est calme et sans prétention pour l'instant. Le patient ne semble pas coopératif au premier contact : « Je n'ai rien à vous dire, je veux rentrer chez moi, vous n'avez pas le droit de me garder ! » Mabrouk aurait-il un otage ? Il ne bronche pas pour l'instant, malgré la légère instabilité du patient.

Pourvu qu'il ne s'agite pas. On l'a promis à Mabrouk. Ce n'est surtout pas le lieu. On avait bien dit à Mabrouk que le patient n'était ni agité ni franchement opposant et qu'il était prêt à avoir un entretien. Pour l'instant, je reste confiant, d'autant plus que Nadia semble bien tenir son patient. Elle en a presque pris possession. A-t-elle oublié que nous constituons un binôme ? Elle ne se doute pas qu'elle s'expose dangereusement en rompant le binôme. Alors que je n'avais pas grand-chose à me mettre sous la dent, j'entendis sa voix, comme un écho dans ma tête : « Ne t'emballe pas, du tact… laisse-moi faire ! » De quoi je me mêle ! Pas de réponse de sa part. Ma pensée se remit en place et chassa la sienne.

Je tente une deuxième fois d'amener le patient à coopérer. J'ai eu quelques difficultés à détourner son attention, qui était complètement « scotchée » sur le plumier de Mabrouk. Ça ne rate jamais. C'est vrai que ce n'est pas habituel de rencontrer ce genre de vieilleries. Néanmoins, je réussis à détourner son attention, mais ce n'est pas sans effort. Il finit par me dire qu'il en avait marre de la vie, puis il ajoutera que c'est à cause de sa concubine. Il ne dira rien de plus. Nadia le relança mais sans résultat. Un instant plus tard : « Vous n'avez qu'à lui demander, c'est tout ! » Il s'agit de sa concubine, il souhaite qu'on la sollicite. Mabrouk n'avait pas l'air contre cette proposition, bien qu'il n'ait rien dit. Enfin, on tient une piste. On ne peut pas dire qu'on n'a pas de tiers, pour cette fois-ci. C'est tellement rare !

Voilà que sa concubine est invitée, on ne pouvait espérer mieux. Il nous donna son numéro de téléphone. Je ne perdis pas un instant, je l'appelai. Au bout du fil, elle m'apprit qu'elle était sur le point de prendre le chemin de l'hôpital. On n'a plus qu'à attendre. Mais je réalise vite qu'il fallait un sauf-conduit pour Madame auprès du vigile de l'entrée de l'hôpital. Normalement, je devrais solliciter Mabrouk. À peine ai-je ouvert la bouche, il m'en dissuada par un léger bruit de bois ramolli. Je me suis dit que le temps a fait son œuvre. Son arthrose s'est-elle aggravée ?

En attendant, il fallait bien continuer l'entretien. Le patient était déjà ailleurs. La tête relevée, les yeux pérégrinaient dans l'univers livresque de Mabrouk, s'arrêtant de temps à autre comme intrigués sur quelques ouvrages qui ressemblaient plus à des momies ! Il s'agit de livres très anciens que Mabrouk aurait dû peut-être restaurer. C'est un petit peu ses reliques à lui. Personne n'a pu poser la main dessus. Lilli peut nettoyer tous les coins et recoins mais elle n'est pas autorisée à toucher à ces vestiges. On peut dire que ces ouvrages font partie un petit peu du sarcophage dans lequel semble vivre la bête arthrosique ! Le patient ne manquait pas parfois de revenir aux tentures, attiré par leurs couleurs vives. La tension du patient perdait graduellement de sa vigueur. C'est vrai qu'il y a comme plusieurs époques qui habitent ce lieu. L'équivoque trône de façon presque délibérée.

Entre-temps, il fallait bien faire quelque chose pour éviter que la tension ne remonte. Le patient était plutôt calme et toujours en train de prospecter le lieu. Cette situation était en apparence bien singulière quant au mode opératoire et au produit utilisé. De l'insuline ? Ce n'est pas courant chez un patient non diabétique.

J'ai peut-être parlé un peu trop vite, puisque Mabrouk nous sollicita pour la seconde fois : « Qu'est-ce qui te fait dire que c'est singulier ? Qu'est-ce que tu en sais ? » Nadia est toute épargnée. Évidemment, je n'ai pas répondu. Je ne voulais absolument pas entrer dans son jeu. Nous n'étions pas seuls. Et puis, je n'avais ni le temps ni les moyens. J'ai juste eu le sentiment que la situation l'intéressait et qu'il devait s'impatienter dans l'attente de rencontrer la concubine. Nous aussi.

On frappa à la porte, ce qui mit fin à toutes prétentions et supputations de part et d'autre. J'en ai été soulagé, elle a donc pu rentrer à l'hôpital. On invite donc la dame à s'asseoir tout en lui désignant avec insistance le siège qui lui revenait. Il n'était pas question qu'elle s'installe sur le divan ! C'est un tabou. Tout le monde pense que c'est interdit alors que ce n'est écrit nulle part. Même Stéphane ne peut se permettre de plaisanter à ce sujet. Et pourtant la tentation est grande. Mais il n'en a jamais parlé ouvertement.

Ce n'est pas qu'il craint franchement Mabrouk, mais c'est une sorte de limite à ne pas dépasser, sinon c'est « la malédiction des divans ! » qui s'abattrait. Il est difficile de trouver une explication rationnelle ou logique. Parlant de logique, le père de Stéphane serait un fin logicien. C'est pour ça que Stéphane aime jouer avec les paradoxes. Mais quand il s'agit de s'asseoir sur le divan, il ne peut même pas en parler, et il n'a aucune explication à donner. D'ailleurs, cette idée est partagée par tout le monde.

Jusqu'à ce jour, il n'a trouvé aucune formule, logique ou illogique qui pourrait lui permettre d'atteindre ce but. Il ne sait pas que quelqu'un y a même dormi, mais à son insu. Je le jure ! Mabrouk y mettrait un soupçon de désir de ma part. Stéphane ne me croira jamais !

La compagne du patient finit par s'asseoir à la place indiquée. C'est une dame plutôt anxieuse ou prête à l'être. Elle ne tient pas franchement en place mais arrive à se maîtriser. Dès qu'elle est invitée à parler, elle nous déclare être disposée à tout nous dire et tout de suite. On a essayé de refréner ce volontarisme débordant afin de prendre le pouls de son compagnon. Ne sait-on jamais quelle serait sa réaction en sa présence. Ce dernier ne semblait absolument pas gêné par sa logorrhée. La venue de sa compagne semble le rassurer ou avoir un effet freinateur. Tant mieux.

Il la regarde avec des yeux juvéniles et enveloppants, que traversent par instant de discrètes étoiles insaisissables ! Sa compagne, un peu gênée : « Docteur, comme vous le savez, je suis diabétique. Mon compagnon veut à tout prix assister à mes injections ! Je n'aime pas ça. Je lui ai maintes fois expliqué que ça me gênait et que ça me mettait mal à l'aise. Il ne veut rien comprendre. Il lui arrive même de se cacher pour m'épier. Vous ne trouvez pas que c'est bizarre ? Je ne comprends pas… »

Mabrouk est plutôt sensible à l'inquiétude de cette dame mais son propos m'a apparu plutôt désuet : « Quelle mouche l'a piqué ? Il ne veut rien entendre mais tout voir ! » Je trouvais ça trop facile; je ne pouvais m'insurger contre lui. Il m'était difficile d'écouter la patiente et de lui répondre à la fois. Il faut dire que dans son bureau la métacommunication fait partie de la méthode… la sienne. Il offre une oreille attentive au regard insistant de notre patient.

On a fait ce qu'on a pu pour calmer la patiente et la rassurer, tout en essayant de comprendre. Mais on n'y mettait pas toute notre énergie, sachant que pour l'instant il n'y avait qu'une seule porte qui était ouverte : un patient qui tente de se suicider. Pour quel motif ? Parce que son amie refuse de se laisser regarder en train de s'injecter de l'insuline, de se soigner quoi. Ce n'est pas rien. Mais c'est la première scène qui se donne à nous. L'insistance du patient auprès de sa femme n'est pas tout à fait appropriée, presque étrange. C'est une façon de voir ?

C'est Mabrouk qui nous l'a si souvent suggéré : « Ne pas sortir du cadre, faire attention à la ligne de fuite, respirer et… focus ! Ce qui s'offre aux yeux est parfois en retard sur l'essentiel. » Stéphane aurait dit : « Et pourquoi pas en avance ? »

Une femme qui s'injecte de l'insuline. On ne peut pas dire qu'elle n'est pas diabétique. En face, un homme qui s'injecte de l'insuline. Mais lui, il ne l'est pas. Il y a déjà une discordance entre les deux, la femme et l'homme. Il s'agit d'une première constatation. Celle-ci en appelle une deuxième : le patient a été empêché de voir, on peut dire qu'il a été aveuglé ainsi. Il succombe à l'aveuglement et décide de mourir. C'est ce que Nadia a suggéré avant qu'il ne l'interrompe.

Ce n'est pas faux a priori. Elle est précoce notre infirmière. Jusqu'à maintenant on savait qu'elle était cultivée. C'est sans doute une très bonne recrue. Où est-ce qu'ils l'ont dénichée ? On ne le sait pas encore. Mais attendons de voir (?). Pour l'instant, elle rend un sacré service au binôme tout en jouant un effet tampon pour moi. Déjà qu'il était difficile de se retrouver chez Mabrouk, mais quand il s'agit de faire un entretien en sa présence, il fallait bien une aide. C'est une chance pour moi, Nadia est un véritable « tiers ».

On ne pouvait pas aller plus loin. Il est capable de lire dans nos pensées et on craint que la situation ne dégénère, surtout dans son bureau. Tout ce qu'on pouvait ajouter est que le patient a transformé un produit thérapeutique en un produit létal. C'est un premier retournement. On peut également trouver dans cette scène une confrontation entre un corps qui essaie de protéger sa pudeur et un autre qui fait effraction par son regard, pour enfin se retrouver avec le même produit à la main. Mais le but ayant changé : vivre s'est transformé en mourir. Soudain, une image s'imposa à moi je ne sais pour quelle raison : une multitude de yeux aveugles au milieu desquels trônent ceux de Mabrouk, bien inquisiteurs. Cette image me perturba et je finis par perdre le fil pendant quelques instants. À quoi dois-je m'attendre après cette vision ? Le « débriefing » de tout à l'heure m'orientera probablement. Le Dr Mamani a souvent ce dernier mot suspendu à la bouche. Elle ne le tient pas de Mabrouk, mais du Dr Pierre.

Le concubin est resté presque figé, son regard fixé sur sa concubine. Il n'avait pas plus d'explications à donner. Sur sollicitation de sa compagne, il a pu, un instant, atténuer son regard insistant pour dire : « Je t'aime ! C'est parce que je t'aime… » Elle lui répondit que ce n'était pas la bonne manière, et l'a supplié de changer. Il n'était pas en mesure de lui répondre. On n'apprendra pas plus sur l'histoire du couple. Le patient n'était plus en mesure de ménager sa perplexité ni même d'entendre.

Une hospitalisation lui est proposée. Il finit par l'accepter, encouragé par sa femme. Le devenir de ce couple semble dépendre de l'évolution de l'attitude de Monsieur. On aura certainement de ses nouvelles par l'équipe qui va le prendre en charge durant son séjour hospitalier.

Le patient a été hospitalisé quelques instants plus tard. Sa compagne est rentrée chez elle, après l'avoir accompagné dans l'établissement où il a été admis quelque temps après la fin de l'entretien. Moi, j'ai cru bon de faire un tour au secrétariat, bien qu'il y fasse très froid. Une fois à l'intérieur, Nadia me rappela que Mabrouk nous attendait. J'avais complètement oublié le deuxième acte ! Le débriefing de Mamani, la doctoresse !

On y retourna avec l'espoir que ça ne durerait pas longtemps et qu'on sortirait sans devoirs à faire. Nous sommes attendus donc. L'accueil est a priori sympathique : « J'ai été plutôt sensible à ce que tu as pensé. D'un côté, une dame qui s'injectait de l'insuline pour vivre ; de l'autre, un monsieur qui s'injectait de l'insuline pour mourir ? Elle, elle vit ; lui, il était en train de se suicider. Le motif ? Elle l'a empêché de la regarder. Est-ce que tu es d'accord ? » Je ne peux que consentir. Il ajoute : « Tu vois bien que le refus de son amie l'a aveuglé d'une certaine façon. Il ne se voit plus… C'est une façon de voir. Pourquoi pas. Cela étant, on peut supposer qu'il s'est juste trompé de corps. C'est-à-dire que le sien est venu à la place de celui de son amie, et que le produit thérapeutique est devenu un produit susceptible de tuer. On peut même dire que tout excès est nocif. Trop de lumière aveugle, etc.

Mais ce n'est pas fini. Il existe une deuxième façon de voir, parce que la première est juste le produit d'un obscurcissement de la réalité. Une personne ayant une déficience visuelle peut se tromper. Mais il y en a aussi qui préfèrent ne pas voir. Comme on dit, celui qui a vu verra. Cela étant, il est difficile de ne pas voir, même une fois aveugle ? Il y en a d'autres qui se crèvent les yeux de façon sacrificielle, pour se soulager d'un lourd remords ou dans une tentative d'annuler une faute ou une transgression. Comme tu vois, il ne suffit pas d'être aveugle pour ne pas voir. Et aussi, il ne suffit pas d'avoir des yeux pour voir. La légende est truffée de situations évocatrices, dont la plus illustre est celle de Sophocle. À moins que votre patient soit atteint d'œdipisme[102] ! »

Je ne relève pas, mais la tentation était grande. C'est un pléonasme, me suis-je dit. Je voulais même m'insurger. Je n'ai pas oublié que c'est moi le responsable du binôme. Heureusement que le rideau rouge a miroité dans les yeux de Nadia. Je me suis retenu. Il y avait comme un signe. Elle m'apprendra plus tard que l'œdipisme existe, bien que rare. Il s'agit d'une maladie psychiatrique connue.

Il n'a pas fini : « Voyons maintenant le déroulement de cette situation tous phares allumés ! Les yeux bien en place, droit devant : une femme qui introduit une aiguille dans sa peau pour déposer quelques gouttes d'insuline. Une question : Qu'est-ce qui a retenu plus le regard du concubin ? Est-ce la femme ou le dispositif recelant l'insuline ? Ou les deux à la fois ?

Ou peut-être même ni l'un ni l'autre, juste la frontière, la limite entre les deux ou le point de contact ? (Nadia ne connaît pas le cas intitulé "quantique". Tant mieux pour elle. Toute la place y était occupée par un et un seul point…) La réponse est certainement difficile à trouver. Je n'attends pas grand-chose de votre éventuelle réponse… » De toutes les façons, moi, je n'en ai aucune. De la part de Nadia, pourquoi pas. Elle en sait peut-être des choses. Il déroule, il déroule, surtout ne pas le contrarier. Il a fini par comprendre que je n'étais pas à la hauteur. D'ailleurs, il l'a bien dit. Qu'attend-il de moi ? Il n'est pas prêt d'arrêter : « Il ne me reste plus qu'à te proposer d'opposer les deux scènes. Puisqu'un élément commun existe : c'est l'insuline. D'un côté il y a un homme, et de l'autre une femme. Le projet de l'une est la vie, celui de l'autre est la mort.

Analysons la situation ensemble. Pour ce qui est de l'insuline, je n'ai pas franchement de compétences pour en parler dans les détails, mais comme je l'avais dit avant, c'est une source de vie et de mort, d'ailleurs comme tout produit. Il n'en reste pas moins que d'un côté il y a un homme et de l'autre une femme. Il y a au moins une différence de genre, n'est-ce pas ?

On peut déjà dire que c'est la seule différence notable. Mais dans tout ce que je viens de dire, il y a un intrus. Qui est-ce ? » Je n'ai toujours pas de réponse. J'aurais souhaité que Stéphane soit présent. C'est le seul capable

---

[102] Le fait de s'éborgner.

d'apporter une réponse qui en recèle une autre à ne plus en finir. Il est même capable d'apporter une réponse qui ne répond à rien mais qui est susceptible d'entretenir le doute quant à la question et finir par lui subtiliser la place. Il tient ça de la bibliothèque de son père où une bonne partie de la topologie y aurait élu domicile, à côté du structuralisme, de la philosophie et les mathématiques. Il se dit que cette bibliothèque s'est enrichie récemment de plusieurs ouvrages consacrés à l'intelligence artificielle ?

Je n'ai pas de réponse. J'en étais même persuadé. Il le sait : « Puisque tu n'as pas de réponse, sache que le dispositif qui contient l'insuline est l'intrus ! Quelle fonction joue-t-il dans les deux scènes ? » À mon avis, dans l'une, il injecte et dans l'autre, il injecte aussi. Je n'ose attendre un acquiescement de sa part. Nadia commence à trouver le temps lent et l'explication de plus en plus laborieuse. Il répond à sa propre question : « Donc aucune différence ? Ce n'est qu'une apparence. Parfois il ne faut se fier ni à l'objet ni au regard, même si ce dernier est de travers !

Du côté de la femme, le piston du dispositif a sans doute sollicité le signifiant, alors que du côté du patient le même piston a sollicité un signifié qui a figé son regard comme fasciné par une image… Une panne de la métaphore ? »

Je ne comprends pas. Vais-je lui demander des explications ? Ce n'est peut-être pas le moment. Finalement, je préfère la première approche : sa concubine l'a empêché de voir, alors son regard s'est aveuglé. Par conséquent, il s'est trompé : voulant injecter l'insuline à sa concubine, il se l'est injectée, confondant son corps avec celui de son amie. Je préfère cette approche. Je vais certainement parler à Stéphane. Je lui demanderai de poser la question à son père.

Me voyant totalement dépassé, il me suggéra que j'avais peut-être faim et qu'il était l'heure d'aller se restaurer. Nadia faisait comme si elle n'était pas concernée. Je trouvais que c'était une très bonne idée avant qu'il ne nous dise : « Ce que je décrivais ou j'insinuais là n'est que l'ombre de ce qui se trame dans la structure, certainement ballottée par une multitude de vents contraires.

Souviens-toi, je l'ai souvent dit, l'objet n'est jamais le même, quelle que soit la chose qui se présente à la vue. Pour le patient, il s'agit peut-être de quelque chose de cet ordre. Nous aurons peut-être l'occasion de revenir à cette situation lors d'une éventuelle présentation du cas au cours d'un séminaire, pourquoi pas le samedi ? »

Je suppose que c'est une invitation camouflée. Je préfère ne pas comprendre, j'ai juste attendu le moment propice pour m'éclipser de son bureau. Tant pis pour Nadia, elle n'avait qu'à se taire. Serais-je jaloux ? Elle pourrait être ma fille. C'est sûrement de la jalousie. Je viens de l'entendre dire : « Bon appétit Nadia ! » Jaloux ? Pas vraiment ! Mais attention ! me dis-je. La paranoïa te guette.

Il nous arrive de ne pas nous sentir trop mal dans le bureau de Mabrouk. Surtout quand on est plus ou moins spectateur, pouvant se laisser aller à une certaine passivité. Quand quelqu'un toque à la porte, les paris s'ouvrent très rapidement : qui va reconnaître le visiteur ? Le plus souvent, c'est au bruit que font les chaussures au contact du sol, ou la façon de toquer : intensité, nombre de fois, rythme et encore. Stéphane pense que c'est du voyeurisme ! Chacun de nous est identifiable de cette façon.

Quand c'est Nathalie qui frappe à la porte, on ne peut pas se tromper, on sait que c'est elle avec une longueur d'avance. Il y a un signe annonciateur : c'est le bruit de ses talons. Il n'y a pas une cadence de pas qui ressemble à la sienne. Non pas que ce soit un bruit à part, mais c'est surtout la cadence du pas qui lui est très particulière. Elle attend rarement que Mabrouk l'invite à rentrer. Elle pense qu'il n'a rien à lui cacher.

On a l'impression que beaucoup de temps passe entre le bruit du premier talon et celui du deuxième. On pourrait penser qu'elle reste pendant un instant sur un seul pied. Stéphane qui, comme on le sait, est proche de Jean-Louis, dit que Nathalie marche ainsi pour économiser les talons de ses chaussures ! Le père de Stéphane aurait même usé de cette remarque lors d'un de ses séminaires pour dire que l'essentiel, ce qui garde une véritable trace et oriente la flèche du temps, c'est le rythme et rien d'autre. Drôle d'assertion de la part d'un logicien et psychanalyste de surcroît.

Jean-Louis, cependant, même s'il est invité à rentrer dans le bureau de Mabrouk, il ajoute toujours un « toc » de plus, après avoir obtenu l'autorisation d'entrer. Il est charitable ! On dit tout bas qu'il serait phobique. C'est encore plus difficile pour le Dr Pierre : il doit impérativement sécuriser sa pipe, étouffer le bruit que font les instruments pour la nettoyer et, surtout, se secouer et se frotter les mains pour se débarrasser magiquement des émanations tabagiques. Nonobstant tous ses efforts, il est souvent devancé par l'odeur du tabac bien avant qu'il ne touche la porte.

On a tous droit à un diagnostic. Dans la majorité des cas, il n'est jamais trop tard pour le négocier. Il reste évolutif tant que Mabrouk sera de ce monde. Ne dit-il pas que l'identification ne s'arrête jamais ?

FENÊTRES CLOSES

C'est un mercredi. C'est Stéphane et Mamani qui sont invités à nous faire part de la situation clinique de la semaine. Il semble que c'est un cas qui sorte un peu de l'ordinaire. On dit souvent ça... On peut ajouter que le binôme d'aujourd'hui sort également de l'ordinaire. Le Dr Mamani n'est plus l'interne de l'époque, qui se laissait facilement déborder par Stéphane. Elle a pris de la bouteille. Stéphane, incorrigible comme il est, saura-t-il se maintenir à carreaux ? Rien n'est moins sûr.

L'équipe est assez réduite. Jean-Louis est absent ainsi que Marguerite. Jean-Louis serait souffrant alors que Marguerite passerait des examens. Cette dernière a pu facilement obtenir l'autorisation de s'absenter de Mabrouk. Habituellement, il est peu arrangeant lorsqu'il s'agit de la présentation du mercredi.

Il s'agit d'une patiente âgée d'une quarantaine d'années, admise la veille suite à une intoxication médicamenteuse volontaire. Son problème : « Elle ne supporte pas de voir les fenêtres de sa voisine closes et les volets fermés. » A priori, il est difficile de comprendre. Mabrouk a réagi très vite pour avoir un peu plus de clarté dans ce motif de passage à l'acte. Mamani laissera Mme S. s'expliquer : « Je suis la maîtresse du mari de la voisine, qui est mon amie. Je ne supporte plus la situation et je culpabilise. Elle va très mal, elle se doute que son mari a une relation mais elle ignore que c'est avec moi. Je crains qu'elle ne passe à l'acte ! »

Stéphane nous dit qu'elle semble souffrir par « délégation » et se demande si elle ne va pas rompre avec son amant. Elle craint que son amie découvre le pot aux roses ! C'est une véritable obsession. Elle n'arrive plus à trouver le sommeil. Mabrouk, ce jour, est légèrement déséquilibré du fait de l'absence de Jean-Louis. À sa droite, la place de Jean-Louis est restée inoccupée. On a tous remarqué chez lui une légère irritabilité.

Il n'arrête pas d'intervenir, alors que ce n'est pas de ses habitudes. Déjà : « Si je comprends bien, Mme S., a priori, a un double souhait, quelque peu ambivalent. Elle envisage, peut-être, de quitter son amant. Et elle s'inquiète pour son amie qui, jusqu'à preuve du contraire, selon toute vraisemblance serait cloîtrée dans sa maison. Elle a donc peur pour elle. Hier, elle n'a ni quitté son amant ni pris le temps d'aller vérifier si son amie était encore de ce monde.

C'est très curieux comme conduite. Elle a finalement décidé de se déprendre d'elle-même. Une vraie division par deux qui passerait par la ligne blanche. Une division en deux parts égales ! À son amie une moitié et à son amant l'autre, comme une ambivalence réussie ! Et le couple se retrouve ainsi. C'est chèrement payé ! »

Dans tout ce qu'il vient de dire, il n'y a que le pronom « elle » qui tient la corde. Évidemment, ni le Dr Mamani ni Stéphane ne semblent prêts à relever. De toutes les façons, ils n'ont pas l'air d'être contrariés par la proposition de Mabrouk. Est-ce que ça tient la route ? Il faut dire que le véhicule (!) n'est pas n'importe qui. Et ce n'est que le premier virage, si on peut parler ainsi. On verra au prochain.

On a sans doute compris que les volets clos lui font penser qu'il se passerait peut-être quelque chose de fâcheux derrière. Le matin, en allant travailler, elle faisait très attention, scrutant le moindre changement dans l'aspect extérieur ou dans les alentours de la maison de son amant (et bien sûr de son amie !). Si elle constate que les volets sont fermés, elle doit repasser plusieurs fois pour voir si ils le demeuraient. Ces dernières semaines, sa vie a été complètement dédiée à son amie. Jusque-là elle surveillait ses moindres gestes. Attentive à son habillement, à son humeur, allant jusqu'à scruter l'état de son jardin. Si tout était en ordre, la voilà rassurée.

Dr Mamani nous dit que Mme S. a plusieurs fois tenté de quitter son amant pour soulager son amie et sa conscience, mais en vain. Elle imagine des représailles de la part de son amant si jamais elle divulguait cette relation à son épouse. N'en pouvant plus, croyant voir une tristesse sur le visage de son amie, suivie d'une fermeture des fenêtres et des volets depuis deux jours, elle avait pris la décision d'en finir : « Je sais que c'est ridicule, mais je n'ai pas trouvé une autre solution… »

Selon le Dr Mamani, cette femme a développé une dépression depuis quelques semaines. Les idées suicidaires se sont intensifiées pour s'aggraver du fait qu'elle avait perdu de vue sa voisine. Son amant ne lui a rien raconté de fâcheux ou de nouveau concernant sa femme. Elle pense qu'il lui cache quelque chose. Elle est persuadée que les volets fermés sont un mauvais présage. Mme S. s'est épuisée à passer et repasser devant la maison de son amant, dans l'espoir de surprendre les volets grands ouverts. Elle allait jusqu'à sortir de son travail, prétextant une urgence, dans le seul but d'aller regarder si ces sacrés volets avaient daigné s'ouvrir. Toujours clos !

À Stéphane d'ouvrir quelque chose, si ce n'est un volet ? C'est à son tour d'intervenir pour laisser le Dr Mamani reprendre son souffle : « La scène se déroule pratiquement à huis clos, hors de la vue de la patiente. La surveillance et les vérifications sont devenues inutiles. Mme S. a finalement essayé de faire appel à d'autres moyens pour se rassurer. Elle tente, mais en vain, de se rappeler le visage de sa voisine, se demandant s'il n'y avait pas quelque chose de perceptible qui lui aurait échappé. Aucun détail précis ne refait surface pour provoquer l'éclaircie espérée. Elle ne sait plus quoi faire. Elle aurait souhaité revenir bien en arrière, pourquoi pas remonter le temps, rejoindre le moment d'avant qu'elle ne succombe à son amant. Elle se surprend même à faire les gestes de la voisine, essayant de penser comme elle, dans le seul but de pouvoir retrouver un fil conducteur, une trace susceptible de l'amener jusqu'à elle, pour enfin se rassurer.

Elle doit vite retourner au travail. Ce jour, elle vient de s'apercevoir qu'elle a quitté l'établissement sans en avoir l'autorisation. Le chemin de retour sera mis à profit pour trouver une excuse, une raison pour expliquer ce départ impromptu. Elle a une place à préserver. Elle est estimée par tous ses collègues et aussi par son employeur. À peine arrivée devant son établissement, elle a déjà trouvé une excuse pour son patron. Mais c'est pour quand le prochain départ ?

Un samedi matin, Mme S. se réveilla en sursaut et se dirigea vers la salle de bains, pour se figer devant le miroir. Elle scruta longuement son visage, fronça les sourcils et finit par écarter une mèche de cheveux. Pas de doute, c'est bien elle ! La voisine peut attendre…

Il y en a un qui n'avait pas l'air d'être rassuré. C'est Mabrouk. Probablement qu'il est inquiet pour Jean-Louis. On pense qu'il s'inquiète pour rien. Ce n'est un secret pour personne : Jean-Louis souffre probablement de lta prostate. Possiblement rien de grave. Pourquoi Mabrouk s'inquiète autant ? Stéphane, toujours lui, suppose que la peau de vache ignore probablement même l'existence de la prostate : « Qu'est-ce qu'il en sait après tout ? »

La sienne, si elle existe, elle est certainement en bois ! Et à Stéphane d'ajouter : « Cependant sa langue ne l'a jamais été ! Et c'est glorieux… » La remarque de Stéphane est un peu exagérée, on sait qu'il est aussi affecté que Mabrouk. Jean-Louis, lui est à la fois proche et protecteur. Il ne peut rester insensible, tout le monde en est convaincu.

Mabrouk s'adressa au Dr Mamani : « Veux-tu dire qu'elle a retrouvé ses pensées après avoir retrouvé son visage ? » Stéphane ne semblait pas perturbé plus que ça par cette question. Il a décidé de ne pas se laisser faire : « Elle a même dit que son amie se serait presque accaparé ses rêves. Elle s'est vue en elle dans le rêve… ». Mabrouk reprend la parole. Ce n'est pas si habituel pour un deuxième mercredi : « Je suppose que Mme S. veut simplement dire : qui suis-je dans tout ça ? Nous sommes enclins à penser que la culpabilité pourrait être le moteur animant Mme S., mais on peut aussi en douter et par conséquent se permettre d'aller plus loin. Je ne pense pas qu'il s'agisse d'une simple tromperie ! » Il s'arrêta net. C'est sa façon de faire.

A priori, tout le monde semble d'accord pour dire que Mme S. serait animée par une culpabilité. C'est plutôt plus compréhensible ainsi. En plus, cette culpabilité a été exacerbée par l'évanouissement du corps de son amie qui semblait vouloir lui échapper malgré sa traque ininterrompue.

Le Dr Mamani se fait remarquer par son silence. Elle est devenue un tantinet spectatrice, appréhendant peut-être une irritabilité de circonstance de Mabrouk, sachant qu'il était préoccupé aujourd'hui. Mais ce dernier revint vite à la charge : « Stéphane disait bien que l'amie de Mme S. lui échappait. Il semble que votre patiente a bien voulu l'écarter, je veux dire qu'elle a désiré prendre sa place, mais la "poussée" semble avoir été disproportionnée. Au lieu de l'écarter, elle l'a presque fait disparaître. On ne sait pas encore pour combien de temps. C'est presque de la magie, n'est-ce pas ?

Maintenant elle s'inquiète et cherche à retrouver sa piste, voire sa trace. Se serait-elle suicidée ? Le résultat s'avère donc insatisfaisant pour la patiente. Que voulait-elle vraiment ? Probablement l'une, elle, et l'autre, sa voisine. C'est une formule qui tient pour le moment. Du moins, elle est logique. Elle voulait, d'une certaine façon, éliminer la voisine, lui prendre sa place. Puis, la voilà dans une tentative d'autoannihilation. C'est une première équation. Elle veut vivre, mais à une seule condition : c'est qu'elle retrouve la voisine. C'est un paradoxe. Son désir vis-à-vis de cette amie semble destructeur, puisqu'il s'est retourné contre elle, d'une certaine manière. Je reviendrai tout à l'heure sur cette idée. »

Stéphane ne s'est même pas rendu compte que le Dr Mamani voulait placer un mot, voire une phrase ou plus si affinités avec Mabrouk. Stéphane ne lui laissera pas l'occasion, il avait l'air sûr de lui, il pensait avoir tout compris : « Elle semble vouloir garder son amour pour son amant et son amitié pour son amie. C'est difficile ! » Le Dr Mamani ne semblait plus vouloir suivre Stéphane. Tentant d'intervenir une seconde fois, elle essuya un nouvel échec. Mabrouk avait déjà pris possession de la place : « Qu'est-ce que tu veux dire par là Stéphane ? »

Stéphane ne semblait pas en mesure de développer plus que ça. Il avait juste voulu dire que c'était paradoxal, sans plus. Sur ce, le Dr Mamani a trouvé l'occasion de se frayer une place en profitant de la défaillance de Stéphane : « Probablement que la patiente a voulu maintenir le couple en état, bien que déséquilibré. » Mabrouk laissa faire le Dr Mamani, le temps de terminer sa phrase puis : « On peut dire que son amour est partagé, mais pas plus. Probablement entre un garçon et une fille.

Ainsi, le choix s'avère ambivalent. Ailleurs, la scène qui se passait derrière les volets la rend malheureuse et l'inquiète, on peut même avancer qu'elle l'empêche de vivre. Une question parmi d'autres : pourquoi envisage-t-elle le pire pour l'amie ? Et pourquoi veut-elle, à son tour, le concrétiser pour elle ? »

Les personnes averties ont vite compris qu'il ne s'agit que d'une introduction. Mabrouk est en train de jeter les bases d'un développement qui n'était qu'à ses prémices. Le Dr Mamani essaie de s'accrocher : « La patiente déprime et culpabilise, son geste a été probablement impulsif ? Elle a pris conscience de la gravité de son passage à l'acte et elle est prête à être aidée. » Mabrouk la désavoue : « Ton développement me semble un peu court, très simpliste et c'est un euphémisme ! Crois-tu qu'on attente à sa vie sur un simple coup de tête ? »

Ce n'est pas fini donc. Il marmonne quelque chose, hésite, il prépare certainement quelque chose. Le coup de grâce ? Peut-être : « Les volets sont toujours fermés. Madame panique et imagine. Qu'est-ce qu'elle voit derrière les volets ? Est-ce que Stéphane (il n'en a que pour Stéphane, pourtant Nathalie est là pour rééquilibrer les choses) serait d'accord si je lui dis que tout ce qu'elle a imaginé, même le pire, n'est construit, à la fin, que par ses propres matériaux. Ces derniers étant en quelque sorte le substratum du désir de la patiente. »

Où est-ce qu'il va chercher tout ça ? Il poursuit : « Je veux dire qu'elle est spectatrice et actrice à la fois ! Et quelle que soit la scène imaginée, c'est elle qui tient toujours le rôle principal, même s'il ne s'agit pas d'elle en réalité. C'est une formule presque onirique. »

Se sentant un peu abandonné, ne pouvant s'appuyer sur son tandem et ne comptant absolument pas sur l'aide de Mamani, Stéphane décide de jouer profil bas : « C'est quoi la solution ? » Il questionne, c'est loin d'être une position passive. C'est presque lui qui interroge ! C'est très étonnant. Mabrouk n'a pas réagi tout de suite, nous a imposé une plage de silence consistante puis : « La solution n'est pas difficile, il suffit tout simplement d'arrêter la scène et de ranger le décor ! Et que chacun rentre chez soi, libre à lui de laisser fermées les persiennes ! » Stéphane ne semble pas enthousiasmé par cette réponse. C'est trop condensé pour lui, et aussi pour nous d'ailleurs. On aurait souhaité une réponse moins allusive et moins interprétative.

Mamani se sent obligée de défendre sa position : « On aimerait bien avoir une conduite adéquate. Il s'agit d'aider la patiente… » Il lui répond que ce qu'elle cherche, il n'a pas arrêté de le dire tout au long de son intervention. Il finit par lui suggérer d'aider la patiente à faire le bon choix. Lequel ? Existe-t-il vraiment ? Mabrouk s'est montré très vite irrité, probablement parce qu'il s'est senti incompris. C'est probable. Un long silence suit, entrecoupé tantôt d'un toussotement alors qu'il fait très beau ce jour, quand ce n'est pas un bruit comme il sait faire quand il est tendu.

C'est un bruit de grincement qu'on devine plus qu'on entend. Mabrouk s'énerve-t-il ? Jean-Louis lui manque déjà. Nathalie ne pouvant intervenir, craignant probablement de déséquilibrer la scène en l'absence de Jean-Louis, est restée plus qu'en retrait. D'ailleurs, elle n'a aucune raison de le faire. Puisqu'il n'y avait pas grand-chose à opposer au binôme. On a eu l'impression, par moment, que c'est Mabrouk qui présentait. Cependant, si Jean-Louis avait été présent, Mabrouk aurait été peu interventionniste et le cadre habituel n'aurait que peu souffert. Nathalie a tout le potentiel pour s'opposer à Mabrouk.

Jusque-là, Nathalie est restée sur la réserve. On espère bien qu'elle mette son grain de sel pour qu'on plie tout ça au plus vite. Il commence à se faire tard. Nous en étions à chercher quel serait le bon choix pour Nathalie. Il s'agit en quelque sorte qu'elle trouve la bonne place parmi celles qu'elle a occupées jusque-là.

Nathalie, enfin… est intervenue presque pour rien, puisqu'elle a les mêmes revendications que le groupe : « Quelle place possible pour la patiente parmi le potentiel de place. » Si Jean-Louis avait été là, il en aurait probablement remis une couche en déclarant à Nathalie : « Tu veux parler d'une position subjective parmi d'autres ? » On imagine très facilement Nathalie lui répondre : « Je n'ai pas parlé de position subjective, on n'en est probablement pas encore là ! »

Comme Jean-Louis n'est pas là, écoutant la réponse de Mabrouk : « Le plus difficile n'est pas toujours de trouver sa place mais de pouvoir la garder quand le spectacle qui s'offre à vous en vaut la peine. » Nathalie comprendra bien qu'il s'agit d'une certaine subversion, quelque chose comme du semblant, qui en vaut la peine.

Nathalie s'implique : « Revenons à la patiente puisqu'il s'agit d'elle. Je pense… Mais… Oui, il me semble qu'elle doit choisir entre une place d'actrice et une place de spectatrice. Se loger aux deux places est difficile et coûteux. On risque de perdre toute place potentielle. Si le choix demeure difficile, ce que je peux comprendre, elle peut s'allonger ! Est-ce pour autant une place ? »

Nathalie semble avoir retrouvé sa place. Elle ne semble plus faire partie des présents anonymes. Elle a probablement agi comme catalyseur. Le Dr Mamani doit quand même conclure, mais elle peine à le faire. Faute d'accord avec Stéphane. Elle le regarda avec insistance, Stéphane s'est senti interrogé par elle : « Non ! je pense que c'est approprié, il faut qu'elle s'allonge ! Elle n'a pas le choix. » Pourtant, le Dr Mamani n'a rien dit qui puisse l'offenser. Elle a fait comme si elle n'avait rien entendu et mima la fin de son intervention. Selon elle, il était tout acquis à Mabrouk.

Nathalie n'est pas affectée outre mesure par cette tournure propre à Stéphane, un peu traître à notre goût. Il n'y a donc plus de recours possible pour Mamani. Un peu dépitée, elle remit ses feuilles dans la chemise en évitant de regarder l'assistance, tout en espérant des jours meilleurs. La présence du Dr Pierre ne lui aurait pas déplu. Car, pour le Dr Pierre, et c'est sa formule consacrée : « N'est pas fakir qui veut ! » Il faut comprendre divan.

Alors que tout le monde espérait une conclusion proche pour quitter enfin la salle, et sachant que la messe n'était pas encore dite, puisque Mabrouk ne semble pas avoir donné un signe pour clore l'intervention, il se manifesta : « Un petit reproche à vous faire, à faire à ce sacré binôme (ce qui n'est pas faux) : je ne vous ai pas entendu parler de la personne convoitée par les deux femmes, autrement dit le mari de la voisine qui est en même temps l'amant de Mme S. » Et c'est reparti !

Le Dr Mamani ne savait pas grand-chose sur lui. Stéphane, surpris, ce qui est exceptionnel, est pour la première fois d'accord avec le Dr Mamani. Mabrouk se contenta d'affubler le mari, d'une seule place, en le situant en position de différence au regard des deux femmes. Cependant, deux places sont octroyées à chacune des deux femmes : la première marque une relation de différentiel qui se joue entre elles et la deuxième correspond à la différence d'avec le mari[103]. Une différence vient donc moduler la relation entre mari et femme, ainsi qu'entre Mme S. et son amant. Alors que la relation entre les deux femmes est sous le sceau d'un différentiel. Reste à savoir de quoi il retourne dans cette répartition pour le moins énigmatique.

Pour la prochaine fois, le Dr Mamani est chargée par Mabrouk de lui trouver les coordonnées précises des places généreusement distribuées. Stéphane, toujours intéressé par le second degré, suggéra discrètement au Dr Mamani : « Fais gaffe ! Il ne s'agit pas uniquement de trouver lesdites coordonnées, mais aussi de dire à quel prix ces places vont être occupées. » Ce qui ne l'aida pas. Elle a préféré, sans le dire, réserver sa réponse après concertation. Avec qui ? Certainement avec le Dr Pierre.

Le Dr Mamani a tout le temps pour paniquer. Elle va certainement avoir de l'aide le moment venu, puisque le Dr Pierre et Jean-Louis seront de la partie. On peut dire que c'est fini si ce n'est l'intervention de Sarah. Elle est toujours soit en retard, soit en avance : « Je n'ai pas tout compris... » Comme si quelqu'un avait pigé quelque chose ! Nous on sait très bien que Mabrouk va être indulgent, clément avec elle : « Réfère-toi aux trois temps. Ici, le temps du partage a été balayé par le temps du sacrifice. Le temps du sacrifice ouvre sur un monde sans fenêtre, presque plat, qui ne connaît ni la différence ni la contradiction et encore moins le partage. Tout au plus, on ne peut rien en dire. Sarah, tu vois bien que Mme S. partage d'une certaine façon son amant avec une autre femme. Mais au lieu de rompre avec lui, elle a décidé de rompre avec elle même. Qui est-elle ? »

Sarah se contenta de cette réponse ambiguë et ne réclama pas plus. Il faut dire qu'il lui a servi quelque chose qui sans doute ne l'avancera pas d'un iota, mais au contraire, la fera reculer. Pour le moins, une soupe réchauffée dont elle connaît que trop le goût amer. À côté d'elle, Mme Mignolet avait décroché depuis fort longtemps. Étant assistante sociale, elle a probablement

[103] Voilà donc posée une joute qui promet entre un « différentiel » et « une différence » dont le Dr Mamani va être, en dernier, la victime. Attention au carton rouge ! Mabrouk ne sera certainement pas indulgent ou compréhensif. Rendez-vous au prochain ouvrage : il sera question de mettre en ordre tout ça et jeter les différentes passerelles, invisibles pour certains, entre signifiant, signifié, différence, différentiel, métaphore, métonymie, etc. Le Dr Pierre, attaché à une certaine concrétude, nous suggère : « Dans la différence, le garant de la présence est encore une présence, alors que pour le différentiel le garant de la présence est l'absence. » Stéphane ne semble pas d'accord, sans le dire. Cf. *supra*, note18, p. 27 et note 86, p.225.

compris que la patiente, son amie et son amant n'étaient pas sans domicile fixe ! Et ont de bonnes ressources. Bien que Stéphane puisse dire le contraire, uniquement pour la provoquer. Mais, lui n'est pas poète, contrairement à Mme Mignolet.

On aura peut-être l'occasion de lui demander son avis sur ce qu'elle a compris ce jour, mais il n'y a pas urgence. Il suffit parfois d'une soirée, d'un pot de départ, d'un repas de fin d'année, moment propice pour que les langues se délient, mais jamais la sienne. Elle parle toujours sa première langue étrangère, la langue maternelle ! C'est ainsi qu'elle a décidé d'être poète et assistante sociale. Un écriteau demeure accroché sur le mur de son bureau, et continue à attirer le regard du visiteur. C'est un peu son poème professionnel : « On ne naît pas assistante sociale, on le devient ! »

LE FROMAGE

C'est le deuxième samedi du mois. À cette présentation est invitée l'ancienne équipe de Marguerite. Il y a quelques collègues de différents secteurs psychiatriques et un pédopsychiatre. Sinon, c'est l'équipe habituelle. On note la présence de quelques praticiens somaticiens. On ne peut pas dire qu'il y a foule. On a vu des samedis où l'assistance était plus nombreuse. Mais le quorum est plus ou moins respecté. Mabrouk a, semble-t-il, au moins le minimum requis. Marguerite n'est pas toute seule à intervenir. Elle n'a probablement pas encore l'expérience suffisante pour affronter toute une assemblée. Pour l'instant, il est très difficile de dire quel serait le binôme le plus équilibré pour elle.

Mabrouk lui a désigné le Dr Pierre comme acolyte. Sachant que le Dr Pierre est sans doute imbattable, il s'agit d'un atout qui vaut son pesant d'or pour Marguerite. Le Dr Pierre est chargé de la « coacher » pendant la première année Plus tard, elle pourra probablement se débrouiller toute seule, ce qu'elle fait déjà. Sachant que Mabrouk veille au grain. Marguerite affectionne les entretiens du Dr Pierre quand il reçoit des adolescents. C'est ce qu'on peut dire pour l'instant. Sinon, elle est souvent fourrée dans ses lectures. C'est un refuge pour elle, mais aussi une façon d'éviter les articles que Mabrouk serait tenté de lui proposer. C'est une littérature qui lui paraît souvent obscure. Elle n'ose pas en parler à voix haute. Elle a trouvé en le Dr Pierre une écoute plutôt discrète. Tout le monde sait de quoi est fait le monde clinique du Dr Pierre : « Quand la clinique ne marche pas, qu'est-ce qui il faut faire ? De la clinique ! » répète-t-il. Tant mieux pour elle.

Marguerite va nous parler d'une adolescente âgée de 16 ans, deuxième d'une fratrie de deux. À l'entretien, elle a déclaré ne plus vouloir retourner chez ses parents, brossant un tableau digne de Hugo. Donnant l'impression de sortir d'un de ses chapitres. On ne peut faire la différence entre Cosette et celle qui cause ! C'est le propos du Dr Pierre. Marguerite n'oserait pas prendre cette liberté. Mlle M., la patiente, déclare vivre dans des conditions effroyables. Le mot est lourd. Mais est-ce vrai ?

Marguerite trouve que son discours est sensiblement cohérent, sa tenue corporo-vestimentaire correcte. Elle est vigilante, présente et ressemblant à n'importe quelle adolescente de son âge. Sa scolarité se situe dans la moyenne. Elle déclare tantôt être empêchée de sortir, tantôt séquestrée ! Elle a essayé de persuader le Dr Pierre de faire quelque chose au plus vite, sinon, elle menace de récidiver. Elle a été hospitalisée après une intoxication médicamenteuse volontaire.

Mlle a tendance à regretter son geste, réclame qu'on s'occupe d'elle et qu'on fasse tout pour éviter qu'elle retourne chez ses parents. Elle a un petit copain. Elle a suggéré au Dr Pierre que sa sœur aînée serait passée par le même calvaire, et lui propose de convoquer son témoignage. Elle envisage d'aller dans un foyer, ou peut-être aller vivre chez sa sœur. Elle appréhende énormément la rencontre avec ses parents, qu'elle a d'ailleurs franchement déclinée : « Je ne veux pas les voir ! Ils vont certainement vous raconter n'importe quoi, ce sont des menteurs ! »

L'assistance écoute en silence, un peu troublée par les propos de la jeune patiente. On a l'impression que cette adolescente ne se défende pas trop mal et semble savoir ce qu'elle veut. On n'a pas l'impression, de prime abord, qu'elle vit le cauchemar qu'elle décrit. Mais sait-on jamais. Le Dr Pierre ne s'est pas encore prononcé. De toutes les façons, il gardera sa réserve probablement jusqu'à la fin. C'est Marguerite qui est chargée des prémices. Il ne semble pas la pousser loin devant, il a l'air plutôt proche, la soutenant du regard pour l'instant.

Mabrouk est attentif et à l'écoute. C'est la troisième présentation de Marguerite. Elle n'est pas toute seule puisqu'elle a invité quelques internes venant de son ancien service. De plus, son directeur de thèse est aussi présent. Mabrouk va certainement l'aider au cas où… Mais sachant que le Dr Pierre est présent, aucun risque a priori.

Tout à l'heure, il y a eu un petit raté, puisqu'on a entendu Mabrouk répéter après Marguerite : « Menteurs ? » Certes en retard. Ça lui a certainement échappé. Marguerite n'a même pas fait attention. En revanche, le Dr Pierre a réagi promptement, mais sans bruit aucun. Il a juste sorti sa main gauche de là où elle traîne habituellement. C'est un signe qui ne trompe pas. Il est présent et prêt à réagir.

L'adolescente a tenté de persuader le binôme que ses parents étaient des menteurs, preuve à l'appui : elle leur a expliqué que ses parents avaient menti à leur fille aînée alors qu'ils gardaient leur petite fille. Cette dernière s'est blessée en tombant du lit et les parents auraient affirmé à sa mère qu'elle s'était cognée. Pour mademoiselle M., c'est un mensonge : « Ma petite nièce a manqué de surveillance ! » Et finit par dire : « C'est notre secret à moi et à mes parents. » Évidemment, cette phrase a égratigné Mabrouk : « Drôle de pacte. Ceci a sans doute fragilisé tout l'édifice, à moins qu'il ne le fût déjà. »

Nathalie et Jean-Louis approuvent d'un geste conjoint. Mabrouk est content de leur approbation. Ils sont là à leur place habituelle, de part et d'autre du divan. C'est un privilège qui perdure encore. Personne n'a remarqué cet échange. C'est une affaire d'école. Ça ne se dit pas, ça ne se voit pas, mais ça se sent. Pour l'instant, les choses se déroulent normalement. Pas une seule question ne vient de l'assistance pour le moment. On suppose que personne n'ose. Stéphane est assis pas loin de Nathalie. Ce qui suggère qu'il n'aura pas trop l'occasion d'intervenir. Sa place habituelle est à côté de Jean-Louis, occupée exceptionnellement par le pédopsychiatre. On ne sait pas qui est ce dernier, mais on ne va pas tarder à le savoir : une indiscrétion provenant de Patricia. Elle aurait fait un stage dans son service de pédopsychiatrie. Peut-on dire que Mabrouk nous a invité un expert ? Il a peut-être cédé au Dr Pierre, qui le lui aurait réclamé.

Marguerite a repris son texte pour poursuivre et voilà que Mabrouk en rajoute : « Ce n'est pas facile pour les parents. C'est un secret difficile à garder mais trop engageant pour eux. » Marguerite ne put poursuivre après cette intrusion. Le Dr Pierre a décidé de prendre le relais. Il va introduire les parents en déclarant que l'entretien familial se déroula sans difficulté. Les parents ont brossé un tableau diamétralement opposé à celui décrit par leur fille.

Ils ont décrit le comportement et le caractère intenable de leur cadette. Ils ont relaté sa désobéissance, ses mauvaises fréquentations et sa tendance à fuguer. Les parents déclarent qu'ils étaient inquiets pour elle, pour sa sécurité et qu'ils n'en pouvaient plus. Et il est insensé de penser qu'ils soient capables de séquestrer leur propre fille. Ils auraient entamé des démarches auprès des services sociaux afin de demander de l'aide. Une aide éducative ?

Le Dr Pierre n'a remarqué aucune manifestation d'hostilité à l'égard de leur fille, et il les a trouvés prêts à faire le nécessaire pour trouver une solution adéquate. C'est plutôt le père qui semble avoir l'initiative du discours. Le Dr Pierre décrit une mère blessée par les propos hostiles que lui aurait tenus sa fille. Elle n'en revient pas toujours de la façon dont elle a été dessinée par sa fille, un dessin où elle l'aurait figurée sous une forme hideuse, mettant en avant une sphère génitale plutôt équivoque. Elle déclare n'avoir jamais imaginé sa fille capable de la représenter de la sorte.

Le Dr Pierre semble parti pour décrire une sorte de procès dont il reste le juge malgré lui, alors que toute l'assistance est tenue en haleine, curieuse dans l'attente de savoir que recèlerait le dessin. Il s'agit probablement d'une caricature.

Le Dr Pierre a sa main gauche dans la poche, il est donc en mesure de maîtriser son *tribunal*. Ça va être un procès équitable ? D'une seule main ! C'est le signe qu'il est tout à fait à l'aise. Pendant ce temps-là, le pédopsychiatre avait l'air légèrement détaché. Probablement qu'il en a vu d'autres. Il ne faisait même pas attention à la prestation du Dr Pierre. Marguerite l'avait bien remarqué et ne savait quoi faire, un peu désolée.

Ça ne pouvait échapper à Mabrouk qui, par conséquent, crut bon de mettre fin à la tentative du Dr Pierre : « Venons-en aux faits ! » C'est un peu le président du tribunal. Les avocats sont inexistants pour l'instant.

Ce n'était pas facile pour le Dr Pierre. Mais il ne céda pas de suite, c'est sa façon de marquer le bout du territoire que lui a confié Mabrouk. Seulement son débit verbal décèlera légèrement et il semblait en voie de mettre fin à son entreprise. Cependant, il fit appel à la mère de l'adolescente : « Comment peut-elle faire ça ? Est-ce possible ? » Elle semblait paralysée par cette intrusion dans sa vie sexuelle. Elle ne put s'empêcher de le dire encore et encore : « Elle m'a dessinée toute moche, flétrie, disgracieuse, mais ça peut passer ; en revanche, un bout de fromage qui pue à la place du sexe ? C'est impardonnable ! »

Il y a de quoi rester coi. On comprend plus ou moins la détresse de la mère. Stéphane, presque en chuchotant, ne trouvait pas ça dramatique tout en pensant que le Dr Pierre aurait pu dédramatiser la situation et ne pas se l'accaparer pour en faire une prestation qui frise le ridicule. Si c'était à l'initiative de Marguerite, ça pouvait passer. Nathalie, qui jusque-là le tenait en respect, a réalisé qu'elle a manqué de vigilance. Son seul regard obligea Stéphane à ravaler la majorité de son propos qui ne s'était pas encore dissous dans l'assemblée, tout en dénonçant plus ou moins ce qui est arrivé à bon port. Ce n'est pas sans expérience qu'elle a réussi cet exercice.

À partir de cet instant, Marguerite a semblé mal à l'aise, espérant un changement de cap, d'où qu'il vienne. Elle craint pour sa prestation devant Mabrouk et ses invités. Surtout le pédopsychiatre qui commence depuis peu à la fixer du regard, mais d'un regard encourageant. C'est plutôt rassurant pour elle. Elle prend alors l'initiative, en rebondissant sur ce regard bienveillant, déclarant que les parents ont accepté facilement le refus de leur fille d'être présente à l'entretien. Elle est d'accord avec le Dr Pierre. Les parents ne lui ont renvoyé rien d'inquiétant. Ils sont tout à fait aimants, dit-elle.

Le divan, cependant, est resté muet. La caricature ne l'a pas encore fait broncher. Mais ça ne va pas trop tarder. On peut supposer que l'attaque frontale de la patiente à l'adresse de sa mère a dû susciter chez lui pas mal de questionnement pour sa petite caboche. Y avait-il une place pour le « fromage qui pue » dans son lexique ? On verra bien ce qu'il réserve à ce mets.

Alors que nous attendions son intervention, c'est le pédopsychiatre qui énonça : « Cette jeune patiente semble chercher une alliance avec sa sœur aînée, par le truchement d'un point d'identification. Elle s'identifie en premier à sa sœur. Elle dit qu'elle a vécu la même chose qu'elle. Elle, elle aurait été le témoin de la chute de sa nièce. On peut la soupçonner d'une identification à l'enfant qui chute et qui se blesse. Cette deuxième identification a été transformée, ou pourquoi pas annulée, par ce qui serait le mensonge des parents dont elle aurait été le témoin (complice ?).

Cet épisode de la blessure de l'enfant ne date pas d'aujourd'hui. On peut déjà avancer que cette adolescente a été *conviée,* semble-t-il, par ses parents, à transformer une scène par une autre au prix d'un mensonge qui ne va pas sans trace. Elle a déclaré avoir menti pour protéger ses parents. On est toujours dans un flux identificatoire dont l'accroche reste fragile. Si on veut apporter un crédit aux propos de l'adolescente, il paraît hasardeux de s'arrêter au bout de fromage qui pue. Il faut avancer, bien sûr, toutes narines ouvertes ? »

On a tous pensé que le pédopsychiatre a fréquenté la même école que Mabrouk. Il n'avait pas l'air, en apparence, de dédaigner le fromage : « La représentation faite par l'adolescente de sa mère, ayant devancé le geste suicidaire, pourrait être l'équivalent d'une rupture ou d'une chute annoncée, dans ce cas, suicidaire. Les parents ont, semble-t-il, annulé à leur manière la chute de leur petite fille, entraînant probablement leur fille cadette dans cette voie : la chute.

La chute suivie de la blessure, enveloppée d'un mensonge, a été dirigée contre la fille aînée. Je ne juge pas. C'est juste par la force du symbolique que je suppose les choses. Alors, comment cette adolescente aurait pu garder un tel secret aussi compromettant à l'égard de sa sœur et de sa nièce : dénier ce qui est advenu ? Ça ne pourrait se faire qu'au prix d'un autre déni, celui de la castration de sa propre mère, ou quelque chose d'équivalent.

Mais ça n'a pas suffi, puisqu'elle a décidé, plus tard, de dénier sa propre existence, en devenant un objet. Pour ce faire, il fallait plus ou moins s'identifier à quelque chose qui pue. C'est ainsi qu'il lui a été loisible de tenter de s'en défaire en passant à l'acte. C'est une façon de voir qui m'est probablement propre. Je laisserai de côté toute la problématique liant cette adolescente à sa sœur aînée. On voit également une dialectique entre la composition, la recomposition et la décomposition. »

On peut déjà dire qu'on n'est pas sortis de l'auberge ! À s'y méprendre, c'est le sosie de Mabrouk qui vient de parler. Pourtant, il ne lui ressemble pas du tout. Le Dr Pierre n'éprouva en apparence aucune satisfaction de ce qu'il venait d'entendre. Un signe qui ne trompe pas, sa main gauche n'est plus dans sa tanière ! Elle n'arrête pas de tambouriner sur le bureau, ce qui semble gêner en premier Marguerite, très admirative de ce qu'elle vient d'entendre. A-t-elle compris ?

Le Dr Pierre finit par reprendre la parole, ce qui mit fin à l'errance de sa main gauche, qui retrouva enfin sa poche. Comme on le sait presque tous, elle y a retrouvé une pipe et quelques autres outils nécessaires à son réarmement et à son nettoyage. Il la bichonne régulièrement dans les moments de repos, tout en restant discret. Le Dr Pierre pense que l'autorité en a pris un véritable coup, et que dorénavant il va falloir corriger et reprendre les choses. Il pense que le pédopsychiatre prétend avoir tout résumé et tout expliqué. On peut comprendre par là qu'il n'est pas totalement d'accord avec ce qu'il vient d'entendre.

Pourquoi pas. On est plus accessibles au discours du Dr Pierre. Bien que ce soient des évidences pour Mabrouk, le Dr Pierre a tenté de traduire (pour le petit peuple !) quelque peu ce qu'il venait d'entendre de la bouche du pédopsychiatre, en disant qu'à partir d'une complicité autour d'un mensonge naissent au moins des malentendus qui risquent de faire des petits. À partir de là, on peut douter de tout, et même de sa propre mère ! Il ira jusqu'à dire que la sexualité des parents ne peut qu'en prendre un sacré coup. C'est assez drôle sorti de la bouche du Dr Pierre.

On ne peut pas dire que le Dr Pierre ne s'est pas défendu. Stéphane a manifestement été plus ou moins bridé par Nathalie. Pour ce qui est des invités, le pédopsychiatre a sans doute pris une place de choix, ainsi que le siège de Stéphane. Ce dernier, vexé et n'ayant pu placer quelque chose de bien à lui dans une situation clinique dominée a priori par au moins deux chutes (celle du bébé, et son équivalent la tentative de suicide de l'adolescente) et par un fromage qui pue ! Finalement, il résista et ne s'avoua pas vaincu, en s'adressant plutôt à Mabrouk qu'aux autres. Ce trajet étant sécurisé : « Et si c'était un fromage qui ne puait pas, quelle aurait été la traduction ? » C'est bien lui, il ne lâche pas le morceau, même si c'est un fromage qui pue.

Le pédopsychiatre, semble-t-il, ne s'est pas senti concerné par la question. De toute manière, de ce qu'il a dit, on peut comprendre que l'odeur était plus ou moins la bienvenue, et pourquoi pas le fromage aussi ? Quelle va être la réponse de Mabrouk ? Il n'a pas été bavard aujourd'hui. Il a probablement laissé l'initiative à son invité. De plus, l'intervention de ce dernier n'avait rien à envier à celle à laquelle Mabrouk nous a habitués. Va-t-il dire quelque chose de plus ?

C'est parti ! « Tout d'abord, je remercie l'excellente intervention de mon ami le professeur Taras (Stéphane aurait préféré Tarass Boulba[104] !) avec lequel je suis tout à fait d'accord. Comme je le connais bien, je sais qu'il est en mesure d'imposer une certaine réserve aux concepts utilisés habituellement par la métapsychologie.

C'est lui qui a toujours dit : quand la clinique ne marche pas, il faut faire de la clinique ! Vous avez compris ce que ça veut dire (ce n'est donc pas le Dr Pierre qui est le père de cette assertion. Il n'a pas réagi ?). Qu'est-ce que je peux ajouter pour tenter de satisfaire la question de Stéphane ? On sait tous que Stéphane est plus ou moins notre électron libre. Il a besoin toujours de plus de réponses.

Je n'aurais probablement rien à ajouter à l'intervention de mon ami le professeur Taras si ce n'est une formule qui nous est chère : "Le père, il faut que ça pue !" Peut-être une remarque : le dessin fait par l'adolescente a, semble-t-il, subi un vent défavorable, qui a fait que les odeurs ont plus ou moins dévié. Par conséquent, pour un instant, cette adolescente a flanché ne sachant plus où donner de la tête, de la narine ! Je vous remercie et à bientôt. »

---

[104] En référence au roman de Nicolas Gogol, paru en 1843.

Stéphane aurait pu se taire. Mais, après tout, c'est bien qu'il soit bavard. Imaginons un instant qu'on ait un deuxième taiseux comme le Dr Pierre. On avait appris par ce même Stéphane que le professeur, ami de Mabrouk, n'est que l'oncle maternel de Marguerite. Ceci explique le regard attendrissant que lui adressait tout à l'heure le professeur. Nous, on n'y a vu qu'un regard encourageant et désintéressé. Pour ce qui est de l'adolescente, le Dr Pierre n'a sans doute pas eu le temps de terminer son intervention. On sait que Mlle M. est partie passer quelques jours chez sa sœur, après plusieurs entretiens familiaux.

L'intervention du Dr Pierre et de Marguerite a apaisé la situation. Mlle M. a accepté de rencontrer un soignant pour une prise en charge. Le Dr Pierre a également préconisé des entretiens familiaux avec un thérapeute familial. L'adolescente a pu retrouver des investissements adéquats, loin des compromis défavorables à son économie psychique. Le Dr Pierre, très pudique, a tout de même lâché, quelques jours plus tard : à chacun son fromage !

CINQ KILOS, PAS UN DE PLUS !

Un jour… Pas de tâches particulières. Je bavardais avec Patricia dans le couloir, pas loin du bureau de Mabrouk. Nous sommes sortis du secrétariat pour éviter le boucan qui y régnait. Il y avait beaucoup de monde, la secrétaire faisait ce qu'elle pouvait mais personne ne l'entendait. Je disais à Patricia que le chiffre cinq peut finalement être trompeur, en parlant de la situation clinique à laquelle nous avions été confrontés tout à l'heure. Pour Patricia, un chiffre est un chiffre. Ce n'est pas une variable. Le chiffre cinq est égal au chiffre cinq. Mais la situation clinique ne l'entendait pas de cette façon. De quoi s'agissait-il ?

La réponse sera pour après. Mabrouk, on l'a complètement oublié. Il vient de nous demander de venir dans son bureau. Une invitation ? Écoutait-il derrière la porte ? Une scène primitive à l'envers ? Surpris, nous sommes rentrés machinalement, on s'est assis automatiquement à des places plausibles. On a fait en sorte que les places attitrées, de Nathalie et de Jean-Louis, restent inoccupées. On a tous compris que cette invitation n'était pas gratuite : « Vous parliez de chiffres ? Peut-être de chiffrage ? » Les chiffres, ça nous parle ; le chiffrage, on n'est pas en mesure d'en parler. On l'ignore totalement.

Patricia et moi sommes obligés de lui exposer la situation clinique pour laquelle on a été sollicités. On lui explique notre différend, après lui avoir donné les éléments cliniques que nous détenions. Patricia a trouvé que ma proposition était séduisante, mais refuse pour l'instant de lui accorder un véritable crédit. Une spéculation ? De quoi s'agit-il ? Nous avons reçu une patiente âgée de 25 ans, épuisée, triste et surtout effrayée par des idées suicidaires insistantes, et ce pour la première fois. Elle a déclaré lutter depuis 24 heures contre ces idées. Elle les refuse et ne souhaite pas mourir : « Je n'arrive pas à voir le bout du tunnel ! »

Elle ajoute qu'elle souffre d'une « anorexie boulimie », qui remonterait à plusieurs mois. Elle lutte donc depuis quelques mois mais sans résultat. Le régime actuel qu'elle s'impose ne semble pas draconien mais son angoisse pèse. Stéphane aurait tout fait pour peser son angoisse afin de calculer son IMC[105] !

[105] Indice de masse corporelle.

Patricia et moi avions essayé de remonter le plus loin possible dans l'histoire du trouble. Elle nous a déclaré que tout est parti après une conversation d'un soir avec son ami. Ils venaient de rentrer chez eux. Il était tard. Une fois dans le lit, la question suivante s'imposa à elle : « Et si je perdais cinq kilos, qu'est-ce que tu en penses ? » Dans son for intérieur, elle avait presque la réponse : elle a trouvé que le chiffre proposé était exagéré et que son ami allait la dissuader de perdre autant de kilos. Mais pas du tout ! Il apprécia son projet et la conforta dans sa décision. Probablement pour ne pas la contrarier.

Perdre cinq kilos était désormais son credo. C'est ainsi que les difficultés commencèrent. Aujourd'hui, elle a perdu le double et n'arrive pas à s'arrêter, à maîtriser ce qui s'est transformé en escalade, et tout est devenu problématique. Nous voilà donc avec le chiffre convenu largement dépassé. Mabrouk écoute et ne prend pas parti pour l'instant. D'ailleurs, il ne peut pas. Puisqu'il n'a pas tous les éléments, jusqu'à cet instant.

Je suggère à Patricia que le chiffre était erroné dès le départ. S'il ne l'était pas, la patiente se serait contentée de la barre qu'elle s'était fixée, bien qu'elle n'y crût pas, consciente d'avoir mis la barre trop haute. C'est elle qui l'a affirmé. Le chiffre avancé, le cinq, signifiait hier quelque chose pour elle, dont elle n'avait pas tout à fait conscience. Il ne s'agit probablement pas du chiffre désigné, mais d'un signifiant, en lieu et place d'un autre.

Patricia a trouvé que ma proposition était tirée par les cheveux et qu'elle n'était pas prête à me suivre. Pour elle, un chiffre est un chiffre et non une variable, pour ajouter : « Elle a certainement dépassé le nombre de kilos qu'elle souhaitait perdre, le processus l'a dépassée. C'est tout ! Elle n'y peut rien. C'est une maladie. »

Mabrouk semble surpris quand il entend le mot « maladie », mais ne réagit pas. Il attend sans doute. Ce ne sera pas pour longtemps. J'ai le sentiment que ma proposition lui parle. Il va très vite s'en approprier, à sa manière. Patricia persiste à défendre sa position et continue à trouver que le chiffre est bien à sa place, tout en étant largement dépassé. Moi, je tiens à garder ma position et ne souhaite pas qu'on me pique ma formule magique ! « Le chiffre en question n'était pas le véritable chiffre. »

Le petit côté hermétique de la proposition pèse, je lui aurais plutôt préféré quelque chose d'énigmatique. Sans plus. La suite va très vite me mettre dans l'embarras, m'imposant de réviser ma stratégie.

Voyant que Patricia se contentait de la sauvegarde du chiffre cinq, et que moi ça ne m'empêchait pas de continuer à balbutier, il s'immisça dans notre différend : « Contentons-nous du chiffre cinq, qui est le résultat d'une opération. Mais ce n'est pas ça l'essentiel. Ça aurait pu être le chiffre neuf. Pourquoi pas. Mais je ne vais pas changer la donne. Je vais confier pour un l'instant le chiffre cinq à Patricia, qui va en prendre certainement soin. Le véritable chiffre, d'après ce que tu dis, est devenu une variable puisque du cinq on est passé à dix et pourquoi pas plus. Essayons de contenir ce qui est devenu une variable. Mais je ne suis pas sûr du résultat.

Un chiffre peut être confronté à une multitude de chiffres et au-delà. Plusieurs opérations sont possibles. Par exemple, dans le cas qui nous intéresse, le chiffre cinq du départ a été au moins multiplié par deux. De ce fait, on peut avancer sans se tromper que la patiente ne savait pas ce qu'elle disait, puisqu'elle a dépassé le chiffre cinq. On est tentés alors d'avancer qu'elle en savait trop ou pas assez avant d'arriver aux cinq unités. Si j'ai bien compris, ou si j'ai bien entendu, elle ne croyait pas au chiffre qu'elle avançait, celui de cinq kilos, pensant que c'était trop, n'est-ce pas ? Donc, en deçà des cinq kilos elle avait un doute ; et au-delà elle ne pouvait plus compter. Je te rejoins quand tu dis que le chiffre cinq signifiait probablement autre chose, mais je ne suis pas prêt à confondre Patricia. Je suis même amené à douter de la capacité de votre patiente à compter. Mais c'est à dessein.

Le chiffrage que j'ai évoqué tout à l'heure pourrait nous amener sur la voie d'une position objectivante pour la patiente, qui pourrait être liée à cinq unités. Mais on ne sait pas trop quelle est la valeur de l'unité dans son cas. Même si cette idée, avec votre consentement, je vais l'écarter de suite. Vous ne me donnez pas les éléments nécessaires pour que je puisse la cultiver plus. En attendant, le chiffre cinq n'est pas disculpé pour autant. Il y est pour quelque chose, mais quoi ?

Le chiffre n'est plus à éliminer, puisqu'il a été dépassé. Alors, occupons-nous du signifiant. Ça paraît absurde, mais ce ne l'est qu'en apparence. Pourquoi ? Je tente de faire une incursion du côté du chiffrage. Quel véritable sens a le mot “chiffre” pour Nadia ? Il s'agit bien de Nadia, n'est-ce pas ? » Surprise ! Pourtant, il ne connaît pas le prénom de la patiente ?

Patricia, qui n'a pas dit un mot depuis tout à l'heure, depuis qu'il lui a confié le cinq, et pas une unité de plus ! se crut obligée de lui répondre par « O.K. ! Euh, oui. » Il ne va pas se contenter de cette réponse : « D'où vient-elle ? » Il parle toujours de Nadia. « De chez elle bien sûr. » Il n'avait pas l'air satisfait de cette réponse. Patricia se sentit obligée d'en rajouter : « Sa mère est belge et son père est marocain, elle est née en France. »

Hésite à aller plus loin puis : « Elle est interprète de profession avant d'avoir choisi d'être infirmière. Elle parle arabe, anglais, français et espagnol… » S'il ne l'arrête pas de suite, Patricia va lui décliner son curriculum vitae, voire la filiation de Nadia et pourquoi pas son génome ! Mabrouk semble satisfait. Je pense qu'il en a eu plus qu'il ne voulait :

« Je n'attendais pas autant. Merci Patricia. Je ne crois pas m'être trompé dès le départ. C'est une forme d'intuition, bon. Je veux vous faire une proposition qui va probablement disculper le cinq, sinon totalement l'innocenter. Ce n'est pas aisé. Allons au fond des choses et soyons bons interprètes, probablement que Nadia l'est. Essayons de traduire le mot chiffre. Vous allez trouver ça étrange mais ce n'est qu'une apparence.

Pourquoi le traduire ? Ça ne servira à rien, selon vous, mais pas du tout ! Proposons à Nadia de nous dire qui est-il véritablement ? Je pense qu'elle va nous répondre tout simplement que c'est le zéro ! » On est estomaqués tout de suite. Patricia a aussitôt failli lâcher ce qu'elle avait dans les mains, ce que lui a confié Mabrouk tout à l'heure, le « cinq ». Probablement qu'elle a perdu quelques unités au moment où elle n'a pas cru ses oreilles. Mabrouk ne semble pas du tout perturbé par notre réaction : « C'est un zéro, l'indispensable ! » C'est étrange ! Ainsi formulé, nous n'avions pas grand-chose à lui opposer. Mais on ne va pas se faire avoir comme ça. Il aurait pu s'y prendre autrement. Nous n'avions pas besoin de tout ce développement pour qu'il nous sorte un zéro, du chapeau qu'il n'a pas. Quel lien va-t-il trouver entre ce qu'il vient de dire et l'histoire singulière de la patiente ? Va-t-on le savoir enfin ?

On le soupçonne de s'inspirer d'une précédente formule dont lui seul avait le secret. Il s'agissait d'une tentative de suicide chez une septuagénaire qui, contrariée par son conjoint, lui proposa de divorcer. Son mari accepta sur-le-champ alors qu'elle était persuadée du contraire. À partir de cet instant, la descente aux enfers commença pour la patiente. Mabrouk avait fait un développement assez similaire.

La méthode appliquée à l'époque nous laissa sans voix. On disait qu'il avait de la bouteille ! Elle ne semble pas avoir débordé depuis. Nous étions très enthousiastes. Stéphane, amusé par l'histoire de la bouteille qui ne déborde pas, l'avait vite assimilée au tonneau des Danaïdes !

Qu'en est-il pour la patiente d'aujourd'hui ? Alors que nous nous attendions à une nouvelle formule magique, la déception fut de taille. Puisqu'il nous a expliqué que le chiffre en lui-même n'avait pas une grande valeur si ce n'est sa valeur objectivante pour la patiente. Mais c'est à dessein qu'il a fait appel à une autre langue, l'arabe, pour dénoncer le chiffre et nous mettre sur la voie de l'énonciation et non de l'énoncé.

Il finira par ajouter : « La patiente en annonçant le chiffre cinq ne savait probablement pas ce qu'elle disait, autrement elle se serait contentée de ce qu'elle avait annoncé, c'est-à-dire perdre cinq kilos. Elle a donc été trompée par son propre discours. On voit ainsi le tumulte inhérent au sujet, un sujet parlant autant de langues. Heureusement pour elle, son chiffre ne s'est pas arrêté au zéro, ce qui aurait pu emporter le corps dans sa totalité voire faire éclore un délire. À la fin, on ignore quel chiffre exactement a agi véritablement votre patiente. Patricia, tu peux maintenant lâcher ce que tu as dans la main ! » Pour ajouter : « Le mot chiffre est un mot arabe qui veut dire zéro. Votre patiente a peut-être voulu perdre zéro kilos ! Un impossible. Et pourquoi pas peser zéro kilos ! puisqu'elle a été emportée par le chiffre, ou plus exactement par un déchaînement de chiffres ! Je vous laisse traduire.» Il est clair que Patricia et moi sommes restés dubitatifs, on a trouvé que son raccourci était pour le moins invraisemblable. Stéphane aurait dit que Mabrouk a trafiqué les chiffres.

PETIT PÈRE

Encore un mercredi ! Tout le monde raconte que l'intervention d'aujourd'hui va être plutôt succincte. C'est Patricia et Jean-Louis qui vont présenter la situation clinique. Une question se pose : « Pourquoi une intervention courte alors qu'il s'agit de deux grosses pointures ? » Patricia n'a pas de réponse, mais Jean-Louis se défend aisément en déclarant qu'il s'agit du texte court, en attendant l'observation détaillée à venir. Pour ajouter : « Tout dépend de l'orientation que donnera Mabrouk… »

En appui, Stéphane : « En médecine, vous avez bien le texte court d'une conférence de consensus et aussi le texte détaillé de la même conférence. » « Foutaise ! » répond le Dr Pierre, notre adepte des conférences de consensus. Après avoir précisé que la conférence de consensus est un sujet on ne peut plus sérieux, il en profita pour vendre la mèche alors qu'il avait beaucoup de respect pour Jean-Louis, en déclarant que cette situation clinique débuterait par la mort d'un chien. Un suicide ?

Le canidé invité à cette discussion, a priori mort aujourd'hui, a vite suscité la curiosité « clinique » de tous. Jean-Louis, très académique, avait, au préalable, placardé une affichette au sein du secrétariat, de quoi susciter l'intérêt de l'équipe : « Les pneus crissèrent… Le chauffeur, qui était le grand-père du patient, succomba à ses blessures. La grand-mère, enceinte, évita la mort, grâce à son chien : il était devant elle, sur ses genoux. » On dit encore aujourd'hui qu'il lui sauva la vie, ainsi qu'à l'enfant à venir, en l'occurrence le père de notre patient. Le grand-père, ainsi que le chien, ne rechapèrent donc pas à cet accident. La grand-mère, enceinte, s'en est sortie avec de graves séquelles. Elle a vécu peu d'années avec un lourd handicap avant de mourir.

L'affichette annonçant la présentation ne portait aucune signature. Jean-Louis a sans doute voulu éviter de vexer Nathalie, aussi gradée et dont il doit obtenir l'accord pour tout affichage. Elle a un caractère marqué et tranchant, qui masque une gentillesse profonde et une grande sollicitude. Mais ça se mérite ! Rien n'est gratuit avec elle. Hélas, pas d'atomes crochus en ce qui concerne Stéphane, bien qu'il ne démérite pas. Il y a une équation presque magnétique : quand on est proche de Jean-Louis, on s'éloigne inexorablement de Nathalie. Jean-Louis est très différent, presque son contraire.

Dans le bureau de Mabrouk règne le calme habituel. Jean-Louis et Patricia sont à l'aise. Patricia est quelqu'un qui exprime difficilement ses émotions. On est certain de ne rien voir poindre d'autant plus que le terrain est sécurisé par la présence de Jean-Louis. On sait d'avance que c'est elle qui va parler de la situation. Jean-Louis va se contenter d'apporter quelque éclaircissement si nécessaire, mais surtout il va parer à toute attaque venant de l'extérieur. Tout le monde sait que Nathalie est toute désignée pour jouer le mauvais rôle. Mais personne n'est en mesure de dire si Stéphane ne va pas oublier qu'il doit une certaine obédience à Jean-Louis, pour, pourquoi pas, s'interposer ou faire diversion si nécessaire.

Patricia nous dit que le patient donne une description assez vague des circonstances de son passage à l'acte suicidaire, mais s'attarde sur son père, bien qu'il ne l'ait pas connu, le décrivant sans consistance, faible et dépourvu d'envergure. Jean-Louis reprit la parole à Patricia. Le passage de témoin va sans doute être intéressant, c'est aussi une façon de s'adresser à Mabrouk. Le suspense peut commencer : « Le patient nous a dit qu'il n'y avait rien d'important du côté de son père, puis le ton de sa voix avait changé en même temps que son regard se dirigeait vers un ailleurs… Une mère ? Tout en disant : “Mon père est petit, moi je suis grand…” » Nathalie marmonna d'une voix volontairement inaudible : « Qui a pris leur toise ? »

Pas de réactions de Mabrouk. Patricia poursuivit pour dire que le patient était âgé d'une quarantaine d'années, avec un bon niveau intellectuel, mais paradoxalement totalement insoucieux quant à son état physique jugé délabré par le collègue somaticien. À cet instant, Patricia, sans avertir, s'arrêta de parler du patient, gênée par Jean-Louis qui semblait répondre à un signe de Mabrouk. Personne n'a vu bouger ce dernier. Mais il n'y avait pas besoin de preuves. C'est leur façon de communiquer. Il n'y a que Nathalie et Jean-Louis qui sont en mesure de décoder !

Il semble que Mabrouk voulait en savoir plus sur le propos du patient. Jean-Louis rattrapa la phrase du patient, mot à mot pour la lui resservir : « Mon père est petit, moi je suis grand ! » Voulant être plus explicite, il ajouta que le patient voulait sans doute dire qu'il tenait plus de sa mère que de son père. Là, la langue de Mabrouk se délia franchement, mais avec un ton qui supposait qu'il s'adressait plutôt à Patricia : « Tu nous as parlé de ses grands-parents… Le grand-père est décédé lors de cet accident de voiture, ainsi que le chien. Et quelques années plus tard, la grand-mère décédera. Et le père ? Volatilisé ! » Aucune réponse de sa part.

Stéphane commença à s'agiter. Il ne pouvait pas se retenir plus longtemps : « Pourquoi le patient a ingéré des médicaments, je veux savoir sinon je ne comprends rien ! » Mais le ton employé se voulait discret. Nous avons trouvé sa revendication légitime. Nous savions tous que si Jean-Louis n'en avait pas parlé, c'était soit qu'il était encore tôt, soit c'est pour une raison stratégique. Stéphane doit donc se contenter du déroulement naturel de cette intervention.

Patricia nous rappelle que le patient n'a jamais connu son père. Il serait parti bien avant sa naissance. Sa mère est décédée alors que le patient avait à peine 14 ans, des séquelles d'un accident de la voie publique. Elle a été renversée par une voiture. Elle ajouta que le patient n'a pas accepté de poursuivre les soins, a priori plus que nécessaires pour son état de santé, prenant ainsi de gros risques en décidant de sortir contre avis médical. Son amie n'a pas souhaité le contraindre ou lui faire changer d'avis. Les circonstances du passage à l'acte restent pour l'instant encore obscures.

Jean-Louis ajoutera que le patient a bien reconnu une addiction du bout des lèvres. Patricia ne semble pas en mesure d'apporter plus d'éléments à ce sujet. Elle était quelque peu gênée. Jean-Louis lui vint en aide mais fit vite de renoncer faute de nouveaux éléments. C'est le tour de Mabrouk de se saisir du cours en apparence indigent de cette situation : « Il me semble qu'il existe bien une entreprise suicidaire en lien avec le père du patient, même si elle n'est pas tout à fait explicite. Pour ce faire, autorisons-nous à prendre votre patient au mot quand il insiste sur la taille de son père.

Les petits sont ainsi rendus sans envergures alors que les grands le seraient. Dans le cas présent, rien ne semble tenir la route. Tu ne l'as peut-être pas dit clairement ou plutôt détaillé, mais il semble que ton patient est addict. Cette conduite, plutôt inconduite, est un élément significatif qui viendrait empêcher "le grand" de le rester quand le produit devient incontrôlable. Sur un autre plan, le produit toxicomanogène induirait bien des sensations de grandeur, capable de transformer les petits en grands le temps de l'emprise toxicomaniaque.

Le patient, ayant perdu sa mère vers l'âge de 14 ans, reste un élément absolument indispensable qui viendrait étayer mon propos : sa mère est décédée alors qu'il était adolescent, c'est-à-dire à l'âge où l'on s'interroge ; sa grand-mère paternelle est décédée dans des circonstances pour le moins difficiles, un peu comme sa mère. Il est ainsi marqué par deux femmes. Il peut légitimement reprocher à son père de ne pas avoir pu les garder. » Nathalie marmonna une seconde fois, comme elle sait le faire : « Oui, effectivement, c'est petit… »

Selon toute vraisemblance, le père du patient a certainement vu le jour grâce à la survie de sa propre mère. On peut le dire. Mais le patient a tenu à apporter la précision suivante : « Non, c'est grâce au chien ! » Stéphane a failli intervenir, mais Nathalie le dissuada d'un seul regard. Stéphane adore les joutes cliniques quand un animal s'y invite. Mais il peut se contenter, comme on le sait, d'une peluche faute d'un vrai animal. On le sait collectionneur de peluches.

La question du motif du passage à l'acte suicidaire n'est pas réglée pour autant. Nathalie pourrait justement revendiquer une explication quant aux motivations du patient à faire un acte destructeur. Elle a décidé de laisser faire. Le Dr Pierre pourrait gentiment le demander à Jean-Louis. Mais ce n'est pas le cas aujourd'hui. C'est Mme Mignolet, assistante sociale et poétesse, qui s'invita : « Mais pourquoi il a fait ce geste ? » On aurait pu ajouter que c'est grâce à sa poésie que la question ayant trait au motif s'est invitée encore une fois. Est-ce la dernière fois ?

Jean-Louis crut bon de répondre, à sa façon : « Je ne le sais pas du fait que le patient ne s'est pas prononcé sur le sujet, mais je le soupçonne d'avoir abusé du cannabis ce jour-là. Il déclare avoir voulu en finir, sans plus. Il a pris des benzodiazépines avant de monter dans sa voiture. Voulant probablement masquer son addiction, il a voulu retomber sur ses pieds (pattes ! pour Stéphane) en laissant faire le motif suicidaire ? » « Toxiques ou pas, il s'agit bien d'une tentative de suicide », lui asséna Nathalie. Jean-Louis ne récusa pas.

Ça ne semble pas être la réponse qu'attendait Mme Mignolet. Mais elle doit s'en contenter. Mabrouk ne réagit pas de suite. Mais finit par dire que la tentative de M. F. résume ou condense l'histoire sans doute douloureuse de ce patient. Il voit dans ce geste une caricature, mal chiffrée, d'un recommencement auquel il a voulu s'inviter afin d'apostropher les personnages clés de son histoire, pour enfin orienter autrement le cours de sa vie. Mabrouk s'est basé sur l'absence de motivation explicite de la part du patient pour négliger la répétition et faire la promotion d'une tentative de recommencement. Le fait d'apprendre qu'il était au volant est venu alimenter son interprétation de tout à l'heure. Stéphane sursauta et ne put se retenir, une fois la puce ! à l'oreille : « Nous voilà devant un carrefour avec trois voitures et trois conducteurs (lui, son grand-père et le chauffard). Que va faire M. F. ? Et qui va faire la circulation ? » Mabrouk ne releva pas, sans doute content d'avoir fait mouche. Le Dr Pierre, maintenant, a deux bestioles entre les mains : une *mouche* et une puce ! Que va-t-il dire ? Pour l'instant : rien du tout !

Mabrouk, comme ragaillardi par Stéphane, a bien voulu revenir vers Mme Mignolet et lui faire vite oublier sa frustration de tout à l'heure : « Dans un recommencement, on espère que les mêmes s'agencent autrement alors que dans une répétition, les mêmes restent assignés à la même place. Pour autant, et c'est ma question pour vous autres : une première tentative d'autolyse peut-elle être un recommencement ? J'ajouterai que Stéphane est interdit de réponse, sauf s'il me donne le nom du chien ! »

Personne ne dira plus rien, sauf peut-être Stéphane. On a pensé que c'est une provocation pour inciter Stéphane à réfléchir sur la question de la « répétition ». Un jour, peut-être, Mabrouk va lui demander de faire un papier sur : « De la répétition » ou, pourquoi pas, « Du recommencement ». Ou encore : « De la duplication ».

On reste persuadé que lui ou un autre n'échappera pas à cette question attenant à un au-delà du principe de plaisir[106], qui toque déjà à la porte. Stéphane est resté de marbre ! Ce n'est pas de ses habitudes. Mais bien plus tard, loin de Mabrouk : « Il ne croyait pas si bien dire quand il disait que son père était petit. Autrement dit un petit père ? une sorte de batiouchka[107] ? ou même le tsar de Russie. Ce dernier était aussi un petit père, mais celui des peuples, n'est-ce pas ? Mabrouk avait peut-être raison, il s'agit juste de recommencer, si c'était possible, et espérer que le symbolique reprenne enfin ses droits ? L'envergure du père ne compte pas, c'est sa présence symbolique ou pas qui est déterminante. » Stéphane, finalement, connaît bien le nom du chien ! Mais de quelle race était-il ? Personne ne lui posera cette question, sauf le Dr Pierre. Ce dernier est déjà loin en train d'étancher sa soif de tabac.

Nous autres, on a bien vu que la taille a sans doute pris une grande place, comme un refuge ou une sorte de paravent qui préserverait de l'angoisse de castration ? C'est assez pour un texte court. Mais quand il s'agit du « recommencement » suggéré par Mabrouk, et de faire la circulation entre trois voitures comme le suggérait Stéphane, nul doute qu'il faut un texte généreux et certainement pas court. N'en déplaise au Dr Pierre.

---

[106] S. Freud [1920], « Au-delà du principe de plaisir », in *Essais de psychanalyse*, Paris, Payot, 1981.

[107] En russe, nom affectueux donné à une autorité.

LE DISC-JOCKEY

Ça sera probablement sans Mabrouk cette fois-ci ? Il serait absent pour une semaine. C'est la première fois qu'il ne va pas assister à une intervention qui se déroule le mercredi. Beaucoup de choses se disent sur cette absence. Certains pensent qu'il est malade, d'autres disent qu'il est parti en vacances alors que le reste suppute plein de choses, notamment l'insaisissable Stéphane : « Il a été chercher son prix Nobel ? » Et c'est Stéphane qui a remporté la palme puisqu'il a ouvert une brèche où tout le monde va pouvoir s'engouffrer.

Cette voie ouverte brille plutôt par une certaine neutralité, elle est sans doute sans conséquence pour son auteur. Tout un chacun pourrait apporter une pierre à l'édifice sans trop de risques. Mais ce n'est pas là le problème qui se pose pour nous aujourd'hui. Évidemment qu'on est inquiet pour Mabrouk, on aurait préféré que la présentation d'aujourd'hui ne se fasse pas. À quoi bon cet empressement, nous aurions pu attendre son retour. Mais les deux garde-chiourmes ont décidé autrement : « On doit respecter à la lettre le programme. »

Le Dr Mamani et Sarah ont voulu profiter de l'absence de Mabrouk pour proposer à Patricia d'intervenir au sujet du psychodrame psychanalytique individuel, c'est une opportunité à saisir pour découvrir cet outil thérapeutique. Patricia pratique le psychodrame depuis de nombreuses années. Elle en est la directrice. On a déjà compris que Mabrouk n'était pas profane dans ce domaine. On se rappelle qu'il avait sensiblement accepté d'habiter dans une maison à l'envers[108] ?

Jean-Louis et Nathalie trouvent cette proposition stupide. Jean-Louis n'est pas en mesure de s'opposer à Nathalie ni d'accepter une confrontation entre cette dernière et Patricia. Les choses vont se dérouler comme prévu : c'est donc au Dr Mamani et à Sarah de prendre leur responsabilité. La situation clinique qui va être présentée aujourd'hui tourne autour d'un DJ. Il s'agit tout simplement d'une récidive de tentative de suicide chez un « disc-jockey ».

[108] Cf. « À la renverse, ou le toit ne te tombera pas sur la tête cette fois-ci ! », pp. 161-167.

Pendant l'absence de Mabrouk, Jean-Louis n'a pas perdu de temps (bien sûr après concertation avec Nathalie) en proposant que l'intervenant puisse afficher une sorte de flyer au sein du secrétariat. C'est probablement la nouvelle gouvernance ? Néanmoins, dans le passé, Jean-Louis l'a déjà fait quand il s'agissait d'une intervention initiée par lui. On peut déjà lire sur le flyer, accroché sur le mur du secrétariat, une sorte d'allusion au cas clinique prévu pour aujourd'hui : « Après la séparation de mes parents, il arrivait à mon père de venir me voir chez ma mère. Je courais m'enfermer dans ma chambre et je mettais la musique pour ne pas l'entendre vociférer de colère... »

Dans le détail, il courait vers sa chambre, s'enfermait et appuyait sur un gros bouton qui laissait s'écouler une musique dont il ne comprenait rien si ce n'est qu'elle était capable d'étouffer la voix de son père qui exprimait son mécontentement et sa colère vis-à-vis de l'attitude de son fils et de sa mère... À cette époque, la musique était plus une affaire de volume. Et une sorte de digue à l'adresse de la voix du père.

L'intervention va se dérouler exceptionnellement au secrétariat. Ce n'est pas l'espace idéal mais elle peut s'y tenir sans trop d'encombrement. Le seul inconvénient c'est qu'on allait déranger la secrétaire. On est même tenté de dire : « Tant pis pour elle ! » Non pas parce qu'elle le mérite, mais uniquement parce qu'elle détient l'information convoitée, avec probablement d'autres, sur l'absence de Mabrouk. Nous avons tous fait un effort pour lire dans ses attitudes, en quête d'une explication, mais sans résultat.

Elle n'a rien changé à ses habitudes, décontractée et sereine, elle a été jusqu'à afficher une petite note à côté de l'affichette ou flyer, où on peut lire : un disc-jockey est une personne qui sélectionne et diffuse de la musique à destination d'un public, que ce soit pour une mission radiophonique, dans une discothèque ou à l'occasion d'une soirée. Elle s'est permis d'ajouter une note quant au vocabulaire du disc-jockey : Calage tempo, cross-fader, Hamster style et plein d'autres, tout en soulignant le dernier mot : « fader », on ne sait pour quelle raison. Ça a tout l'air d'être un anglicisme parmi les autres. Pourquoi un tel privilège ?

On soupçonne Mabrouk d'être à l'origine de ce surcroît d'affichage. Pourtant il ne manque pas de sobriété et n'aime pas l'apparat, sauf pour « la parole ». Il la préfère tout de même pleine[109] et riche d'équivoques. « Il ne faut surtout pas lui parler de la fuite des idées ? » C'est Stéphane qui le dit, pour casser la tirelire de parole de son chef ! Mais toujours avec tact et discrétion.

---

[109] « [...] le sujet reçoit son message de l'autre, sous une forme inversée. La parole pleine, essentielle, la parole engagée, est fondée sur cette structure. » J. Lacan, *Le Séminaire, Livre III*, « Les Psychoses », *op. cit.*, p. 47.

Ça ne nous a pas empêchés d'aller chercher la définition du « fader » : Bouton à glissière permettant de modifier le volume sonore d'une voie (aussi appelé potentiomètre linéaire). Il faut juste remarquer que le mot « fader » a été écrit avec une orthographe différente puis effacé : « father ». Ce n'est certainement pas une erreur… Pourtant, notre secrétaire n'est pas dupe quand il s'agit de la langue de Shakespeare.

À ce sujet, tout un chacun s'est senti concerné par ce nouveau modus operandi, à une exception : le Dr Pierre, sans doute inquiet pour Mabrouk. Puis, il ne comprend pas tous ces changements et ces affichages. Pourtant il n'a rien contre Jean-Louis, ni d'ailleurs Nathalie. Il est carré ! Il n'accepte pas qu'on joue avec les mots en dehors du terrain, et surtout en l'absence de l'arbitre. Pour ce dernier, il aime parler de l'homme en noir (Mabrouk ?). Il est vieux jeu. La tenue des arbitres accepte aujourd'hui tout l'arc-en-ciel. Il faut dire que le Dr Pierre a tendance à s'habiller en noir. Ça lui va, surtout quand il tient sa pipe à la main.

On soupçonne tout de même la secrétaire d'avoir fait exprès de commettre l'erreur quant à l'orthographe de « fader ». À moins que ce soit une provocation à l'adresse de Nathalie. Sachant que Nathalie n'est absolument pas pour cette façon de faire. Elle ne pourrait aller à l'encontre de Jean-Louis. Tout simplement parce que c'est probablement Jean-Louis qui a hérité de la responsabilité en l'absence de Mabrouk. Nous avons pensé que le mot « father », autrement dit le « père » en français, est peut-être une provocation à l'adresse du couple fait de Nathalie et Jean-Louis. Qui sait ? Peut-être que le Dr Mamani et Sarah en sont les instigatrices ?

Nous savons que le disc-jockey est âgé de 29 ans, et qu'il en était à sa deuxième tentative de suicide. Le contexte relaté par le binôme fait remarquer que ce jeune homme, M. K., vient d'être lâché par son amie. C'est la deuxième fois en quelques mois qu'il se retrouve dans cette situation. Sarah nous explique que ce jeune homme avait vécu quatre ans avec sa première femme, dont les deux dernières années, plus ou moins en chien de faïence. « Ils se supportaient, sans se toucher ! » dit-elle.

Le Dr Mamani s'interroge sur ces ruptures qui amènent certains patients à attenter à leur vie… Elle trouve qu'il y a difficilement une équivalence entre une rupture sentimentale et ce sentiment, parfois foudroyant, de vouloir s'autoannihiler. Ça reste énigmatique pour elle. Le Dr Mamani ne semble pas avoir toutes les faveurs de sa partenaire Sarah. Pour elle, il ne s'agit probablement pas d'un passage à l'acte marqué par un désir de mort. Pour se justifier, elle nous fait remarquer que M. K. regrette son geste. Il attend de nous de l'aider à comprendre !

Stéphane est probablement la personne la plus avisée qui pourrait réagir, de but en blanc, en s'accaparant la question et nous distiller plus d'une réponse. Ce n'est sans doute pas le moment. Nathalie ne le laisserait pas faire. Il va certainement prendre quelques précautions avant de décider d'intervenir. Probablement qu'il attendra que Jean-Louis l'autorise.

C'est fait (il a profité de la délégation de Jean-Louis) : Stéphane pense que le passage à l'acte de M. K. et celui de bien d'autres lui rappellent ces moments de détresse, très vite oblitérés par la fin du processus qu'ils ont enclenché. « Ton propos n'est pas très clair ! » C'est Nathalie qui lui demande s'il pouvait clarifier.

Le Dr Mamani et Sarah montrent quelques signes d'impatience. C'est normal, à peine ont-elles entamé leur intervention, voilà qu'elles en sont dépossédées par Stéphane. C'est d'autant plus vexant que Stéphane, pour l'instant, ignore totalement l'histoire de M. K., hormis qu'il était disc-jockey, qu'il vient de rompre avec sa copine et qu'il a déjà fait une tentative de suicide, plus ou moins suite à une rupture. Jean-Louis et Nathalie ne semblent pas d'accord et laissent faire.

Stéphane est donc prié de s'expliquer. On pense qu'il peut le faire d'autant plus qu'il est chez lui, au secrétariat, et ne courant pas le risque d'avoir Mabrouk prêt à lui sauter au cou ! Il ne semble pas avoir plus d'éléments, mais des subterfuges, oui ! Il en est capable : « Je voulais juste dire que j'ai le sentiment qu'une majorité de patients qui viennent d'attenter à leur vie sont subitement désappareillés par rapport à leur vécu d'avant le passage à l'acte. J'y vois parfois une sorte de soulagement que je ne peux expliquer rationnellement. Même les patients éprouvent des difficultés à le faire.

M. K., ici, semble confirmer mon propos. Peut-être pourrais-je avancer que dans des situations extrêmes, par exemple lors d'un tremblement de terre qui ne dure que quelques secondes, sans dégâts matériels ou humains, les personnes ayant vécu ce moment sont envahies par un sentiment subitement décuplé : vivre ! Comme s'ils vivaient à peine ou peu avant le tremblement ; comme si, auparavant, juste avant le séisme, ils se contentaient seulement de vivre. Ce dernier signifiant ne semble pas avoir le même sens. C'est ce que j'ai cru comprendre. »

On a plus ou moins compris que Stéphane nous propose une sorte d'approche phénoménologique, loin de la situation qui nous préoccupe, mais qui somme toute reste plausible. On peut déjà dire que c'est une parenthèse, en attendant la suite. Le Dr Pierre veut visiblement prendre des notes : il vient de se saisir d'un crayon sans doute mal taillé, ce qui explique que la secrétaire lui tende un taille-crayon. Même Sarah et le Dr Mamani sont légèrement perturbées par cette minuscule scène.

D'ailleurs tout le monde, un instant, est resté suspendu à son geste : va-t-il tailler son crayon ? Oui ! Question ridicule, mais ce n'est pas notre sujet. Pourtant on ne peut pas s'empêcher de penser au bruit si familier, un peu oublié, de la lame qui vient racler le bois. On a sans doute, enfant, mis toute notre énergie, pour que la mine ne casse pas.

Mais ce n'est pas tout. Le Dr Pierre met, presque automatiquement, le crayon dans sa bouche tout en le coinçant avec ses dents, enfourche la tête dans le taille-crayon, puis impose deux tours et demi à ce dernier. Il s'aperçoit très vite que les feux de la rampe sont braqués sur lui, s'arrête de faire et démonte au plus vite le dispositif. Stéphane dira plus tard : « 2,5, c'est le chiffre qu'il faut jouer au loto cette semaine ! » Tout en ajoutant que la cagnotte était de quelques millions ! Puis, discrètement : « Le Dr Pierre voulait-il fumer le crayon ? »

C'est absurde. Mais c'est comme ça. Stéphane se moque aussi. Il est sûrement inspiré par les travaux artistiques du Dr Pierre : le Dr Pierre avait écrit il y a quelque temps une pièce de théâtre où il était question d'un patient qui refusait de prendre un médicament dosé à 6,5 mg, réclamant un nombre entier ! On sait qu'il avait été inspiré par quelqu'un. Certains avaient même crié au plagiat !

Cette pièce de théâtre, comme promis par le Dr Pierre, fera probablement l'objet d'une intervention lors d'un mardi. Pour l'instant, le Dr Pierre et Mabrouk ne sont pas arrivés à s'entendre sur la manière de présenter la pièce et sur celui qui sera élu pour le premier rôle. Mme Mignolet n'arrive pas à amener le Dr Pierre à plus de générosité en partageant son art. Elle, elle est artiste et l'affiche volontiers, alors que le Dr Pierre s'en défend bec et ongle. Nous voilà partis très loin. La faute à qui ? À Stéphane, bien sûr.

Sarah nous dit que le père de M. K. a quitté le domicile alors qu'il était tout enfant. Quand son père revenait au domicile pour lui rendre visite, il avait peur qu'une dispute éclate entre son père et sa mère. Il allait se réfugier dans sa chambre, s'enfermant à double tour, en n'oubliant pas d'augmenter le volume du radiocassette qui sommeillait, tout poussiéreux, depuis des lustres sur une lourde étagère. Il émettait une musique de fond à laquelle personne ne faisait plus attention.

Plus tard, il a rencontré sa première copine avec qui il est resté quatre ans. Il déclare l'avoir arrachée aux griffes de son concubin qui la frappait et ne s'occupait pas d'elle. Cette relation a tenu environ deux ans, puis elle a commencé à se détériorer et au bout de la quatrième année : « Elle me poussait à bout, elle voulait que je la frappe ? Chose impossible pour moi. Pour l'éviter, j'allais m'enfermer dans une chambre, loin d'elle. » Mabrouk aurait sans doute dit : « Encore ? »

Nathalie, qui a l'air d'avoir déjà oublié la « petite scène », très scolaire, dont l'acteur principal était le Dr Pierre, a décidé de faire le ménage ! « Un peu de sérieux, mesdames et messieurs ! Il y a pas mal de choses importantes qui ont été dites mais sans véritable réaction de votre part. » Pas de réaction. Et voilà que M. K. repart dans sa chambre pour, dit-il, éviter de frapper sa femme. Si on l'écoutait, cette dernière en serait presque demandeuse ? Il a l'air de dire qu'elle semblait regretter son premier ami. M. K., dans le passé, avait évité son père en allant se réfugier dans sa chambre. La même ?

Jean-Louis, probablement pour ne pas se laisser distancer par Nathalie, doit marquer le coup. Mabrouk n'est pas là pour faire l'arbitre. C'est à l'assistance que revient ce droit, à moins que le Dr Pierre ne s'immisce et décide de jouer ce rôle. Hiérarchiquement, c'est le premier docteur, après

Mabrouk ! On ne peut pas lui dénier ça. Mais il a encore le temps de voir venir les choses. En attendant, c'est à Jean-Louis de prendre ses responsabilités. Il est cadre, après tout !

Jean-Louis s'apprête à peine à marquer sa place et à rééquilibrer la balance. Sa réaction est certainement la réponse du berger à la bergère. Qui dit mieux ? : « Aucun doute que la remarque de Nathalie était précieuse. Je voudrais juste ajouter que le bouton sur lequel avait appuyé l'enfant reste toujours d'actualité. C'est un semblant du "fader" qu'utilise encore aujourd'hui le disc-jockey. À ce sujet, je tiens à remercier notre vaillante secrétaire qui a bien voulu apporter sa touche à l'édifice en vous signalant la présence de quelques anglicismes qui ne sont que les signifiants utilisés par notre disc-jockey. »

On ne peut pas dire que Jean-Louis n'a pas bien préparé cette présentation clinique. Est-ce que Sarah et le Dr Mamani seraient de mèche ? Par contre, Stéphane semblait loin du compte. Il a l'air tout perdu. A-t-il raté le petit affichage auquel faisait allusion Jean-Louis ? D'ailleurs, ce n'est pas raté ! Jean-Louis a probablement vu juste. Juste après l'intervention de Jean-Louis, Stéphane est parti en quête de ce fameux papyrus.

Il voulait juste vérifier si ses oreilles avaient bien entendu : « Est-ce qu'il s'agit bien du father ? » Il chercha à côté de lui, puis à quelque distance, il osa même franchir la frontière qui le séparait de Nathalie. Il n'obtint rien malgré les efforts de la secrétaire qui lui indiquait le chemin. Il ne résista pas et demanda au Dr Pierre s'il avait bien entendu ce dont il s'agissait. Le Dr Pierre lui murmura quelque chose dans l'oreille. Stéphane se saisit du crayon taillé à 2,5 tours… écrivit sur la feuille qui se trouvait devant lui : « Le père ». Et l'affubla d'un gros point d'interrogation sur lequel il insista jusqu'à presque déchirer la feuille, au point que le Dr Pierre finit par lui arracher le crayon. Probablement qu'il ne voulait pas se retrouver à rejouer la scène de tout à l'heure !

Cela dit, Sarah apaisa l'atmosphère ainsi que l'agitation de Stéphane en poursuivant son intervention : « M. K. vient de rompre avec sa dernière copine. Ce n'était pas la sienne il y a quelque temps. C'était celle de son demi-frère. Ne voyant pas son père depuis très longtemps, un appel téléphonique de son demi-frère le remit sur cette voie. Ce n'était pas pour revoir son père, mais pour rencontrer son demi-frère qu'il n'avait pas vu depuis très longtemps. Il était si heureux et si content de le revoir qu'une sorte *d'acte manqué* orienta les choses autrement. Bien sûr, il avait bien voyagé pour aller rejoindre son demi-frère, mais au retour, il n'était plus seul. Il était rentré avec la copine de son demi-frère, la même qui vient de le quitter.

Retournée vivre chez ses parents, elle n'arrêtait cependant pas de lui envoyer des SMS : "Je suis dans la rue, à tel endroit, viens !" Ses messages avaient tendance à se répéter et le relancer. Il ne pouvait pas se retenir, il devait sortir pour aller à sa recherche : "J'avais peur pour elle, craignant que quelqu'un l'agresse !" Mais les SMS diminuèrent pour se tarir avec le temps, ce qui inquiéta M. K. Ça ne semblait pas faire son affaire ? Il aurait été tellement content d'aller la secourir, pouvoir la protéger. Ce changement était forcément dû à la présence d'un tiers. Sa copine avait donc un ami, qu'il soupçonnait avoir pris sa place. Mais pour combien de temps ?

Une autre fois, il avait remarqué qu'elle avait un bleu sur le visage, très mal caché par un fond de teint plus ou moins périmé ! Il alla le dire à ses parents, surtout leur faire part de son inquiétude. La dispute éclata et il se sentit très seul en face de sa copine et de ses parents. L'affrontement n'était pas loin de dégénérer. Il dira : "Elle voulait que je la frappe ! C'est difficile pour moi. Je ne comprends pas pourquoi elle me traite de cette manière. Je suis quelqu'un de très gentil. Un soir, elle m'appela en détresse, pour me dire de venir la chercher alors qu'elle était avec son nouveau copain dans un hôtel, à plusieurs kilomètres, déclarant que ce dernier l'avait frappée…" »

« Qu'est-ce qu'il a fait ? A-t-il pris le train ? » C'est le Dr Pierre qui pose la question. Évidemment que oui. Personne ne pensait le contraire. Il ne va pas la laisser se faire tabasser par son rival. D'ailleurs, il semble que cette place lui a toujours été désignée : « Elle veut que je la frappe mais je ne peux pas le faire. » On peut penser que quelqu'un d'autre en était capable ! Alors, ce n'est qu'à partir de là qu'il peut intervenir : déloger la personne qui frappe ou vient de frapper. C'est une idée du Dr Mamani. Sarah n'est pas contre mais n'est pas totalement satisfaite par cette approche. A-t-elle des arguments pour ?

Le Dr Pierre insiste pour savoir ce qui est advenu ce soir-là. Stéphane semble avoir retrouvé quelques forces après s'être saisi « du père » : le « father ». Plus tard, pour rebondir sur le propos du Dr Pierre, il dira : « Sans doute qu'il a pris le train en marche. N'oublions surtout pas que c'est un disc-jockey, un professionnel, un artiste qui tient entre les mains à la fois le "fader", permettant de modifier le volume sonore d'une voix, mais aussi le pitch bend, mécanisme permettant de modifier la vitesse de lecture… » Il y en a qui se sont satisfaits de cette intervention, en l'occurrence les personnes proches de Stéphane, tandis que les autres sont restés un peu agacés par le côté légèrement pédant. Dans tous les cas, il a profité de l'occasion. Qui pourrait le contredire. Probablement, depuis qu'il tient « le père » du patient, il peut s'autoriser cette assurance affichée, ou, pourquoi pas, viendrait-elle en fait de l'absence du père ?

Mamani tient à nous préciser que M. K. est en arrêt de travail depuis quelque temps et qu'il a du mal à poursuivre son activité artistique qui se déroule plutôt le soir. Au sujet de son activité de disc-jockey, il a tenu à dire que cette activité lui fait rencontrer beaucoup de filles. Il a tenu à préciser que « ce ne sont pas de véritables filles » ! Peut-on comprendre que ce sont des « fausses » ? Il ajoutera également que sa dernière copine lui interdisait de regarder toute image équivoque, notamment érotique, même lors des sorties au cinéma. Il n'aurait même pas eu le droit de s'attarder sur un placard publicitaire de nu, et même si c'était dans un dessin animé (?)... Il devait, à chaque fois, impérativement détourner les yeux.

Sarah ne put s'empêcher de dire : « Pauvre garçon, il est totalement muselé. Qu'est-ce qui l'a poussé à prendre le train pour aller si loin, et si tard, alors qu'une multitude de filles sollicitaient le disc-jockey, pendant qu'il s'acharnait à appuyer sur le même bouton. Le "fader" ? » Le Dr Pierre, bien que semblant détaché de la scène, se fit remarquer par une intervention qui suggérait une piste : « Tu voulais dire qu'il aurait pu augmenter le volume ? Insinues-tu par là qu'il n'aurait pas entendu ainsi l'appel pressant de la copine ? Ou peut-être voudrais-tu dire qu'il aurait enfin entendu la voix, du père ? J'ai dû mal à faire la part des choses entre les sillons des disques vinyle, les pistes et les innombrables voies que doit surveiller un disc-jockey. Vu sous cet angle, on peut s'interroger sur ce que le patient cherche véritablement à faire. »

Le voilà donc parti pour sauver sa dulcinée. Il arriva tard devant la porte de l'hôtel. Il était attendu. Son ex-copine ainsi que son nouveau copain étaient là. Encouragée par sa venue, elle aurait demandé à son copain de partir, prendre ses cliques et ses claques et quitter l'hôtel. Les choses n'étaient pas aussi simples en présence de M. K., qui se décrit comme quelqu'un de très gentil. Eh bien, même là il le demeure. Et surtout il l'a prouvé sur-le-champ. Son offre était tout à fait inattendue vu qu'il avait proposé à son rival de ne repartir que le lendemain ! « Il se fait tard et demain ce sera un autre jour », tel était son propos en substance.

« Il a dû se tromper de piste ! Voir de bouton. C'est invraisemblable ! Il est venu sauver sa copine et voilà qu'il décide de sauver un couple ! » C'est Jean-Louis qui le dit. Tout le monde semble convaincu que le patient a pris la mauvaise piste (!). Mais également qu'il a poursuivi dans la même. « A-t-il perdu quelques cellules ? À qui le tour ? » dit Stéphane, et d'ajouter : « Il n'a rien compris, il n'avait qu'à changer de tête ! » Stéphane fait certainement allusion à la tête de lecture de la platine vinyle. C'est ce qu'on appelle une cellule. On trouve qu'il abuse un peu en affichant encore son côté suffisant.

Décidément, il veut nous en faire voir. Mais c'est sans compter sur l'aide inattendue du Dr Mamani. Ils ont peut-être fréquenté la même classe. Mamani est très accro à la musique jazz. Peut-être qu'elle en connaît quelque chose : « Tu veux peut-être dire, en s'adressant à Stéphane, que le vinyle représente quelque chose pour M. K., alors qu'aujourd'hui un disc-jockey utilise une platine vinyle, une platine CD et tout un fatras d'informatique. Est-ce que je me trompe ? »

Le Dr Mamani a sans doute une idée derrière la tête. Pense-t-elle que le vinyle représente l'ancien, l'ascendant ? Serait-elle adepte de la proposition suggérée par le garde-chiourme, qui fait un lien entre l'enfant qui court se réfugier dans sa chambre et l'adulte qui va *s'enfermer* dans le même signifiant ; et aussi entre l'enfant qui appuie sur le bouton pour faire cesser la voix de son père et le disc-jockey qui continue d'appuyer sur le bouton pour favoriser ou empêcher tel ou tel microsillon, augmenter ou diminuer le volume ?

Hélas, la suite ne va pas être simple pour le patient, puisque la scène suivante va être déterminante dans le processus qui va aboutir au passage à l'acte suicidaire. Et ce, bien que le patient ait déclaré à un moment de l'entretien qu'il ne savait pas trop pourquoi il s'était intoxiqué avec les médicaments.

Revenons à l'hôtel... Il est encore ouvert ! Pour ce soir, les plans sont faits. Il suffit juste de les respecter. La copine semble contrariée par la proposition de M. K. qui a invité son rival à passer la nuit dans leur chambre et à partager le même lit. Comme il le disait, « demain, ce sera un autre jour ». Hélas, ça sera un autre jour, mais pas celui envisagé par M. K. Alors qu'il espérait peut-être tenir, comme vient de suggérer Stéphane, son « white label » (vinyle ne portant pas d'étiquette et qui pourrait un jour porter son nom), le white s'est vite transformé en dark, un cauchemar : le lendemain matin, à sa surprise, le couple qui partageait son lit s'était réconcilié pendant qu'il dormait, lui, persuadé qu'« il n'y avait pas de rapport sexuel[110] ». Stéphane a cru un instant que c'est Mabrouk qui leur a asséné une de ses formules consacrées. Fausse alerte ! Le Dr Pierre bloqua toute velléité d'intervention de Stéphane.

Désespéré, le patient quitta précipitamment l'hôtel et prit le chemin du retour, avec l'idée d'en finir avec la vie. Une fois chez lui, il se dirigea vers la boîte à pharmacie. Appuya sur un bouton pour l'ouvrir, pensant : « C'est la dernière fois que j'appuie sur un bouton », et avala ce qui s'offrait à lui. Il s'en est sorti ! Mais il a encore du mal à comprendre comment il en est arrivé là.

La suite a été favorable puisque les nouvelles qu'on a de lui aujourd'hui sont rassurantes. Stéphane, incapable de se taire, profita de l'absence de Mabrouk pour avouer son faible pour les platines et les disc-jockeys, et récidiva dans la seconde : « Votre patient va bien, c'est l'essentiel. Il y en a

---

[110] « Il n'y a pas de rapport sexuel », J. Lacan, « L'Étourdit », *op. cit.*, p. 449-495. Aphorisme de Lacan, stipulant que la relation amoureuse n'est pas un rapport mais une compétition entre deux parties inconciliables et dissymétriques l'une au regard de l'autre, d'où : « L'amour c'est donner ce qu'on n'a pas à celui qui n'en veut pas ». Il y a donc inadéquation entre l'homme et la femme, sinon c'est rencontrer la jouissance, qui est selon Lacan l'annihilation du désir et par conséquent la mort. Si l'homme était le x de la femme, et la femme le y de l'homme, il y aurait complétude : $x + y = 1$, et la porte s'ouvrirait pour que mort s'ensuive en l'absence de désir. Autrement dit, deux sujets désirants ne peuvent pas se retrouver dans un « rapport ». Stéphane qui aime bien jouer avec les mots quand il s'y mêle : « Prenez l'assertion lacanienne *la métaphore obtient un effet de sens d'un signifiant qui fait pavé dans la mare du signifié*, et annulez l'attraction terrestre, là il y aura rapport ! » Personne ne releva. Mabrouk était fiévreux ce jour-là, il risquait même de brûler, vu sa structure. Pourtant, nous, on n'a rien compris. Peut-être sommes-nous imperméables à l'eau de la mare ? Cf. *supra*, note 93, p. 243.

qui ne sont pas revenus, à cause d'un seul bouton, un bouton de fièvre ! » Sans commentaire…

Nous, on avait presque terminé avec cette situation clinique, mais l'ombre du divan était trop présente. Il ne reste plus qu'à attendre la conclusion. Ce sera probablement Jean-Louis qui va la faire, à moins que sa galanterie l'oblige à céder la place à Nathalie. C'est fort possible, d'autant plus que c'est lui qui a introduit le cas clinique.

La gentillesse de Jean-Louis est exemplaire à plus d'un titre. Il culpabilise très facilement. Et probablement que l'absence du divan lui impose comme un partage équitable. Nathalie ne ressemble en rien à Jean-Louis. On ne sera pas étonné qu'elle s'accapare pour un temps la situation alors qu'il lui propose juste de conclure. C'est chose faite, Nathalie n'a pas hésité une seconde :

« Avant de conclure, je voudrais féliciter Sarah et le Dr Mamani pour leur prestation, sans oublier d'avoir une pensée pour notre cher Mabrouk. Je vous rassure tout de suite. Il va très bien. Il a été juste obligé de s'absenter quelques jours. Une obligation l'attendait loin d'ici. Il n'y a pas de quoi s'inquiéter. Concernant la situation clinique qui vient d'être exposée aujourd'hui, je tiens à ajouter – après que les uns et les autres ont insisté sur toute une symbolique représentée par différents outils utilisés par le disc-jockey, et sur ce que Stéphane a appelé le "White label" – qu'il faut prendre une étiquette vierge.

Pourquoi une étiquette vierge ? Il m'a semblé que le vinyle de M. K. a manqué d'une étiquette, ceci nous impose justement d'en trouver une et d'écrire quelque chose sur cette étiquette. Et l'apposer enfin sur le vinyle, sinon, me semble-t-il, on ne pourrait pas conclure. Tout en sachant que le travail qui va être fait par M. K. va certainement le mettre sur la voie et le sortir du sillon qu'il n'arrêtait pas de creuser.

Comme vous l'avez tous deviné, le nom (écrit sur l'étiquette) n'est autre que celui du père. Ce n'est pas une voix uniquement, ni des yeux uniquement, ni n'importe quel attribut physique qui pourrait le qualifier, c'est autre chose. M. K. a intérêt à arrêter d'appuyer sur le même bouton. Ceci ne fera que rouvrir la scène qu'il vient de refermer, que je suppose être estampillée "Dark label" à laquelle il a été confronté à son insu et qui a failli l'emporter à tout jamais. De quoi s'agit-il ? Ce n'est rien d'autre que la scène où il dormait dans la chambre d'hôtel, croyant être un enfant dormant à côté de ses parents et certain que rien ne puisse lui arriver. C'est une formule qui vaut ce qu'elle vaut, sachant qu'il y en a bien d'autres. Mabrouk aurait peut-être mis l'enfant sur pieds, puis l'aurait placer devant la porte, à l'extérieur de cette même chambre. Même en poussant la porte, le bambin n'aurait rien vu. Car quelle que soit la scène, elle se passe toujours ailleurs : "l'Autre scène" ?

J'aurais certainement souhaité que Jean-Louis se prononce un peu plus sur la situation clinique, mais nul doute qu'il a consciemment évité de nous parler d'une situation similaire qu'il avait traitée il y a quelques années, dont je garde un sacré souvenir, et qui m'a d'ailleurs beaucoup appris (c'est un peu un mea culpa. Elle ne l'aurait sans doute pas dit devant Mabrouk). Mais il n'est pas trop tard. Je vais essayer d'en dire un mot, et sous son contrôle : il y a un temps auquel on fait rarement attention : *pour s'angoisser*, faut-il du temps, son absence ou son retranchement ? Cette formule que je tiens de Jean-Louis est à garder à l'esprit, quels que soient les mouvements structuraux auxquels on est confronté. »

C'est la première fois que Nathalie exprime, on va dire, ses émotions, et peut-être une reconnaissance à l'adresse de Jean-Louis. Il est son aîné d'une dizaine d'années. Ce n'est pas énorme selon nous. Maintenant qu'on est rassurés sur le patient et sur Mabrouk, elle souhaite que le Dr Pierre accepte un jour de nous parler de ses « nombres décimaux » dont on a parlé tout à l'heure. Il faut dire qu'on nous a promis énormément de choses et qu'on attend toujours.

On ne peut pas dire que la « présentation » a été sans émotion, de part et d'autre. Le patient s'est exprimé, ainsi que Nathalie. Nathalie s'est engagée en dehors des sentiers battus habituels. On a également appris que le Dr Pierre écrivait des pièces de théâtre. Il y en a même qui disent qu'il a également écrit des nouvelles. Il utiliserait, semble-t-il, un pseudonyme ? C'est un peu bizarre. Est-ce par crainte de Mabrouk ? Mais ça n'a pas d'importance. Stéphane, toujours prêt à profiter de n'importe quelle occasion : « On peut dire que le Dr Pierre ne passe pas son temps à fumer la pipe. C'est vrai que je lui trouve un côté Sherlock Holmes. Ce n'est donc pas pour rien que je le pensais. J'aimerais bien lire ses écrits, juste pour voir s'il n'écrit pas de la main gauche ! » Il se moque ? Il ne perd rien pour attendre. Le Dr Pierre va certainement le lui faire payer très prochainement.

Mais ce n'est pas tout, le même Dr Pierre a insinué que Mabrouk a également des écrits artistiques qu'il cache, et qui seraient entreposés dans le coffre d'une banque qui se trouverait en Afrique du Sud ? On en a appris plus qu'il n'en faut ce jour. Quoique jamais assez, il va pourtant falloir s'en contenter et ne pas aller plus loin. Il y a un risque certain. Si on est raisonnable, qu'est-ce qui pousserait Mabrouk à prendre un coffre dans une banque située à des milliers de kilomètres, juste pour déposer des écrits attenants probablement à un âge où tout un chacun se croit promu à un « Goncourt » ou on ne sait quel autre prix ? Stéphane n'avait-il pas dit tout à l'heure que Mabrouk était parti chercher le prix Nobel qui lui aurait été attribué ?

Il se trouve que l'équipe est stupide et intraitable quand il s'agit d'en savoir plus sur ce sacré divan. Toutes les questions à son sujet ont été débattues, chaque question nous implique malgré nos dénégations. D'où vient-il ? Qui est-il ? Combien de langues parle-t-il ? De quoi est-il fait ? Bien qu'on n'ait aucune réponse à ces questions-là, une seule n'a pas été posée et personne n'ose la poser explicitement. Même pas Stéphane, si vaillant et parfois casse-cou !

Il faut dire que c'est une question qui implique notre propre castration. Le mot n'est pas fort. Et pourtant, c'est une question qui va presque de soi. Mais on l'évite pour une raison qui nous est totalement propre. Il s'agit du genre auquel appartiendrait Mabrouk. A priori, c'est un garçon ; d'autres disent le contraire. Garçon ou fille, ce n'est pas là l'essentiel. Il s'agit d'une curiosité toute infantile. Que fait-il pendant qu'il est tout seul dans son bureau durant tout ce temps ? Que dit-il à Lilli et que fait-il avec elle ? Qui sont ses analysants ?

Et voilà qu'aujourd'hui on apprend qu'il possède un coffre dans une banque à des milliers de kilomètres de l'hôpital. Ce n'est pas drôle. C'est probablement une rumeur de plus qui vient s'ajouter à toutes celles qu'on a déjà entendues. Elle ne serait sans doute qu'une nouvelle pierre ajoutée à l'édifice, qui n'est, enfin, qu'un simple roman familial. Le nôtre ?

UN PIANO À UNE SEULE TOUCHE ?

Stéphane et Isabelle sont de retour. Ils viennent de rencontrer une patiente qui a récidivé. Ils l'avaient déjà reçue suite à un précédent passage à l'acte suicidaire. Ils ont l'air déçus par cette récidive. Surtout Stéphane, qui n'a pas l'habitude que les patients dont il s'occupe réitèrent leur geste, comme s'ils avaient été mécontents de ses soins. Il semble beaucoup plus blessé qu'Isabelle. Un thé chaud fera l'affaire pour calmer Isabelle. Pour Stéphane, pas grand-chose comme antidote. Il ne fume pas, et ne boit ni café ni thé. Nathalie, qui ne l'apprécie pas beaucoup, a tendance à lui proposer de boire un lait chaud ? C'est pour le taquiner, sans plus. On ne sait pas grand-chose sur ses motivations profondes.

On s'apprête donc à rejoindre « le lieu », une fois encore ! Qui somme toute est un semblant d'arène. Stéphane va devoir justifier auprès de Mabrouk le fait que cette patiente ait récidivé. Nul doute qu'il va bien se défendre, ça sera peut-être même l'occasion de montrer ce qu'il sait faire. Isabelle, il faut le rappeler, est infirmière, elle travaille à mi-temps dans l'unité depuis de très longues années. L'autre mi-temps, elle le consacre à diriger un psychodrame psychanalytique individuel, qui n'est pas celui de Patricia. Cette dernière, on se souvient, serait partie en claquant la porte, mais ne peut s'empêcher de revenir de temps à autre. Les anciens sont très peu diserts à son sujet. Un secret ?

Le psychodrame dit psychanalytique est un outil de travail extrêmement efficace ? Elle nous a promis de nous en faire un « topo » sur le psychodrame, on attend toujours. Il faut dire que Mabrouk n'y croit pas trop[111] ou ne favorise pas franchement cette orientation, bien qu'il lui arrive de dire le contraire. Isabelle en est consciente. Ce n'est pas lui qui va insister pour qu'elle intervienne un jour à ce sujet. Peut-être Patricia, beaucoup plus débrouillarde, ayant l'étoffe pour le lui imposer un jour ou l'autre. Mabrouk d'ailleurs n'aurait pas tenu ses promesses à Isabelle, car il lui aurait promis une intervention pour disserter sur le psychodrame, mais…

---

[111] Je n'ai pas oublié qu'il m'avait demandé d'ouvrir un PPI au sein de notre hôpital, tout en me suggérant de quitter celui de la Fondation Vallée. Pour Stéphane : « Il refoule, c'est une preuve de vitalité pour un si vieux divan. Puis, il préfère déjouer que jouer. »

Elle a dû plusieurs fois déprogrammer son intervention alors que tout le monde était intéressé. Elle avait même dit un jour, ce qui nous avait mis l'eau à la bouche : « Les patients qui viennent au psychodrame ont une sécurité inégalable quant au passage à l'acte suicidaire ; ils peuvent mourir autant de fois qu'ils le souhaitent, mais avec la garantie de quitter la salle du psychodrame les pieds ni devant ni derrière, mais bien posés sur le sol et avec la promesse d'y revenir. » Cette prose nous avait beaucoup amusés. Isabelle fait partie des anciens de l'équipe, avec Jean-Louis et Nathalie. Son caractère solitaire ne lui a pas permis de supporter le couple fait de Jean-Louis et Nathalie.

On prévoit pour ce jour une présentation où probablement Stéphane aura toute l'initiative, à moins que… C'est un mardi, ce n'est pas habituel pour une présentation. Mais c'est le jour où Isabelle est présente au sein de l'hôpital. Elle est parfois présente aussi lors de l'intervention du deuxième samedi du mois. Le mercredi elle n'est présente que rarement. C'est également le jour où a lieu son séminaire sur le PPI (psychodrame psychanalytique individuel).

Stéphane et Isabelle ont déjà pris place. Nathalie et Jean-Louis sont les derniers à arriver. Il était temps, car Mabrouk commençait à s'impatienter. Les autres membres de l'équipe sont tous là, à l'exception du Dr Pierre. Probablement avait-il profité des quelques minutes de répit pour aller griller quelques feuilles de tabac à l'extérieur de l'hôpital. Il pourra toujours prétexter un rendez-vous urgent quelque part. On s'est largement habitués à sa façon de faire. C'est un peu puéril ! Mais c'est comme ça. À chacun son vice !

Concernant le « vice », le Dr Pierre a été franchement furieux un jour, il y a de ça quelques années, alors qu'il était complètement empêtré à gérer la formation des psychologues : il avait dit à l'adresse de ses élèves presque tous accrochés, parfois au pied de la lettre au texte dit universitaire : « Pouvez-vous me dire qu'est-ce qui différencierait ce qui est pervers de ce qui ne l'est pas ?

Vous vous autorisez très facilement à utiliser un signifiant pareil en croyant qu'il signifie bien quelque chose pour l'autre, alors que c'est votre bouée de secours à vous ! Sans ce terme, je me demande comment vous pourriez vous en sortir. Imaginez un instant que vous voudriez décocher ce terme à l'adresse de celui que vous considérez complètement pervers, mais sans utiliser ce signifiant, qui comme vous le savez ou comme on vous l'a appris, signifie pratiquement tout sauf lui-même… » On croit savoir de quelques indiscrétions qu'il avait tendance à paraphraser Ferenczi[112], mais de manière maladroite.

---

[112] « Les perversions ne sont pas des fixations mais un produit de l'effroi », Sandor Ferenczi, *Le Traumatisme*, *op. cit.*, p. 134.

Le Dr Pierre semble averti, alors surtout ne pas le chercher en essayant de comprendre les moyens qu'il pouvait utiliser pour justifier parfois l'injustifiable. Le Dr Pierre est grand, il a les yeux bleus, les cheveux plutôt frisés et un visage qui ne laisse pas indifférent, ses traits sont tirés mais renvoyant paradoxalement le calme, la sérénité. Certains pensent que sa mère ou son père serait de couleur. Stéphane en est persuadé.

On peut se demander pourquoi cette indiscrétion ou cet intérêt porté aux parents, ou aux origines du Dr Pierre. Personne ne vous le dira sauf à être confronté à une nouvelle question : pourquoi le Dr Pierre ne parle jamais de ses cheveux qui ont tendance à tourner à l'envers ? Il n'y a que Stéphane qui est susceptible de trouver discrètement ce qu'il faut pour amuser la galerie : « Le Dr Pierre fume un tabac qui tourne de la même manière que ses cheveux, et est presque de la même couleur ! Si j'étais obligé de faire une analyse sauvage, j'irais chercher dans la poche gauche du Dr Pierre. Je ne veux surtout pas dire qu'il a son objet dans la poche ! » Stéphane prend de gros risques, il joue à un jeu dont il n'a pas les règles, même son mentor le sacrifierait pour une telle énormité.

On sait tous que Stéphane plaisante, mais ce qu'il vient de dire pourrait lui coûter très cher. On ne plaisante pas avec la « structure ! » du Dr Pierre. Même Mabrouk ne l'aurait pas accepté. Il tient à son Dr Pierre. Il en a toujours usé pour remettre de l'ordre dans l'équipe médicale. Sans lui, il y aura certainement quelques pertes ou quelques gains indésirables. Le Dr Pierre est la personne choisie pour maintenir le cap quant à « une théorie de la pratique », sujet vaste par ailleurs.

La patiente dont il s'agit aujourd'hui est âgée de 25 ans, professeur de musique. Elle en est à sa deuxième tentative de suicide. Elle a déclaré avoir été vexée par les propos que lui aurait tenus son médecin traitant, probablement contrarié par son projet suicidaire renouvelé. Ce qui a sans doute été quelque part angoissant pour le toubib. Il lui aurait dit : « Votre piano semble n'avoir qu'une seule touche, vous n'avez pas le choix dans ce cas. Je vous propose soit d'utiliser les autres touches, soit de changer de piano ! » C'est ce propos, selon la patiente, qui aurait déclenché sa fureur à l'adresse de son propre corps.

Mabrouk grimaça. C'est un bruit familier qui s'invita. Mais il ne dira rien. On aura compris que c'est une réaction, signe de l'intérêt suscité par la proposition du médecin. Cette situation clinique aurait posé quelques problèmes à Stéphane si ce n'était pas la présence précieuse d'Isabelle. Tant mieux. La patiente criait à tous ceux qui voulaient l'entendre : « Je veux sortir ! Vous n'avez pas le droit de me garder ! Surtout n'appelez pas mes parents, ni ma sœur d'ailleurs, je vous l'interdis ! » Stéphane a pensé que sa patiente étant majeure, comment allait-il la retenir ? Pourtant son état n'inspirait pas confiance et incitait à poursuivre l'hospitalisation pour observation et surveillance médicale.

La patiente ne l'entendait pas de cette oreille : « Vous ne pouvez pas me faire ça ! Je veux rentrer chez moi ! Je dois préparer un concert ! » Stéphane est malmené et n'était pas loin de rompre, malgré ses prétentions habituelles. Heureusement qu'Isabelle était avec lui. C'est à elle que revient la charge de remédier au problème. Elle réussit à ramener la patiente à la raison.

Stéphane apprécia discrètement le travail accompli par sa collègue et, surtout, ses compétences affichées de façon aussi concrète. Stéphane n'avait aucun commentaire à faire sur l'attitude d'Isabelle, évidemment ça sera pour plus tard, peut-être. Quand Isabelle ne sera pas parmi nous. N'oublions pas que c'est son habitude de revenir sur les situations cliniques au moment où le plus dur est passé. C'est son « après coup » à lui. Un hic ! Il ne connaît rien au psychodrame. Pourtant elle l'a beaucoup sollicité pour qu'il y participe. Il a refusé, prétextant un manque de temps.

Stéphane nous apprend que Mlle V. est effectivement musicienne, très probablement douée, travaillant dans un conservatoire où elle enseigne la musique. Enfant, sa santé aurait donné des signes d'essoufflement et de fragilité. Ses parents auraient cru comprendre de la part du médecin de famille que leur fille risquait de finir aveugle un jour ? Voulant préserver l'avenir de leur enfant, ils avaient décidé de lui apprendre un instrument de musique. On ne sait jamais…

Tout le monde a pensé que la voie était grande ouverte pour Mabrouk. Une occasion en or pour qu'il mette un doigt dans l'engrenage, en s'appuyant sur les prétendus propos du médecin actuel de Mlle V. : « Avez-vous compris quelque chose à l'histoire du piano à une seule touche et au changement de piano que lui conseille son médecin ? »

C'est drôle… Mabrouk a décidé d'intervenir au moment où un deuxième médecin pointe son nez. Celui qui propose à Mlle V. d'utiliser les autres touches du piano ou carrément de changer de piano. Le premier médecin, qui est en fait le médecin de famille quand Mlle V. était toute enfant, aurait proposé une sorte d'oracle : « Votre fille risque probablement une cécité. » On sait tous que Stéphane ne va pas résister trop longtemps avant d'aller défricher du côté de cette sorte d'« oracle ». Probablement qu'Isabelle ne va pas le laisser faire. À moins qu'elle décide de gérer comme à son habitude : ne pas trop s'immiscer dans l'institutionnel du groupe. Elle sait très bien qu'il existe un certain équilibre et qu'il ne faut pas aller le titiller.

Isabelle ne partage pas toujours la façon de faire de Mabrouk. Elle lui reproche d'être parfois rigide. À voir Stéphane en œuvre, on ne le dirait pas. Elle tient à travailler avec un cadre qui accorde une certaine liberté aux contenus, à condition que le partage règne ainsi que le droit à la parole (c'est son joker !), mais toujours sous contrôle. La pierre angulaire de sa méthode reste : plier pour ne pas casser. Qui n'a pas entendu ça ?

Toute rigidité est de mauvais augure, étant donné que l'équipe se retrouve confrontée à des itérations venant de partout. À la fois des patients qui réitèrent leur geste, et de différents services où des collègues n'arrêtent pas de nous solliciter pour un avis.

Il faut dire aussi, et c'est d'importance, qu'Isabelle travaille avec un chef de service dont elle est l'épouse. Son mari, un peu influencé par Mabrouk : « Les urgences sont un lieu qui semble tenir grâce à une sorte de déhiérarchisation, avec un invisible noyau thanatophile au centre. Cet équilibre précaire doit lutter au quotidien contre une périphérie motivée par une “fixité des procédures”. Pour ce faire, il y a besoin d'un amortisseur puissant et à toute épreuve. » Il est représenté chez nous par notre ramassis de planchettes et de cageots ! La pièce détachée, pour lui, ne manque heureusement pas.

Il n'y a pas de miracle ! Ce chef de service n'est que l'ancien élève de Mabrouk. Tout le monde dit que c'est son préféré. Il en est tout fier, surtout que ce dernier est l'un des rares praticiens, avec le Dr Pierre, à avoir proposé une théorie de la pratique au moment où l'on est submergé par des principes qui auraient tendance à occulter « le sujet», et à provoquer l'instabilité d'une place vide susceptible d'être occupée par tout prétendant au suffrage universel, principe même de toute démocratie.

Cette place est, aujourd'hui, de plus en plus fragilisée, battue en brèche par toujours plus de lois et de procédures. C'est probablement aussi le principe même du signifiant qui est à préserver. Ce dernier étant capable de représenter n'importe quel quidam, mais complètement désolé quand il s'agit de se représenter lui-même (démocratie ?). Il devient incapable de dire quoi que ce soit sur lui-même. Et pourtant ça ne tient qu'à cet artifice dont tout le monde prétend, sans le savoir, que quelqu'un en détient le secret. On croit savoir qu'il recèle un vide irrésistible dont personne n'est capable de mesurer la profondeur. Les mots semblent parfois tout intimidés pour pouvoir l'épingler !

Quand Isabelle intervient, chacun a tendance à revenir aux fondamentaux, et à espérer que ces derniers puissent nous survivre le plus longtemps possible. Les mots étaient là, bien avant nous ? Une sécurité : c'est probablement la présence de Mabrouk. Quelle longévité peut-on lui accorder ? Personne ne sait. Le seul curseur en mesure de le dire serait probablement un « topologue ». Il s'agit de surveiller, comme l'huile sur le feu, le moindre déplacement de son centre de gravité ! Mais ça c'est une autre histoire. Son centre de gravité, pour le trouver, nécessiterait, paraît-il, des calculs savants incommensurables. Lilli pourrait nous en dire un peu plus à ce sujet, mais c'est chose impossible.

La présence d'Isabelle nous fait un peu rêver, mais revenons à l'intervention d'aujourd'hui. Mabrouk attend une réponse à la question du piano à une seule touche. Mais personne ne se manifeste. On a tous espéré qu'Isabelle puisse dire quelque chose, remettre plus ou moins à sa place la peau de vache ! Elle ne réagit pas. On l'avait déjà soupçonnée de garder une certaine neutralité malgré qu'elle soit obligée de se prononcer sur la situation qui reste somme toute sous sa responsabilité. Puisque c'est Stéphane qui est plus ou moins son porte-parole, normalement il est autorisé à intervenir.

Mabrouk insiste... Stéphane regarde à droite et à gauche, attend probablement l'autorisation d'Isabelle. Il ne l'a toujours pas. C'est Nathalie qui prend la parole en suggérant à Stéphane de répondre à Mabrouk. Ce n'est pas une surprise. Nathalie s'est sentie investie d'un certain pouvoir. Il faut dire qu'elle est capable de tolérer Jean-Louis, mais, de ce qu'on sait, Isabelle est sa véritable rivale. Elle lui aurait piqué, sous son nez, la personne sur laquelle elle avait jeté son dévolu, il y a plus d'une décennie : il s'agit bien sûr de l'élève préféré de Mabrouk, chef de service de son état et conjoint d'Isabelle.

C'est ainsi qu'Isabelle avait fait le choix d'être moins présente dans l'équipe de Mabrouk. Elle était partie s'occuper du psychodrame dans un centre qui se trouve à quelques encablures de l'hôpital, sous la responsabilité de celui qui est devenu son mari. Nathalie n'a sans doute pas oublié. Elle va donc insister pour déloger Stéphane de sa position de confort tout en suscitant probablement un désagrément du côté d'Isabelle. À ne pas en douter, Stéphane et Isabelle ont certainement échangé sur cette situation clinique. On suppose que Stéphane a quelques munitions, qui ont été sans doute comptées et recomptées sous l'œil rassurant et averti d'Isabelle.

Sur ce, Isabelle glissa vers Stéphane un bout de papier sur lequel il y avait quelques notes en guise de feuille de route. Stéphane, malin comme il est, fit semblant d'ignorer cette probable instruction. Avec son œil perçant, il avait sans doute déjà scanné le contenu et semblait prêt à intervenir. C'était fait : « Je suppose que le propos du deuxième médecin est une sorte de métaphore, qui suggère à Mlle V. d'utiliser d'autres moyens pour exprimer sa douleur et d'arrêter d'insister sur le même point, c'est-à-dire la même touche ; mais probablement que la pensée du docteur va très vite la dépasser quand il lui a proposé de changer de piano.

Elle s'est alors prise pour le piano ? Ou quelque chose comme ça. C'est alors que le corps a pris ! Et la confusion s'est instaurée. Au lieu d'un mot, un silence, un vide s'en est suivi, que le "piano" (le corps ?) a voulu oblitérer. »

Un corps a pris ainsi la place d'un autre ? Stéphane a sans doute pris un raccourci par mégarde. On a tous pensé que le bout de papier glissé par Isabelle disait plus que ça. Peut-être qu'on a trop idéalisé Isabelle ? Peut-être même que Stéphane a tout simplement mal interprété ledit papier. Espérant que ce n'est qu'un aperçu et que l'essentiel est à venir. Nous verrons bien.

On attend la réaction de Mabrouk. On sait très bien qu'il va être précautionneux, s'agissant de la femme d'un chef de service : « C'est un petit peu tiré par les cheveux, même s'il y a quelque chose qui s'entend (la petite musique de Stéphane ?) dans ce que tu viens de dire, ça reste insuffisant. Surtout que tu sembles avoir consommé à la hâte les propos du deuxième docteur.

C'est assez drôle, comme vous l'avez remarqué, voilà deux médecins qui ne se connaissaient pas et qui semblent communiquer à 30 ans de distance. Je m'explique : Mlle V., lors de sa première tentative de suicide, je l'ai lu dans le dossier, a quitté précipitamment la classe où elle donnait un cours de musique pour aller sur le littoral, avec le projet de se noyer, n'est-ce pas ? Son entreprise suicidaire de l'époque s'est arrêtée nette devant ce même littoral. Qu'aurait-elle vu de cette place ? La mer ? Certainement. L'horizon ? Sans doute. Peut-être des mouettes, pourquoi pas une embarcation, sur fond du bruit indéfectible des vagues.

On pourrait résumer cette dernière entreprise par : elle a été, elle a vu et elle est revenue. Cependant, le silence (s'est absentée sans avertir personne ni justifier le fait qu'elle ait quitté la classe et les élèves sans motif) qu'elle a imposé aux uns et aux autres était sans doute pesant. C'est probablement le temps qu'elle a passé à chercher la deuxième touche que lui suggérait le docteur, avant d'essayer d'atteindre la troisième et ainsi de suite, et enfin remonter à elle ou autrement dit vers son propre désir... La crainte des parents que leur fille perde la vue un jour et leur anticipation à lui apprendre la musique semblent encore d'actualité dans les circonstances que vous nous avez déployées ici et maintenant. »

Stéphane s'est montré un petit peu frustré, croyant avoir presque dit la même chose. Le regard qu'il porta à Isabelle ne changera pas la donne. Isabelle ne dira rien. Elle jeta un regard furtif sur le bout de papier qui était resté à la même place, invitant probablement Stéphane à le revisiter. Il n'eut pas l'air d'avoir compris. Isabelle, d'un geste aussi furtif que son regard d'avant, remit le papier à l'endroit, en position d'être lu par Stéphane. Isabelle a probablement pensé que Stéphane ne pouvait pas le lire efficacement. Elle devait aussi se demander pourquoi Stéphane n'avait pas pris le soin de ramener le bout de papier à lui alors qu'il lui était destiné. Mais ça, c'est une autre affaire.

Stéphane ne dédaigna pas cette nouvelle invitation, il fixa fermement le papier avec ses yeux, comme un pilote qui vient d'accrocher un ennemi avec son radar, et appuya sur le bouton ! : « Si j'ai bien compris, vous vouliez dire que Mlle V. n'y pouvait rien devant l'oracle ? Chose que je peux comprendre intellectuellement, sachant que son désir est pris en otage. Vous semblez dire qu'elle est musicienne au prix d'un aveuglement qui n'en est pas un. Alors, si l'oracle a parlé, si j'ai bien compris, pourquoi la tentative de suicide ? Jean avait dit que les oracles sont faits pour rester inutilisables par les intéressés. » On a tous compris que Jean était un copain de son père. Clavreul ?

Ça y est ! Ça commence à être intéressant. C'est Stéphane qui pose les questions maintenant. On peut comprendre qu'on ne peut pas faire grand-chose quand ce sont les cieux qui l'ont décidé. Stéphane a sans doute raison, pourquoi une tentative de suicide ? On aurait pu penser que Mlle V. aurait pu se maintenir à cette place sans aller voir de plus près ce qui semble avoir pris son désir en otage. Le Mabrouk aurait très certainement dit : si elle était aveugle, elle n'aurait pas cherché à voir ! Après tout, ce n'est pas notre problème de savoir qui dit vrai dans cette assemblée. Ce qui nous intéresse nous, c'est le confort de la patiente et comment l'aider à s'en sortir. C'est ça l'essentiel.

D'ailleurs, pourquoi ne pas essentialiser et sortir de tous ces quiproquos qui n'en finissent pas. Dommage, on comptait pourtant sur Isabelle pour nous libérer des assertions de Mabrouk, et pourquoi pas de l'énoncé de « l'oracle ». Le Dr Pierre est arrivé en retard. On sent déjà l'odeur du tabac. On le soupçonne même d'avoir attendu si longtemps avant de rentrer, probablement dans l'unique but de se débarrasser de cette odeur. Mais c'est probablement une fois encore des racontars. C'est dommage, car il aurait pu apporter un peu plus de concrétude dans cette arène.

C'est sans compter sur Mme Mignolet : « Je ne sais pas si je peux le dire, j'ai compris pas mal de choses mais je n'ai rien saisi à l'histoire du littoral. Qu'est-ce qu'elle a été faire là-bas ? » Parle-t-on du même littoral ? Après tout, qu'est-ce qu'on en sait du littoral du poète ?

Mabrouk a bien planté le décor. Il a mis quelques mouettes par-ci, une embarcation par-là, sur un fond de bruits de vagues. Ce n'est pas à Stéphane de répondre à la question de Mme Mignolet. C'est à Mabrouk de décider comment habiller ce littoral. Manque-t-il quelque chose à son décor ? N'oublions pas que Mme Mignolet est très sensible au sens des mots. Elle aimerait bien qu'ils ne soient occupés que momentanément, juste le temps nécessaire mais pas plus. C'est sa façon de dire. Ça nous change de la prose de Mabrouk.

On le sent hésiter avant de répondre à Mme Mignolet. Il doit mettre beaucoup d'eau dans son verre avant de se prononcer. Tous ses neurones (on ne sait pas combien il lui en reste) sont en train de chauffer pour satisfaire la question de Mme Mignolet. Il a intérêt à lui parler dans sa langue, celle des poètes. On ne doute pas qu'il en soit capable mais ce n'est pas le lieu. Va-t-il nous démentir ?

Pendant ce temps-là, deux regards n'arrêtaient pas de se croiser, bien que fixés sur le même objet, le bout de papier qui a l'air de s'être égaré entre Isabelle et Stéphane. Ce n'est pas le regard d'Isabelle dont il s'agit, mais celui de Stéphane et de Nathalie. Le bout de papier semble convoité une fois de plus. Ce petit jeu ne manqua pas d'intéresser Isabelle.

D'un geste ferme et sûr, elle déplaça la bouteille d'eau, toujours pleine, vers Stéphane tout en ramenant le bout de papier vers elle : retour à la place d'origine ! Ainsi, Nathalie et Isabelle étaient presque face à face. Stéphane regarda ailleurs tandis que Nathalie restait légèrement hypnotisée par ce tour de passe-passe. Il faut dire qu'Isabelle a plus d'un tour dans son sac. On attend toujours Mabrouk.

Tiens, il a déjà commencé à proposer une réponse à Mme Mignolet : « Il s'agit d'un littoral de type particulier, je le vois beaucoup plus comme une sorte de limite nécessaire mais pas suffisante. La patiente de Stéphane (il ne dit jamais la patiente de Stéphane et d'Isabelle. C'est ainsi...) a quitté momentanément le monde pour y revenir un peu plus tard, après avoir touché pourquoi pas une limite ?

C'est une version... Je vais essayer maintenant de proposer celle que je préfère pour toi : imagine un instant que tu te retrouves au même endroit que Mlle V., et qu'il y ait beaucoup de baigneurs. Ces derniers auraient pu figurer dans le tableau que j'avais brossé tout à l'heure, à dessein. Supposons que parmi ces baigneurs certains fussent nus ! Cette supposition ne me semble pas exagérée, puisqu'il s'agit uniquement d'une hypothèse.

Maintenant, comment peut-on savoir qui était nu et qui ne l'était pas ? Si ça ne dépendait que de l'un ou de l'autre, l'initiative resterait la leur. C'est le libre arbitre ? Mais comme on ne pouvait pas s'adresser à eux, il reste peut-être une possibilité qu'on pourrait imaginer à peine : imagine un instant que la mer se retire ! C'est cette dernière supposition que je choisirais. Ce jour-là, la mer s'était-elle retirée pour la patiente ? Et qu'a-t-elle vu vraiment ? »

Il est devenu poète à son tour ! Mais ce n'est pas sans compter sur Stéphane, qui dira plus tard, en présence du Dr Pierre : « Je ne le savais pas aussi aventurier, un tantinet voyeuriste, et pourquoi pas mégalomaniaque, en prétendant déplacer d'un mot un aussi gros volume d'eau salée, uniquement pour aller voir les fesses de je ne sais qui... Il est peut-être artiste, mais certainement pas peintre ! »

Ça n'a pas empêché le Dr Pierre de réagir : « Toi et ton Mabrouk, vous devriez changer de crémerie au lieu de vous occuper du *fessard* de je ne sais quel baigneur, quand ce n'est pas de ma pipe ! »

C'est tout ce que retiendra l'équipe de la situation clinique : les extravagances de Stéphane. Pour ce qui est de la patiente, elle va mieux. Isabelle lui a proposé le psychodrame psychanalytique individuel. Si on a bien compris, le dispositif serait tentant. Isabelle est capable même de s'attaquer à Mabrouk, dans le jeu bien sûr, pour le transformer en bûchettes !

La patiente va pouvoir enfin mourir dans le jeu et exaucer ainsi son fantasme de mort. Quant à nous, on aimerait bien un jour voir tout le monde dans une scène psychodramatique en train de démembrer le divan. Tout le monde pense qu'il recèlerait pas mal de secrets dans ses interstices.

COUPER-COLLER

C'est un dimanche. Jour dominical pour les autres. Je suis de garde. L'automne est là. Il ne pleut pas, tant mieux. Je ne me sens pas trop pressé pour pousser la porte de Mabrouk. Il peut attendre !

Il faut bien que j'aille lui dire bonjour, c'est la règle. Je sens qu'il est là, derrière la porte. M'attend-il vraiment ? Il doit être à la même place, sans aucun doute. Probablement qu'il va marmonner que lui aussi travaille le dimanche. Et qu'il ne se repose jamais. Travaille-t-il du chapeau ? Possible.

Évidemment, on peut penser qu'un divan travaille toujours, même en l'absence d'analysant. Pour lui, on ne peut pas dire le contraire. Je pense même qu'il va remettre ça : reprendre notre discussion d'avant-hier, bien qu'il en sût déjà assez.

Il s'agit d'une patiente rencontrée à la suite d'une tentative de suicide. Elle est connue pour une pathologie cyclothymique « de type trois ! ». Drôle de chiffre. Là-dessus, son commentaire est imparable : « Tiens, elle est tiercisée déjà ? C'est tant mieux ; à moins que je me trompe ? Ce n'est peut-être que des statistiques... » Un lent silence, puis : « Mensonge ! » Je me suis senti concerné, puis, il ajoute : « Marc Twain avait dit qu'il y a trois sortes de mensonges, dont les statistiques. Je ne te demande pas quels sont les deux autres[113]. »

Je savais qu'il n'en avait cure de la « typologie ». Tout simplement, il déteste ça. Paraît-il, un célèbre psychiatre l'a chiffrée ainsi, semblant vouloir donner par ce chiffrage l'estocade à une maladie en cours depuis de longues années. Notre patiente a ingéré des psychotropes dans le but affiché de mettre fin, ou comme si, aux propos tenus par son conjoint à son adresse. Blessée, elle a échoué aux urgences de l'hôpital, donnant l'impression d'être une nef égarée.

La discussion au sujet de cette situation clinique n'était pas close. On devait la poursuivre plus tard, c'est-à-dire le mercredi suivant. Mabrouk n'avait pas le temps ou était-il fatigué et n'osait pas le dire. C'est peut-être

---

[113] Il s'agit du mensonge et du sacré mensonge. Il plaît à Mabrouk de rajouter le mensonge éthique ? Pourtant, Mabrouk respecte habituellement le triptyque... Heureusement que M. Twain n'est plus de ce monde, *« triptycophage »* comme il était : écrivain, essayiste et humoriste.

lié à son âge, mais personne ne sait quel âge il a. Bien que je ne fusse pas prêt à poursuivre cette discussion en tête-à-tête, je savais qu'il allait bien falloir pousser cette porte et commencer par un « bonjour ». C'est un rituel inévitable et une formule consacrée.

J'hésite… Comme on dit, il faut prendre son courage à deux mains. Tiens, j'ai pensé à la main du Dr Pierre ! Elle doit être certainement libre ce jour, en dehors de sa poche, presque marsupiale ! J'ai poussé la porte tout en me demandant pourquoi cet évitement ? Pourquoi cette crainte ? Après tout, ce n'est qu'un divan. Ces pensées m'encouragèrent. Il était là, à la même place, à l'ombre d'un doute, le mien.

Il m'ignora et ne semblait m'accorder aucune attention. Cet accueil me dérangea quelque peu, tout en ne le sachant jamais indifférent à ma présence. Il y a des signes qui ne trompent pas. Je crois savoir que j'étais même attendu. Il savait pertinemment que j'étais de garde ce jour-là. La liste de garde était affichée juste en face de lui. Mais je n'étais pas prêt à faire le premier pas. Je me suis assis et mis au travail. Il y avait encore de quoi faire : trois comptes rendus médicaux à terminer.

Nous avons continué à nous ignorer. Pourtant, j'avais beaucoup de choses à lui dire. Mais non ! Plutôt des questions à lui poser. Surtout à partir du moment où je me suis rendu compte que j'avais besoin de son aide pour terminer le dernier compte rendu. Il s'agissait de Mme R. et je ne pus m'empêcher de penser au « copier, coller » qu'il avait prononcé à propos de ce cas clinique. Subitement, j'ai eu une irrésistible envie de le solliciter. Mais comment l'aborder ?

De quoi s'agit-il dans ce cas clinique ? Le conjoint, apprenant une « aventure » de sa fille, il avait invectivé son épouse : « Toi et ta fille, vous avez la culotte en dessous du genou ! » Ce propos avait profondément blessé son épouse, ce qui favorisa, a priori, le geste suicidaire. S'agissant d'un reproche qui aurait pu être adressé à sa fille, pourquoi ce ricochet par l'épouse ? Au fond, que lui reprochait-il véritablement ? « Bizarre… »

Alors que je croyais que c'était moi qui pensais à voix haute, surprise ! C'est lui qui vient de me parler. Revenu à moi, j'avais du mal à dissimuler un regard triomphaliste. C'est gagné ! Il m'a parlé.

Je ne pouvais espérer mieux. Je pensais bien qu'il n'allait pas pouvoir longtemps se taire. J'aurais certainement de quoi remplir aisément le dossier médical de cette patiente. Il ne faut pas que ça déborde pour autant. Mon compte rendu médical ne s'en sortira que mieux, et peut-être moi aussi par conséquent. Il faut dire que ce n'est pas une tâche facile. Il a tendance à corriger nos copies comme si nous étions à l'école primaire.

À une exception près : celle du Dr Pierre. Ce dernier a souvent proposé une prose ciselée dans le marbre. Pourtant, on ne le penserait pas capable d'une telle perfection du fait que sa main gauche est intoxiquée par le tabac. On pourrait imaginer qu'un jour ou l'autre, elle lui désobéirait du fait même de cette addiction. Après tout, c'est une main gauche ! Le Dr Pierre est droitier.

Cela dit, c'est tout bénéfique, je vais profiter de cet aparté pour en savoir plus sur les chemins de traverse qu'aurait pu prendre ce cas clinique dans la caboche de Mabrouk. Je suis même certain qu'il va me proposer, pourquoi pas, un regard nouveau sur cette situation clinique : un regard « dominical » qui ne sera pas de trop. Alors que je m'attendais à ce qu'il disserte sur le cas ; j'aurais même accepté un interminable monologue ; c'est moi qui me retrouve tenu de répondre à la question qui vient de fuser : « Que reproche-t-il vraiment à son épouse ? As-tu une idée ? »

Aucune réaction de ma part, faute de savoir par quel bout m'en sortir. J'ai fait donc en sorte de lui retourner la question en lui réaffirmant ma curiosité et mon intérêt pour ce qu'il allait me dire et m'apprendre. Il ajouta : « Difficile à dire à cet instant, je crois que quelques bribes du discours de la patiente vont probablement te mettre sur la voie… » J'acquiesce mais sans aucune prétention. Je reste amplement largué. C'est une posture habituelle, loin s'en faut.

Je dois, pour l'instant, rester dans l'expectative tout en espérant qu'il me mette sur la voie, la voie toute désignée, selon lui, par la patiente. Mais ça ne sera pas sans implication de ma part. Je savais que tous mes efforts seraient vains devant lui. Je ne faisais que pousser des portes grandes ouvertes. Il avait l'air de s'amuser, de jouer à cache-cache avec moi. Pourquoi pas. Grâce à moi, il n'était plus seul ce dimanche. Alors qu'une position inconfortable m'était assignée, lui, il avait l'air joyeux, probablement content de ma présence. Peut-être que je me faisais des idées ?

Néanmoins, je ne m'en sors pas trop mal. Il n'y a pas d'appel des urgences. Ce qui me faisait espérer que la garde allait être calme et qu'il ne me resterait plus qu'à supporter Mabrouk le temps de lui soutirer quelques informations, pour enfin clôturer ce sacré dossier. Ce n'était pas encore gagné.

Comme il n'a pas réagi abruptement, j'ai donc l'espoir qu'il va bientôt afficher ce dont il est capable pour cette situation clinique. Il semble prêt. Il y a des signes qui ne trompent pas : le grincement que je viens d'entendre. Il est légèrement intense du fait de l'absence du bruit habituel de l'hôpital. Un deuxième grincement un peu plus prononcé, puis : « En lieu et place d'une déculottée, qui, a priori, aurait été bien méritée par le conjoint, Mme R. a pris une décision tout autre. Elle a fait une tentative de suicide, n'est-ce pas ?

Est-ce un consentement inavoué en lien probable avec une place totalement désignée par l'autre ? C'est une question. Maintenant il va bien falloir dénicher celui qui se cache derrière cet autre. » Compte-t-il sur moi pour le trouver ? Il perd son temps. Il doit même s'en douter. Entre le « petit autre[114] » et le « grand Autre », mon cœur balance !

Il n'a pas l'air d'être tenté de lire dans mes pensées. C'est déjà mieux ainsi. Si d'aventure il ouvrait ce « chapitre », la nuit blanche est assurée pour moi. Et ce n'est pas un appel des urgences qui va m'arracher à ses griffes.

Me voilà comme un écolier qui se cache derrière son doigt. La tension monte... J'essaie d'éviter son regard tout en cherchant à réamorcer la discussion, dans un sens qui me soit favorable. Par instants, j'entendais même le téléphone sonner. Ce n'était qu'une illusion. Je suis là, j'attends la suite, plutôt la sentence. C'est ridicule, mais c'est ainsi. Je me surprends à fixer le téléphone du regard sans discontinuer. Va-t-il enfin sonner ?

Je me suis senti accablé, un peu comme Mme R. Drôle de comparaison, me dis-je. Le Dr Pierre aurait préféré « identification » à « comparaison ». Me voilà donc à la place de Mme R., pendant un instant, ça me paraissait presque plus confortable. Mais je fais vite d'arrêter ces fantaisies ou ce qui y ressemble, craignant qu'il ne décide, subitement, de lire dans mes pensées. En est-il véritablement capable ? Cette idée a beaucoup amusé l'équipe.

Aujourd'hui, personne ne peut apporter la preuve du contraire. Craignant que le doute ne me submerge une fois de plus, je décide d'aller aux toilettes. C'est mon droit, bien que ce soit uniquement un prétexte pour aller prendre l'air. C'est ridicule ! Je chasse cette idée de ma tête. Il ne faut surtout pas le provoquer. Il est toujours là, à la même place. J'ai certainement perdu beaucoup d'énergie depuis tout à l'heure. J'ai probablement usé d'une « défense » inappropriée. C'est lui qui m'a appris ça. Est-ce que je résiste vraiment ?

Dans un premier temps, je l'évite, mais ce n'est pas efficace. Dans un second temps, je me transforme en Mme R., mais ce n'est pas confortable. Enfin, j'essaie de prendre la poudre d'escampette et je tombe nez à nez... Au fait avec lui ? Moi-même ! Je n'ai donc pas été loin. Quel gâchis ! Puis-je arguer la légitime défense ? Puisqu'il s'agit du psychiatre de garde. Faire quoi ? Quitter son bureau sans crier gare. Ça ne va pas le faire. Peut-être juste lui dire que j'ai un patient à voir quelque part dans l'hôpital. À cet instant, je m'aperçois que j'étais parti très loin dans mon délire. J'arrête là !

---

[114] Le petit autre, c'est autrui, le quidam, le partenaire imaginaire, le semblable. Dans ce cadre, Stéphane ne peut jamais dire avec certitude : « Moi, c'est moi et lui, c'est lui ! », en s'adressant au Dr Pierre. Le Moi étant une instance imaginaire et, selon Lacan, le symptôme de l'homme.

Le Grand autre est une instance qui se confond à la limite avec le langage. Pour Lacan : « C'est le trésor des signifiants », « Le désir de l'homme est le désir de l'Autre », « L'inconscient est le discours de l'Autre », « Il n'y a pas d'Autre de l'Autre », « L'Autre est origine et destination »... Comme l'acte, selon Lacan, « veut dire » et, comme le langage échoue à tout dire, il est donc vain de trouver une définition holistique du Grand Autre ! En définitive « [...] le sujet reçoit son message de l'autre, sous une forme inversée », J. Lacan, « Les Psychoses », *op. cit.*, p. 47.

Me voilà donc quelque peu empêtré, tout seul, loin de l'équipe, un dimanche. Même le téléphone semble de son côté. Les usagers ont-ils déserté les urgences ? Je m'encourage un petit peu, en essayant de garder ce qui me reste comme lucidité. Personne ne peut m'empêcher de sortir de son bureau. Je n'ai pas besoin de prétexte ni de laissez-passer pour le faire.

Cette prise de conscience me dégagea de ma « petite pensée » (une divagation ?). Pourquoi pas un répit ? Il fallait y penser... Mais le répit fut de courte durée : « Je te suggère de revenir aux propos de la patiente. Dans le récit qu'elle donne des événements, je note plusieurs passages. Chacun des membres de la famille est privilégié à un moment ou un autre. As-tu remarqué ça ? »

Que puis-je lui répondre ? Est-ce que j'ai remarqué quelque chose d'aussi net qu'il le prétendait ? J'ai un doute. Si je prenais mon courage à deux mains (je n'ai plus le temps pour penser à la main Dr Pierre !), je pourrais avancer un peu ce que j'avais compris vaguement : qu'au départ, c'est le fils qui semble avoir pris une bonne place, puis c'est le père qui a pris la relève en faisant un chahut dans la cuisine, suivi de l'intervention de sa fille de façon plus ou moins impromptue. Enfin, retour à l'épouse. Nous reviendrons sur la présence de l'un et de l'autre.

Sur ce, voilà qu'il reprend du poil de la bête : « On peut avancer, sans certitude aucune, que les quatre temps correspondent à un même phénomène, qui a à voir avec une maladroite demande du père, qui, elle-même, semble empêtrée dans un rapport à un autre père. » Que dois-je comprendre ? Pour l'instant, que dalle ! Heureusement qu'il n'a pas encore terminé avec sa proposition : « Pour nous faciliter la tâche, essayons de prendre en considération la place du corps dans le récit, pour enfin nous occuper des particularités, et..., de ce dernier. » Il ajoute : « Imagine un témoin à la scène où le conjoint invectivait son épouse : toi et ta fille, vous avez la culotte en dessous du genou ! Qui serait-il ? »

Évidemment, très loin de moi la réponse. Lui, il semble soupçonner quelqu'un ? De toutes les manières, qu'est-ce que je peux faire ? Personne dans les alentours ! Est-ce « l'homme invisible » qui revient ? Qu'est-ce qu'il manigance ? Où va-t-il le chercher ? Il me demande de faire un effort, de l'aider à trouver ce témoin. Il me suggère, qu'à deux, la traque n'en sera que plus facile. Il veut mon aide. C'est nouveau. Je soupçonne un piège, mais ai-je le choix ? Il vaut mieux que j'y aille, même tête baissée. Il est plus confortable d'être le chasseur qu'une bête traquée. J'ai plus à gagner qu'à perdre. Plus tôt cette situation terminée, plus tôt je quitterai ce satané bureau.

Mais ce n'est pas sans une petite pointe de fierté que je savais éphémère. Il m'invita à prendre les devants. Je ne me suis pas laissé prier. Je note, dans l'observation, que le père trouve que son fils ne fait rien. Le fils trouve que son père est rigide. Cette rigidité évoquée par le fils, un jour, fuse au moment d'une conversation alors que les bouches étaient occupées à autre chose : manger. Toute la famille est à table. Soudain, cette fonction nourricière fut perturbée par l'évocation de deux personnes faisant l'amour dans une voiture. C'est le fils qui a évoqué cette scène. Le père fit remarquer à son fils qu'une telle entreprise nécessitait une bonne dose de souplesse.

Là, Mabrouk avait l'air de s'intéresser à mon propos bien qu'il en savait pas mal, plutôt détendu et à l'aise. Pas l'ombre d'un grincement ! J'étais tout content, j'avais complètement oublié le martyre de tout à l'heure, la garde, et même que nous étions un dimanche. Par mégarde, je me suis un instant évanoui dans mes pensées. Ça ne lui a pas échappé : « Et alors ? » Mon silence l'a contrarié sans que je m'en aperçoive. « Ça m'intéresse ! » dit-il. Il semble vouloir que je poursuive mon élucubration personnelle.

Le fils, sans attendre, fit vite d'avaler la bouchée pour répondre à son père : « Toi, je te vois mal faire ça ? Tu es rigide ! » Un silence noya la salle à manger. Surpris par le propos de son fils, le père fixa son épouse comme s'il lui demandait de démentir. Il n'en fut rien. Elle était lointaine, comme pas concernée. « En es-tu certain ? », me dit-il. J'en n'avais aucune certitude. Il s'agissait des propos rapportés par Mme R. Je ne pouvais pas aller plus loin. Il a semblé satisfait par cette réserve.

Il attend la suite : « As-tu terminé avec le fils ? » J'acquiesce tout en lui disant qu'un jour Mme R. est rentrée précipitamment au domicile pour préparer le déjeuner à son conjoint. Elle était en retard. Son conjoint était là à l'attendre, en colère. Mais il n'avait pas manifesté son agressivité comme de coutume. Cette fois-ci, il s'était emparé d'un morceau de pain dans lequel il avait fourré avec agitation un morceau de fromage qu'il venait de déloger du frigidaire, non sans difficultés, étant allé jusqu'à bousculer ce dernier.

J'essuie, presque sans surprise, la même question : « As-tu terminé avec Mme R. ? » J'acquiesce pour la seconde fois, tout en notant son mécontentement. J'aurais pu tout simplement dire que le mari de Mme R. n'était pas content quand il rentra chez lui, parce que le déjeuner n'était pas prêt. Il s'attendait peut-être à une autre fin. Tant pis pour lui. De toute manière, je n'avais plus envie de faire un effort supplémentaire. Je commençais à être fatigué. Mais j'ai cru percevoir que son mécontentement s'était déjà dissipé.

J'avais le sentiment qu'il m'avait entraîné dans la traque de ce qu'il appelle « le témoin », alors qu'il savait sans doute qu'il aurait pu aller le chercher tout seul. Il n'avait pas besoin de mon aide. Il n'avait pas non plus besoin de me prouver qu'il était un fin stratège. Ça ne m'intéresse aucunement, surtout un jour de garde. La seule chose qui m'intéresse, c'est d'en finir avec le compte rendu médical de Mme R., sans plus. Chacun son truc, mais il est déjà trop tard.

Je ne le vois pas se préparer à repartir de plus belle. Peut-être qu'il n'avait plus besoin de moi. Mais non ! : « La fille du couple a eu une aventure, semble-t-il. Peut-on comprendre qu'elle a un nouveau copain. Rien de surprenant dans cette conquête si ce n'est l'incompréhension de son père. Il ne pensait pas que sa fille allait facilement laisser tomber son copain pour quelqu'un d'autre. Ceci explique peut-être cela. La colère du père déferla sur son épouse. Une tentative de suicide s'ensuivit. C'est un peu disproportionné selon moi. »

Il me regarda avec insistance. Je ne pouvais dire le contraire. Ce qu'il venait de dire était, en somme, tout à fait logique. Mais je n'y trouvais pas « sa touche » habituelle. Je savais aussi que je ne perdais rien pour attendre. Cela dit, j'eus une subite envie de prendre un café. Était-ce bien le moment ? Je sais qu'il déteste ça. Il ne s'agit pas du café. Il n'aime surtout pas qu'on fasse quoi que ce soit pendant qu'il disserte. Il ne faut surtout pas l'interrompre. On était un dimanche. Peut-être que j'aurais pu me l'autoriser exceptionnellement. Mais à quoi bon se raconter des histoires. Je finis par accepter mon sort. Étant seul, aucune diversion possible. J'ai donc fait vite de réfréner cette envie, tout en scrutant la moindre velléité de sa part de poursuivre.

Un peu plus tard, il m'invita à le suivre : « À l'adresse de son épouse, il proposa une image où il n'y a pas photo ! il les a mises l'une à côté de l'autre (sa femme et sa fille), condition nécessaire pour que sa phrase puisse tenir, probablement un temps suffisant pour qu'il y voie ou dénonce quelque chose qui vient de l'accabler et le satisfaire à la fois. C'est mon point de vue. Aurait-il pu s'adresser à son épouse sans convoquer sa propre fille dans cette scène ? Qu'est-ce que tu en penses ? »

Je ne pouvais décliner l'invitation. Cependant, j'en ai eu pour mon argent. J'ai déjà complètement refoulé mon envie irrésistible de boire un café. Il faut dire aussi que ça commence à devenir intéressant. Il semble même être en forme pour un dimanche assez maussade. Quant à moi, à la fin, je n'ai pas à me plaindre à cet instant précis. J'ai même l'impression d'avoir le meilleur des coaches du monde, presque à domicile. Il peut être lourd pour un dimanche, mais on ne peut pas être insensible à cette élaboration dominicale. Suis-je devenu subitement ambivalent à son égard ? Me contredis-je ?

Notons : il était en train de me proposer une sorte de carte postale sur laquelle il a déjà installé Mme R. et sa fille. Le voilà parti en quête d'un troisième personnage. Va-t-il le trouver ? S'il le trouve, où va-t-il le mettre ? Pour l'instant, il me suggère de me contenter de ça et me propose de revenir à ce que je disais sur la famille de Mme R. : lui reparler du fils, de sa sœur et de leurs parents. Une nouvelle séance photo ? Et pourquoi pas un casting ! Il doit certainement chercher le détail qui lui a manqué.

Je m'aperçois maintenant que je n'ai pas respecté scrupuleusement l'ordre de passage. Il vient de m'en faire la remarque, tout en ajoutant que j'en avais oublié des détails. Il n'avait pas tort. Mme R. était sous traitement et avait déclaré à sa fille que la nouvelle thérapeutique lui faisait du bien et qu'elle avait commencé à trouver du plaisir et de la joie. Apprenant ça de la bouche de sa fille, le mari se mit en colère et invita le conflit une seconde fois en s'adressant à sa femme : « Tu aurais pu me le dire à moi, je viens de l'apprendre par quelqu'un d'autre ! » C'est ainsi qu'un sentiment d'exclusion s'empara de lui. Mme R. a retrouvé du plaisir ? Elle n'en a pas parlé à son conjoint. Il s'est senti blessé, exclu !

Je n'avais que ça à ajouter. Mais ça semblait plus que suffisant pour le mettre sur la trace, peut-être, du témoin de la scène. J'ai cru comprendre que je pouvais m'attendre à quelques encouragements de sa part. C'est trop lui demander. Tout simplement, il me reprit en cherchant une réponse à la question : « De quelle exclusion parles-tu ? » Que dois-je répondre ? Pourtant, ça n'avait pas l'air d'être compliqué. C'est probablement encore une lecture au second degré. C'est peut-être même un piège. Ce n'est pas grave. Je suis prêt à tomber dans n'importe quel piège, pourvu que mon calvaire s'arrête. Même le téléphone semble lui être solidaire. Voilà trois heures de passées et pas l'ombre d'une urgence à l'horizon.

Où voulait-il en venir ? Je ne suis pas loin de penser que cela a bien à voir avec la « scène » qu'il était en train de monter. Mais, selon lui, elle est incomplète. L'autre ? Le témoin ? Était-il déjà là ? Il ne me semble pas. J'ai pensé que c'est juste un jeu de mots, une façon de voir. Ne voyant pas la réponse venir, il décida de reprendre les choses en main. Ce n'est pas nouveau de toute façon. C'est moi l'élève et je tiens à garder ma place ; l'autre, la place convoitée, lui était toute réservée. D'ailleurs, cette place attend une personne qui ne s'est pas encore présentée à l'appel ! Un invisible ? Va-t-il venir enfin ? Et si ce témoin venait à se présenter aux urgences ! Le reconnaîtrai-je ? Alors, il faut qu'il m'en dise plus.

Mais est-ce suffisant ? Puisqu'il va sans doute associer le nouveau venu, ce « quelqu'un » qui vient d'arriver sur la scène et le témoin qu'il traque depuis un moment. Peut-être que c'est la même personne. Mais, pour l'instant, la « carte postale » qu'il me propose ne comporte que deux femmes, dont les culottes sont juste en dessous des genoux ! Sans autre regard, finalement, que celui du conjoint. C'est déjà assez compliqué comme ça.

Il n'arrive même pas à placer le fameux témoin. Existe-t-il vraiment ? J'ai parlé un peu vite : « Tu as tort ! J'ai une proposition à te faire : il a appris par "quelqu'un" que sa femme a trouvé du plaisir, n'est-ce pas ? Bien… Faisons un "couper-coller" en revenant à l'assertion du conjoint et substituons la fille pour la remplacer par quelqu'un, tout en n'omettant pas de lui remonter sa culotte ! Qu'est-ce qu'on obtient ? Certainement l'épouse de M., à côté de quelqu'un… » Puis il s'arrêta net.

Cette fois-ci, j'ai trouvé qu'il est allé trop vite en besogne. Si je lui avais parlé du chien, qu'est-ce qu'il en aurait fait ? C'est vrai, Mme R. m'avait expliqué que son mari était jaloux de son chien. Cette année, il a fait un temps de chien, qui n'a pas été sans conséquences sur Mabrouk. Si je lui en parle maintenant, je crains qu'il ne me fasse un deuxième « couper-coller ». Si tel était le cas, je n'imagine pas la place qui va échoir au canidé. Lui trouvera-t-il une place dans ladite carte postale ?

Puisqu'il s'autorise sans vergogne, pourquoi pas moi ? Je prends donc l'initiative, sans le dire : débarrassons-nous de ce « quelqu'un » et mettons le chien à sa place. Cette fois-ci, on n'aura pas à se préoccuper de sa culotte ! Il n'en a pas. Quoique... Est-ce qu'on peut s'inquiéter pour autant ? Peut-être pas. Je crois que c'est uniquement la fatigue qui me pousse à aller aussi loin, n'est-ce pas ? N'est pas Mabrouk qui veut !

On frappa à la porte. « Qui est-ce ? » Personne ne répondit. « Y a-t-il quelqu'un ? » dis-je. « Chut ! » répondit l'infatigable Mabrouk et ajouta : « C'est probablement quelqu'un qui s'est trompé de porte... » Je n'ai pas pu m'empêcher de penser à ce fameux personnage qu'il recherchait. C'est peut-être lui ? La personne n'insista pas. Moi, je n'ouvris pas la porte, malgré la tentation. On entendit les pas s'évanouir de l'autre côté du couloir, à peine dérangés par un sol très mal en point. Il ne semblait pas intéressé par l'identité de la personne qui venait de toquer à la porte. Et si c'était un de ses analysants ?

Nous n'étions pas loin de l'heure du dîner. Ça ne le préoccupait pas trop. Il aurait été capable de me répondre que j'étais de garde et le repas pouvait attendre. Moi, davantage j'avais besoin de prendre un café, pour sortir de la torpeur dans laquelle je commençai à entrer. Il me fallait de la caféine. Le repas pouvait attendre, bien qu'il ne soit pas dit que je trouverai de quoi manger à l'internat. Passé une certaine heure, il ne reste presque rien ou presque. Le café, il me le faut, j'en trouverai quelque part, peut-être à l'office des infirmiers des urgences. Il faut dire que c'est leur drogue pour tenir durant toute une nuit. Et, après tout, la cafetière du secrétariat était toujours en vie.

Voilà, il semble d'accord pour que je puisse faire un tour à l'internat, puis se ravise : « Te rappelles-tu mon intervention au sujet du film de Stanley Kubrick *Eyes wide shut*[115] ? » Je ne vois pas de quel film il parle, surtout à ce moment précis. Où est-ce qu'il veut en venir ? Je commence à ne plus tenir... Et dans l'incapacité d'ouïr. Nadia connaît bien Kubrick, moi, pas du tout, le minimum quoi.

Tout à l'heure, il était en train de traquer le témoin dans l'intention de le remettre en scène, et voilà qu'il me parle de je ne sais quel film. Un film n'est ni une scène ni une carte postale. C'en est trop ! Il a vite remarqué mon agacement : « Je vais te mettre sur la voie. Ça a à voir avec notre scène, certes, pas de près ; mais plutôt de loin. »

S'il me parle de son intervention au sujet d'un film, c'est qu'il doit être certain que je suis au courant de cette intervention. Dois-je encore faire un effort de mémoire, pour trouver de quel film il s'agit, et, enfin, probablement le plus dur, dénicher le lien ? C'est vraisemblablement une scène ou un film

[115] Film américain réalisé, produit et coécrit par Stanley Kubrick. C'est son dernier film, sorti en 1999, après la mort du réalisateur. Le scénario est basé sur une nouvelle d'Arthur Schnitzler, *Traumnovelle*, publiée en 1926.

qui accepterait facilement un « couper-coller ». Ce n'est peut-être que ça. Quoi de plus facile !

Me voyant sombrer ou presque, il revint à la charge, certainement pour m'aider cette fois-ci : « Il s'agit de ? » Ça ne m'avance pas plus. « Fais un effort ! C'est facile... » Je ne vois pas... « C'est une scène où un couple fait l'amour. » Quoi d'anormal dans une scène pareille ? « Il y a quelqu'un qui semble meurtri par cette scène alors qu'il vient de l'inventer par un juste effort de pensée... » Je me suis dit que c'est peut-être le témoin qu'il cherchait depuis tout à l'heure ? Ça ne peut être que lui. La traque va donc s'arrêter, et on aura par conséquent le mot de la fin.

Il ne va tout de même pas aller le sortir d'un film, pour le mettre sur une carte postale ? Mais non ! Je finis par lui répondre que c'était difficile pour moi et que je ne voyais pas comment je pourrais faire. Il n'avait pas l'air d'être prêt à lever le voile sur la scène. Le voilà donc sur le point d'aller prendre quelques libertés avec deux scènes : une mère avec sa fille, bien droites dans leurs bottes, qui semblent avoir oublié leurs culottes sous les genoux. Rien que ça ! Alors que la deuxième scène nous propose un monsieur accablé par la scène qu'il vient, semble-t-il, d'imaginer : un couple en pleins ébats, dans le film *Eyes wide shut*. À moi de trouver un lien entre les deux scènes. C'est peut-être un jeu de sept erreurs ? Trêve de plaisanterie. Je ne tiens plus. Je suis incapable de faire le moindre effort.

Il n'insista pas : « Tant pis, on verra ça une autre fois. » C'est bizarre, il vient de céder. C'est une victoire. À vrai dire, c'est une victoire mélangée à de la déception. J'aurais bien voulu connaître la fin de l'histoire. Mais il est très tard et j'avais autre chose à faire. Je quitte son bureau non sans regret et me dirige vers l'internat. Une fois à l'internat, il y avait de quoi manger. Il y avait même du café. Je me précipite vers la bouteille de coca qui contenait en fait du café. Ce n'est pas une surprise quand on est de la maison. Pour quelqu'un d'étranger à cet internat, l'erreur est vite commise. Pensons avoir du coca, il boira tout simplement du café. C'est comme ça dans notre internat à nous.

Un verre bien en main, je prends avec précaution la bouteille de coca à moitié pleine, je remplis le verre et repose la bouteille à quelques centimètres de sa place. Mon verre est maintenant dans le micro-ondes. Quelques instants plus tard, me voilà assis sirotant le liquide chaud que je convoitais depuis un moment. Je n'avais pas trop faim. J'ai pris un morceau de pain dans lequel j'ai mis une bonne part de fromage et je me suis mis à manger. C'est une précaution. Je me suis dit qu'il fallait bien manger quelque chose au cas où je fusse appelé aux urgences pour n'en sortir que quelques heures plus tard, comme cela arrive parfois.

Mais ce n'est pas sans compter sur les premières bouchées qui me ramenèrent à ma conversation avec Mabrouk. D'abord, ce qu'il me vint à l'esprit, c'est le mari de Mme R. en colère dans la cuisine. Il avait entre les mains un morceau de pain avec du fromage. Puis, le film évoqué par

Mabrouk s'invita. Je me suis finalement souvenu qu'il avait présenté un jour une sorte de commentaires sur le film. Il s'agissait effectivement d'une sorte d'onirisme où l'acteur principal voyait sa femme en train de faire l'amour avec un jeune officier de marine. Il avait imaginé cette scène. Je ne me rappelle pas de tous les détails du film. Mabrouk avait, semble-t-il, fait un commentaire dans un journal où il soutenait que la scène imaginée par l'acteur, qui voyait sa femme en train de faire l'amour avec un jeune officier dans leur lit conjugal, ne devait susciter, a priori, pas grand-chose comme commentaire.

Il avait déclaré : « Une femme et un homme qui font l'amour, n'a rien d'extraordinaire. » L'assistance n'était pas tout à fait d'accord et lui avait rétorqué qu'il s'agissait de l'épouse de l'acteur principal, bien qu'il ait imaginé lui-même cette scène. Mabrouk avait répondu que personne ne l'avait dépossédé de quoi que ce soit, c'est lui qui avait imaginé tout ça. La scène dans laquelle se trouvait le couple est restée tout de même sa propriété. Quelques-uns avaient trouvé qu'il jouait avec les mots. Mais Stéphane, ce jour-là, avait trouvé à redire en se demandant pourquoi cet acteur était en sueur et dans tous ses états en imaginant cette scène, alors que précisément elle était de sa propre imagination. Selon Stéphane, il avait quand même l'air un peu torturé. Et il avait ajouté que rien n'empêchait l'acteur de dégager l'officier de son lit !

Mabrouk avait rétorqué à Stéphane qu'il faisait erreur, car cette scène en cachait une autre. Il ne récusait pas que c'est bien l'époux qui avait décidé de la scène et que c'était lui qui avait placé dans son lit cet officier, à côté de son épouse. Il acceptait la proposition de Stéphane s'il n'y avait pas, tout proche, un spectateur, au premier rang, et dont les intentions étaient lourdes d'infidélités : le conjoint lui-même ?

Il avait proposé à Stéphane, et ça me revient maintenant, une solution de type : « couper-coller » : d'abord, enlevez l'officier et le remplacer par l'époux. Stéphane et nous autres avions trouvé cette proposition sans valeur, du fait qu'elle n'apportait rien de nouveau. Mari et femme dans un lit conjugal, quoi de plus naturel ? Mabrouk écarta ensuite l'épouse pour lui substituer l'officier ? Ce n'était donc pas fini, il ne fallait pas être impatient. Il nous avait bien leurrés. On ne pouvait pas dire le contraire.

Après le deuxième « couper-coller », nous nous retrouvons donc avec l'époux de madame dans le même lit que l'officier. À partir de cet instant, Mabrouk avait postulé que cette scène pouvait poser question pour l'époux. Probablement du fait même qu'il était plus ou moins dédoublé. Il était en train de se voir en train de faire l'amour avec l'officier de marine ! C'est ce dont je me rappelle. Il y a certainement beaucoup de choses que j'ai oubliées. Je crois comprendre où Mabrouk voulait nous entraîner avec cette scène. Par conséquent, il va falloir maintenant que je réfléchisse sur le lien qu'il y a entre notre situation clinique et le film *Eyes wide shut*. Une seule certitude, c'est bien l'inconscient qui agit ou s'agite derrière.

Pour le Dr Pierre, Il faut être vraiment tordu pour monter une scène pareille. Bien sûr, ce n'est jamais arrivé à l'oreille de Mabrouk ni à celle de Stéphane. Selon Mabrouk, l'acteur principal a été agi par un désir insoupçonnable.

De toute façon, je parie que son coup de ciseaux se manifestera encore et encore. Je suis déjà dans la chambre de garde. Le téléphone n'a pas sonné. J'éteins la lumière. Bonne nuit !

LE RÉVEIL

Un silence, puis… Où suis-je ? Le bruit des véhicules venant du dehors m'indiqua le chemin. En effet, je venais de me réveiller dans la chambre de garde, située pas loin d'un carrefour souvent encombré tôt le matin. Ouf ! La garde était terminée. Mabrouk semblait très loin. Avais-je rêvé ? Non ! Notre conversation d'hier a bien eu lieu. Je sais qu'il m'avait retenu longuement dans son bureau pour une énième version de son approche de la tentative de suicide. Et surtout, ce qu'il faut faire et ne pas faire. Il avait sans doute raison quand il disait que tout patient arrive avec une sorte de théorie sur son symptôme, porte ouverte, bien que parfois étroite, pour le praticien qui veut comprendre la grammaire des tenants et aboutissants de la symptomatologie.

Cette approche, quand elle n'est pas empêchée de s'exercer, se déroulerait en trois phases : la première est marquée par une interprétation, celle du patient sur les différents éléments de la situation. C'est une sorte de problématisation faite par le patient ; la seconde phase fait vite d'inclure le ou les soignants dans la problématique ; puis, une dernière, avec peu ou prou d'ambivalence : le patient fait plus ou moins l'éloge de la personne qui l'a soigné ou, tout au contraire, le soignant devient brusquement le mauvais objet, voire provoque parfois des ressentiments.

Cette énième théorie de Mabrouk ne nous a jamais trop dérangés. Elle nous semble plutôt pragmatique, envisageable comme outil de lecture dans le fatras de problèmes que peut présenter une situation clinique. Par contre, sa théorie de la « scène suicidaire » ne nous a pas beaucoup enchantés, trop difficile à comprendre : pour lui, toute scène suicidaire, à quelques exceptions près, relatée par le patient, recèle en son sein un objet, une personne, un lieu ou un espace qui représenterait le patient lui-même ou une partie conséquente.

Peut-être exagère-t-on ? C'est possible. On est conscient qu'on caricature. C'est peut-être dû à un ressentiment à l'adresse de Mabrouk. Ce n'est pas impossible. Oublions ça. Je ne suis pas encore rentré dans la salle de bains. Allons-y !

Comme d'habitude, je me dirige donc vers la salle de bain, ou plus exactement une douche. Je me brosse les dents, ce sont des gestes coutumiers, voire automatiques, mais qu'on apprécie beaucoup dans les suites d'une garde. On retrouve ainsi l'extérieur, nos habitudes… La cabine de douche est étroite. Ce n'est pas tout. Il faut garder la savonnette à portée de main et maintenir l'eau à la température convenable. Ce n'est jamais ça. La savonnette a fait vite de disparaître, il faut se rincer les yeux pour la retrouver. Surprise ! L'eau n'est pas à la bonne température pour se rincer. C'est presque toujours le même rituel, au lendemain d'une garde.

Le téléphone sonne entre-temps. Il faut bien répondre. On oublie vite la savonnette, l'eau et tout ce qui était important à l'instant, pour se consacrer au téléphone ou celui qui est derrière l'appel. Je connais presque toutes ses mélodies et aussi tous les noms d'oiseaux proférés quand il ne daigne pas fonctionner. Le spécialiste attitré de ces anecdotes reste Stéphane. Il en a des histoires à raconter à son sujet : « Allo ! Qui est-ce ? » Stéphane attend une réponse. Puis : « C'est moi. » C'est tout, pas un mot de plus. Apprenant qu'il s'agissait d'un patient, Mabrouk fit le commentaire suivant à Stéphane : « Voilà un Moi bien souverain en sa demeure… »

Au bout du fil un collègue me prévient qu'il allait m'adresser une patiente connue de notre équipe. Après cet échange, j'ai cru reconnaître de qui il s'agissait. C'est bizarre… Il s'agit de la jeune patiente qui avait fait l'objet de deux présentations cliniques : par Marguerite une première fois et par Stéphane la seconde fois. C'est plus qu'une récidive ? Sommes-nous devenus incompétents jusqu'à ce point ?

Quel étourdit ! J'ai confondu, je me suis trompé de garde, contrairement à ce que je disais, ma conversation d'hier avec Mabrouk était sous le sceau du « coup de ciseaux » facile. Autrement dit, il n'avait pas arrêté de faire des « couper, coller ». Il était devenu un peu comme fou, ne respectant ni les personnes ni les sexes. Il soutirait un homme pour le remplacer l'instant d'après par une femme, quand ce n'était pas le contraire. Il ne respectait même pas les couples, faisant intrusion dans leur intimité. Mais ça n'allait pas sans franches allégations. C'est un peu le souvenir que j'ai gardé de cette situation clinique.

Pour apporter la preuve de ce qu'il disait, il avait fait appel à la scène d'un film de Kubrick. C'était bluffant ! Je ne me souviens pas trop des détails de toute la conversation. C'est déjà du passé, la patiente qui vient d'arriver aux urgences prime. Je suis un peu déçu puisqu'il s'agit d'une récidive. Mais, après tout, c'est à Mabrouk de culpabiliser. C'est lui qui mène pour l'instant notre barque.

On a déjà eu l'occasion de parler de cette patiente qui vient d'arriver aux urgences. Il semble qu'elle a ingéré des médicaments, et que le motif du passage à l'acte reste le sempiternel syndrome algique, plus ou moins réfractaire aux thérapeutiques antalgiques instituées par les différents médecins.

Je m'interroge : est-ce vraiment elle ? Le doute s'apprêtait à m'envahir… je ne sais plus. Tiens, me suis-je brossé les dents ? C'est bizarre. Le doute est encore là. Je l'écarte pour la seconde fois. Je n'ai pas de temps à perdre,

Mabrouk va s'énerver. Il faut absolument être à l'heure, bien que j'aie l'excuse de la garde. J'enfile mon pantalon, le même ; j'enfile mon pull, ce n'est pas le même. Je range les draps dans le sac rouge et la taie d'oreiller dans le sac bleu. Paraît-il que c'est très important. Je ne sais pas quel risque on encourt si on se trompe de sac. Je fais comme c'est dit. C'est au moins clair, et même facile de le faire. Alors qu'avec Mabrouk tout est compliqué. Ses sacs à lui n'ont pas de couleur alors qu'on y fourre énormément de choses, tout en respectant les couleurs qu'on ne voit pas ! Ça donne parfois le tournis.

Je suis sur le chemin. Des détails concernant la patiente à venir me reviennent à l'esprit : c'est bien elle, c'est la patiente dont on a parlé, effectivement. Ça y est, enfin... Je me résous à oublier le cas de suite, ce n'est peut-être pas elle. Je ne suis pas en mesure de trouver, avec des oreilles pleines de savon ! De toutes les façons, on va voir tout à l'heure.

Très vite, j'arrive au secrétariat. Je m'apprêtai à mettre la clé dans la serrure quand un bruit venant de l'intérieur me persuada de l'inutilité de mon geste. Je pousse la porte en évitant de faire du bruit. La secrétaire était en pleine conversation téléphonique. D'un geste, elle me fit comprendre que j'étais en retard et que l'équipe était déjà en plein boulot, en face, chez Mabrouk. Si j'ai bien compris, je suis encore privé de café, décidément... Il n'y a pas de temps à perdre, je suis en retard d'une bonne trentaine de minutes.

On entendait la conversation déjà de l'extérieur. J'ai reconnu sa voix, plutôt calme. Pour un lundi, ce n'est pas toujours évident. Je rentre, je dis bonjour et je m'assois, tout en essayant de prendre le train en marche. J'ai vite compris que la patiente pour laquelle j'ai été appelé m'avait devancé en quelque sorte, qu'elle était déjà présente dans la discussion clinique. Le motif du passage à l'acte était somme toute similaire au précédent, c'est-à-dire « la douleur ».

Un élément nouveau semble intéresser Mabrouk : la patiente a eu une rétention urinaire, à ce qu'il paraît, sans cause décelable. Stéphane a quelques éléments concernant le contexte de cette expression clinique. Le médecin du service où la patiente a été admise aurait été en colère pour une cause qu'on ignore. C'est la patiente qui l'affirme. Par appréhension, semble-t-il, elle aurait été dans l'incapacité de solliciter ce médecin pour lui demander de l'aide. Elle aurait attendu son départ du service pour faire appel aux infirmiers, déclarant qu'elle ne pouvait pas uriner. Elle aurait été sondée.

Tout en écoutant, je remarque que le dossier de la patiente concernant le précédent séjour était entre les mains de Jean-Louis. C'est un signe qui ne trompe pas. Ça veut tout simplement dire que notre cher divan a consulté le dossier bien avant que l'équipe n'arrive, et qu'il en savait déjà assez. C'est de la triche !

À nous donc de faire un effort de mémoire et trouver, pour les chanceux, une passerelle possible entre les épisodes passés et la situation présente. Il nous est difficile de nous rappeler les détails de la précédente hospitalisation. Alors que lui, il a une longueur d'avance sur nous, bien sûr dossier en main.

Il faut dire que je n'étais pas en forme, car je n'avais pas beaucoup dormi. C'est drôle… Je ne sais pas pourquoi à cet instant je me suis rendu compte que j'avais encore le goût du dentifrice dans la bouche. C'est vrai. Habituellement, c'est le café qui venait gommer ce goût si familier. Il faut dire que j'utilise le même dentifrice depuis plusieurs années. Il a presque le goût de mes meilleures années. Lesquelles ? Sans doute les années sans Mabrouk, à l'exception de quelques rares moments que je tairai volontiers. Pourquoi je raconte ça ? Sans doute pour sortir un peu de l'hôpital.

On ne fait pas trop attention aux petits rituels qui parfois s'imposent à nous, remplis d'une multitude d'objets, souvent utiles mais pas toujours. Prenons par exemple mon dentifrice. Pourquoi j'achète le même alors que les étalages ne désemplissent pas de nouveaux, qui arrivent régulièrement sur le marché ? Je ne sais pas. Par exemple, une brosse à dents je l'achète presque toujours de la même couleur. Pour quelle raison ? Nul doute que Mabrouk pourrait m'expliquer mais je n'ose pas lui en parler. Il va me prendre pour je ne sais qui. Ce n'est pas facile avec lui. Il pourrait même m'envoyer sur un divan pour changer la couleur de ma brosse à dents !

Concernant la patiente, il me revient quelques éléments : elle nous avait déclaré que son père a failli l'étrangler alors qu'elle s'interposait entre ses parents. Manifestement il aurait été en état d'ébriété. Mabrouk avait fait à l'époque un long commentaire sur cette situation clinique que je vais tenter de ne pas retrouver volontairement, trop fatigué par la garde.

Mabrouk me demanda si j'avais quelque chose à dire ou à ajouter. Ajouter quoi ? Pas grand-chose. J'ai juste dit ce que le collègue m'avait rapporté lors de notre conversation téléphonique. Je n'avais pas d'autres éléments à ajouter. Bien sûr, il n'y avait pas de quoi être satisfait. Je le voyais bien à son regard. Stéphane voulait intervenir, probablement pour faire diversion. Qu'il soit remercié ! Hélas, il l'empêcha et s'adressa à moi : « Tu es médecin, n'est-ce pas ? » J'ai eu un doute, puis, j'ai répondu par l'affirmatif, sans véritable conviction. Car j'appréhendais la suite.

« Dans cet état, tu l'aurais sondée ? » J'ai hésité à lui répondre, sachant qu'il y avait anguille sous roche. Ne me souvenant pas tout à fait des détails de la précédente situation, il m'a semblé avantageux de m'abstenir. Surtout qu'il s'agit d'une patiente jeune, sans véritable « posture » clinique et à la croisée des chemins. Devant l'absence d'une réponse de ma part, il revint à la charge en me proposant de réfléchir s'il y avait un possible lien, métaphorique, métonymique ou autre, avec le précédent épisode où la patiente aurait été sujette à une accidentelle tentative d'étranglement par son père.

Me voilà presque pris. Qu'est-ce qui lui prend ? Il sait très bien que je viens de sortir d'une garde et que je ne suis pas en possession de tous mes moyens. Le regard des collègues se détourna de moi et sembla se réfugier dans un ailleurs, voulant probablement me soulager du fardeau de Mabrouk. Que faire ? Loin de moi toute tentative de trouver le moindre lien entre ces rétentions ! C'est étrange, je viens d'assimiler la rétention à un étranglement ? Je le vois, il cogite… Je viens de m'apercevoir que j'ai réfléchi à voix haute.

Cette fois-ci, je suis pris : « Pour toi, un étranglement est assimilable à une rétention ? » Je me suis démené pour lui expliquer que je ne voulais pas vraiment dire ça. Ce qui ne l'empêcha pas de me répondre : « Alors ? » Je lui fis comprendre que je n'avais pas de propositions à lui faire. Mon seul souci était de trouver le moyen de sortir, à la fois de son bureau et de l'hôpital.

J'ai le droit d'aller me reposer, et surtout pas l'envie de mettre la main à sa *plomberie* ! Voyant que j'ai commencé à sortir du terrain, il a bien voulu me retenir en y mettant la manière : « Tu as peut-être raison, à un détail près. Que ce soit un étranglement ou une rétention, ce n'est pas là le problème. C'est la nature de l'agent qui est déterminante. La rétention ainsi que l'étranglement entraînent tous les deux une stase dont il faut trouver la nature ou la mécanique. »

Je me demandais s'il allait enfin arrêter, et s'il allait finalement me lâcher les baskets ! C'en était trop. Je venais à peine de terminer ma garde. L'équipe, quant à elle, semblait complètement hypnotisée par lui. Je ne ressentais plus trop leur solidarité. Je me sentais même un peu sadisé, bien qu'au fond de moi je ne sois pas indifférent à ses propositions.

Je faisais ce que je pouvais. Un agent ? Il fallait le trouver… Puis, une nature, sa nature ? Ça n'a pas l'air d'être simple. Alors, pour la patiente, ça doit être beaucoup plus compliqué. Je compatissais avec elle, toute seule à se démener sans savoir qu'il y avait un agent, une nature et je ne sais quoi d'autre.

La fatigue aidant, j'étais prêt à le suivre dans son « délire ». La tentative de suicide était-elle aussi un étranglement ? Faiblesse de la métaphore ? Ou panne du *véhicule du désir*? De toutes les façons, c'est moi qui suis étranglé, et je ne risque donc pas de me prononcer. Si, quand même, je crois que j'exagère. Présentement, il ne dit rien alors qu'une voix intérieure me dit : « Vas-y ! Ne te laisse pas faire ! » Puis, une autre me retint : « Attention ! Il va te répondre qu'une tentative de strangulation ou une tentative de pendaison sont en quelque sorte une rétention d'un corps, d'une vie. » Un droit de rétention ? Par qui ? Le droit de retenir un corps, son corps ? Et d'ajouter : « Je te laisse maintenant, débrouille-toi avec lui. Tu es averti. » Mais me voilà encore une fois tout seul, sans voix !

Cependant, la conversation semble continuer, au loin. On m'a donc oublié, tant mieux. J'ai cru comprendre que la patiente s'est réconciliée avec son père et qu'elle entretient des relations tout à fait normales avec son entourage. Pas l'ombre d'un conflit. Mais devant la persistance du symptôme, Stéphane suggère : « L'absence apparente d'un conflit avec l'entourage serait-elle le garant d'une présence, celle du barrage qu'oppose l'étranglement à tout écoulement? »

Cette idée lui vient certainement du corpus de Mabrouk. Ce dernier aime rappeler que : « Toute absence évoque une présence quand elle ne l'invoque pas. Et c'est l'efficace même du symbolique. » Stéphane poursuit : « Ici, nous sommes en présence d'une rétention urinaire. Il semble qu'il y ait trop de présence, de liquide je veux dire, qui vient déclencher une douleur, en plus de la douleur habituelle dont se plaint la patiente. La douleur habituelle, qui a motivé le passage à l'acte suicidaire, semble rentrer en diapason avec une autre douleur, celle de la tension que le Détrusor[116] (le Dr Pierre acquiesça) ne peut plus supporter. Le point d'objectivation, ici, étant solidaire de celui de l'étranglement.

La deuxième façon de voir serait la perte d'une abstraction. On passe d'une rétention à une perte. Ce n'est plus une objectivation mais une perte dont on ignore le ressort. De quelle perte s'agit-il ? Il n'est pas toujours évident de trouver le lien intime qui lie présence et absence. Entre les deux, l'horizon se dégage, et tout est possible. Et le temps court ainsi entre le statut psychique de l'absent et l'expérience de l'absence. »

Il a presque tout appris par cœur. C'est Mabrouk qui nous avait servi un pareil menu lors de ses interventions et séminaires. On peut dire que Stéphane risque de souffrir d'un surinvestissement ou d'un trop-plein d'identification ! Il devrait se méfier un peu.

Mabrouk semble intéressé par la remarque de Stéphane : « Si je t'écoutais, je ne pourrais m'empêcher d'imaginer que toutes ces retenues empêchent les eaux de s'écouler dans le sens voulu par la "pesanteur". Puisqu'il s'agit d'un étranglement, il y en a qui dirait une rétention, alors à quoi bon résister à l'écoulement naturel des événements ? »

Une remarque s'imposa. C'est Stéphane qui le dit, tout en essayant d'y mettre du tact afin de ne pas contrarier Mabrouk : « Je pense qu'un étranglement nécessite une intervention extérieure, alors qu'une rétention suppose une origine interne. » Allait-il se laisser faire par Stéphane ? Si je m'écoutais, je serais prêt à parier que la réponse de Mabrouk sera la suivante :

« Tiens ! Prends la craie et trace-moi une ligne blanche, la ligne de démarcation entre l'intérieur et l'extérieur que tu viens d'évoquer ! »

Compliqué, je ne puis aller plus loin, j'abandonne. Voilà plus de vingt-quatre heures que je suis à l'hôpital. Je n'arrive plus à suivre. Il est peut-être temps que je prenne congé de cette assemblée. Oui, assemblée sur laquelle trône notre cher divan. Au fait, je viens de remarquer qu'on a de nouveaux stagiaires. Ils étaient là, complètement subjugués. Je me demande s'ils comprennent quelque chose à ce que raconte Mabrouk.

---

[116] Muscle de la vessie.

Je ne peux que constater qu'ils ont l'air très intéressés. Mon petit doigt me dit que je suis en train de développer un petit délire de jalousie. Moi, je dirai que ce n'est absolument pas mon genre, mais qui l'entendrait ? L'équipe ? Probablement pas, car ils craignent Mabrouk.

Maintenant que la décision est prise, comment faire pour prendre congé ? Bizarre, j'hésite, c'est drôle. Je prends conscience que je tourne autour du pot depuis un moment. Je ne sais pas combien de fois j'ai été prêt à rentrer chez moi. J'avoue que je suis dans l'incapacité de le faire sans autorisation. Alors, je vais faire semblant d'être présent. Je vais essayer de dormir debout, pardon ! assis. Il m'est très difficile de faire plus. À demain ! Tout ce que j'espère, c'est qu'il ne s'adressera pas à moi. Je compte sur Stéphane pour qu'il fasse la sentinelle.

En « off », dans l'attente des moutons ! J'attends… Rien, puis, me voilà en mouton, sautillant vertigineusement, de digue en retenue, puis me voilà au milieu d'un oued sec, plein de lauriers roses. Mabrouk était là, arrachant ses feuilles aux lauriers qui criaient de douleur. Il en mangea une bonne part. Puis, un bruit de flot en colère gronda au loin. Sauve qui peut ! Je ne pouvais rien faire, alors que Mabrouk rigolait de ma détresse.

Un coup de coude de Stéphane me réveilla. J'ai dû m'assoupir quelques secondes. Stéphane, ma sentinelle, déclara : « Rien en vue ! » Donc il ne s'est rien passé. Ouf ! Tout est bien qui finit bien. Je viens de m'apercevoir que la « pesanteur » s'est emparée de moi au milieu d'un oued sur le point d'accoucher d'une crue ! Mabrouk était bien là, malgré le laurier, connu pour être toxique, qu'il vient d'ingérer. Stéphane n'en saura rien. J'ai quand même assisté à la dernière phrase prononcée par Mabrouk : « Quand il n'y a pas d'attraction, il n'y a pas de refoulement ! », que je ne commenterai pas, loin s'en faut, dans l'unique but de garder mes pieds bien sur terre, surtout un lundi transformé par Mabrouk en un mercredi, allez voir par quelle attraction ou refoulement…

COUPER-COLLER, DEUXIÈME…

Je me réveille. J'ai bien dormi. Pas besoin de vous raconter ce que je vais faire de suite. Vous le savez déjà. Ou peut-être pas… Le même dentifrice, une douche, une chemise noire. Je remettrai le pantalon d'hier. Peut-être pas, il sent trop la peau de vache ! Je ne plaisante pas. Enfin, vous avez tout compris. Une bonne tasse de café et un pain aux raisins. Je suis légèrement impatient de retourner au travail. Je ne voudrais pas rater l'entretien téléphonique avec le psychiatre de Mme R. Je ne sais pas si quelqu'un se souvient d'elle, la patiente pour laquelle Mabrouk avait usé du « couper-coller[117] ».

Je retrouve notre équipe. Tout le monde à l'air en forme. Le premier jour de la semaine est déjà derrière nous, c'est le jour le plus dur. Du taf ? « Bien sûr », me répond notre secrétaire. Stéphane enfonce le clou en déclarant que Mme R. a récidivé. J'étais quelque peu contrarié. Un sentiment d'échec veille en moi tant que Mabrouk ne modère pas son « couper-coller »… On se retrouve donc devant une deuxième patiente qui a récidivé. La première était la patiente pour laquelle Mabrouk avait suggéré qu'il y avait un barrage, un nœud ou je ne sais quel point de strangulation.

Je reprends le dossier de Mme R. C'est à moi qu'elle revient. À la vue de son dossier, je réalise que la nouvelle thérapeutique n'a pas donné l'effet escompté. Je vais certainement devoir affronter Mabrouk, lui expliquer pourquoi cet échec, malgré une bonne évaluation et une orientation correcte. Pourtant, j'avais bien suivi ses directives. S'était-il trompé dans ses calculs ? Ou peut-être avait-il coupé au bon endroit et collé au mauvais endroit par inadvertance ? Une sorte de maldonne ? Je n'ai pas ce sentiment-là. Il me semble qu'il avait bien fait. Il s'agit de la patiente pour laquelle son conjoint avait dit : « Toi et ta fille, vous avez la culotte en dessous du genou ! »

Cette situation clinique a été inscrite pour un deuxième samedi. C'est même un privilège. Mais les conséquences de cette inscription ne sont pas de tout repos pour le binôme élu. La raison est simple : s'il y a récidive de la part du patient avant la présentation du samedi, le projet peut totalement capoter et le binôme sera, qui sait, rendu responsable. Mabrouk a tendance à

[117] Cf. « Couper-coller »t . pp. 325-336.

croire que la récidive était le fait d'une certaine inobservance de ses consignes. Pourtant on les applique presque à la lettre !

Je ne me souviens pas d'avoir fait autrement que ce qu'il nous avait conseillé. On verra bien. Peut-être que c'est rattrapable, vu que Mme R. ne sera véritablement présentée un samedi, dont Mabrouk n'a pas encore fixé la date. D'ici là, toute intervention à son sujet ne va être qu'une préparation de plus à mettre à profit avant la date désignée. Mais on n'oublie jamais qu'on ne perd rien pour attendre.

Il faut donc redoubler d'attention pour éviter d'être incriminé. Il va certainement être très attentif à l'évolution de cette situation. Je prends mes précautions en demandant à Stéphane de m'accompagner pour cet entretien avec Mme R., profitant ainsi de l'absence de Marguerite, qui avait été désignée par Mabrouk comme acolyte. Elle a la grippe, ce qui a grippé à son tour la stratégie de Mabrouk. Il avait sans doute prévu autre chose. C'est tombé à l'eau pour lui. Voir la patiente avec Stéphane est sans conteste une garantie. Comme on le sait, Stéphane constitue une bonne assurance.

La patiente nous a appris qu'elle a ingéré la totalité du nouveau traitement prescrit par son psychiatre, pas une miette de perdue ! Le passage à l'acte a fait suite à son retour au domicile, après avoir passé quelques jours à la campagne. Son séjour se serait bien déroulé. Elle déclare avoir été très contente d'avoir retrouvé un ami : « Ne pensez pas... Pas d'ambiguïté s'il vous plaît ! Il est "homo", agréable et sympathique. On se marre bien ensemble. »

Et ajoute : « Pas de rivalité entre nous... » Elle a du mal à expliquer son geste. Stéphane insiste pour en savoir plus. Elle finit par lui céder : « En rentrant chez moi, j'ai eu le sentiment que ma maison était morte. » Stéphane est sensiblement mal à l'aise. Il n'est pas rassuré. Il ne tient pas totalement le motif du passage à l'acte. C'est ce qui nous arrive régulièrement. L'élément déclencheur n'étant pas là, il doit pourtant bien être quelque part. Stéphane et moi devons à tout prix le trouver, ne serait-ce que sous la forme de trace (sachant que Mabrouk a une prédilection pour le tracé[118]). Stéphane insiste encore une fois, mais il ne trouve pas l'objet convoité.

---

[118] Grâce à la bibliothèque du père de Stéphane, que certains appellent « bibliothèque de la Mésopotamie », on a pu trouver une trace pour rejoindre le tracé évoqué ou invoqué par Mabrouk. La récolte de Stéphane a été tout sauf maigre, bien que rectifiée par Mabrouk, jurant que l'idée n'était absolument pas de lui. Il soutient qu'il a été inspiré par R. Barthes quand il affirme que le sens n'est pas *« au bout du récit, il le traverse »*, Roland Barthes, *L'aventure sémiologique*, Paris, Seuil, 1985, p. 174. Le tracé viendrait pousser au-dehors l'idée d'un souvenir déformé et élirait confortablement à sa place le travail effectué par la déformation. Le souvenir, si déformé soit-il, « tombera ainsi comme une *merde* ». Ce dernier propos émanerait du sénior du comité secret. Il a dit plus que ça concernant le fantasme et plein d'autres choses, mais personne n'a le courage de le répéter, sauf Stéphane. Le groupe du Dr Pierre considère que le tracé reste la chasse gardée d'un autre sénior, un certain « J. B. ». Un whisky ? Ici, le tracé semble venir jeter un pavé dans la mare du souvenir déformé. Rien que ça !

Il y a quelques jours, Mme R. a décidé de repartir presque de zéro : « En partant de chez moi, c'est mon fils qui m'a ouvert le portail pour sortir de chez moi. Je ne lui avais pas dit que j'allais à la campagne, mais que j'allais faire des courses. À ce moment-là, je n'avais aucunement l'idée d'attenter à ma vie. » Le portail s'ouvrit donc ainsi et se referma avec l'aide de son fils. Elle dira que son fils n'a rien vu. Y avait-il quelque chose à voir ? Je pense que oui, alors que Stéphane n'en est pas certain. Il ne porte pas de lunettes !

Stéphane réfléchit longuement, et me propose de prendre quelques distances. Incorrigible comme il est, il a voulu détendre l'atmosphère une fois la patiente retournée dans sa chambre : « Maintenant que le portail est bien fermé, réfléchissons… » Il est clair que Mabrouk ne se contentera pas de la fermeture du portail, aussi sécurisé qu'il ait pu être.

Mme R. est partie à la campagne. Elle a rencontré son ami dont elle a dit : « Il est homosexuel, on ne peut pas penser que… Il n'y a pas de rivalité entre nous… » Ils ont fait la fête ensemble. Elle est rentrée tranquillement au domicile. Là, elle a constaté que « la maison était morte », et a décidé de mourir. On peut ajouter : elle est partie à la campagne à l'insu de son fils. On aura du mal à nous en sortir tout seuls, avec si peu.

Stéphane pense que les propos de Mme R. au sujet de son ami vont nous compliquer la tâche auprès de Mabrouk. Il me propose même de taire ce passage ? Ce n'est que de l'humour… D'ailleurs, Stéphane aime bien en faire quand la clinique devient escarpée, voire obscure. C'est sa stratégie à lui. Il appelle ça de l'équivoque, sinon susciter le malentendu et attendre la réaction de Mabrouk.

À la limite, pourquoi pas. On peut prendre Mabrouk au pied de la lettre : n'est-il pas notre « sujet-supposé-savoir » ? Il trône à cette place depuis qu'il a investi les lieux. Par association, cela fait resurgir toujours les mêmes questions : qui est-il ? D'où vient-il ? Quel âge a-t-il ? Personne aujourd'hui ne le sait véritablement. On raconte beaucoup d'histoires à son sujet, comme toujours. Quand on est à court d'histoires sur lui, qu'est-ce qu'on fait ? On en invente ! Pas de précautions à prendre, elles sont le plus souvent dans le sens du poil… D'aucuns ne sont en mesure de démentir, sauf parfois le Dr Pierre quand le tabac lui fait défaut.

Avec tous ces éléments, nous n'étions pas au bout de notre peine. Là, il va falloir résumer tout ça, et essentialiser afin qu'il ne nous prenne pas au dépourvu quand on ira lui présenter l'évolution de la situation depuis la dernière fois. Stéphane n'a pas l'air inquiet maintenant. Il s'amuse même, mais c'est sa façon de déstresser : « Tu te rappelles bien que Mabrouk avait fait un "couper-coller", pourquoi ne ferions-nous pas le même "couper-coller", mais cette fois-ci dans l'autre sens ? »

Stéphane, personne ne l'ignore maintenant, reste un logicien intraitable. Ce qu'il propose a uniquement comme but de remettre les choses à leur place. Revenir aux starting-blocks. C'est-à-dire, si j'ai bien compris, lui livrer l'image comme présentée au départ : Mme R. et sa fille, bien en place, sans introduire le témoin supposé de Mabrouk et qui s'est vite transformé en « quelqu'un ». Je lui dis que ça va certainement soulever l'ire de Mabrouk. Il me proposa alors de corriger légèrement les choses. Il a évidemment compris que Mabrouk ne va pas accepter une telle offense.

Que suggère Stéphane ? Tout simplement, remonter la culotte de Mme R. et de sa fille ? Et c'est la moindre des choses. J'ai très vite compris que le stress de Stéphane était au rouge depuis tout à l'heure et que je ne m'étais aperçu de rien. Je décide alors de mettre fin à sa désinvolture, tout en lui proposant de chercher une autre voie. Stéphane n'a pas grand-chose à ajouter. Je lui propose alors de laisser Mabrouk faire, et rester à l'écart de la scène qu'il propose. De toute manière, il aura déjà à faire avec le copain homosexuel de Mme R. Il n'était pas prévu dans sa scène à lui, intrus comme il est, il va vraisemblablement déstabiliser le projet de Mabrouk. Nous sommes, par conséquent, épargnés pour un bon moment. Il aura ainsi du grain à moudre, loin de nous.

Nous voilà dans le bureau de Mabrouk. Nous étions légèrement en retard. Tout le monde est là, à l'exception de Marguerite restée chez elle pour maladie. Nous nous sommes très vite aperçus que nous n'étions pas attendus. Stéphane essaie d'en savoir plus. Nathalie le dissuade uniquement du regard. Mais on a tous compris que le Dr Mamani et Patricia s'affairaient et étaient sur le point de présenter une situation clinique.

Stéphane et moi, par déduction, réalisâmes qu'on avait raté quelque chose. Très vite, notre secrétaire me glissa un mot sur lequel je pus lire que Mabrouk avait décidé de ne pas parler de Mme R. Sans doute avait-il préféré laisser cette situation pour une autre fois. Pour quel motif ? Je l'ignore. De toutes les façons, elle est inscrite pour une présentation du samedi. La préparation peut donc continuer. On l'aura certainement évité aujourd'hui, mais ça ne fera que reculer l'échéance. Surtout, plus dur encore, s'il a décidé de maintenir la situation clinique pour un deuxième samedi. Ça ne va être de tout repos, bien que les avantages ne soient pas négligeables.

Mais ce n'est pas tout : on apprendra plus tard que Stéphane et moi étions convoqués par Mabrouk. Heureusement que cette information ne nous est parvenue qu'une fois l'intervention du Dr Mamani terminée. Autrement, nous n'aurions jamais été attentifs à la présentation. A-t-il changé d'orientation pour la présentation de Mme R. ?

CD OU PAS CÉDER ?

Oublions donc pour l'instant Mme R. et ouvrons les « portugaises » ! La situation clinique, comme on vient de nous en apercevoir, Stéphane et moi, va être présentée par le Dr Mamani et Patricia. Cette situation avait l'air simple de prime abord : il s'agit d'une patiente d'une trentaine d'années, connue pour un trouble psychopathologique et ayant fait une tentative de suicide par ingestion de psychotropes.

Jusque-là, ce n'est pas inhabituel. Reste l'objet en question dans cette tentative, précipitant selon le Dr Pierre. Cela peut être déterminant. Pourquoi ? Tout simplement parce qu'on a appris de notre divan qu'il faut intégrer la nature de l'objet utilisé, subi ou incriminé par le suicidant dans son histoire personnelle, quitte à parfois creuser jusqu'à déterminer le triptyque. Encore une trilogie ! L'objet, la source et le but. C'est le mandat, tout compris. Vraiment très prétentieux de la part de Mabrouk. Puisqu'il s'agit tout simplement de la « pulsion ». Voilà une énième procédure.

Il en a tellement proposé des procédures qu'on ne sait pas vraiment celles qu'il faut privilégier. Le Dr Pierre avait tendance à ne pas trop adhérer à ses pérégrinations, genre « fixité des procédures et liberté des contenus » : « Je ne peux que suivre, mais à ma manière. » Le propos du Dr Pierre n'est sans doute pas très clair pour nous autres, mais il a au moins le courage d'en parler.

Pourtant n'est pas le Dr Pierre qui veut, surtout le jour où il a pu prendre le temps d'arriver au bout de son rituel : préparer une bonne pipe, la fumer tranquillement dans un endroit à l'écart, la nettoyer et ranger précautionneusement les instruments nécessaires au nettoyage. Il lui arrive parfois de ne pas terminer son rituel. Dans un tel cas, il est capable du pire comme du meilleur. Il peut aller jusqu'à la confrontation avec Mabrouk, à condition que les deux garde-chiourmes soient absents, pour éviter un trop grand déséquilibre, voire un chambardement.

Le motif de la tentative de suicide ? Le Dr Mamani nous dit que la patiente explique son geste par le fait que son concubin soit incarcéré. La sortie de ce dernier est prévue pour aujourd'hui ? Le passage à l'acte date d'hier. Il y a quelque chose de dissonant ou pas très clair. S'agit-il plutôt d'une garde à vue ? Mabrouk ne bronche pas pour l'instant.

On a remarqué que Patricia, qui a assisté à l'entretien, s'impatiente. Pourquoi ? Elle a peut-être quelque chose à dire d'important, ou peut-être est-elle en désaccord avec le Dr Mamani ? Il faut dire que Patricia n'est pas née de la dernière pluie. Tiens ! Il pleut ce jour ? Ce n'est pas favorable aux rhumatismes de Mabrouk. Chaque fois qu'il pleut ou que l'humidité s'installe dans l'environnement, Mabrouk n'est pas très à l'aise. Il devient grincheux pour ne pas dire « grinceux » (pléonasme !). Tout le monde est attentif au déroulement du récit et des événements, à la recherche d'un détail, d'un nouvel élément qui surgirait pour expliquer le comportement de la patiente. Certes, les troubles pour lesquels elle est suivie peuvent favoriser un passage à l'acte, dit « discordant » par les spécialistes. Mais, il ne faut surtout pas évoquer un diagnostic, Mabrouk ne le tolérerait pas.

Il a beaucoup de respect pour la personne et ne s'aventurerait guère à incriminer une personne tout entière. Il est toujours favorable au compromis. Il a invariablement préféré promouvoir, quand il se sent plus ou moins seul dans une situation clinique, une approche qui incrimine ce qu'il appelle « les éléments », quand ce n'est pas « les parties » en souffrance. Il peut même se mettre en colère, surtout contre le Dr Pierre, très exigeant quant au diagnostic.

Le Dr Pierre sait y faire pour contourner le problème afin d'amadouer Mabrouk. Il est néanmoins très difficile de le berner. Le Dr Pierre, avec toutes ses bonnes intentions, a essuyé un jour : « Qu'est-ce que tu fais de la partie saine du patient ? C'est bien elle qui te dicte tes notes, n'est-ce pas ? Alors, pourquoi tu l'écartes de ton fameux diagnostic ? C'est ridicule à la fin ! » Depuis, le docteur est vacciné, bien qu'il ait besoin parfois d'une piqûre de rappel. Pourtant, le jour de cet échange, le docteur avait bien fumé et n'était certainement pas en état de manque.

On se rappelle une situation clinique où il avait osé provoquer maladroitement Mabrouk en lui déclarant : « Entendez-vous par là que son objet était dans la poche ? » Ce qui suggérerait un diagnostic en lien avec la structure du sujet. Son propos n'était pas prémédité, il avait juste voulu répondre aux insinuations de Nathalie qui ne supportait plus l'odeur du tabac émanant de la poche de sa veste.

La formule que Mabrouk avait essuyée par inadvertance était en fait adressée à Nathalie. Ce jour, Jean-Louis était très mal à l'aise, ne sachant quel parti prendre. Mais c'est sans compter sur notre peau de vache. Mabrouk ne garda pas sa langue dans la poche, en décrétant qu'il suffisait d'enlever les poches aux vêtements, et on en parlerait plus ! Où irait alors se loger la pipe du docteur ? SDF ?

Pauvre Dr Pierre, il en a eu pour son argent. Malheureusement, l'épisode avait créé un certain déséquilibre momentané dans la balance institutionnelle du groupe. Mais c'était déjà du passé. Cela avait favorisé le commentaire discret de Stéphane : « Pour les filles, cet objet aurait une préférence pour le sac à main ! Ce qui n'est pas sans risque pour les voleurs à la tire… » C'était on ne peut plus osé.

Mabrouk pense que les parties malades déraisonnent alors que d'autres, saines, font ce qu'elles peuvent pour amener ces dernières à de meilleures intentions. Entre ces deux parties, il pense qu'il y a de la place pour le déséquilibre, l'équilibre précaire, la désinvolture, et aussi de la place pour une conciliation. C'est sa façon à lui d'appréhender ce qui se trame derrière les mots et leurs bruits en quête des choses.

Cette allusion à la chose, on la retrouve dans une note de bas de page d'un article qu'il a consacré à Mme Duras, où on peut lire : « […] Elle a mis le mot à la place de la chose, sauf quand la chose était trop lourde pour son encre, alors, elle écrivait avec de l'alcool, qui ne finissait pas de ne pas s'évaporer […]. »

Pour lui, les mots ne doivent pas être pleins, à ne pas confondre avec une parole pleine. Pour éviter toute saturation, il faut faire appel à « l'avant-dernier mot ». Il dira souvent qu'il est prononçable. Stéphane n'a toujours pas compris, logicien et fils de je ne sais quel savant. Qui comprendra alors ? Mais il s'est vite ressaisi : il ne s'agissait pas de l'avant-dernier mais du dernier mot. C'est lui qui est imprononçable.

L'essentiel, pour Mabrouk, c'est que « l'avant-dernier mot » puisse représenter au moins ce qu'il appelle « une veille psychique ». C'est une sorte de flamme à préserver. Pour les privilégiés de Mabrouk, il y a toujours une suite dans l'élaboration qu'il propose. Pour ce qui est de la « flamme », il aurait dit qu'il tient ça de son ami Dalí. Le peintre ? Voilà donc pourquoi il utilisa une fois les propos de Dalí pour justifier sa prose. Un jour, Dalí aurait jeté son film dans un feu de cheminée ; son entourage se serait précipité vers la cheminée pour retirer la bobine du feu, Dalí se serait exclamé : « sauvez le feu ! » Est-ce vrai ? A priori personne n'a démenti, Luis Buñuel[119] non plus.

Il aurait même dit, on ne sait pas à qui, et à quelle époque, que Freud et Dalí ont usé de la même bobine ! Mais pas de la même façon. Ça y est ! Ça me revient : il en aurait parlé suite à la présentation de la situation clinique : « Au placard ! Fort ou Da ? », exposée, je crois, un mercredi. Stéphane a toujours été subjugué par la multitude d'approches que peut proposer Mabrouk, et par sa façon de contourner les obstacles, quitte à les subvertir.

---

[119] Réalisateur et scénariste mexicain (1900-1983), d'origine espagnole. Mabrouk n'arrête pas de parler de son court métrage sorti en 1929 : *Un chien andalou.* On raconte qu'il a appris à parler en regardant ce film. Comme il s'agit d'un film muet, on ne peut que jeter sa langue à ce chien… ! Pourtant, certains avaient affirmé, il n'y a pas si longtemps, qu'il aurait appris à parler devant *Télévision*. Cf. *supra,* note 50, p. 125.
La note 21, p. 40, traite de cette substitution entre chien et chat, et ce grâce au symbolique qui est en capacité de *transgresser* sans discontinuer, ici, en transformant un chien en chat ! Une « pervenche », en lieu et place d'une contractuelle, par la grâce d'une métaphore, est également possible. Mais transformer un chien en chat, c'est le summum ! Les chiens ne font pas des chats ? On attend d'en savoir plus à ce sujet, encore une promesse de Mabrouk.

Stéphane pense que Mabrouk a déniché la pierre philosophale. Il trouve que son âge correspond à trois cents ans. Mais il faut être averti pour comprendre les insinuations de Stéphane, en installant inconfortablement Mabrouk dans *Cent ans de solitude*[120] !

Il ne reste plus qu'à comprendre pourquoi Stéphane a multiplié le siècle par trois. Quel était son secret ? On aimerait bien le savoir. On pense que c'est « le petit délire » de Stéphane. Il essaie de profiter de Mabrouk, pour dire n'importe quoi. Qui pourrait apporter la preuve du contraire ?

Revenons à notre patiente et à l'observation clinique de nos collègues. On apprend que le motif de l'incarcération du concubin de la patiente était le vol d'un CD. Le motif semble surprenant ou on n'a rien compris. Voilà de quoi remuer l'arthrose de Mabrouk ! Jusque-là, tout un chacun essayait de trouver un sens, une porte de sortie, voire une explication.

Pas la peine. Il va parler. Tout le monde en est persuadé. Il y a des signes qui ne trompent pas, comme toujours. On le sait, voilà, c'est tout. Et on ne s'est pas trompés :

« Un CD ? » Erreur ! C'est Sarah qui s'interroge. Il n'y avait pas de réponse à attendre. Tout le monde sait qu'un CD est un CD…

Cependant, la question de Mabrouk : « qu'est-ce qu'il contient ce CD ? », exige une réponse. Il semblait attendre un retour plutôt de la part de Sarah que du binôme. C'est étonnant, car ce n'est pas Sarah qui présente la situation clinique. Va-t-il la chercher plus que ça ? Peut-être que oui. Dans ce cas, elle aurait pu se taire. Il la relance une fois encore, sous les yeux un peu ébahis du binôme, censé présenter la situation clinique : « Il a bien volé quelque chose. On ne va pas discuter de l'incarcération, n'est-ce pas ? On n'est pas juge. Mais on peut penser que ce qui est inscrit sur le CD a certainement de la valeur pour le concubin. Je ne parle pas du "proprio" du CD. À vous de trouver ! »

On s'est regardés longuement pour enfin aller retrouver le binôme qui était censé répondre à cette question. On a déjà oublié Sarah. Finalement, elle s'en sort pas trop mal. Chacun, avec ses moyens, sa formation et sa curiosité, essayait de relever le défi. Mabrouk semblait insinuer qu'il y avait quelque chose, comme une sorte de hiéroglyphe, un sens caché ou on ne sait quelle chose à détacher, ou pas, de cette multitude de microsillons que recèle le CD.

Déjà, on n'a aucun accès à ce CD. Et même si on l'avait entre les mains, à quoi ça nous avancerait ? C'est du recel ! On aurait écouté le contenu et rien d'autre. Et quel que soit son contenu, ça ne justifierait pas la tentative de suicide de madame, peut-être l'incarcération de son ami, et encore… Incarcéré pour le vol d'un CD ? Peut-être que ce CD a plus de valeur qu'on ne croit : une valeur matricielle ? Sachant que l'ami de la patiente passe son

---

[120] Allusion au roman de Gabriel García Márquez, *Cent ans de solitude*, Paris, Seuil, 1968. Romancier et nouvelliste colombien (1927-2014), il reçut le prix Nobel de littérature en 1982.

temps à regarder le film Matrix, persuadé que le monde n'est qu'une simulation informatique !!! C'est l'idée de Marguerite.

Le binôme est légèrement en panne, ce qui a donné l'occasion à Stéphane d'en profiter : « Si j'étais Jacques... » Jean-Louis l'arrêta net : « Au maximum, je t'accorde de rester toi-même et c'est très bien payé ! » Stéphane, qui avait largement les moyens de remplir tous les sillons d'un large CD, a été empêché par Jean-Louis, pourtant un proche. On constate donc l'échec et on a du mal à avancer.

De l'avis de la majorité, on ne peut guère aller plus loin. Chacun est prêt à donner sa langue au chat, mais aucun matou dans les parages ! Le salut viendra peut-être de Mabrouk, à moins que ses articulations l'empêchent d'articuler quoi que ce soit. Il continue de pleuvoir. Son bureau n'est pas vraiment humide. Il a posé une seule question, mais pas à la personne concernée. Le Dr Mamani et Patricia semblent dans l'incapacité de faire le disc-jockey ! On se rappelle un certain cas[121], mais c'était un disque en vinyle.

Un silence, moyennement lourd, prit place, le temps d'aller chercher, cette fois-ci, loin, très loin. Un regard furtif à l'adresse de mes collègues, pas l'ombre d'une prétention. Tout le monde regarde le plus loin possible. L'énigme est totale. Nous voilà donc dans une sorte de tension « sans objet » ? Pas plus de réponses chez moi, me voilà donc parti vers ce lointain que j'évoquais à l'instant.

Mais Mabrouk a décidé de nous ramener à la réalité à l'instant même où... on commençait à la perdre de vue : « Je viens de rêver, mon imagination, par association, m'a entraîné vers un "thriller" dans lequel il y a une course-poursuite entre différentes organisations, à la fois terrestre et extraterrestre, dont le but était de mettre la main sur une sorte de CD, qui semble contenir la transcription, la seule, du génome humain. Vous souvenez-vous de ce film ? »

Son rêve déclencha un certain engouement dans l'équipe. Certains avaient l'air de dire qu'ils avaient vu la même chose ? Ils sont devenus fous ou quoi ? Comment peut-on rêver tout en étant éveillé, et de surcroît voir le même rêve ? C'est invraisemblable ! C'est une pure suggestion. Sont-ils hypnotisés ? Constatant qu'il y avait un certain consentement entre les uns et les autres, j'ai très vite compris que je m'étais trop détaché. C'est Stéphane qui m'aida à sortir de cette place, qui était devenue trop exiguë. Il me chuchota à l'oreille qu'il s'agissait véritablement d'un film. Mais lequel ?

Quel plaisantin ce Mabrouk. Ce ne sont certainement pas ses clous rouillés et ses planchettes moisies qui l'empêcheraient de trouver la parade. J'ai bien compris qu'il s'agissait uniquement d'une solution d'attente. Évidemment que le CD dont il s'agit ne recèle aucunement la transcription du génome humain.

---

[121] Cf. « Le Disc-Jockey », pp. 303-314.

Par contre, ce n'est pas demain qu'on arrivera à décoder le génome de Mabrouk. Mais peut-être qu'on arrivera, grâce à lui, à donner, dans la mesure du possible, un sens à ce qui se trame derrière le passage à l'acte. Pour l'instant, le motif du passage à l'acte a l'air plus alambiqué qu'hélicoïdal !

Mabrouk ne semble pas détenir la réponse, si ce n'est « un rêve ». D'ailleurs, ce rêve n'implique pas singulièrement la patiente mais probablement l'humanité entière. Il a juste dit, et il fallait traduire, qu'il y avait un choix à faire entre le contenu et le contenant de cet objet qui a provoqué une incarcération et une tentative de suicide.

Il situe l'ami de la patiente du côté du contenant, alors que la patiente a été installée confortablement dans un des sillons du CD ? Et il finit par dire que d'une façon ou d'une autre, elle est sortie du sillon !

Stéphane, toujours intraitable, voulait en savoir plus. Il lui suggéra d'aller voir dans la bibliothèque de son père, sans la nommer, et lire un certain ouvrage dont il ne donna que l'auteur : Paul-Claude Racamier[122]. Et finit par ajouter : « Il y a de la voix ! » Il n'en dira pas plus. L'audace de Stéphane est inégalable : « Dois-je faire un "couper, coller" ou un "copier-coller ?" » Il a sans doute des privilèges, mais ça ne fait pas mon affaire. Je n'ai pas oublié que Stéphane et moi sommes convoqués par lui dans un futur proche. Je risque de payer à sa place.

J'ai eu même le sentiment que leur échange n'allait pas se terminer tout de suite. On imagine bien Mabrouk répondre à cette sorte d'insolence : « Demain je vais t'en coller une ! » Et si ça devait être vraiment le cas, serai-je le spectateur de la scène, et ainsi à l'abri d'éventuelles remontrances au sujet de la situation clinique de Mme R. ? Je n'oublie pas qu'elle a récidivé et qu'elle fait l'objet d'un projet de présentation pour un deuxième samedi.

On est resté un peu sur notre faim concernant cette situation clinique. Stéphane a pensé qu'il fallait juste entendre et ne pas essayer de comprendre à tout prix ? Mabrouk ajoutera à l'adresse de Marguerite : « Un CD, c'est surtout des sons à moins que quelqu'un décide d'écouter le sujet, inaudible jusque-là à mon goût. On sait tous que *Matrix* reste une vision dystopique d'un monde dirigé par des machines qui trompent l'esprit humain grâce à une simulation informatique. L'ami de la patiente, dans son délire, a

[122] Psychiatre et psychanalyste français (1924-1996).
Difficile de comprendre cette fin de non-recevoir, surtout sous une forme aussi énigmatique : *il y a de la voix !* Les spéculations vont bon train depuis… Tout de go Stéphane est allé fouiner dans la « Mésopotamie » en quête d'un ouvrage susceptible de le mettre sur la voie. Il a pensé, on ne sait pas pourquoi, à *Le Psychanalyste sans divan,* Paul-Claude Racamier, Paris, Payot, 1970, mais a fini par perdre toute trace quand son père lui a suggéré de chercher dans le pays de *L'Antoedipe et ses destins*, P. C. Racamier, Apsygée, 1989, *« car les oracles sont faits pour rester inutilisables par les intéressés ».* Stéphane est resté sans voix ! Le Dr Pierre : « Je te conseille de lire aussi *Le Génie des origines*, P. C. Racamier, Paris, Payot, 1992. Pour l'oracle, tu n'as qu'à demander à ton père ! » Pourquoi pas *Les Schizophrènes*, pourtant maître en la matière ? P. C. Racamier, *Les Schizophrènes*, Paris, Payot, 1980.

probablement attribué une valeur matricielle au CD. Marguerite a certainement vu juste. »

Le Dr Pierre, on ne peut plus simple : « Pour Albert Einstein, la réalité est simplement une illusion, quoique très persistante. » Mabrouk ne releva pas, puis : « *Matrix* c'est ce qui nous pend au nez. Ce qui nous pend au nez c'est la réalité. Pour ce qui est ces machines, je vous conseille de consulter le spécialiste en la question :Victor (note 135, p.434). »

Finalement, moi, je reste sur ma faim, n'arrivant pas à faire le lien entre le génome, la matrice et je ne sais quelle machine. En outre, la référence à Racamier reste énigmatique. Peut-être que je devrais aller au cinéma… Pour le patient, il a probablement fait l'objet d'un déchainement des signifiants (des machines ?), à partir du moment où le signifiant a semblé dépendre du libre choix du patient.

Mabrouk, intraitable : « Stéphane ! fais attention à la machine que tu as dans ta poche, elle t'écoute ! » Stéphane ne releva pas, mais ne put s'empêcher de vérifier qu'il avait bien son téléphone dans la poche. Le voilà rassuré. Mais non sans critique de sa part : « Mabrouk est vieux jeu, il ignore que les CD d'aujourd'hui peuvent lire également des vidéos.

Des nouvelles de la patiente et de son ami ? Les deux ont finalement été hospitalisés.

COUPER-COLLER, TROISIÈME…

Voilà une nuit que je réfléchissais au sujet de ce qu'il allait me dire concernant la situation de Mme R. J'ai la conviction que c'est Stéphane qui risquerait le plus. Mais ce n'est pas une certitude. Il peut se retourner contre moi du fait que je suis le responsable du binôme. J'espère que Stéphane rangera ses ciseaux dans la poche, qu'il fasse profil bas et laisse Mabrouk user de tous les coupés-collés qu'il souhaite. On sait déjà qu'il tient une image sur laquelle trône une mère et sa fille, et qu'il a mis en place un tiers, qu'il a appelé le témoin, quelqu'un ?… Pour le moment, ce « quelqu'un » reste invisible. On souhaite qu'il soit plutôt occupé à trouver une place à l'ami de M. R., ainsi on sera épargnés.

J'espère uniquement que Stéphane se tiendra à carreau. Je ne le provoque pas. Il ne le faut surtout pas aujourd'hui. La météo étant bonne, c'est probablement un jour favorable. Mabrouk va certainement moins grincer… Aujourd'hui, il y a de la place dans son bureau. On peut donc s'asseoir où on veut, sauf sur les deux sièges réservés à ses deux gardes. La place de Nathalie et de Jean-Louis impose un respect qui frise le sacré. Le mot n'est pas trop fort.

Je toque à la porte. Je suis invité à entrer. Je croyais que Stéphane était en retard. Pas du tout ! Il est déjà là, bien installé. Mabrouk a l'air en forme. Les prévisions s'avèrent exactes. Pas de pluie, pas de rhumatismes ! Il m'invite à m'asseoir en me désignant la place qui était juste à côté de Stéphane. Ce dernier était déjà sur le point de lui résumer la situation de Mme R. Mabrouk semble refréner l'enthousiasme que dégageait Stéphane. Ce dernier va-t-il encore oser un « couper-coller » comme lors de la précédente présentation ?

Il suggère à Stéphane de lui résumer la situation de Mme R. Son écoute avait l'air plutôt sincère. Cependant, bien des questions se posaient à nous, lors du déroulement du récit de la situation. Mabrouk ne semblait pas accorder beaucoup d'importance à l'ami de Mme R. Nous sommes-nous trompés ou avions-nous manqué de vigilance clinique ?

Il ne m'a même pas sollicité pour me demander mon avis au sujet de l'écart qui me séparait de Stéphane. Il faut dire que Stéphane a peu ponctué son intervention, et a été plus ou moins à l'essentiel : l'absence d'un motif véritable du passage à l'acte. Il a aussi plus ou moins insisté sur la relation qu'entretiendrait Mme R. avec son ami. Je doute que Mabrouk invite l'ami de Mme R. à prendre place dans ce qu'il avait construit durant la présentation de ce cas clinique. On le saura peut-être un peu plus tard.

Stéphane a presque terminé de résumer la situation clinique. Mabrouk va sans doute l'interroger sur certains détails ou lui demander de clarifier quelques passages. Pas du tout ! Pas de questions pour Stéphane. Il ne s'en sort pas trop mal pour l'instant. Cependant, Stéphane s'est vite détourné de Mabrouk pour me regarder. Cherche-t-il un encouragement, un soutien ou tout simplement, par ce procédé, dirigeait-il l'attention de Mabrouk sur moi ? Je ne crois pas qu'il ait l'intention de me lâcher. De toute façon, il n'en sait rien sur les intentions profondes de Mabrouk.

Mais c'est la question de Mabrouk qui va probablement nous départager : « Est-ce que le portail a grincé au moment où Mme R. a quitté sa maison ? Vous avez bien dit que c'est son fils qui a refermé le portail derrière elle, pensant qu'elle allait faire les courses. » Pas de panique ! Je laisse faire Stéphane, croyant que la question s'adressait à lui. Le regard de Stéphane est resté fixé sur moi. Suivez mon regard… J'étais mal à l'aise, allant jusqu'à fouiller dans mes poches à la recherche de je ne sais quoi. Toute issue était bonne à prendre.

Pas d'échappatoire : « C'est à vous », en me désignant. Que dois-je répondre ? Évidemment le « non » serait logique. C'est la réponse la plus appropriée pour moi. Il me répond : « Es-tu certain ? » Je trouve la question surréaliste. Pourquoi moi ? Suis-je en mesure de défendre ma position plus longtemps ? Pourquoi pas, mais le risque était grand. De toute manière, le portail de Mme R. était moins présent dans mon esprit que l'état des articulations de Mabrouk. Moins elles grinceraient, mieux je me porterai.

C'était une association que je n'arrivais pas à réduire, malgré mes efforts. Je finis par lui répondre que je n'avais pas posé la question à Mme R., puis j'ai ajouté : non ! je ne crois pas. Je me sentais ridicule, je venais de m'apercevoir que j'avais répondu par un « non » presque assuré alors qu'il était involontaire. Il finit par me dire que ma réponse n'était pas inintéressante. Et que je m'étais mis à la place d'un « sujet-supposé-savoir » sans que je m'en aperçoive. « Restons-en là ! », dit-il. C'était peut-être la délivrance ?

Quelle mouche m'avait piqué pour lui répondre par la négative, alors que je n'étais point-là. Stéphane aurait dit que je m'étais imposé un « coller… », à mon insu. C'est drôle. Si c'était possible, pour échapper à Mabrouk, j'aurais opté plutôt pour « un couper », et un « coller » le plus loin possible, à l'abri de son regard.

Pour la prochaine fois, je ferai plus attention. Mais il ne faut pas que je m'attarde trop à rectifier mes pensées. Aujourd'hui, il ne semble pas en mesure de les lire. Il ne peut pas faire deux choses à la fois, lire dans mes pensées et surveiller Stéphane.

C'est au tour de Stéphane d'entendre Mabrouk : « Stéphane, Mme R., en quittant le domicile, il me semble qu'elle avait dit que son fils n'avait rien vu, n'est-ce pas ? Est-ce qu'il y avait quelque chose à voir d'après toi ? » Ouf ! C'est bien son tour.

Je ne m'attendais pas à cette question. Voilà que Stéphane se retrouve malgré lui à proximité, d'une certaine façon, du portail. Puisqu'il vient de l'y coller au moment où la mère s'apprêtait à sortir, au volant de sa voiture. Il est peut-être en mesure de répondre vraiment à la question, contrairement à moi qui avais proposé une réponse, *à côté du portail* ! Que va-t-il faire, le jeune Stéphane ? Est-ce que le portail allait grincer cette fois-ci, et uniquement pour lui ?

Je sais que Stéphane est complètement désensibilisé par rapport aux grincements qui pouvaient provenir de l'assise de Mabrouk ; il est tellement habitué à entendre cette mélodie ! On dit même que Mabrouk va chez lui, c'est-à-dire invité par son père. Que le portail grince ou pas, ce n'est pas ça qui va retenir Stéphane. Imaginons un instant que le Dr Pierre soit parmi nous. On pense tous que Mabrouk n'aurait probablement pas usé de la même stratégie. Le Dr Pierre est un concret, très probablement le fils d'un oto-rhino-laryngologue réputé. Rien ne l'empêcherait de suggérer de mettre un peu de graisse dans la mécanique du portail ! Mabrouk ne l'aurait pas accepté et la stratégie de Mabrouk aurait été toute différente.

Qu'est-ce qu'il devient Stéphane après cette question ? Va-t-il éluder, ou trouver une possible réponse ? Il serait même capable de faire le sourd et l'aveugle, et ce ne serait pas une mauvaise idée. On aurait même espéré que Mabrouk en fasse autant devant l'image qu'il nous avait concoctée lors de notre échange au sujet de Mme R. Mais ce n'est pas le cas. Je vois déjà Stéphane fourbir ses armes, non pas pour vérifier si le fils de Mme R. a une bonne acuité visuelle ! mais probablement pour s'attaquer à ce qui se cacherait derrière la question de Mabrouk : le pays de l'imaginaire et du spéculaire.

Selon Mabrouk : le fils de Mme R., qui pourtant ne manque pas de souplesse, semble avoir pris la place de son père et n'aurait rien vu alors qu'il y avait quelque chose à voir. Décidément, le personnage traqué (quelqu'un), toujours invisible pour nous, est sans doute dans les parages. Sachant que le père est décrit par son fils comme rigide, ce dernier doit par conséquent s'écarter de sa place. Stéphane n'était pas loin de cette idée, mais il s'est vite embourbé dans ses explications. Mabrouk pense que ces nouveaux éléments pourraient l'aider à poursuivre la construction de l'image qu'il avait proposée : la scène qu'il est en train de concocter depuis quelque temps.

Il propose alors à Stéphane de poursuivre mais en optant pour plus de souplesse. Il lui demande d'être indulgent avec le père, et propose que le fils garde la place pour son père, non pas pour le remplacer, chose impossible, mais juste pour voir ce qui s'y dessine. Ce n'est pas évident pour moi, et probablement il en est de même pour Stéphane, qui n'arrive pas à aller au bout de son idée pour asseoir une réponse à la question de Mabrouk.

Mabrouk lui propose alors de faire le guet à la place du père, il y a probablement quelque chose à voir que Mme R. garde pour elle. Peut-être… Il lui recommande d'utiliser une longue-vue ? Je me demandais s'il ne recommençait pas à radoter. Ce n'est pas grave, tant que ses ciseaux sont au repos, loin de nous donc un nouveau « couper-coller ».

« Que vois-tu ? » Stéphane ne joue pas le jeu. Il ne semble pas tenir bien en main sa « longue-vue » ! C'est Mabrouk qui va l'aider à ajuster sa loupe : « C'est toi qui l'as suggéré, Mme R. a passé du bon temps avec son ami. Tu avais même dit qu'elle était à l'aise, sans équivoque possible quant à cette fréquentation. Tout le monde savait que son ami était homosexuel. Somme toute, il n'y avait rien à voir. Il y avait un homme et une femme, et rien d'autre… » Stéphane recule, un peu agité, parce qu'il n'arrivait pas à y voir clairement. Il s'est pris au jeu, clinique (?) de Mabrouk, qui poursuit :

« Je te propose alors de décrire la scène à ton père, n'oublie pas que dans la scène que je te propose, tu représentes le fils de Mme R. Que va-t-il dire ? Tu sais très bien que le père est jaloux et ne supporte pas que sa femme aille passer quelques jours dans leur maison secondaire, sans lui. Lui, il travaille, il n'a pas le temps. Le plus dur est de lui faire croire que l'ami de sa femme est un homosexuel. Tu vois très bien que le propos de Mme R. nous dirige directement sur l'image que j'avais essayé de construire pour vous. Mme R. a l'air de nous décrire un ami qui serait tout à fait inoffensif, si tel était le cas, Monsieur va-t-il le croire ? »

Alors que je m'attendais à ce qu'il laisse Stéphane répondre de la place où il l'a installé, inconfortablement par ailleurs, c'était lui qui était en train de répondre à la question posée : « J'ai supposé que tu allais me répliquer que le mari de Mme R. n'allait absolument pas croire qu'il n'y avait rien entre elle et son ami, en dehors de l'amitié. N'oublie pas que c'est un rigide, et qu'il va falloir lui apporter la preuve de l'homosexualité de l'ami de sa femme. »

Comment faire ? Je reconnais que ça m'embarrasse maintenant. Vais-je me débarrasser de ce « témoin » si incommodant ou laisser les choses en l'état. J'aimerais bien suivre Stéphane quand il dit qu'il va aider la mère et sa fille à relever leurs culottes, et qu'on n'en parle plus. Mais c'est une dérobade doublée d'une pantalonnade !

Je reviens vite à moi, Mabrouk est bien là : « N'oubliez pas que Mme R. a fait une récidive de tentative de suicide. Une fois devant chez elle, pas loin du portail, elle a eu le sentiment que sa maison était morte. Si on la prenait au pied de la lettre, nous pourrions penser qu'elle s'est identifiée à la maison, sa maison qu'elle partage avec ses enfants et son conjoint. Quelle est la part de l'un et de l'autre ? »

Stéphane qui attend toujours pour répondre à la question, à laquelle a déjà prétendument répondu Mabrouk, s'est senti concerné par la dernière question posée, croyant probablement que Mabrouk attendait encore sa réponse. À peine avait-il ouvert la bouche que Mabrouk lui rétorqua : « Tant que tu as la longue-vue entre les mains, dis-moi si tu vois autre chose ? »

Stéphane, un peu vexé, lui répond : « Si, je vois bien l'ami de Mme R. assis à la même table que M. R. Ils sont en pleine discussion. Je les entends même se parler ! M. R. est en train de demander à l'ami de sa femme de lui apporter la preuve de son homosexualité ! » Mabrouk va-t-il tolérer cet affront ? Possible. On aimerait tous être logés à la même enseigne que Stéphane. Il ne lui dit rien, préférant : « Je crois que Mme R. a récidivé presque de ma faute !

J'aurais dû m'apercevoir que le témoin que je poursuivais n'était pas le bon. Je me suis donc égaré en présentant un faux témoin ! J'en suis vraiment désolé. Je ne me suis pas aperçu que son état de détresse était profond et qu'elle faisait ce qu'elle pouvait pour trouver une porte de sortie. Il se trouve que dans le cas présent, sa porte de sortie était une porte d'entrée, ce qui nous éloigne largement du portail. C'est peut-être pour ça qu'elle a trouvé que sa maison était morte.

Il n'est sans doute pas trop tard pour l'aider à sortir de chez elle, pour enfin atteindre ce sacré portail. C'est certainement elle qui va nous indiquer le chemin au-delà du portail. Je n'ai pas oublié que cette situation va être traitée un deuxième samedi, que je n'ai pas encore fixé. Je m'aperçois maintenant que ce n'est pas très urgent, mais ça se fera. Je vous suggère de lui demander de venir me voir. Je saurais à qui l'adresser. Elle a besoin d'un soutien prononcé et irréfragable. »

Stéphane et moi, nous étions assez contents de la prestation, même si nous étions largués. Satisfaits non pas pour nous, mais pour l'aide dont va bénéficier finalement Mme R. Soit il va s'en occuper, ce dont nous doutons, soit il va l'adresser à quelqu'un de son entourage, probablement un gros calibre ! Tant mieux pour elle. On a certainement appris beaucoup de choses grâce à elle.

Stéphane n'a pas dit son dernier mot : « Heureusement que le psychiatre de Mme R. n'est pas au courant, sinon il aurait attaqué Mabrouk pour présentation de faux témoin ! » Son psychiatre, en apprenant que Mme R. a récidivé malgré sa nouvelle thérapeutique, nous a dit que les psychotropes ont sans doute été insuffisants et qu'il va falloir associer une psychothérapie.

« POUR MOI, LE SUICIDE EST UN MÉTIER !... »

C'est un samedi, le deuxième. Ce n'est pas un jour habituel. Ce n'est pas Mabrouk qui va intervenir, ce serait un scoop, ni quelqu'un de notre équipe. C'est le Dr Christopher Lee et Nathalie. Madame le Dr Christopher, comme son nom l'indique, ne fait pas partie de l'équipe. Nathalie, c'est bien la nôtre. Juste un mot au sujet de la doctoresse : elle est psychiatre, spécialiste dans l'évaluation du « potentiel suicidaire », plus précisément dans l'intervention de crise suicidaire.

Il y a quelques années, Nathalie avait passé quelques mois dans l'unité du Dr Christopher. Elle n'est pas jeune. Nathalie la connaît bien, on dit qu'elles sont amies. Mabrouk et Jean-Louis, elle ne leur est pas inconnue, il leur arrive de la citer lors de certaines situations cliniques.

Elle vient pour nous présenter une situation qui lui a semblé sortir de l'ordinaire, si on peut parler ainsi. Elle n'a jamais rencontré Mme Z. Elle a juste lu un article la concernant quand elle était de passage au Canada. Elle travaille actuellement dans un hôpital psychiatrique à Londres, et collabore dans une unité de recherche sur « la suicidalité » (drôle de signifiant !). Nathalie a travaillé avec elle pendant quelques mois dans son unité londonienne, en tant qu'associée.

Le Dr Christopher, après avoir lu cet article, s'est intéressée au cas et a tout fait pour rencontrer la personne en question. Mme Z. a tout d'abord décliné l'offre d'un entretien, mais elle a été vite persuadée par les arguments du Dr Christopher. Elle a donc accepté l'entretien, après avoir témoigné en relatant son histoire, dans un article qui s'est retrouvé un jour entre les mains de la doctoresse. La doctoresse en a discuté avec Nathalie, qui lui a proposé de venir nous en parler à son tour lors d'un deuxième samedi. Mabrouk a bien évidemment accepté la proposition.

Il y a énormément de monde aujourd'hui. À peine distingue-t-on les membres de l'équipe. Il y a des invités de partout. Pourtant, il n'y a rien de particulier si ce n'est la détresse de cette dame qui a fait un geste suicidaire, certes gravissime. Aujourd'hui, elle va mieux, voire très bien. Il y en a même qui disent qu'elle fait partie des présents ?

Nathalie est à côté du Dr Christopher. Elle a sans doute quelque chose à dire au sujet de Mme Z. Ou peut-être pas. On apprendra que Mme Z. souffre d'une maladie grave, et qu'elle avait pris toutes les précautions pour ne pas rater son geste. Ainsi, elle s'est fortement alcoolisée, a ingéré des médicaments pour enfin se tirer une balle dans la tête. Heureusement, la balle n'a fait que ricocher. C'est ainsi qu'elle s'est retrouvée aux urgences et a été prise en charge de suite.

L'histoire de cette patiente ne fait que commencer. On peut dire qu'il y a un avant et un après. Pour ce qui est de l'avant : Mme Z. a perdu sa mère et sa petite sœur précocement, décédées de la même maladie dont elle est atteinte aujourd'hui. Elle venait également de perdre une tante très proche suite à la même maladie, et son père se serait suicidé il y a quelques années (problème d'alcool ?). Elle a refusé d'avoir des enfants. L'après débute après le passage à l'acte suicidaire.

Constatant l'échec de son passage à l'acte, elle s'adressa à l'équipe des urgences pour une aide. Elle était lasse, épuisée mais gardant une certaine expressivité, et tout en contenant son émotion : « Pour moi, le suicide est un métier ! » C'est probablement la phrase qui a attiré l'attention du Dr Christopher. En effet, c'est une phrase paradoxale. En son sein coexistent à la fois la détresse de Mme Z. et une sorte de vitalité paradoxale.

Le Dr Christopher commence par nous proposer une scène, celle d'un suicide, celui du père de Mme Z. : elle s'est retrouvée un jour devant son père, pendu ! Il était déjà mort. Le premier réflexe a été d'appeler les secours. Son interlocuteur, avec insistance, lui intima : « Vite, dépendez-le ! » Elle a certes fait ce qu'elle pouvait, dans sa panique, angoisse et détresse, mais elle n'arrivait pas malgré des efforts titanesques.

Les secours, une fois arrivés, prirent la situation en main. Mais il était largement trop tard pour son père. Aujourd'hui, elle se rappelle ce qu'elle avait répondu à l'injonction du SAMU : « Petit gabarit, comment vais-je faire pour le dépendre ? » Jusqu'à cet instant, Mabrouk écoute et n'affiche aucune velléité. Il donnait l'apparence d'être resté lesté à : « Pour moi, le suicide est un métier ! » On aurait dit qu'il méditait.

Il était certes à l'écoute, néanmoins il semblait scruter, dans le détail, la composition, l'agencement de cette phrase, insistant sur la sémantique et l'analyse lexicale. Il fait un peu son Champollion. Pourtant, la situation était grave. On ne peut pas s'empêcher de se rappeler une autre phrase qu'il avait trouvée pertinente mais pas du tout paradoxale. Ça remonte à loin : il s'agit de la patiente qui avait dit « qu'elle travaillait sur la place du complément d'objet dans la phrase ».

Habituellement, il aurait trouvé une occasion à redire et nous aurait certainement interrogé sur l'hypothétique difficulté de la patiente à dépendre son père. Il aurait pu par exemple nous interroger sur une éventuelle culpabilité qu'aurait suscitée cette incapacité transitoire et tragique chez la fille à dépendre de son père. Mais il n'en est rien. Il a peut-être ses raisons. N'oublions pas qu'il a certainement discuté de la situation avec le

Dr Christopher et Nathalie. Ou tout simplement, il est en train d'étudier le cas, un peu en solitaire. Possible.

On apprend de la bouche du Dr Christopher que la patiente ne voulait absolument pas avoir d'enfants, et qu'elle a été éloignée de son père très jeune. L'hospitalisation de Mme Z. n'a pas été facile. L'équipe a dû beaucoup insister pour qu'elle accepte de rester à l'hôpital, pour les soins qu'imposait son état. Heureusement, il n'y avait pas de séquelles physiques suite au passage à l'acte suicidaire. Elle a fini par accepter de rester à l'hôpital, un peu comme pour rassurer l'équipe et la remercier de sa sollicitude.

Mais il y eut une mésaventure : en effet, durant son séjour, la patiente devait poursuivre des soins dans un hôpital de jour qui se trouvait à une bonne distance de notre hôpital. Un jour, une fois les soins terminés et à sa sortie de l'hôpital de jour, l'ambulance qui devait la raccompagner à notre hôpital ne vint pas. Il se faisait tard. Elle appela un taxi et rentra à l'hôpital. Entre-temps, l'équipe de l'hôpital de jour où elle avait passé quelques heures était déjà partie à sa recherche. Au bout du fil : « Elle a bien bénéficié des soins envisagés pour aujourd'hui et a quitté le service. L'ambulance était certes en retard, mais la patiente n'était plus là à son arrivée. En l'absence de la patiente, l'ambulance est repartie. »

Ayant pris connaissance de ces éléments, évidemment, le praticien de l'hôpital de jour ne pouvait qu'appeler partout pour la retrouver, tout en craignant le pire. Aucune trace, jusqu'au moment où la patiente est finalement rentrée à notre hôpital où elle était attendue, non sans peur et angoisse. Soulagement !

« Le pire est passé ! » C'est sans doute Mabrouk qui a décidé d'ouvrir le feu. Il a marmonné quelque chose en anglais avant de s'introduire de cette façon. Faut juste rappeler que le Dr Christopher ne parle pas très bien le français. Mais on a entendu qu'elle lui rétorquait quelque chose comme *« why ? »*. Il ne dira rien, si ce n'est : *« because… »*

Nous voilà embarqués pour Piccadilly Circus ! La présence de Nathalie n'était pas de trop : « Je n'ai pas tout compris. » C'est dans la langue de Molière ! Va-t-il répondre dans la langue de Shakespeare, encore une fois ? Il n'a pas intérêt. C'est de Nathalie qu'il s'agit. Il n'osera pas :

« Je me disais simplement que cette patiente semble avoir subi beaucoup de traumatismes et de ruptures dans sa vie. Je retiens surtout qu'elle *s'est fait ligaturer très jeune les trompes*. C'est un signe qui ne trompe pas, selon moi. Elle a perdu plusieurs êtres chers de la même maladie dont elle souffre actuellement et que son père s'est suicidé. C'est énorme pour une seule personne. Je ne sais pas si ma collègue a d'autres éléments ou une idée concernant surtout cette addition de moyens létaux. Le père y était-il pour quelque chose ? On est en droit de se poser la question. J'aurais même pensé que le père était mort depuis bien longtemps. » Nathalie lui répond : « Le suicide du père remonte à il y a deux ans. Et que ce n'est pas aussi vieux que ça. De plus, tu parles de ligature des trompes alors que ce n'est pas du tout la réalité, bien qu'il ne m'échappe pas que tu l'utilises au second degré... » C'est rare que Nathalie s'affiche ainsi, ce n'est peut-être que pour l'assistance.

Mabrouk semble certain de son affaire et réclame un peu plus d'attention : « Je ne crois pas que le père de Mme Z. était très présent avant qu'il ne se suicide. Il m'a semblé qu'il était à peine debout, voire qu'il tenait difficilement sur ses jambes de père (qui va nous traduire cette prose ? C'est sans doute au second degré ?). Autrement Mme Z. n'aurait pas mis une croix sur les enfants ! » Le Dr Pierre ne bouge pas. S'il y a riposte, ça viendra certainement de lui. Mais on doute qu'il donne un coup de main à Nathalie. Depuis peu, il semble avoir pris ses distances, peut-être vexé par elle ? C'est probablement une affaire de tabac ? On a déjà évoqué ce différend.

Stéphane a bien remarqué que le Dr Pierre avait été tenté d'intervenir même s'il s'était retenu. C'est peut-être une occasion pour Stéphane. Mais la nombreuse assistance semble avoir sur lui un effet répresseur. Il y a trop de monde. Et surtout, il ne possède que peu d'éléments cliniques pour aller dans un sens ou dans l'autre. Sans doute aussi qu'il s'est rappelé que Mabrouk avait soutenu un jour : « Quand les émanations du père sont là, il n'y a aucune raison de se ligaturer les trompes. » Ce n'est pas nouveau pour Stéphane, mais cette affirmation lui a semblé un peu trop hâtive pour le moment. Mabrouk avait-il d'autres éléments pour conforter cette assertion ?

Le Dr Christopher n'est pas tout à fait d'accord : elle pense plus à une femme déprimée précocement, dans l'incapacité de se projeter dans l'avenir et craignant pour une éventuelle progéniture. Stéphane aurait dit que c'était simpliste comme raisonnement, mais ce n'était pas faux, à condition de revenir en arrière et de prouver que Mme Z. était vraiment déprimée. Mais personne n'en avait la preuve. Gérard, qui fait partie du comité secret de Mabrouk, affirme que la dépression est tout au plus un symptôme, et certainement pas une maladie. Pour un autre briscard, un certain Jacques[123], *ce n'est qu'un moyen pour s'orienter dans la structure...*

Le Dr Pierre est impatient mais se retient toujours. Il y a un signe qui ne trompe pas. Sa main est toujours dans sa poche. On peut encore attendre. Le signal est toujours le même. Une main droite qui lévite légèrement de deux ou trois centimètres au-dessus de son nez, comme pour remettre des lunettes à leur place, puis vite rattrapée par la main gauche qui semble la poursuivre sans y parvenir, oubliant pendant quelques secondes l'objet qu'elle tenait l'instant d'avant, resté dans la poche gauche du Dr Pierre.

Probablement que les nouvelles têtes ont eu également sur le Dr Pierre un effet pour le moins modérateur. On pourrait penser qu'il a été plus ou moins

---

[123] N'oublions pas le « coup de pouce » de Lacan à l'adresse d'Empédocle, qui s'est jeté dans l'Etna. Jacques Lacan parle « du sacrifice consenti de sa vie pour les raisons qui donnent à la vie humaine sa mesure ». Cf. *supra*, note 24, p. 46.

dérangé par l'assertion du Mabrouk, sans véritables éléments cliniques en faveur. Il a certes mal supporté que Mabrouk, disons-le, fasse allusion à une sorte d'Œdipe contrarié. Il a dû penser que c'est peut-être un peu plus grave que ne le pense Mabrouk, et trouver tout ça un peu trop facile. Selon lui : il y avait largement de la place pour la réserve.

Voilà que Mabrouk se retrouve seul tout à la fois face au Dr Pierre, bien qu'il ne se soit pas encore prononcé, face au Dr Christopher, qui doit davantage se soucier d'éléments objectifs à mettre dans sa grille de lecture de chercheuse, et aussi face à une proche, Nathalie, qui doit s'imposer une bonne prestation devant son amie anglaise.

Un boulevard semble entrouvert pour Stéphane. C'est presque logique. Il ne voit pas pourquoi il n'interviendrait pas, ne serait-ce que pour donner un coup de main à son mentor. En a-t-il vraiment besoin ? Le Dr Pierre a sans doute pris tout son temps pour jauger la doctoresse anglaise, mais hésite encore. On voit bien qu'il n'était pas prêt à plonger dans la Tamise, au risque de perdre sa Dunhill ! Le docteur a finalement retrouvé sa posture d'avant. Ses deux mains sont en place : la gauche dans la poche, et l'autre sur la table.

Pour Stéphane, il ne faut pas perdre de temps, on ne sait jamais ! Le Dr Pierre pourrait le coiffer au poteau ! On connaît la stratégie de Stéphane : il va sûrement ricocher sur Mabrouk. Sa question va être adressée à Mabrouk, et il en profitera pour dérouler à l'adresse de l'assemblée.

Il faut bien qu'il se fasse connaître, en espérant être reconnu au plus vite. C'est inespéré, une occasion en *gold* ! Il y a peut-être des Anglais dans la salle. Heureusement que Stéphane ne maîtrise pas la langue de Shakespeare, autrement il aurait été capable de ne parler qu'en anglais. Ce n'est pas le cas et c'est tant mieux pour nous.

C'est une affaire de chronomètre : à un moment donné de la présentation clinique, et précisément quand un certain silence viendra se mêler à un bruit de fond dont seul Stéphane et probablement Mabrouk ont le secret, il prendra la parole. Et c'est à l'adresse de Mabrouk : « Vous avez dit que le père de Mme Z. était décédé il y a bien longtemps et que probablement le pire était déjà arrivé, voulez-vous dire par là que Mme Z. n'a pas disposé du narcissisme nécessaire qui l'aurait empêchée de passer à l'acte et préserver son désir d'enfant ? »

La réponse de Mabrouk est cinglante pour Stéphane : « Je n'ai jamais dit ça ! Tu as mal compris, j'aurais même tendance à penser le contraire. » Stéphane n'est pas content du tout. Il vient de rater sa sortie. Qu'est-ce qu'il n'a pas compris ? Il n'y a que Mabrouk qui était en mesure de répondre. Va-t-il l'aider à sortir de ce qui avait l'air d'être une conviction erronée ? Ce n'est pas le Dr Pierre ni Nathalie qui vont venir à son secours. À moins que Stéphane n'ait pas dit son dernier mot. Méfions-nous tout de même d'une « petite bête » blessée !

Le Dr Pierre ne semble pas indifférent. Je viens de remarquer que sa main gauche avait déjà quitté la poche de sa veste : « J'ai cru comprendre que Stéphane n'était pas totalement dans l'erreur. On se suicide rarement quand on a les ressources narcissiques nécessaires. J'aimerais bien en savoir plus sur l'attitude du père que vous avez supposée. »

Le Dr Pierre a retrouvé ses moyens, ou peut-être a-t-il juste été entraîné par Stéphane, voyant, comme lui, qu'il n'y avait pas de prétendants à la parole. Dans tous les cas, le Dr Pierre et Stéphane n'ont pas manqué de courage, surtout en présence de pas mal de têtes inconnues. Le Dr Christopher semble avoir perdu sa langue de Shakespeare. Quant à Nathalie, on a tous pensé qu'elle se tiendrait à l'écart si son invitée était épargnée. Elle doit penser que Mabrouk savait y faire avec ses subordonnés pour maintenir le cadre. Elle reprend donc sa place coutumière et ne bouge pas, à moins que Jean-Louis ne décide de donner un coup de main à Stéphane ou au Dr Pierre. Elle ne le pense pas pour l'instant.

Ne voyant pas de réaction venir de la salle, Mabrouk était prêt à répondre au Dr Pierre et à Stéphane. Les plus avertis diraient que Mabrouk allait faire en sorte de reprendre ce qu'il avait dit tout à l'heure, tout en apportant des arguments cliniques, mais avec une bonne pointe de pédagogie dont il est le seul à savoir en user. Il va certainement faire très attention au Dr Christopher. Il ne faut pas oublier qu'elle est tout d'abord l'invitée de Nathalie. Peut-être qu'il se permettra, chemin faisant, d'emprunter, une fois encore, quelques mots à la langue de Shakespeare !

Les dés sont jetés, il n'y a plus qu'à attendre le moment voulu par Mabrouk. C'est Jean-Louis qui va lui en donner l'occasion. Jean-Louis, c'est le sage de l'équipe. S'il y avait parmi nous un aristotélicien, et qu'il nous demandait de lui présenter celui qui serait le « fou » de l'équipe, on lui désignerait volontiers Stéphane. La raison est du côté du sage, alors que la passion est du côté du « fou ». La comparaison est à dessein, c'est une époque où ni le fou ni le sage ne pourrait l'emporter, contrairement à des temps reculés. C'est Mabrouk qui le stipulait dans ses moments de dépit.

Laissons-le dire : « Je vais essayer de répondre à la fois au Dr Pierre et à Stéphane, même si le Dr Pierre est venu à la rescousse de Stéphane. Pour ceux qui ne connaissent pas Stéphane, je leur dirai qu'il n'a sans doute pas besoin de l'aide généreuse de notre Dr Pierre. Mais c'est ainsi. Le narcissisme ? Sommes-nous dans un narcissisme fragile ? Mou ? Rigide ? Solide ou corrompu ?

Je serais tenté par ne pas départager les signifiants : je ne crois pas que Mme Z. soit véritablement fragile aujourd'hui au point d'attenter à sa vie une seconde fois. J'avais même supposé que les choses se sont jouées il y a bien longtemps et qu'il n'y avait pas à penser au pire maintenant. Pour quelle raison ? Vous en avez eu la preuve. Alors que tout le monde s'inquiétait, elle était presque seule à attendre une ambulance. Cette ambulance lui a fait défaut, elle n'a pas trouvé à redire, elle a pris un taxi et est rentrée l'hôpital. C'est très fort, c'est un signe qui ne trompe pas. Il y a de la vitalité dont on ne peut douter.

Vous ne l'avez pas dit expressément, mais j'avais entendu que le père de Mme Z. aurait eu tendance à s'alcooliser. Retenez-le bien. Sa petite sœur, sa mère et sa tante sont décédées de la même maladie que Mme Z., je suppose après bien des thérapeutiques. Comme vous le savez, un jour, la patiente a décidé de mourir devant une souffrance intolérable. Après, elle a décidé de vivre. La question, entre autres : qu'est-ce qui fait qu'elle avait usé à la fois d'alcool, de médicaments et d'une arme à feu, pour écourter une vie ? On peut supposer que le narcissisme n'est sans doute pas aussi fragile que ne le pense le Dr Pierre, autrement un seul moyen létal aurait suffi ! Je vous propose plutôt le contraire. Mme Z. a décidé d'en finir en s'aidant de trois choses qui ont certainement pesé lourd dans son histoire. Je vous les décline : l'alcool du père, ce qui ne signifie pas son absence, bien qu'elle ait utilisé le versant toxique de ce dernier. Probablement qu'elle a des reproches mais on ignore lesquels. Puis elle a pris des médicaments, un peu comme le traitement qu'elle utilise pour soigner le mal dont elle souffre et dont avait souffert ses proches aujourd'hui décédés.

Il ne reste plus qu'à trouver une porte de sortie pour la balle ! Comme vous le savez, quand un corps est atteint mortellement, ou pas, par une balle, il y a une porte d'entrée et une porte de sortie. À quoi bon chercher une porte de sortie alors qu'il n'y a pas de porte d'entrée ? Je pourrais me contenter de ça. Mais par respect pour la patiente du Dr Christopher, j'ajouterai que la balle ne lui était tout simplement pas destinée ? Je laisse donc à ma chère professeure de nous dire qui en était le véritable destinataire !! (Heureusement que Stéphane en a eu largement pour son grade, autrement il aurait soufflé au professeur : "Pourquoi pas une balle perdue ?")

Je ne sais pas si le Dr Christopher m'a suivi dans mon petit cheminement, du moins je l'espère. Je cède donc la main, car d'autres voies existent pour y comprendre quelque chose. Pas de doute qu'il faut aider nos patients, dans la mesure du possible, en allant le plus loin possible afin qu'ils retrouvent un nouveau repositionnement subjectif. »

On a tous pensé que cette dernière phrase était de trop, et que ça ne doit pas être la tasse de thé du Dr Christopher. On a remarqué que le Dr Pierre et Stéphane n'ont pas trouvé à redire. Est-ce le signe d'une satisfaction ? Peut-être. La professeure n'a sans doute pas voulu surenchérir, probablement dissuadée par Nathalie. Cette dernière sait très bien que Mabrouk n'aime pas qu'on contrarie ses idées en fin de parcours. Il encourage toutes les remarques et questions tant que la situation clinique est ouverte, mais se montre très vite agacé quand on s'achemine vers la fin de la présentation. C'est l'âge ? Il doit sûrement être essoufflé à l'approche de la ligne d'arrivée.

On espère tous que nos amis britanniques n'ont pas été vexés par son attitude, qui peut paraître tantôt péremptoire, tantôt précieuse sinon hermétique. Le mot de la fin, mais dans les coulisses, revient comme presque toujours à Stéphane : « Heureusement que Nathalie était vigilante. Elle a tout fait pour dissuader son amie de lui répondre. Mais cette dernière n'est pas encore sortie de l'auberge puisqu'elle doit trouver à qui était destinée la balle. Mabrouk, va-t-il nous le dire ? Moi, j'ai ma petite idée, et toi Dr Pierre ? » en s'adressant à Marguerite !!! Connaissant Stéphane, elle a botté en touche, pressée de rentrer chez elle. N'oublions pas que c'est un samedi.

UN PARE-FEU

Ce n'est absolument pas son jour ! Il y a de quoi : quelqu'un lui avait parlé de quelques soignants qui continuent à fumer malgré sa désapprobation. Il ne supporte pas la cigarette. Dans notre équipe, on peut dire que personne ne fume, à l'exception du Dr Pierre. Même si Stéphane le défend en disant qu'il ne l'avait jamais vu une cigarette au bec ! C'est de la provocation. On a tous compris que Stéphane occulte l'objet fétiche du docteur. On ne fait pas très attention à l'agitation matinale de Mabrouk. On dirait un général qui passe en revue ses troupes. La situation clinique d'aujourd'hui ne semble pas trop intéresser notre « bête à penser ».

Il s'agit d'un monsieur âgé de 40 ans et père de nombreux enfants. Il a été admis suite à une tentative d'immolation. Il s'agit d'un deuxième geste. Il le justifie par le fait qu'il se sentait mal aimé, laissé-pour-compte, voire détesté par sa femme et ses enfants. Après une dispute avec son épouse, il est sorti dans le jardin, s'est saisi d'un jerricane, et s'est aspergé d'essence. Sur le point de mettre le feu, son fils avait sauté sur lui et l'avait plaqué au sol.

Je ne vais pas poursuivre plus loin, je laisse la suite à la personne qui va présenter ce cas à notre cher divan. C'est Nadia qui va essayer de répondre à ses éventuelles questions et remarques, après lui avoir exposé la situation clinique. C'est elle qui a pris contact avec l'épouse du patient.

Toute l'équipe est au grand complet. Nadia est là, plutôt physiquement, tant elle semble chercher par quels biais aborder le cas clinique. La pression était perceptible, accentuée par les regards qui se sont portés sur elle, de plus en plus insistants. Il s'agit d'une tentative d'immolation. C'est plutôt rare dans notre clinique habituelle.

Notre divan n'est plus en colère. Sa colère serait plus en lien avec les propos tenus par Stéphane à l'adresse du Dr Pierre. Est-ce l'exception aujourd'hui ? Lui qui a souvent été indulgent avec Stéphane. Il ne nous arrive pas souvent de parler de tabac alors que le cannabis est chose courante dans nos discussions cliniques, et bien d'autres produits nocifs ou toxiques. Nadia semblait attendre qu'il en finisse avec le tabac. En somme, elle attendait son feu vert, mais il n'en sera rien, du moins de manière visible.

Pas l'ombre d'un top départ, alors que Nadia est déjà bien avancée dans la discussion. Personne n'a fait cas de ce départ inattendu ! Mais chacun de nous était persuadé qu'elle avait reçu l'autorisation de Mabrouk ou de l'un de ses sbires ! C'est sûrement un signe discret de leur part qui a fait partir Nadia avant l'heure. On oublie qu'elle vient juste de sortir de l'école. Est-elle déjà en avance ?

C'est probablement Mabrouk qui lui aurait fait signe de commencer la présentation. Ce n'est pas nouveau. C'est sa façon à lui de nous maintenir dans un décalage millimétré. Moi, j'étais légèrement en retrait, ce qui s'accentua au fur et à mesure du récit clinique. J'ai raté déjà le départ ! Nadia était en train de rapporter les propos de l'épouse de M. K., chose qui m'avait échappé.

L'épouse avait déclaré à Nadia que son conjoint était insupportable et peu respectueux de sa famille : « Il nous empeste avec sa cigarette ! » À cet instant, je n'ai pu m'empêcher de jeter un regard qui se voulait discret vers notre divan. Il était impassible. Pas le moindre signe inhabituel. On verra plus tard, me dis-je. On ne perd rien pour attendre. Je commence à comprendre pourquoi cette agitation matinale au sujet du tabac. Peut-être qu'il n'y a aucun lien…

Après une dispute avec sa femme, toujours au sujet de la cigarette, il est sorti dans le jardin, cigarette au bec et briquet à la main. La suite, on la connaît. Son épouse avait également parlé de violence et d'agressivité. La description faite par sa femme semble en miroir de la description que fait notre patient de son épouse.

Lors de l'entretien, questionné sur une éventuelle violence, il réfuta. Juste après, il ajouta : « On s'invective, on s'insulte, mais pas de violence physique. » Puis ajouta : « Au pire, on se prend par les bras, on se serre un peu… » Une fois encore, je ne peux m'empêcher de lui jeter un regard, cette fois-ci moins discret que le précédent. Mabrouk ne semble pas vouloir intervenir.

Je reprends le cours du récit que nous faisait Nadia de la situation clinique : M. K. a donc pris un bidon d'essence dans le jardin, il s'en est saisi et s'est aspergé avec. Nadia le cite : « On m'a toujours dit que je n'étais pas capable de le faire. C'est mon fils qui m'a plaqué au sol pour que je ne mette pas le feu. » J'ai cru remarquer qu'à chaque fois que Nadia donne la parole à M. K., notre peau de vache semble refaire surface.

La fin de la présentation de Nadia fut annoncée par quelques arrêts inopinés, signe possible d'une surveillance moins marquée de notre divan. L'essentiel est qu'elle n'ait pas fait de lapsus. Car il en raffole, même s'il n'y a eu jamais d'attaque directe de sa part. Il nous en parle généralement à quelque distance, ou au moment où il prend en grippe un membre de l'équipe. Il nous semble que Nadia s'en est bien sortie, du moins sur la forme. Maintenant, comment va-t-elle gérer la suite ? Ce n'est pas encore gagné.

Quant au commentaire au sujet d'un éventuel lapsus, il faut dire que Mabrouk arrive régulièrement en second, après Stéphane. C'est ce dernier qui va glisser une remarque, en général mesurée, sur le lapsus de l'un ou de l'autre, et donne ainsi l'occasion à Mabrouk de se sentir obligé d'intervenir. Les lapsus ou actes manqués du Dr Pierre, Nathalie ou Jean-Louis sont évidemment interdits de commentaires. Mabrouk, selon un proche, n'en fait que dans une langue qu'il ne parle pas ! D'autres parlent d'une langue incompréhensible, et les derniers la pensent vernaculaire ? Difficile de faire un choix.

Un silence emplit subitement le bureau. Nadia crut bon de revenir sur quelques détails afin de bousculer Mabrouk. Et c'est sans effet ! Nos regards respectifs continuèrent à l'éviter, et tout le monde pensait au temps que cela allait durer. On a eu tous une petite pensée à l'adresse de notre infirmière. Comment va-t-elle réagir ?

Cette pensée fut vite abrégée par sa question à l'adresse de Nadia : « Tu l'as fait exprès ou quoi ! C'est peut-être une plaisanterie ! Tu es en train de me dire que M. K. était sur le point d'allumer sa cigarette, chez lui, dans son espace, et le revoilà un instant plus tard en train de s'immoler ! C'est absurde ! »

Nous voilà repartis de plus belle. On a du mal à comprendre. Certainement que ça cache quelque chose, comme d'habitude, pour nous surprendre à la fin du parcours. Et il aura raison une fois encore. Pour ce qui est de la cigarette, dans l'absolu, ce n'est pas faux. Le briquet est resté le même. La cigarette a laissé place au corps du patient. On ne peut pas dire plus.

Que le tabac l'indispose, ça peut se comprendre. Qu'il veuille défendre les institutions et lieux publics contre les fumeurs, ça peut aussi s'entendre. Mais si on continue à essayer de trouver des arguments pour saisir sa réaction, on risque ou bien de rater la suite ou bien de nous égarer quelque part. Pendant que je gambergeai, la discussion était devenue imperceptible et lointaine.

Ils étaient en train de parler d'une relation d'objet, d'un investissement particulier ; d'un retournement contre soi… Allumer, allumer quelqu'un… Se prendre pour la cigarette ou autre chose que soi-même. Il disait même : « Tu te prends pour qui ? », à l'adresse de Nadia. La voilà désarçonnée. Il la rassure ensuite : « C'est à dessein. Je voulais juste dire que, de toute façon, tu te prends pour quelqu'un… Ça peut être toi ou… »

C'est son exercice favori. Ce n'est pas nouveau. Il se fait tard et on attend toujours la fin. Il finit par nous dire : « En effet, il se fait tard, on reprendra ça plus tard. Nous avons été trop enfumés aujourd'hui. Mais il nous reste quelques minutes. Pendant que j'y pense, Nadia, tu disais bien que M. K. t'avait confié, au moment de la querelle, lui et sa femme se tenaient par les bras en guise de… se seraient. » Et il ajouta, comme pour ajuster : « On se tient par… un peu… beaucoup. On ne va peut-être pas en rester là pour ce soir. Ça vous évoque quoi ? »

Silence… Nadia avait l'air soudainement perdue, elle était tout en sueur. Elle paraissait épuisée, depuis ce temps passé à éviter la peau de vache. Ce jour, il portait bien son nom. On avait le sentiment qu'il voulait passer un message, nous tenir en veille jusqu'au lendemain ! Il en voulait encore, ici et maintenant.

Il s'adressa une fois encore à Nadia : « J'attends une réponse ! On se prend par les bras, on se serre un peu, ça ne t'évoque toujours rien ? Oublie la clinique et oublie ce que tu sais, comme ça tu auras certainement une réponse. Courage ! » Le visage de Nadia changea subitement de couleur, puis elle éclata en sanglots.

Ce qui provoqua un malaise presque général. Mabrouk n'y participa pas, laissa passer les larmes qu'effaça le mouchoir tendu par Stéphane. Il y avait aussi le mouchoir du Dr Mamani. Celui du Dr Pierre n'arrivait pas jusqu'à elle, malgré bien des efforts. Le Dr Pierre était perturbé par sa main gauche trop occupée à vouloir taire les odeurs émanant de la pipe. Il était prêt à l'étouffer, dans la poche ! Une fois pour toutes. Ce n'était pas son jour.

Rassurée par plein de sollicitudes, elle retrouva son calme. Mais Mabrouk, qui n'est pas une âme sensible quand il s'agit d'une recrue toute jeune, lui asséna : « Alors ? » sur un ton peu conciliant. Elle n'en pouvait plus, probablement prête à déverser les larmes qui lui restaient. Puis devint vite tendue et un instant perplexe. On a tous eu peur pour elle. Jean-Louis s'est légèrement rapproché d'elle, le Dr Pierre sortit enfin sa main gauche et était prêt à donner toutes ses chances à son mouchoir pour qu'il parvienne à destination cette fois-ci.

Il y a donc urgence. Pas de panique ! Nadia revint à elle, afficha un sourire qui prit du temps à se dessiner, ce qui encouragea le Dr Pierre à s'immiscer dans les affaires de Mabrouk : « Vas-y ! Dis quelque chose Nadia… » Ceci réenclencha la mécanique de Nadia, qui déclara à notre totale surprise : « Je te tiens, tu me tiens par la barbichette… » L'atmosphère devint subitement surréaliste. A-t-elle perdu la tête ?

On s'est demandé quel sort va-t-il lui réserver ? Et même, va-t-il la garder dans l'équipe ? C'est la première fois que Mabrouk se retrouve dans une telle situation. Sale temps ! En plus de ses rhumatismes. Quelle va être sa réaction ? On s'est tous trompés. On l'entend lui dire : « Bravo Nadia ! »

En ce qui concerne nous autres, « le bravo » s'est transformé très vite en : « Vous n'avez pas vraiment brillé, autant que vous êtes ! » Certains ne sont pas de cet avis et pensent que Nadia a tout simplement pété les plombs !

Stéphane, qui a souvent compris avant les autres, reviendra sur la situation clinique longuement, usant de périphrases, d'allusions et de paraboles ; mais sans atteindre la succincte réponse dont a été capable Nadia. Il semble qu'elle a résumé le cas d'un revers de mots ! C'est ce qui se dit. De mon côté, j'attends toujours une explication. Finalement, il ne manquait plus qu'une barbichette pour comprendre…

Selon les cadres, on ne perd rien pour attendre : le jeu de la barbichette est à revisiter absolument, il fera certainement l'objet d'une intervention. Selon eux, il y va de la structure. Stéphane, sans tarder : « Mabrouk a sans doute usé de cette expression populaire pour nous mettre sur la voie de la métaphore, bien que de façon caricaturale. Étant entendu que tenir l'autre par la barbichette, c'est détenir sur lui des informations confidentielles et le faire chanter par conséquent. M. K, en manque d'affection, a tenté de s'immoler. Les informations qu'il pensait détenir sur sa femme se sont-elles avérées fausses ? De quel ordre étaient-elles ? » Le Dr Pierre : « C'est peut-être parce qu'il vient de s'apercevoir que la femme pouvait avoir comme attribut une barbichette ! » Pour un fumeur, on a tous dit que le Dr Pierre vient de faire un sacré effort. Stéphane n'a pas voulu nous traduire, heureusement pour nous tous, sinon il nous aurait ouvert tout un chapitre sur : « La femme ! » de Jacques. Heureusement que Nadia ne la connaît pas encore, autrement elle se serait exclamée : la barbe !

BRUIT DANS LA STRUCTURE

Qui a fait du bruit ? Ce n'est pas moi, ni les autres, pour disculper les collègues, dit la jeune infirmière. Alors ? Ça se passe chez les voisins, dit-elle. Les voisins de qui ? C'est ceux de la patiente qu'on vient de rencontrer. Je revins à moi à cet instant. C'est drôle… Ça a déjà recommencé. J'arrive à peine à en croire mes yeux. C'est bien Françoise, une infirmière stagiaire, qui est en train d'être malmenée par Mabrouk.

J'apprends très vite qu'il s'agit de la situation de la patiente qui vient de faire une tentative de suicide. Ses voisins l'insupportent, feraient du bruit et l'empêcheraient de dormir.

Dans un discours persuasif, elle déclare que le mari de sa voisine d'en haut claquait les portes chaque fois qu'il entendait un aboiement de chien ou un bruit de scooter. « C'est intenable ! C'est insupportable ! Ils le font exprès… » Elle finit par dire : « J'ai envie de les tuer ! » N'en pouvant plus, elle est passée à l'acte sur elle ? Stéphane aurait sans doute dit qu'elle a retourné l'arme contre elle.

« Pourtant son projet était de tuer les voisins ? » Il vient de réagir. Aujourd'hui, il a l'air très interventionniste ! Il parle presque à la place de Françoise. C'est tant mieux pour elle. On pourrait penser que le stage a bien débuté pour elle. On verra plus tard.

Françoise a l'autorisation de continuer. Elle nous explique que la patiente ne comprend pas pourquoi son voisin nie. On peut imaginer que ce n'est pas lui qui fait du bruit. Pourquoi pas sa femme ? La peau de vache s'invite une nouvelle fois : « Est-ce qu'il est vraisemblable que le voisin de Madame ne puisse pas faire de bruit ? Il en faut quand même un petit peu pour signaler qu'il est présent. Surtout vivant ! Ce n'est pas important… Continue Françoise. »

On a presque fini avec le conjoint de la voisine. Toujours Mabrouk : « Imaginez un instant que le voisin fasse véritablement du bruit pour que sa voisine entende, oui, j'ai bien dit pour qu'elle entende, que fait sa femme pendant ce temps ? Ce n'est pas sans importance. » Embarrassé tout à l'heure, me voilà complètement réveillé. Où est-ce qu'il veut en venir ? Je n'arrête pas d'anticiper, d'essayer de déchiffrer… Hélas, je me retrouve régulièrement au dépourvu et largement devancé.

N'oublions pas que c'est un divan. Ce n'est pas facile à comprendre. Pourtant, il est bien là. Je n'hallucine pas ! À quoi bon d'ailleurs. Il y a tout ce qu'il faut pour en être persuadé. Qu'est-ce qu'on aurait pu faire sans lui. Toutes ces situations, presque toujours difficiles, sont élucidées grâce à lui. Évidemment, sa méthode n'est pas *catholique* ! Qu'est-ce que je viens de dire… Oui, c'est bien ça. C'est vrai, on le traite de peau de vache quand on ne le traite pas de ramassis de planches, de cageots et de cagettes. Tout simplement, il est parfois mal fagoté. La femme de ménage est la seule capable de le déplacer ou de dépoussiérer dans ses recoins. Intimes ?

C'est au tour de Françoise de reprendre son bâton de pèlerin. Nous n'étions pas au bout de notre surprise. Très vite, le bruit dont il était question va se dissiper pour laisser place à un autre moment. C'est le moment de quiétude et de repos, le moment où tout le monde se dit bonne nuit et espère un marchand de sable plus pressé que d'habitude.

C'est la patiente qui le dit, sans trop faire de bruit, doucement, comme si elle ne voulait pas réveiller ses voisins qui dormaient d'un sommeil fragile : « Docteur, ils disent qu'ils dorment ensemble, ce n'est pas vrai ! Chacun dort de son côté. » À quoi veut-elle en venir ? On ne sait pas trop. On attend que Mabrouk se manifeste, qu'il dise quelque chose.

Les voisins d'en haut feraient chambre à part. Elle se base sur quoi pour affirmer ça ? On peut supposer que la patiente trouve une équivalence entre « les voisins font du bruit » et « ils ne dorment pas ensemble ». On peut supposer par conséquent, selon elle, que s'ils dormaient ensemble, il n'y aurait pas de bruit et qu'elle pourrait dormir tranquillement à son tour. Ça peut tenir. Depuis un bon bout de temps, il n'intervient pas. Il semble même intéressé par la cogitation silencieuse de l'équipe. Pas de bruit !

Il va démentir très rapidement, pour finir par nous bloquer magistralement : « Françoise ! Je suppose que tu lui as demandé d'expliquer, et de donner les raisons de son passage à l'acte ? Que tu lui as également demandé qu'évoque le bruit pour elle, et aurait-elle quelque chose à dire concernant le bruit ? » Françoise lui répond, pour la patiente le bruit c'est l'horreur… Il ne semble aucunement satisfait par cette réponse : « C'est tout ? »

Françoise dut repartir en quête d'une réponse qui le satisfasse. Elle semblait en panne. Elle lui parla longuement des enfants de Mme M., des ex-conjoints de la patiente. Toujours pas content. Elle revint sur son métier et la profession de ses parents. Toujours rien qui l'assouvisse.

Alors qu'on s'attendait à ce qu'il aide Françoise, parce qu'elle n'en pouvait plus, aucune mansuétude de sa part. Dépitée, malgré le soutien certes discret de l'équipe, elle fit un effort, bazarda ses craintes, changea de posture, et sur le point de perdre son sang-froid : « Oui, c'est ridicule de le dire mais je lui ai posé la question, s'il y avait un bruit qui l'angoissait avant même celui des voisins.

Elle m'a dit que vers quatre, cinq ans, elle avait pris très peur en entendant le train siffler. Elle était avec sa mère à la gare. Elles étaient venues accompagner quelqu'un (un homme) qui prenait le train. » Pas un mot de plus. Elle posa lourdement la dernière feuille qui lui restait entre les mains sur la table et attendit…

Il l'interrogea encore : « Sais-tu qui était la personne qu'elles avaient accompagnée à la gare ? »

Elle ne savait pas, se montrant plus que désolée. Il se tourna vers nous et nous interrogea également. Pas de réponse. Après un long silence durant lequel Françoise était restée figée, comme touchée par une panne de mémoire. Mabrouk décida de reprendre l'initiative : « Nous allons faire notre Sherlock Holmes. Est-ce que c'est le bruit du train qui a fait peur à ta patiente, ou tout simplement le départ de la personne ?.

Il n'est pas faux de supposer que la séparation avec cette personne posait un problème. Ou peut-être pas. Est-ce véritablement le bruit du train qui lui avait fait peur, ou tout simplement le train lui-même ? On peut également penser qu'elle a entendu le bruit avant de voir le train. Là on pourrait incriminer le bruit. Elle a sans doute associé très vite ce bruit, étrange pour ledit instant, au train qui s'immobilisa devant elle, ou pas. La mère était présente. A-t-elle rassuré sa fille ou pas totalement ?

Il me semble que le voyageur qui s'apprêtait à prendre le train avait sans doute pris une grande place dans son train de vie. C'est comme ça qu'il faut le dire à propos de la patiente de Françoise. Il n'est pas interdit de penser que ce voyageur, après coup, a laissé une place qui pose un problème aujourd'hui. Je ne pourrais pas aller plus loin dans mes suppositions. Peut-être que Françoise a d'autres éléments, qui seraient susceptibles de nous mettre sur la voie de M. X. »

L'invitation est claire. C'est à Françoise de réagir. Elle est plus que désolée cette fois-ci. Elle prendrait n'importe quel train, et à n'importe quelle heure, pourvu qu'il l'emmène loin de Mabrouk. Il a très vite compris que Françoise n'était pas en mesure de satisfaire ses desiderata. C'est à lui maintenant de continuer les investigations, seul : « Oublions M. X. et revenons au bruit qui insupportait ta patiente, et qui l'a amenée à attenter à sa vie. La patiente a fait une équation étonnante : le voisin qui fait du bruit serait exclu du lit conjugal ! Autrement dit, quand on fait du bruit, on est automatiquement hors champ ! C'est-à-dire hors lit ! Cette équation a sans doute une fonction qui a sa pertinence dans l'économie de la patiente. Posant la question suivante : y a-t-il du bruit dans un lit conjugal ? On peut supposer que la patiente répondrait par non. Alors ? »

Un silence… Françoise cherche toujours. Sur le quai d'une gare ? Stéphane jusque-là n'a pas dit mot. C'est très étonnant de sa part. Le Dr Pierre semble faire la grève. Jean-Louis et Nathalie sont spectateurs. Les autres n'affichent aucune prétention. Le Dr Pierre se décida enfin : « C'est sans doute une caricature de la désintrication pulsionnelle[124]. » Mabrouk acquiesce, mais sans plus.

On attend que Mabrouk consente franchement ou s'oppose clairement aux propos du Dr Pierre. Mais personne n'en doute, le Dr Pierre ne se trompe que rarement. Stéphane est en retard ? Mais il n'a pas dit son dernier mot : « Est-ce une érotisation du bruit ? » Pas de réponse, puis, Mabrouk : « Si tu veux… » On ne saura pas plus. Il est quand même étonnant que la patiente de Françoise attente à sa vie à cause d'un bruit de voisinage !

Comme on le connaît, Stéphane ne va pas s'arrêter là, l'occasion s'y prête. Bien après la fin du calvaire de Françoise, il dira : « C'est drôle, la patiente de Françoise a décidé de déloger la voisine de son lit conjugal ! Même au prix de sa vie. » Il nous reste l'énigme du train, et pourquoi pas celle du Quai-de-la-Gare, que le Grand Mabrouk n'a toujours pas résolu. Sans doute qu'il va poursuivre son enquête. On se demande même combien de temps Mabrouk va rester sur le quai de la gare à attendre le retour de M. X. ? Pense-t-il que l'assassin revient toujours sur le lieu du crime ? Mais avant, il faut d'abord qu'il y eût un crime.

---

[124] La désintrication pulsionnelle correspond à la rupture entre les pulsions de mort et de vie. La désunion, autre terme utilisé, désigne un processus à l'acmé duquel chacune des pulsions poursuivrait son but de façon indépendante.

Freud précise dans sa conception de l'intrication et de la désintrication : « il se produit une mixtion et un amalgame, très extensif et variable dans leurs proportions, des deux espèces de pulsions ; si bien que nous ne devrions nullement compter avec des pulsions de mort et de vie pures, mais seulement avec des mélanges de celles-ci, comportant des valeurs diverses. À la mixtion des pulsions peut, sous l'effet de certaines actions, correspondre la démixtion de celles-ci ». « Le problème économique du masochisme » (1924), O.C.F., Paris, PUF, 1992, vol. XVII, p. 16. Dans les psychoses, du fait de la forclusion, le nom du père n'épongeant plus la pulsion de mort, une « désintrication pulsionnelle » s'installe.

EST-CE QUE TU VAS À CRACOVIE ?

C'est la rentrée. Nous sommes réunis dans le bureau du trône ! Chacun donne de ses nouvelles, raconte plus ou moins comment se sont passées ses vacances. Un autre dira que la reprise est difficile. Ce n'est pas nouveau. Enfin, on raconte un peu ce qu'on a envie de raconter, sans aller au plus délicat. Il fallait se mettre dans l'atmosphère de la reprise. Rien de nouveau dans le service ni dans l'équipe, en dehors des plaintes habituelles : « Les urgences sont de plus en plus difficiles ! » « On a du mal à travailler dans les conditions actuelles. » « C'est impossible de continuer ainsi. »

Nous sommes donc dans son bureau. On peut penser qu'il est à l'écoute. Sans doute qu'il enregistre le moindre détail, qu'il utilisera à un moment ou un autre à son avantage. Ce qui est sûr, c'est qu'il n'a pas bougé de sa place. Ce n'est pas sans avantages. Cela dit, c'est Sandrine, une infirmière stagiaire, qui va nous parler de la situation clinique à laquelle elle a été confrontée depuis peu. D'abord, elle nous a avertis qu'il ne s'agit pas d'une tentative de suicide. Ce qui est rare par les temps qui courent, dans le giron de Mabrouk.

La cinquantaine, avec son mari, ils étaient en pleine autoroute en direction de la frontière belge quand elle fut prise d'un malaise, qui a nécessité une admission à l'hôpital : on lui avait trouvé le potassium diminué (le Dr Pierre aurait sans doute voté pour une hypokaliémie). Le traitement qu'elle prenait habituellement a été incriminé et donc arrêté de suite.

Ce voyage interrompu devait les conduire à la maison secondaire qu'ils venaient de construire, dans le but de se rapprocher de sa mère, veuve depuis peu, qui habite à une trentaine de kilomètres de leur nouvelle demeure, en Belgique. La patiente dira que son père lui avait dit de bien s'occuper de sa mère. C'est chose faite. Elle a donc construit cette maison dans le but de se rapprocher de sa mère, et par conséquent rester à l'écoute de son père qui n'est, bien sûr, plus de ce monde.

Les médecins lui avaient déconseillé de poursuivre le trajet, elle est donc retournée chez elle, dans la région parisienne. Ne se sentant pas rétablie, elle a été admise à notre hôpital hier. Après différents examens et consultation du psychiatre de garde, elle est retournée à son domicile. Elle est revenue ce jour aux urgences accompagnée de son mari pour le motif : « Je ne me sens pas bien, c'est comme si je me liquéfiais de l'intérieur... »

Le discours tenu par Mme M. est sans ambages : « Je ne comprends pas ce qui m'arrive. Pourtant j'ai tout ce qu'il faut pour être heureuse. Certes mes trois filles ont des problèmes de santé, j'ai perdu mon père il n'y a pas si longtemps mais... » Elle ajoute : « Je suis habituellement plus décideuse que soucieuse. » « Pourquoi donc une consultation psychiatrique ? » dit Mabrouk. Ça fait un bout de temps qu'on n'a pas entendu sa voix. De toute manière, ce n'est pas une surprise. C'est vrai, sa question est logique.

Sandrine nous fait remarquer que tous les examens, aujourd'hui, se sont avérés négatifs, et que la patiente était pour le moins très angoissée, même si elle se défend de tout affect disproportionné. Elle a maintenu que son problème n'était probablement pas psychologique. Elle n'a pas refusé de rencontrer l'équipe psychiatrique.

Pratiquement à chaque fois qu'on évoque le trajet entre son domicile actuel et la maison qu'elle vient de construire à proximité de la frontière belge, elle nous fait remarquer qu'elle avait fait une promesse à son père : « Je m'occuperai de ma mère sans faute. » Elle a donc « planté » sa maison secondaire en deçà de la frontière belge et à quelques kilomètres de la maison où habite sa mère. Stéphane trouve que c'est à bonne distance ? Il doit bien insinuer quelque chose.

L'entretien a été entrecoupé de pleurs que la patiente ne s'explique pas, se contentant de dire : « C'est parce que je ne sais pas ce que j'ai. » Il ne résista pas à cette provocation. Provocation ? Oui, il a tendance à s'insurger quand quelqu'un déclare qu'il ne sait pas ce qu'il a. Peut-être que ça le dérange. Mabrouk a toujours dit qu'à partir du moment où on a quelque chose, c'est qu'on ne l'a pas perdu !

C'est vrai. C'est comme ça qu'il voit les choses. Nous sommes habitués à ses assertions. D'autres ne comprendraient rien du tout. On est même très sûrs qu'il va en rajouter. Habituellement, quand il fait une remarque pareille, c'est pour nous inciter à mieux chercher. Il nous montre ainsi la voie à prendre. Cependant, il ne trouve pas suspect un quidam qui déclarerait ne pas savoir ce qu'il dit. Deux poids et trois mesures !

On se rappelle très bien une intervention similaire : « Ne pas savoir ce qu'on a peut paraître logique en apparence, mais ça ne l'est sans doute pas. Quand je dis que ce n'est pas logique, c'est vous qui ne l'êtes pas ! Dans cette assertion, vous remarquerez bien qu'il y a deux logiques presque antinomiques. Celle de l'énoncé et celle de l'énonciation. Quand vous entendez quelqu'un vous dire, j'ai quelque chose, et en même temps je ne sais pas ce que j'ai, sachez qu'il y a anguille sous roche.

À vous de faire la part des choses, à vous de faire votre choix. La roche est parfois énorme, mais l'anguille reste souvent subtile ! Je n'irai pas plus loin pour le moment. C'est encore trop long. » Ça nous rappelle nos premières classes avec lui. Nous avions crû alors qu'il s'agissait de leçons de sciences de la vie : roches, poissons, etc. la *métamorphose* est passée par là durant les années qui ont suivi. On ne peut pas ne pas le reconnaître.

On peut déjà esquisser un résumé : elle a promis à son père de s'occuper de sa mère. Elle s'est retrouvée à l'hôpital au moment où, en voiture, elle se dirigeait vers la maison qu'elle venait de construire, pas loin de sa mère. Mabrouk aurait très facilement fait remarquer que cette nouvelle maison n'était qu'une étape pour se rapprocher de la mère, ou pour marquer une distance. La patiente avait tout ce qu'il faut pour être heureuse mais… Ou encore : quand elle se liquéfie de l'intérieur comme elle dit, quel extérieur présente-t-elle ?

Son père est décédé d'un cancer du pancréas. Elle s'est séparée de son premier mari, le père de ses quatre filles, il y a quelques années. Il est décédé depuis. Elle le décrit comme alcoolique. C'est elle et ses filles qui l'avaient découvert chez lui dans un état comateux. Son actuel mari est décrit comme quelqu'un de très proche, affectueux, disponible et gentil.

C'est un ami d'enfance. « Très proche donc ? » Pourquoi cette remarque de sa part ? Il a certainement une idée derrière la tête. Mais où elle se trouve cette tête-là ? Pas de réponse de la part de Sandrine. Il ne releva pas. Elle reprit le cours de l'entretien qu'elle était en train de nous exposer. Pas de remarques de sa part.

Le mari, présent à un des entretiens, s'intéressa à « la fuite potassique », mais ne sembla pas tout mettre sur son dos. Il pensait même que, peut-être, il s'agissait d'une angoisse ? Sa femme ne l'entendait pas de cette oreille. Ce qu'on remarqua très vite, c'est qu'elle affichait une certaine sérénité, et que ses symptômes s'étaient calmés au moment où elle avait essayé de défendre sa position. Elle dira même : « Il n'y a aucune raison pour que je sois angoissée. Je souhaite même à tout le monde d'avoir ce que j'ai… »

Ce dernier propos mérite explication : on l'a vite trouvé très surprenant. Cette surprise ne fit pas long feu puisqu'elle voulait juste dire qu'elle voudrait bien partager son bonheur. Le Dr Pierre n'est pas très à l'aise, on le sent impatient, probablement gêné par l'absence de réaction de Mabrouk. Il a trouvé que c'est un peu contradictoire, le fait qu'elle veuille partager ce qu'elle pensait ignorer : en affirmant « je ne sais pas ce que j'ai », associé à un certain bonheur. Tout de même ! Ou est-ce juste une promesse de partage ?

En même temps, tous les regards se portèrent sur le divan. Tout simplement parce qu'il s'agissait de faire les comptes. Mabrouk en est le comptable. Où va-t-il mettre cette générosité de la patiente ? Elle souhaite à tout le monde d'avoir ce qu'elle a. On peut dire qu'elle est généreuse ? À lui d'en profiter !

Mais ce n'est pas fini pour Sandrine, puisqu'elle vient de décrocher pour la seconde fois. Pas de réaction de Mabrouk. Sandrine se sentait mal à l'aise devant son expectative. Doit-elle continuer ou s'arrêter ? Inquiète, elle chercha chez les uns et les autres du soutien. Elle l'obtint vite du regard, et reprit son intervention.

Elle fut stoppée net : « Arrêtez ! » Joue-t-il avec nos nerfs ? Silence, puis : « Tout à l'heure elle disait qu'elle ne savait pas ce qu'elle avait et voilà que maintenant elle voudrait bien que tout le monde puisse bénéficier de ce qu'elle aurait. Alors on est en droit de la soupçonner de ne pas trop savoir qui elle est, probablement à juste titre. On peut déjà supposer qu'il y a un objet qui se balade quelque part ; la chasse est donc ouverte. Je te propose de poursuivre la prochaine fois. Ça sera le mercredi prochain. » J'ai apprécié, puisque je lui dois toujours une présentation un de ces mercredis. J'ai donc un répit d'ici là. Il faut juste signaler que la remarque du Dr Pierre sur le bonheur et le « je ne sais pas ce que j'ai » n'était pas de surcroît tout à l'heure.

Tout le monde était attiré par la porte de sortie. Personne n'osait s'y engouffrer le premier. Sandrine, probablement fatiguée par son intervention et surtout par la longueur de cette dernière, s'y hasarda nonchalamment, mais elle fut très vite rappelée à l'ordre : « Un instant, je vous prie. Je vous suggère de réfléchir sur la destination de Mme M. : va-t-elle vraiment à Cracovie[125] ? » Tout le monde était surpris par cette question. Pourquoi Cracovie ? Stéphane, à voix basse, surenchérit : « Ça me dit quelque chose cette ville. Je suis sûr que j'ai lu quelque chose à ce sujet. » Trêve de commentaires, on sait maintenant qu'il a l'intention de nous donner un devoir à la maison. Il nous prend pour qui ?

C'est habituel, tout le monde rouspète mais finit toujours par répondre à sa demande. Personne n'est décidé à relever le défi ? On a autre chose à faire que de nous plonger dans l'histoire de Cracovie. Ça doit être une géographie bien particulière. On apprendra quelques jours plus tard de la bouche de Stéphane, dont le père semble exceller dans les mêmes élucubrations que son ami Mabrouk :

« Quelqu'un demanda à un compère : "Où est-ce que tu vas ?" L'autre lui répondit qu'il allait à Cracovie. Le premier se trouva insatisfait de la réponse et lui rétorqua : "C'est parce que tu vas à telle ville (une autre ville) que tu me dis que tu vas à Cracovie ?" » C'est une histoire à dormir debout. D'ailleurs, personne n'osera chercher plus loin. Le faire, c'est tendre le bâton à Mabrouk…

Au moment de la reprise de la situation clinique de Mme M., Stéphane le contenta avec ce qu'il avait appris de son père. C'était une occasion pour lui de nous faire comprendre qu'il était le fils de quelqu'un d'averti. Nous pensâmes en silence qu'il s'était mis dans de beaux draps et qu'il a manqué de modestie. Il ne perd rien pour attendre. Et probablement qu'à l'occasion, Mabrouk ira le chercher même à Cracovie ! Le débat sur Cracovie est clos, du moins pour le moment, celui de Mme M. se rouvre donc.

---

[125] Cf. *supra*, note 60, p. 135.

Mme M. s'inquiète de sa soif irrésistible et de sa tendance à boire. Elle dira que c'est à cause du potassium, plus précisément à cause de la fuite du potassium. Elle ajoutera qu'elle a été empêchée de boire par les médecins : « On m'a expliqué que c'est pour ma santé et que j'avais ce qu'il faut pour être bien hydratée ! »

Sandrine signale également que Mme M. était mécontente du petit déjeuner de l'hôpital. Elle ne supportait ni son contenu ni son odeur. Elle est habituée à avoir un petit déjeuner à base de thé et de citron. C'est le même depuis plusieurs décennies. C'est son mari qui s'en est donc occupé. Il le lui apporta du domicile.

Mme M. est l'aînée d'une fratrie de cinq. Sa fille aînée a été gravement malade, ce qui a provoqué une infertilité. Sa cadette a aussi été gravement malade à un moment donné. Mme M. a averti son mari qu'il ne faut pas compter sur elle pour avoir d'autres enfants : « Je n'ai plus l'âge… » Les collègues somaticiens ne comprennent pas pourquoi la patiente se défend contre tout affect d'angoisse, cherchant à tout prix une explication physique à son état.

Un nouveau chapitre est en train de s'ouvrir pour Mabrouk. À cet instant, nous nous attendions à une intervention imminente de sa part. Il a tendance à répondre à ce genre d'incertitude. On se rappelle très bien qu'il nous disait régulièrement « qu'on parlait plus facilement des livres qu'on n'a pas lus que des livres qu'on a lus ».

De quelle lecture s'agit-il cette fois-ci ? On est probablement loin du sujet et des livres évoqués. Mais la comparaison n'est pas inutile. On l'a souvent entendu parler du passage par la « case de départ ». Autrement dit, c'est une sorte de ricochet par le « corps », constitué (?) ou pas, d'ailleurs. Voire en voie de l'être.

Dans le cas qui nous préoccupe et qui intrigue les somaticiens, puisqu'ils ont cherché partout et ils n'ont rien trouvé, où se cache l'objet de l'intrigue ? Cet objet invisible auquel parfois la patiente a fait allusion, mais à son insu : « J'ai quelque chose ; je ne sais pas ce que j'ai. » Stéphane ajoutera : « Je pourrais le distribuer généreusement à tout le monde ou à qui veut bien. » Et ce n'est pas fini pour lui : « Héritiers s'abstenir ? » Quel impertinent !

Notre peau de vache aurait dû tout simplement dire que Mme M. ne sait pas ce qu'elle dit ! Pourtant, même dit comme ça, il y aurait à redire. Ce n'est pas si simple. Stéphane aurait ajouté : « Cela va sans dire… »

Toujours pas l'ombre d'une velléité suicidaire ! Mais qu'est-ce que cela signifie quand on dit que Mme M. ne sait pas ce qu'elle dit ? Pourquoi son dire à Mabrouk serait garanti (si ses lettres veulent bien !) vrai, et celui de Mme M., pas tout à fait vrai ou suspect ? Évidemment, il ne s'agit pas de vérité, mais juste que le sujet de l'énoncé est souvent sous emprise, celle du langage. Dit tout simplement : le corps de Mme M. s'exprime avec un code dont elle a perdu la clé. Ne comprenant pas, les somaticiens incriminent Mme M. : « Elle a sûrement un problème ! »

Mine de rien, sans s'en rendre compte, on est tous en train de le répéter. On ne peut pas dire qu'on est insensibles à ses suggestions et propositions, pour ne pas dire interprétations, et ce, depuis plusieurs années. Personne n'est dupe, chacun est persuadé que dans quelque temps on sera amenés à évoquer, à un moment ou un autre, un ami de Mabrouk qui aurait été le premier à parler des livres qu'il n'avait pas lus. Il a certainement trouvé un intérêt à ses assertions. Notre livre à nous c'est Mabrouk.

Tout le monde sait que Mabrouk est un fin lecteur. De toutes les façons, que peut-il faire en dehors de la lecture ? Il est là depuis qu'on le connaît. Il n'a presque pas bougé de sa place. Qu'est-ce qu'il pouvait faire, si ce n'est lire, lire… et enfin lire ! La seule personne qui pourrait dire le contraire, c'est Lilli.

Sandrine note que Mme M. lui a dit qu'elle n'a rien de négatif en référence à sa personne généreuse, charitable et secourable. Elle a répété : « Même mon mari me dit que l'éducation chrétienne n'accepte pas une telle rectitude… Dieu est miséricordieux ! »

Elle reviendra à de rares moments sur les deux cicatrices sur la poitrine de sa fille, conséquence d'une ablation chirurgicale. Elle s'inquiète pour elle, du moins elle arrive à le dire quand le branle-bas de combat que lui impose son corps se met en veilleuse. Le revoilà qui intervient. Lit-il dans mes pensées ? Est-ce le mot « veilleuse » qui l'a réveillé ? : « Sandrine, je trouve ta patiente un tantinet maniaque, pardon ! Je veux dire son corps. Tu comprends, c'est une façon de parler. »

On le regarde tous, on ne peut pas s'en empêcher. C'est le seul moment où toute l'équipe peut aller de concert. Pourquoi ? Parce qu'on l'a tous pensé dans l'erreur. Même Nathalie et Jean-Louis ont réagi. C'est nouveau pour nous d'entendre « un corps maniaque ». Le flot, fait de nos regards, se déversa comme dans un vide. Pas l'ombre d'une réaction de sa part. Surprenant !

Nous avons tous parié qu'il allait intervenir au moment où la patiente avait dit qu'elle n'avait rien de négatif. Pas du tout ! Silence. Pourtant, avec cette dernière intervention, on peut penser que ce n'est pas très loin de l'idée d'une « compétence maniaque » en exergue. Reviendra-t-il à un moment ou un autre sur ce sujet ? Possible. Seulement, et c'est là que le bât blesse, il reviendra certainement sur l'idée, mais quand tout le monde aura oublié. Sa mémoire peut parfois nous paraître infaillible alors que jusqu'à preuve du contraire, elle est concrètement faite de cellulose que fixent à peine quelques clous. Pour Stéphane, ladite compétence maniaque n'est rien que la capacité de dénier la perte, pour ajouter : « Il vaut mieux ça que de se perdre soi-même… »

Mme M. abordera son sommeil pour dire que son mari la trouve instable dans le lit et ayant la bougeotte pendant la nuit. À l'évocation de la chambre à coucher, Mme M. nous dit qu'elle n'aimait pas être seule dans une pièce, qu'elle ne fermait pas les volets. Elle tentera de minimiser sa peur en affirmant qu'elle aimait se lever avec le soleil.

Ça n'est pas tombé dans l'oreille d'un sourd. D'ailleurs, où se trouvent ses oreilles ? Il y a parfois des signes avant-coureurs nous permettant de pressentir son intervention, c'est paradoxalement l'intonation de l'oratrice, Sandrine. Toute personne qui intervient pour présenter un cas se retrouve indubitablement sensible au moindre bruit ou grincements émanant de lui. C'est un peu notre météo. Difficile de l'expliquer.

On apprendra aussi que Mme M. ne ferme pas la porte de sa chambre, sauf s'il y a des invités. Questionné par Sandrine pour avoir quelques détails sur cette façon de faire, Mme M. relativise non sans une certaine maladresse en invitant son chat « Il faut qu'il puisse rentrer dans la chambre… »

Cette explication finit par le sortir de ses moufles. Il doit certainement en avoir ! : « Voilà que Mme M. propose à Sandrine une peur, crainte ou appréhension qu'elle projette finalement sur un matou ! Et elle n'en profite pas ? C'est vraiment le mot. Il fallait bien que quelqu'un en profite puisque Mme M. déclare depuis le début qu'elle n'est pas angoissée. Certes la peur et l'angoisse, ce n'est pas tout à fait la même chose mais elles arrivent quand même à se parler ! Ou du moins se comprendre. »

Silence… Sandrine ne releva pas, puis la patiente finit par associer : « On ferme la porte de l'extérieur à clé depuis qu'on a été cambriolés. » Elle dira : « La petite gendarmette m'a expliqué que ce n'était pas le pire… » C'est quoi le pire ? Et elle explique : « De se retrouver nez à nez avec le voleur et être obligé de se défendre. » Elle pense que de toutes les façons, avoir peur, ça ne servirait à rien. Elle ajoute qu'elle a une formation d'aïkido. Et elle explique que la première règle est de continuer à parler avec le voleur et de l'amener sur son propre territoire pour enfin le surprendre.

Décidément, Sandrine nous maintient en éveil. Voilà donc que Mme M. fait de l'aïkido ; parle de l'inutilité de la peur, de surtout communiquer et d'amener l'autre, il s'agit du voleur, vers son propre territoire pour lui asséner probablement le coup fatal ? Nous voilà donc servis ! Que peut-on faire avec ces éléments ? J'anticipe un petit peu. C'est probablement lui qui va poser cette question tout à l'heure. On sait maintenant qu'elle peut avoir peur même si elle l'écarte d'un revers et qu'elle peut aussi affronter un voleur toute seule.

C'est moi qui disais ça, mais cette fois-ci à voix haute, à l'adresse de mon voisin Stéphane. Je n'avais pas fait gaffe. Mabrouk me bouscula en déclarant : « Foutaise ! » Normalement il est beaucoup plus diplomate que ça. Je sais très bien que je dois lui apporter la preuve de mon assertion. Je fais en sorte de m'excuser mais sans arriver véritablement. Il me reprend une deuxième fois : « Tu n'as probablement pas écouté ce que je disais tout à l'heure ; il ne s'agit probablement pas d'une peur qu'on écarte d'un revers, sans objet, c'est nullissime ! Si c'était le cas, c'est trop facile. »

Il s'est tu un long moment et finit par me proposer, comme il sait le faire : « Que penses-tu d'un objet sans profondeur ? » Je n'ai jamais entendu parler de ça, mais une peur ou angoisse sans objet ou sans nom, oui, peut-être. Pourquoi pas… Il mélange tout, il a peut-être pété les plombs ? À moins qu'il ait découvert le degré zéro de l'objet ? Il faut l'examiner au plus vite ! Lui faire un scanner par exemple. Il est peut-être habité par des petites bêtes qui aiment la cellulose.

Sandrine essaie d'intervenir. Elle sait le faire quand elle voit qu'il prend le dessus et qu'il ne lâche pas prise. Il la renvoie aux calendes grecques : « Ne te mêle pas de ça et occupe-toi de ta patiente comme il se doit ! De toute façon, il ne sait pas de quel objet il s'agit. Il a certainement oublié que je lui avais toujours dit que quand il s'agit de l'objet, il n'est jamais le bon ! De plus, l'objet de Mme M. nous affiche prétendument une belle surface, mais que recèle-t-elle ?

C'est pour ça que l'objet de la patiente est en apparence presque neutre : une maison qui jouxte la frontière ; elle déclare n'avoir rien de négatif et ne pas comprendre les manifestations qui s'élèvent de son propre corps ; elle affirme qu'elle n'est pas angoissée, et que c'est juste une histoire de fuite potassique.

Le potassium fuit ? Pourquoi pas. Mais qui lui court derrière ? Elle a promis à son père de s'occuper de sa mère. Elle essaie de tenir sa promesse. On constate que c'est difficile. C'est pour ça qu'on peut supposer, quand elle nous dit qu'elle va rejoindre sa maison nouvellement bâtie, qu'elle se trompe ! Sinon pourquoi se retrouve-t-elle à l'hôpital alors que ce n'était pas prévu ? Et trois fois de suite ; se trompe-t-elle d'adresse ? »

Machinalement, je hoche la tête pour essayer d'y comprendre quelque chose. Ça ne lui a certainement pas plu : « Alors, vois-tu où se trouve l'objet que Mme M. incrimine inlassablement sans qu'il puisse dégager la moindre tension ou angoisse, selon ses propres dires ? »

Ayant compris ma douleur, je n'étais pas loin d'une angoisse avec un véritable objet : lui ! Je répondis par la négative : « Je ne sais pas… » Peine perdue, me voilà à la place de Mme M : Mme M. disait qu'elle n'a rien de négatif, déniant totalement sur quoi elle était assise ou à quoi elle était suspendue. Mabrouk insinue que Mme M. sait ce qu'elle ne sait pas ? Puisqu'elle affirme ce qu'elle ne sait pas. J'ai quand même l'impression qu'il essaie de nous mettre sur la voie. Mais je ne comprends toujours pas.

Il s'énerva légèrement, un petit silence, puis me parla avec un ton conciliant : « Tout ce que je viens de te dire n'est que l'effet de cet objet, celui convoité par le désir de Mme M., pris en otage par l'autre. Je te laisse trouver qui est l'autre et à quel moment il s'est prononcé sur ce même désir. J'espère que tu prendras le temps de réfléchir à ce que je viens de te dire. » Et ajouta : « Merci Sandrine… »

Ouf ! Pour l'instant du moins. En plus de toutes les situations qu'il m'a demandé de traiter dans un futur proche, voilà qu'il me propose de réfléchir un peu plus sur le développement qu'il vient de faire.

Je fais vite d'aller vérifier où se trouvait Cracovie. C'est en Pologne. J'interroge Stéphane à ce sujet. Il me répond que moi aussi je m'étais trompé d'adresse et que je n'avais rien compris, pour ajouter : « Cracovie, une aussi grande ville, tu n'as pas été capable de la trouver et tu veux t'attaquer à "l'objet sans profondeur" de Mabrouk qui n'est pas loin d'être le noyau de cette affaire. Je crois que ton sors est jeté ; il ne va pas te lâcher. » Je n'ai toujours rien compris, à qui le tour maintenant ?

À peine le dos tourné, Stéphane dégaina une seconde fois en me proposant de méditer sur : « Il n'y a pas de belle surface sans une profondeur effrayante[126]. » En voilà une bien bonne de Nietzsche qui ne va pas arranger mes affaires, me suis-je dit. J'ai une préférence pour Baudelaire quand il dit : « Le beau est toujours bizarre. » Au moins Baudelaire m'éloigne de la frayeur, même s'il me rapproche de la bizarrerie ? Tant pis ! Mabrouk en sait certainement quelque chose puisqu'il affirme que la castration sauverait le sujet de l'angoisse et que l'angoisse peut être envisagée comme dernier rempart de la communication. On attend toujours que Mabrouk daigne disserter plus en profondeur (?) sur le sujet, ou tout au moins nous donner sa source.

---

[126] F. Nietzsche, *Fragments posthumes*. 1, 7, [91].

AU POIL !

C'est une journée assez calme. Il n'y a pas foule aux urgences. Toutes les discussions de la journée tournent autour d'une seule situation clinique. L'équipe s'affaire et essaie de désigner qui va présenter le cas. Stéphane est tout désigné pour le faire. Il hésite encore, et cherche un prétexte : « Ce n'est pas une situation habituelle. Vous n'imaginez pas ce qu'il va faire de moi si je lui présentais le cas comme je l'ai fait avec vous. La preuve en est que vous-même vous ne croyez pas en moi. Vous allez voir, je vais parler de dysmorphophobie, signe pathognomonique d'une psychose et il va certainement trouver à redire. Et je pèse mes mots. »

Toute l'équipe trouve son développement intéressant et pense que c'est jouable. En effet, la situation clinique s'avère singulière au regard des situations habituelles auxquelles on est régulièrement confrontés. Il s'agit tout même d'une tentative de suicide chez une patiente âgée d'une quarantaine d'années, mère de quatre enfants. Elle était chez une amie quand elle est passée à l'acte, loin de son domicile qui se trouve dans un autre département. Elle voit régulièrement un psychiatre. On peut même dire qu'elle le voit trop souvent, puisque c'est tous les jours ouvrables ? Elle bénéficie d'un traitement psychotrope.

Stéphane finit par accepter le challenge et décide de proposer le cas à notre peau de vache. Mabrouk trouva à redire, puis accepta faute de volontaire pour présenter une autre situation clinique. Il faut dire que l'équipe avait tellement insisté que Stéphane avait fini par croire plus en le cas proposé qu'en lui. Nous voilà donc aussitôt dans le bureau du trône ! Il était probablement en manque, puisque l'arène était restée vide durant tout le week-end, ainsi que le lundi et le mardi. En entrant dans le bureau, on ne remarqua rien de particulier, tout était rangé. Il était à l'endroit, l'espace propre et chaque chose à sa place. Il persistait encore une discrète odeur, au demeurant agréable, preuve du passage de la femme de ménage. Elle a certainement passé quelques heures à palabrer avec lui durant le week-end.

La patiente a été hospitalisée après une tentative de suicide, car elle ne supportait pas les poils ! : « J'ai des poils partout, je ne supporte plus ma condition ! » Elle était catégorique et persuasive. La patiente déclare avoir cette crainte depuis l'adolescence. On ne retrouve pas d'autres difficultés. Le contact avec elle est facile mais manquant de chaleur. « De quelle chaleur parles-tu ? »

Il s'agit d'une première salve. Stéphane ne bronche pas et essaie de corriger en remplaçant « manquant de chaleur » par « froideur du contact ». Le divan ne relève pas tout de suite puis décoche une deuxième fois l'instant d'après : « C'est au poil ! »

Selon Stéphane : « Mme R. ne sort pas trop de chez elle par crainte du regard des autres, éprouve des difficultés à se prononcer sur sa tendance au retrait et devient un tantinet incohérente quand on ne pousse pas dans le sens du poil ! » Stéphane a osé ! Va-t-il le reprendre tout de suite ou va-t-il le laisser venir au plus près pour mieux le cueillir ? Stéphane ne semble pas réaliser qu'il vient probablement de l'offenser. Il nous est apparu quelque peu inconscient du danger. Pas de réaction à son propos de la part du divan. Il lui fit même signe de poursuivre. Une indulgence passagère ?

Stéphane constate que le geste suicidaire a fait suite à une rupture à l'intérieur du narcissisme précaire dans lequel elle était. Équilibre maintenu jusque-là grâce à son psychiatre et à l'aide de son amie. C'est chez elle qu'elle est venue chercher secours. Arrivée à cette limite, elle est passée à l'acte. Stéphane pense que ce n'est pas logique. Pourquoi ce passage à l'acte, surtout chez la copine ?

Travaille-t-elle ? Stéphane répond que non et ajoute que ce n'était pas à cause d'un poil dans la main ! C'est invraisemblable ! Comment ose-t-il aller si loin, c'est une pure provocation, voire même de l'insolence. Mabrouk le laissa continuer sans intervenir. Stéphane poursuit en disant que tout n'allait pas pour elle dans le sens du poil ! Mabrouk ne relèvera pas, une fois encore. Et à Stéphane de continuer : « Et… enfin, son travail ne tenait qu'à un poil ! » Ça devient intenable et la tension est au maximum. Toujours aucune réaction de Mabrouk. Complicité ? L'équipe s'inquiète de l'attitude de Stéphane et pense que c'est suicidaire. Pourquoi cette forêt de poils dans sa prose ?

Mais de quel poil parle-t-il finalement ? Ça devient subliminal ou on n'a rien compris. Stéphane semblait dans un état second, c'est ce que chacun de nous a trouvé comme excuse pour lui. Il était comme dans une fuite en avant. Son discours est, au fur et à mesure, une sorte de défi à son adresse. Cette attitude nous a mis dans l'embarras et a minimisé toutes chances de l'aider une fois Stéphane revenu à lui. Il est largement débitaire.

Il ne l'entendit pas de cette oreille et reprit le cours de son intervention : « Mais ce poil était d'une autre nature, pourrait-on dire. La métaphore est insaisissable. C'est tout ce qu'on peut dire pour l'instant. » Tiens, il interprète à tout va en face de Mabrouk. Tout le monde sait qu'il y a des précautions à prendre en restant à l'affût et en évitant d'avancer à découvert. Stéphane demeura muet quelques instants. Un silence emplit l'atmosphère. A priori il n'avait pas terminé son intervention mais quelque chose semblait le retenir. Une panne ?

Surprise ! C'est le divan qui vient le secourir : « O.K., et sa biographie ? » Un silence… Stéphane avait l'air de ne pas vouloir poursuivre, comme s'il craignait un piège. Il repartit finalement en nous apprenant qu'il n'y avait pas d'éléments particuliers ou importants à rapporter, sauf peut-être que son défunt père travaillait dans une célèbre boîte de cosmétique. Puis il ajouta que son père était quelqu'un de très poilu !!!

C'est la cerise sur le gâteau, pourrait-on dire. Il aurait pu le dire plus tôt. Une histoire où les quelques éléments biographiques auraient dû pendre aux narines de Stéphane. Mais ce n'était pas le cas. Avait-il délibérément occulté ces éléments pour s'en servir à la fin ? Possible. On ne peut pas l'affirmer. Mais on aurait pu le soupçonner quand il nous avait déclaré qu'il allait présenter une situation clinique inhabituelle.

Nous avons pensé, mais bien plus tard, qu'il avait essayé de mimer Mabrouk, une façon de s'identifier, de faire comme… Mais ce n'était pas sans danger. On peut même dire que celui qui s'y frotte s'y brûle. Et Mabrouk, pourrait-il brûler ? L'extincteur n'est pas loin ! Combien de fois la tentation avait été là. Il aurait suffi de craquer une allumette et plus de Mabrouk ! Sadisme ? Persécution ? Mais ce n'est pas facile. Les années ayant passé, nous avons tous développé une relation bien particulière avec lui, un sentiment mélangé fait d'amour et de haine. Mais personne n'ose en parler. Et nous avons tous fini par ranger notre briquet. C'est du transfert, selon Mme Mignolet, ce qui ne laisse jamais le Dr Pierre sans réaction : « Parle pour toi ! » Le docteur est un taiseux, plutôt discret sur ses sentiments.

Ce n'est pas terminé. On a tous compris que Stéphane avait trouvé une passerelle toute faite entre les poils du père et le poil de la patiente. Le père de Mme R. a travaillé dans les cosmétiques. C'est *cosmétiquement* valable, selon le Dr Pierre. Mais attendons un peu. Ça sera valable seulement et seulement si le tas de cellulose consent. Pour l'instant, il n'a pas véritablement réagi. Peut-on comprendre que l'absence de refus est un signe de consentement ? Toujours pas de réaction.

Stéphane va conclure en disant que la patiente l'a interpellé : « Docteur, est-ce que c'est l'arbre qui cache la forêt ? » Il affirme qu'il a eu du mal à lui répondre. Et attend… Qu'attend-il ? Probablement une aide de Mabrouk ou de l'équipe. En effet, il ne s'est pas trompé : « Il me semble que cette formule ne désigne pas le même objet pour toi et pour elle. Ça aurait pu être un bon partage s'il s'agissait du même objet.

Pour toi, et tu peux me dire le contraire, je peux me hasarder à planter sans risque un poil à la place de l'arbre ; alors que pour elle c'est probablement autre chose, s'agissant d'un objet impraticable. Vois-tu quelque chose ? Ou est-ce le poil qui te cache la forêt !? » Ça semblait énigmatique a priori, mais le doute se dissipa vite pour la majorité, sauf pour moi. J'avais besoin qu'on m'explique encore un peu mais je n'ai pas osé me manifester. Je ne désespère pas pour autant, sans doute que Mabrouk y reviendra un jour et on saura qui se cacherait dans cette forêt ?

Il remercia Stéphane, bien sûr à sa façon. C'était très discret. Il s'en est bien sorti finalement. Il a pris un risque. On peut même dire que celui qui ne tente rien n'a rien. Mais c'est plus facile à dire qu'à faire. Nous, qui étions des spectateurs très malmenés par les soubresauts de cette intervention, sommes sortis avec un sentiment mitigé d'admiration et de jalousie.

Sur le point de partir, il nous proposa de méditer sur « l'arbre qui cache la forêt », tout en nous suggérant de trouver un volontaire pour disserter sur cette énoncé. Voilà donc comment il procède pour maintenir l'équipe en état de veille. Il n'obtint aucune réponse, donc aucun volontaire. De toutes les manières, chacun de nous est un candidat potentiel. À tout moment, il est capable de nous remettre ça et de désigner sa prochaine victime, qui avec un peu de chance sera anoblie grâce au sésame obtenu : un article et une recommandation. Un trauma bénéfique en quelque sorte. Le week-end prochain sera certainement court pour le prochain élu. La semaine en revanche sera encore longue pour tous. Vivement le week-end prochain. On n'ignore pas que Stéphane reste le poil à gratter de l'équipe.

MYSELF OU MY BODY ?

On est lundi, mais il va très vite se transformer en un mercredi, comme nous allons le voir. C'est un jour habituellement chargé. C'est à cause du week-end. Beaucoup de patients ont été hospitalisés. Il va falloir faire avec. En plus, notre Mabrouk nous attend de pied ferme. On lui a sûrement manqué. Il y a de quoi faire.

Les situations cliniques que nous avons dû traiter ce jour sont nombreuses. Une se démarque : un monsieur vient de tenter de s'immoler. Il n'est pas fréquent de rencontrer un patient ayant eu recours à ce moyen. C'est Nadia qui s'est occupée de ce patient, et c'est probablement elle qui va être au-devant quand notre divan sortira de sa torpeur matinale. Il faut juste ajouter que Stéphane a rencontré un patient qui se serait brûlé le « fessard » ? Mais c'est toute une autre histoire.

On peut même dire qu'on tient ici un deuxième cas, et le même jour. Mais ce n'est pas tout à fait la même situation. Ce dernier se serait brûlé les fesses ! Personne ne sait comment c'est arrivé. Ce n'est pas drôle pour le patient. On y reviendra peut-être à un autre moment. Dans tous les cas, ce n'est pas le patient de Stéphane qui va intéresser notre peau de vache aujourd'hui.

Il est presque quatorze heures. Nous voilà donc tous rassemblés dans le bureau de Mabrouk. Il attend… Chacun fait le point sur la situation qu'il a rencontrée. Il ne dit rien. Puis, c'est inévitable, il s'adresse à Nadia et lui demande d'en dire plus sur la situation. Stéphane n'a pas eu ce privilège. Il n'a pas l'air déçu. Son patient ne faisait pas le poids à côté de celui de Nadia.

La personne qu'il avait rencontrée, qui s'était brûlée le séant, souffrait d'un éthylisme grave. Ceci n'avait pas inquiété outre mesure les intervenants. Cependant, deux traces de brûlure approximativement parallèles sur les fesses suscitèrent beaucoup d'interrogations hilarantes. Pas de commentaire de la part de Mabrouk. Le séant du patient ne semble pas l'intéresser plus que ça. Adjugé donc pour Nadia. C'est à elle que revient l'honneur de la présentation qu'elle aura à défendre, sans doute un des mercredis futurs.

Le patient de Nadia est un monsieur d'une quarantaine d'années, marié et père de plusieurs enfants. Il a été hospitalisé suite à une tentative d'immolation. Est-ce qu'on peut vraiment parler d'immolation dans ce cas ? Ce monsieur était en train de nettoyer un miroir, « mon miroir », dit-il, avec de l'alcool. Sa femme n'était pas loin. Ils sont en conflit depuis plusieurs mois et sur le point de se séparer.

Il a déjà une nouvelle copine. Interrogé sur le geste suicidaire, il déclara : « J'ai fait ça parce que ma femme m'a insulté et ça dure depuis plusieurs jours… » Jusqu'à maintenant, notre cher divan n'a pas bronché. Il semble attendre un moment propice. Par conséquent, Nadia n'a pas de souci à se faire. Pourvu que ça dure. Pour l'instant, on vient juste d'apprendre que le geste suicidaire a éclaté suite aux propos de son épouse qui l'aurait insulté.

Elle poursuit en nous indiquant que le patient est très critique vis-à-vis de son passage à l'acte, qu'il trouve stupide. À ce sujet, il s'est affublé « de gros con » ! Et il ajoute : « Si c'eût été un homme – en parlant de sa femme –, j'aurais certainement agi autrement… » Cette affirmation a provoqué quelques grincements du côté du divan. Ce ne fut pas un grincement très habituel. On a eu l'impression d'un grincement retenu. Nous réserve-t-il quelque chose pour plus tard ? On a tous pensé que Nadia va être servie à un moment ou à un autre. Probablement au prochain tour.

Sur le point de poursuivre, elle fut arrêtée nette : « Quel genre d'insultes ? » Elle réfléchit puis : « Il dit avoir été traité de gros con. » Il ne la reprit pas, mais ne s'empêcha pas de dire : « C'est tout… » Nadia se sentit obligée de répondre par « je crois que oui ». C'était un guet-apens. Très vite, il se mit à lui expliquer qu'elle avait mal compris et qu'il ne fallait certainement pas supposer un point d'interrogation après « c'est tout ». Il vient donc de soustraire le présumé point d'interrogation, comme nous d'ailleurs.

Nadia ne comprend pas et devient toute rouge. Nous voilà donc embarqués dans sa grammaire particulière. Une seule solution : ne pas lui répondre et le laisser faire. De toutes les façons, il n'y a pas une autre porte de sortie. Il vociféra quelque deux minutes puis s'arrêta, reprit son souffle, se calma et parla un ton en dessous : « Nadia, je voulais simplement que tu comprennes que le propos de ton patient se traitant de gros con n'est que le fac-similé de celui de son épouse qui l'a traité de gros con.

Que croire ? Ça a l'air stupide mais ce n'est pas sans intérêt. Tu vois très bien que ce monsieur s'est trouvé empêché de répondre à sa femme qui l'aurait traité de gros con. Il aurait même espéré que sa femme se transforme en homme pour qu'il puisse, selon ses dires, lui répondre. Que lui aurait-il dit ? Si on pouvait le savoir… » Il fit signe à Nadia de continuer.

Nadia se sent obligée d'ajouter que le patient lui avait dit que c'était pour faire taire sa femme. Ça nous a apparu invraisemblable. Pour faire taire sa compagne, il n'a pas trouvé d'autre moyen que de s'immoler ? Pourtant sa langue le brûlait depuis quelques semaines, voire quelques mois. Et voilà qu'il brûle son corps. D'une certaine façon, le feu est parti de sa langue ? Mise en demeure de se taire.

Je me suis échappé un instant, très loin dans mes pensées, sans prendre garde à lui : « Tu étais où ? » J'ai juste eu le temps de prendre quelques précautions afin de retrouver le bout du fil. Il m'interrogea une deuxième fois : « Alors ? » Mes précautions d'il y a quelques secondes n'étaient plus d'actualité. J'ai été fait comme un rat ! Quoi lui dire ?

Tout le monde me regardait. Me voilà au milieu de la scène. Quand j'ai vu Nadia poser ses documents sur la table, mon inquiétude décupla. Je n'avais pas le choix. Il fallait trouver une porte de sortie : « C'est absurde ce que je vais dire, mais j'ai eu le sentiment que le patient de Nadia a utilisé son corps comme un bouchon pour tenter de faire taire sa compagne. »

Je n'avais plus de force pour continuer. Je n'étais déjà presque pas d'accord avec ce que je venais d'insinuer (?). Mais il n'était pas question de revenir en arrière. J'ai même trouvé le temps de me moquer de moi, de me trouver ridicule et sur le point de… me traiter de gros con ! J'ai donc capitulé ? Il fallait en rester là, et surtout ne pas prendre la place du patient.

À ma surprise, il ne parut pas en colère. Mon inquiétude s'estompa légèrement. Puis : « C'est un peu sauvage, je te l'accorde, mais quoi encore ? » Finalement, je ne suis pas encore sorti de l'auberge. Qu'est-ce qu'il va encore me proposer ? Je sais qu'il adore faire le funambule. Je n'ai pas la force de le suivre. Mais ai-je le choix ?

Au même moment, Nadia posa son crayon sur la table. C'est le deuxième acte. Bien que je fusse assis à ma place, bien entouré par les collègues, j'avais le sentiment que j'étais seul. J'attendais pourtant l'intervention de Stéphane, une de ses extravagances en guise d'un feu de barrage. Le terme n'est pas fort.

Stéphane en est capable, il est capable de l'affronter. Certes, non pas directement, mais en usant d'un tour de passe-passe dont il est le seul à posséder la clé. Aucune réaction. Je ne devais compter que sur moi. De toutes les façons, je l'ai bien cherché. C'est moi qui ai provoqué le bouchon ? À lui de faire la circulation ! Une verbalisation aurait pu suffire ! Ça n'aurait pas pris autant de temps.

Enfin, il va se prononcer. On le sait parce qu'il est en train de remuer de la planche : un grincement… Je n'ai jamais oublié qu'il était fait de bric et de broc et qu'il n'était qu'un ramassis de planches. Je ne m'étais pas trompé : « Je te propose de revenir sur le propos du patient quand il disait qu'il a fait sa tentative de suicide parce qu'en face de lui il y avait une femme et que s'il y avait eu un homme…

Qu'aurait-il fait devant l'homme qui serait venu à la place de sa femme ? Peux-tu me répondre simplement ? L'aurait-il agressé ? Ou qu'aurait-il fait ? Allez, encore un effort ! » Il est devenu dingue ! Il me prend pour un devin ou peut-être pour un gros… Ce n'est même pas ça, je suis en train de débloquer à mon tour. Gardons notre sang-froid et réfléchissons.

Le temps m'est compté. Quelle porte de sortie prendre ? Si je mets de côté la solution simple, qui est celle de l'agression, c'est-à-dire l'agression dirigée contre cet homme, que me reste-t-il ? Il faut bien que je trouve quelque chose. Peut-être que la solution viendra de Stéphane. Il me doit ça, tant de fois je suis venu à son secours. Je cherche, je cherche mais c'est difficile. Je sais qu'il faut trouver quelque chose de subversif, quelque chose de nouveau, etc. Mais en vain.

J'ai cherché du côté de la scène précédente, où le patient était en train de tapoter sur le clavier de l'ordinateur, quand sa femme était rentrée dans la chambre. Il s'était fait tout petit pour ne pas la provoquer mais sans résultat. Elle l'aurait traité encore de gros con à ce moment-là. Cette scène ne m'apporte rien de nouveau. Il me fallait une deuxième scène : il nettoyait le miroir avec de l'alcool quand sa femme avait débarqué et l'avait traité à nouveau de quelques noms d'oiseaux, dont « gros con » !

De ce qui lui a été dit, proféré, il ne lui reste que : « gros con ». Cette deuxième scène va se terminer par le passage à l'acte. Je n'en tire pas plus que de la première scène. Je bute toujours sur le propos de sa compagne qu'il voulait faire taire en passant à l'acte. C'est son propos. Je me souviens même que Nadia avait dit qu'il avait regretté son geste au moment même où il a mis le feu à son propre corps.

Je gamberge, je cherche, et je gamberge… et Nietzsche me vient à l'esprit. Pour quelle raison ? Je feins de ne pas savoir. Pourquoi je dis ça, c'est tout simplement parce qu'il joue avec nos nerfs. Nietzsche avait dit qu'il ne cherchait pas mais qu'il trouvait. Va-t-il m'inspirer ? J'en doute fort. Zarathoustra est à mille lieux. Il ne me reste plus qu'à revenir à la deuxième scène, celle qui vient juste avant le passage à l'acte, et essayer d'y voir de plus près.

Au moment où je prononçais le mot « voir », une image s'imposa à moi : M. est en train de nettoyer le miroir. À un moment ou à un autre, il était bien dans le miroir, même si en même temps il était à l'extérieur du miroir. Sa femme s'est adressée à lui ou à l'autre du miroir ?

Je crois que je tiens quelque chose. Ce n'est pas encore très clair dans ma tête, mais j'ai le sentiment que je vais pouvoir faire quelque chose avec cette idée. Le patient nous a bien dit que ça fait quelques mois qu'elle l'insulte et le traite de tous les noms. Il n'a jamais fait de passage à l'acte auparavant. Selon lui, il n'y a jamais eu de violence de sa part à l'adresse de sa femme.

Pourquoi ce jour précisément ? Je suppose donc que le miroir y est pour quelque chose. Je suis de plus en plus convaincu de ça, bien sûr sans pouvoir en apporter la preuve. De toute manière, si preuve il y a, elle ne serait d'aucun secours. On connaît la bête.

Il voulait une réponse adéquate à la question posée. Une réponse sommaire, il n'en a cure. Pourtant, on est tous là pour simplifier les choses, pour trouver des réponses adéquates aux situations qui sont parfois complexes. C'est presque mal barré pour aujourd'hui. Je me demande même pourquoi je me suis fourré dans cette situation. C'est plutôt à Nadia de répondre à cette question. Stéphane aussi, il aurait pu faire l'affaire. Mais à quoi bon continuer dans l'évitement, il va bien falloir que je me prononce et que je livre le fruit, peut-être amer, des pérégrinations de ma pensée. Je n'ai plus le temps.

Je suis sur le point d'y aller mais ça ne vient toujours pas. Je manque de courage peut-être. J'ai même imaginé que Stéphane viendrait à mon secours, en proposant de nous parler de son patient qui s'est brûlé le « fessard » (un couper-coller ?). Ce patient ne s'expliquait pas ses brûlures et les soignants ne comprenaient pas. Probablement qu'il était alcoolisé et ne se souvenait de rien. Et que ceci expliquerait cela. Et d'ailleurs, comment Stéphane pourrait-il intervenir sans être invité ?

Je suis donc presque contraint de délirer. J'arrête là et décide d'y aller, quitte à lui livrer le fond de ma pensée. C'est fait ! J'ai tout dit de ce que je pensais de la situation. Un silence s'ensuivit. Les collègues me fixèrent du regard. Ce regard ira très vite se plonger sur le divan quoique de façon moins prononcée, pour me revenir plus intense. Ce n'est pas très encourageant. J'attends toujours sa réaction. Puis, machinalement, il balança tout non-stop, comme s'il avait lu dans ma pensée :

« Tu as été très loin. Tu aurais pu te contenter de moins que ça. Par exemple, tu aurais pu trouver une réponse du type : pourquoi le patient évoque-t-il la présence d'un homme à la place de sa femme alors que c'était bien elle qui était là ? Pourquoi avait-il besoin d'un homme pour soulager quelque chose en lui ? Et voilà que toi tu trouves, bien sûr à ta façon, un homme dans le miroir. Parle-t-on de la même personne ? Où as-tu été chercher cela ?

Je pourrais éventuellement te suivre mais je ne le souhaite pas. Tu vois pourquoi ? » Évidemment je ne réponds pas parce que je sais pertinemment qu'il n'attendait pas de réponse de moi. Je sais qu'il va poursuivre. Je devine même que sa proposition va venir jeter une certaine lumière sur ma propre assertion, jusque-là confuse.

En effet, je ne sais par quel subterfuge, il y aurait un lien entre l'homme absent, qui aurait pu recevoir une raclée de la part du patient, et l'homme qui se trouve dans le miroir. On peut penser que l'homme du miroir et notre patient seraient le même individu, mais j'en doute. Va-t-il s'intéresser à ce cas de figure ? Peut-être. On peut dire, sans trop se tromper, que le patient de Nadia aurait très facilement attaqué « l'absent » dans une tentative de répondre à sa femme. On peut également ajouter que c'est une façon de faire taire une femme ? Mais est-ce possible ? Stéphane, à cet instant, m'aurait répondu : « *La femme n'existe pas*[127] » ; « Continue à chercher… »

---

127 Conséquence « des formules de la sexuation » dont la particulière négative vient annoncer l'absence du « tiers exclu » ou de l'exception, dans l'ensemble des femmes. On aura vite compris qu'il fait référence à Jacques Lacan : pour ce dernier, l'identité sexuelle est établie par la castration symbolique et non par l'anatomie. Position développée dans les livres XVIII et XX de son *Séminaire* « D'un discours qui ne serait pas du semblant » et « Encore ». La place du phallus vient faire disjonction dans la relation sexuelle entre la femme et l'homme.

Je voulais bien qu'il conclue, qu'il nous explique de quoi il en retourne. De toute façon, on sait très bien qu'il finira par nous mettre sur la voie s'il y en a une. Personne n'en doute parmi l'équipe. Toutefois, alors qu'on s'attendait tous à ce qu'il me rembarre et mette un peu d'ordre dans mes propres idées, il incita Nadia à reprendre le cours de son intervention.

Je me suis dit que c'était un piège ! En fait, mon sentiment était mêlé. Je voulais à la fois savoir ce qu'il pensait de mon idée, et surtout qu'on en termine avec cette situation clinique. Nadia va nous parler de la profession du couple, de leurs enfants et des intérêts qu'ils partageaient.

Elle est satisfaite et rassurée par la critique franche des troubles par le patient et de son désir de tourner la page en allant habiter avec sa nouvelle conquête. Il dira aussi que sa femme a eu très peur et qu'elle a probablement compris. On serait tentés par une curiosité : qu'est-ce qu'elle a compris ? Évidemment, je ne poserai pas cette question à qui que ce soit, surtout pas à Mabrouk.

Nadia semblait chercher une porte de sortie pour conclure. Mais il lui fallait adopter une certaine posture clinique, la sienne, quant à la psychopathologie en exergue chez son patient. On sait très bien qu'elle a été parasitée par les différentes palabres. Mais surtout par le fait que Mabrouk ne s'était pas encore prononcé sur le cas. Ne pouvant pas faire autrement que de rester dans une approche allusive, elle décida d'en rester là.

On espérait tous qu'il allait enfin intervenir pour nous apprendre plus sur cette situation clinique. Il prit la parole pour dire qu'on en avait assez dit sur ce cas-là et qu'il était content qu'on l'ait abordé d'une manière plutôt intéressante. Il ajouta qu'il y avait matière à aller plus loin, mais qu'on pouvait se contenter de ces différentes approches.

Nous avons tous étés surpris par cette conclusion hâtive à laquelle il ne nous a pas habitués. Nous avions tous une arrière-pensée : il a pris un coup de vieux ou était-il malade ? C'est l'avenir qui nous le dira. Peut-être qu'il reviendra sur cette situation dans très peu de temps.

Nous prenons congé de lui. Et nous voilà presque à l'extérieur. Presque… Quand il m'interpella au moment où j'étais sur le point de rejoindre les

---

Un autre aphorisme de J. Lacan, conséquence logique du premier : « *Il n'y a pas de rapport sexuel.* » Cf. *supra*, note 93, p. 243 et note 110, p. 311. Le rapport sexuel ne peut être écrit, mais l'impossibilité de l'écrire, elle, peut être écrite, d'où les formules de la sexuation de Lacan. C'est un vaste sujet qui peut en étourdir plus d'un. Mabrouk par exemple ? On verra si d'aventure il décide d'ouvrir la bouche à ce sujet. Il faut se rappeler qu'il avait avancé dans « La main et le grain de sable », page 86 : « il faut que ça pousse par-derrière pour que ça sorte par devant ? » Il avait l'air, alors, tout empêtré dans le « manque d'organe » que surplombe « l'anatomie c'est le destin » de Freud ; ou on n'avait rien compris. À lui de nous le dire, et peut-être, à cette occasion, éclairer notre lanterne quant à l'assertion de Napoléon : « le destin des hommes c'est la géographie ». Il y a sans doute un lien entre les assertions de Freud et Napoléon. Il semble que Freud ait fait un emprunt à Napoléon. On sait également quel a été le devenir de Napoléon quand il a confié son destin à l'anatomie, *oups !* à la géographie…

collègues : « Est-ce que tu penses que la personne qui se trouvait dans le miroir s'est brûlée également ? Va ! Je n'attends pas de réponse de toi, ni aujourd'hui ni mercredi. »

Je m'inquiétais pour lui tout à l'heure en pensant qu'il pouvait être souffrant ou peut-être même trop vieux. Ce n'est certainement pas le cas. Sur le chemin du domicile, je n'ai pas pu m'empêcher de penser à son attitude d'aujourd'hui. Ce n'est pas habituel qu'il laisse une situation clinique en stand-by. Après tout, on en a appris assez pour ce jour. Peut-être qu'on lui demande trop. Néanmoins, toute l'équipe est persuadée qu'il nous cache quelque chose.

Le lendemain, au secrétariat, Stéphane était mécontent et déçu. Il n'avait pas pu parler des fesses de son patient ! Qui va d'ailleurs mieux. Mais c'est mal le connaître. Il s'adressa à Nadia : « Ton patient semble s'être démultiplié, lui d'abord, l'autre dans le miroir, et enfin un autre auquel il aurait pu s'attaquer en lieu et place de sa femme. Tout ça pour faire Un ? »

Ce même jour, pas de café ! C'est pratiquement impossible d'accepter cela. Les tasses n'étaient pas propres, et rien n'était rangé. Ce n'était pas arrivé depuis fort longtemps. Que s'est-il passé ? Plus de peur que de mal. Nous avions tous oublié que Lilli était malade. C'est à cet instant qu'on a compris pourquoi Mabrouk n'était pas dans son état habituel. Il pensait probablement à elle. Elle doit lui manquer. Sommes-nous aussi ingrats nous autres ? On l'a complètement oubliée.

Plus tard, le Dr Pierre, pratiquement absent aujourd'hui, me décocha : « Il faut que tu te rappelles qu'un con n'a pas toujours été qu'un con. Tu vois ce que je veux dire… » J'ai pensé qu'il plaisantait, tout en sachant que ce n'est absolument pas le genre du docteur. Je me dois de faire désormais plus attention. Sachant que c'est ce signifiant qui a déclenché les hostilités dans le couple et a poussé le patient à s'immoler : on est alors en droit de penser qu'il signifie autre chose, invisible pour nous dans un miroir, derrière lequel la mort serait tapie. On a bien vu que Mabrouk n'a pas vraiment conclu, ce qui suggère sans doute une suite, du moins on l'espère. Il va bien falloir, n'est-ce pas, qu'il réponde à sa propre question concernant l'état de l'image du patient dans le miroir. On verra bien.

LE RESTAURATEUR

Nous sommes au mois de juin. Il fait déjà chaud. On est moins tendus et on s'achemine donc vers une période qui a tendance à être calme. Nous ne nous leurrons pas ! Il y aura certainement des jours avec et des jours sans. La crise suicidaire peut éclater à n'importe quel moment. Néanmoins, on ne peut pas dire qu'aujourd'hui on croule sous une charge de travail. La majorité de l'équipe est là. Un seul binôme manque à l'appel. Il s'agit de Stéphane et Nathalie, un binôme de circonstance. On dit que Stéphane n'a pas trouvé mieux que de demander l'aide de Nathalie, alors qu'il est son poil à gratter. Bizarre… Jean-Louis ne serait pas du tout content.

Stéphane et Nathalie sont en train de s'occuper de la première urgence de la journée. La secrétaire est complètement dans ses dossiers alors que nous, nous sommes en train d'alimenter l'atmosphère de nos propos, jusqu'à la rendre de plus en plus épaisse. On ne se rendait pas compte que ça l'agaçait. Chacun essayait de défendre son point de vue clinique, en apportant des arguments qui ne semblaient pas tenir la veille. Évidemment, la discussion d'hier était trop influencée par la présence de Mabrouk.

A priori, personne n'appréhende la présentation à venir. Ça sera certainement le binôme qui va en découdre avec lui. Et c'est probablement la psychopathologie de la situation qui va faire pencher la balance d'un côté ou de l'autre. Si le cas clinique s'avère intéressant, il va être facilement séduit.

Nous sommes le mercredi, habituellement jour de peu d'affluence. Et le fait de lui proposer un maigre cas clinique ne va pas le satisfaire. De plus, nos stagiaires sont absents, occupés à peaufiner leur mémoire de fin d'année. Tout le monde espère ne pas se confronter à lui avant les cent vingt minutes prochaines. On ne pourra tenir la distance que grâce à ces minutes dont tout le monde espère leur écoulement toujours plus lent.

Autre élément important et qui a une grande valeur : nous sommes moins nombreux que d'habitude. Et le stress a tendance à augmenter. La période des vacances peut nous satisfaire devant la moindre charge mais peut aussi compliquer les choses du fait de l'avoir sur le dos plus constamment, sans pouvoir trouver la foule habituelle pour se cacher derrière. Aujourd'hui, Stéphane ne va pas se cacher derrière son doigt, il n'en a pas besoin, Nathalie va être sa protection en faisant binôme avec lui.

Nathalie est arrivée la première, alors que Stéphane tarde. Elle avait l'air très guillerette en poussant la porte du secrétariat, mais s'inquiéta subitement devant la présence de l'équipe. C'est le signe avant-coureur d'une confrontation fort intéressante avec Mabrouk. Stéphane n'est pas encore arrivé. Elle pourrait avoir besoin de son aide. Elle peut lui faire confiance quand il s'agit d'un binôme mixte. Il est trop bien élevé pour laisser tomber une nana ! Mais on n'ignore pas que c'est lui qui va tirer avantage de sa présence.

Stéphane a du retard et le temps est compté. On a juste quelques minutes pour aller nous restaurer avant le rendez-vous de quatorze heures. Le programme est plié. On ne pourra pas lui proposer un deuxième cas pour cet après-midi, puisqu'il n'y en a pas un deuxième ! Il peut pourtant décider de revenir à une situation antérieure. Il en est largement capable.

Alors que nous nous apprêtions à sortir du secrétariat, poussés par la secrétaire qui nous signifiait qu'il fallait se presser, Stéphane se présenta. Il avait l'air légèrement hilare et semblait avoir une préoccupation plutôt intellectuelle. Il paraissait réciter intérieurement le cas clinique objet de l'intervention. Seul inconnu pour l'instant, c'est le silence de Nathalie. Serait-elle en désaccord avec lui au sujet du patient ? Tout le monde espère que non. Car ça fera l'affaire de Mabrouk à ne pas en douter.

On a fait vite de manger. Le temps nous était compté, personne n'a posé la moindre question au sujet de la situation clinique de ce jour. Chacun faisait en sorte de manger au plus vite pour ne pas être en retard, et appréhendait un retournement de la situation contre lui. Tout un chacun peut se retrouver tout à l'heure à la place du binôme, par… décret !

On se rappelle tous de la fois où Mamani était arrivée en retard d'un quart d'heure. Mabrouk avait décidé d'arrêter la présentation en cours, et lui avait demandé de nous parler de la situation clinique traitée la semaine d'avant. C'était sa façon de manifester sa colère. Mamani s'était sentie très mal à l'aise et n'avait pu continuer son intervention qu'au prix de plusieurs ruptures et saccades.

Il faut juste rappeler qu'on n'avait pas revu Mabrouk depuis le vendredi passé, veille du week-end. Notre secrétaire a eu le loisir de le voir ce matin quand elle a été dans son bureau pour chercher l'agrafeuse que la même Mamani avait oublié de remettre à sa place. Elle n'a pas dit un mot sur son état d'esprit du jour. Elle avait l'air légèrement en colère, tout le monde a pensé que ce n'était pas le bon jour ou bien était-ce en lien avec nos palabres du matin au sein du secrétariat ? Comme c'est elle qui viendra prendre des notes durant la présentation, et qu'elle n'avait pas l'air très enthousiaste, on pouvait avoir des craintes.

Nous sommes à quelque distance de lui. Il est quatorze heures et cinq minutes. C'est presque le temps pour que Stéphane racle plusieurs fois sa gorge, et que Nathalie arrête un toussotement nerveux qui contamine très facilement. Malgré le raclage répétitif de sa gorge, Stéphane avait l'air plus en forme que Nathalie. Avait-il entre ses mains un joker ? En tous les cas, son retard de tout à l'heure n'était pas probablement fortuit et semble indiquer une approche différente de celle de Nathalie. C'est une supposition, en attendant le top départ.

Mabrouk ne tarda pas à désigner Nathalie pour débuter la présentation. C'est aussi hiérarchique que ça, Nathalie étant cadre. Stéphane lui répondit involontairement par une sorte de rictus qu'il avait du mal à retenir. Il semblait, paradoxalement, plutôt satisfait par le déroulement des événements. Il reviendra plus tard sur ce choix en disant qu'il n'était ni pour cette désignation de Nathalie, ni contre, mais bien au contraire !!! Voilà de quoi est capable Stéphane, en mesure à tout instant de s'élever dans une quatrième dimension.

Il s'agit d'un patient âgé de 35 ans qui s'est présenté aux urgences dans un état de panique et d'angoisse. Il présente en outre des lésions de grattage et une instabilité psychomotrice. Il s'agit d'un deuxième épisode. Il travaille dans la restauration depuis quelques années. Stéphane ne put se retenir et interrompit sa collègue en précisant qu'il était en France depuis septembre 2011. Et, sur le point d'ajouter autre chose, Mabrouk lui fit signe de ne pas poursuivre. Il était bien vexé.

Nathalie reprit en nous expliquant que le collègue somaticien était inquiet pour le patient et trouvait que la clinique qu'il présentait était douteuse : « Je ne comprends pas, c'est un cas pour vous. » À la question : « Délire-t-il ? Hallucine-t-il ? », le collègue répondit par la négative, mais son patient serait sur le bord du suicide, réclamant un traitement efficace, en menaçant de mettre fin à ses jours.

On a compris qu'il s'agit d'un deuxième épisode. Le patient présente des symptômes, les mêmes qu'il y a une quinzaine de jours, nés dans le contexte suivant : alors qu'il travaillait dans le restaurant où il est responsable, deux clients, probablement indélicats, s'apprêtaient, au milieu du repas, à partir sans payer. M. G. fit appel à la police. Une fois sur place, les agents de police lui proposèrent soit de les laisser terminer leur dîner et de payer après, soit que ces derniers quittent instamment l'établissement après avoir payé.

Le compromis a été vite trouvé devant les agents de police. Les deux clients reprirent ainsi pour la seconde fois leur couvert, en promettant d'honorer l'addition une fois le repas achevé. M. G. déclare avoir été insulté par ses deux clients au moment où ils avaient repris leur place, et, bien sûr, une fois les agents de police partis : « C'étaient des propos insultants à l'adresse de ma mère. » En colère, il fit appel aux agents de l'ordre pour la seconde fois. Ils arrivèrent aussitôt et engagèrent une conversation assez houleuse avec un des clients. Les agents de police ordonnèrent aux deux clients de payer la note et de déguerpir.

Le ton monta d'un deuxième cran ! Le restaurateur n'en pouvait plus. Il proposa aux agents de police de renoncer. « Renoncer ? », dit Mabrouk.

Nathalie nous explique qu'il a décidé d'effacer la note de ses clients indélicats, devant les agents de police tout éberlués. Mabrouk remua légèrement et parut retenir in extremis une probable remarque, voire question. Ce soubresaut mit fin aussitôt à une nouvelle tentative de Stéphane d'intervenir. Il semblait que le restaurateur ne pouvait plus supporter la scène qui se déroulait devant lui, chez lui.

Comme si Mabrouk lisait dans nos pensées : « Était-il vraiment chez lui ? » Nous avons tous été suspendus à son propos. Nathalie ne répondit pas. Avait-elle d'ailleurs la réponse ? Sans doute pas. Elle a fait le choix de replonger dans la poursuite de sa présentation. À peine avait-elle commencé qu'il l'arrêta, en s'adressant à Stéphane : « Stéphane, penses-tu que la scène était trop exiguë pour lui ? Est-il impliqué plus qu'il ne pensait ? Et penses-tu que la loi a été plus ou moins bafouée par la personne qui l'avait invitée ? »

Stéphane avait l'air surpris. Tellement surpris qu'il s'apprêtait à répondre à la question précédente. Il était très mal à l'aise. On a commencé à douter du joker dont on l'a affublé. Va-t-il le sortir ? Le divan le prit pour la seconde fois de court et lui intima presque un ordre : « Arrête ! Ce n'est pas le moment », sur un ton contrarié.

On a eu du mal à comprendre sa réaction. Un silence s'installa. Nathalie avait l'air dépassée et embarrassée par ce qui se déroulait devant ses yeux. Fallait-il continuer ou attendre un signe de sa part ? Mabrouk lui vint en aide en s'adressant encore une fois à Stéphane, qui, bien que vexé, était sur le point de penser qu'il était tiré d'affaire : « Qu'est-ce que tu voulais dire il y a un instant ? »

De nouveau un silence. Il avait l'air encore plus mal que tout à l'heure. Stéphane chuchota discrètement quelque chose : « Je voulais juste dire que le patient avait dit qu'il était en France depuis le huit ou neuf septembre, et qu'il s'était senti obligé d'ajouter que c'était trois jours avant l'attentat... » « Quel attentat ? » lui rétorqua Mabrouk tout surpris. D'ailleurs nous aussi. Décidément, Stéphane ne va pas s'en sortir comme ça.

Un long silence... Et sa réponse fusa : « L'attentat du 11 septembre, celui de New York. » Mabrouk répondit par « ah bon ». Le joker de Stéphane reste pour l'instant assez muet. Mabrouk a certainement quelque chose derrière la tête. Nous le verrons peut-être plus tard si le divan le veut bien. Il invita Nathalie à reprendre son intervention. Elle poursuivit en commentant l'attitude du restaurateur qui avait fait appel à la loi tout en la mettant à mal quand elle s'était présentée. Puisqu'il l'avait empêchée de s'exercer, en lui faisant barrage. Les agresseurs étaient pourtant presque pris, si on pouvait le dire ainsi. La loi était là, en réponse à son appel. Lui était également présent. On peut le dire aussi. Les protagonistes étaient au grand complet. La suite, tout le monde la connaît : il proposa aux clients indélicats de partir sans payer, au nez de la loi, la panse pleine !

Cela n'échappa pas à Mabrouk. Il avait très vite compris que Nathalie avait essayé de donner une touche personnelle à cet épisode psychopathologique, mais n'avait pas osé aller jusqu'au bout. Allait-il se contenter de ça ? On en doute fort : « Qu'est-ce que tu penses Stéphane de ce que vient de dire Nathalie ? » Voilà, ça n'a pas raté. Comment va-t-il réagir ? Va-t-il sortir son joker, s'il en détient un ?

Stéphane s'engouffra très vite dans la brèche, probablement de façon automatique : « En effet, les protagonistes étaient là bien en place sur la scène. M. G. était impliqué, même outrageusement. Pourquoi une telle décision de sa part ? Quelle que soit la réponse, elle restera insuffisante. Tout ce que je pourrais dire, c'est que la loi est bien passée par là et qu' il était dans l'incapacité l'assumer. Pour l'instant, je note que les agresseurs ne s'en sortent pas trop mal et que l'agressé semble compromis d'une manière ou d'une autre… »

« Compromission ? » Stéphane évita de répondre directement à la question et fit semblant de ne pas avoir entendu, et poursuivit : « J'ai noté qu'il était l'aîné d'une nombreuse fratrie, qu'il vit en France depuis quelques années et qu'il est responsable d'un restaurant depuis environ deux années. Il n'est jamais rentré dans son pays depuis qu'il est en France. Sa mère est mère au foyer et son père est retraité. Je peux juste ajouter qu'il a fait appel à la loi pour faire valoir ses droits.

Il s'est disqualifié en disqualifiant la loi. La tension était telle qu'il avait fait le choix de : "Pourvu qu'ils partent ! Je prends en charge la note." Cette proposition chanta faux dans l'esprit des agents de police. Pour autant, la messe était-elle déjà dite ? »

Surprise ! Nathalie a tenté d'interpréter et voilà que Stéphane interroge. Il est courageux, il ose. Détient-il vraiment un sésame ? On commence à le croire. À moins que j'aie raté une partie de l'histoire. Bien qu'on soit tous concentrés sur le déroulement des faits, on n'est pas à l'abri d'une rupture liée à la fatigue ou à la chaleur. Il faut dire que la présentation prend pratiquement deux heures, quand on arrive à terminer dans les temps. C'est rarement le cas. Il faut dire aussi que tout le monde est sur ses gardes pour ne pas attirer l'attention sur lui. Et ce n'est pas sans dépense d'énergie.

Il proposa à Nathalie de reprendre, c'est le temps d'un répit mérité pour Stéphane : « En effet, les agents de police représentent la loi. Ils sont bien en place. Il y a deux agresseurs et un agressé. Manifestement, notre patient avait fait appel à la loi, mais pas pour se protéger puisqu'il la disqualifia après coup. Il était inquiet et cette inquiétude est à rechercher dans un passé lointain. L'appel à la loi était logique. Alors que la loi était sur le point d'apporter une réponse adéquate au conflit, subitement il s'en est dessaisi ? Il semble se contredire. Une fois la scène close, la police partie et les clients indélicats volatilisés, place est faite au remords, à la culpabilité et à l'angoisse. »

À cet instant, Stéphane semblait fébrile. Il cogitait physiquement (!) sur sa chaise. Il semblait prêt à dévoiler son joker. Est-ce le bon moment ? Rien n'est moins sûr. Évidemment ça n'a pas échappé à Mabrouk. Ce dernier a été indulgent, et l'a autorisé à intervenir : « Vous savez, les premiers jours, juste après l'épisode des clients indélicats, il avait trouvé un remède très particulier en allant s'enfermer dans la chambre froide ! C'était pour se soulager de ses angoisses ? Mais ce remède avait perdu de son efficacité et le patient avait dû recourir à l'hôpital. C'était il y a une quinzaine de jours. »

« Est-ce possible ? » lui asséna Mabrouk. Stéphane ne se rendit pas compte de sa réponse, du tac au tac : « Je le jure ! » Pourquoi jure-t-il ? A-t-il quelque chose à se reprocher ? Donc toujours pas de joker. Si joker il y a.

Sur ce, Nathalie reprit son bonhomme de chemin en nous précisant que le père a été quasiment absent dans le discours du restaurateur. Elle nous explique qu'elle a été tentée de s'aventurer plus loin devant cette absence, à la recherche d'une trace, mais, manque de temps, elle n'a pas été plus loin. « O.K., à toi Stéphane ! », le voilà invité de nouveau par son cher divan à donner son avis sur la situation.

Pour lui, on peut penser que le recours à la chambre froide (l'information vient de lui, c'est son scoop et il doit le défendre) est truffé de symboles et de signifiants : c'est le lieu où on entrepose les macchabées ! C'est le lieu où on peut frissonner, geler, trembler ou même mourir de froid. C'est également le lieu logique où on a froid au dos et aux extrémités, ce qui n'est pas un bon signe en général. Voilà une charmante collection de sensations auxquelles on a droit une fois le seuil de la chambre froide franchi.

Stéphane finit par dire : « Le restaurateur aurait dû le dire pour ne pas faire… C'est-à-dire exprimer ses angoisses, sa peur, sa culpabilité et son malaise. Le remède trouvé a été inefficace, puis qu'il n'a fait, finalement, que comme congeler son angoisse pour la lui livrer encore plus fraîche ! » Mabrouk l'attendait de quatre pieds peu fermes ! : « Tu voulais dire par là que le restaurateur a tendance à mal cuisiner ? Ou, peut-être, que ses plats ne correspondaient pas tout à fait à son menu, confus quoi ? »

Stéphane éluda la question tout en poursuivant le fil de son propos : « Cette thérapeutique toute trouvée n'a sans doute pas été efficace. Le patient appréhende énormément une nouvelle crise, surtout qu'il a l'intention d'aller rendre visite à ses parents après une si longue absence. » M. G. avait répété à Stéphane et à Nathalie : « Je suis tellement attendu par mes parents. »

Pas un mot de plus. Pas franchement de direction claire. L'histoire est plutôt pathétique. Mais quelle analyse possible ? Nous attendons son appréciation de la situation. Nous savions tous que le cas l'avait beaucoup intéressé puisqu'il n'est pas trop intervenu, restant à l'écoute. Va-t-il féliciter le binôme ? Ce n'est pas vraiment dans ses habitudes. Mamani et moi trouvions que les interprétations de Stéphane étaient hasardeuses, mais pas totalement illogiques.

En effet, c'est la première fois qu'un patient décide de recourir à la chambre frigorifique pour soulager ses angoisses. On peut aussi être indulgent et nous rappeler qu'une douche froide est souvent utilisée dans certaines circonstances. « Une douche froide » peut-être, a contrario, le signe d'une difficulté ou d'une perte, voire venir signifier un échec cinglant.

Mamani me suggéra qu'il y avait d'autres acceptions à cette formule populaire et on a pensé tous les deux que nos collègues avaient certainement d'autres avis à ce sujet. Au même moment, nous remarquâmes qu'ils étaient tous en train de se parler à voix basse. L'inspiration était sans doute partagée, mais à demi-mots.

Nous étions tous persuadés qu'il allait intervenir, surtout que le temps passait. Un léger grincement, puis : « On ne peut certainement pas conclure ce soir, mais je tiens à féliciter Stéphane et Nathalie pour leur intervention. Stéphane a certainement été plus loin que d'habitude. Il a fait quelques ouvertures, sans oublier de prendre aussi quelques libertés. Nathalie s'est montrée beaucoup plus sage, en ne cédant pas à la facilité. Qu'est-ce que je peux dire de plus… » Un silence. Tout le monde a espéré qu'il allait en rester là.

Peine perdue, Mabrouk remet ça : « Ce gentil monsieur est arrivé en France trois jours avant le 11 septembre. Il s'est senti obligé d'y faire référence. Il ne faut pas oublier que lui-même a subi "un attentat" d'une autre nature, et vis-à-vis duquel il a choisi la passivité, voire l'évitement.

Pourquoi je dis ça ? Tout d'abord, le restaurateur a subi une agression de la part des clients indélicats ; il a fait appel à la loi pour qu'elle vienne réparer le préjudice. Une fois sur place, cette dernière a sans doute été disqualifiée devant son renoncement. Il a renoncé à quoi au fond ?

On peut dire qu'il avait besoin de sa présence, mais passive. Surtout qu'elle ne s'exerce pas et se contente d'être présente. L'avait-il déjà essuyée dans un passé lointain qui s'est rappelé à lui de nouveau maintenant pour terminer son œuvre. C'est une question. »

À cet instant, le temps semble couler plus juteux que tout à l'heure. Mamani me disait à l'oreille qu'elle le trouvait subitement intelligent. Pourtant c'est une ancienne de l'équipe maintenant, très exigeante habituellement. Comme on ne voulait pas rater une miette, nous attendions avec impatience la suite. Il était très sensible à l'attention qu'on pouvait lui accorder. Il avait l'air satisfait. Personne ne regarde sa montre. C'est un bon signe.

Il poursuit : « Nous voilà donc, comme l'avait signalé Nathalie tout à l'heure, devant une sorte de tribunal avec les protagonistes en place : les agresseurs, l'agressé et la loi représentée par les forces de police. On peut très facilement parler de procès. Votre patient, paradoxalement, a voulu s'approprier toute la scène. Dans un seul but, celui du témoignage. Il fallait que quelqu'un sache qu'il avait subi un préjudice.

La réparation qu'il avait auparavant demandée est devenue, au fur et à mesure du déroulement de la scène, sans valeur. Il a sans doute préféré maintenir les choses en l'état. La réparation est probablement crainte. Il fallait à tout prix l'éviter. Et comme il ne pouvait maintenir les choses en l'état, puisque chacun devait à un moment ou un autre prendre congé de lui, le principe de réalité s'imposant, et ne pouvant maintenir les choses figées, il a donc été agi par un subterfuge inconscient. C'est à vous de le trouver. Ce n'est franchement pas difficile. »

Les choses semblent se corser, mais ce n'est pas inintéressant. Mamani et moi n'avions aucunement la prétention de répondre à cette question. Faute de moyens, évidemment pas trop intelligents pour la circonstance. Je m'aperçois que j'ai déjà raté le rendez-vous de ce soir. Qu'est-ce que je raconte. Drôle de rendez-vous. Il s'agit tout simplement d'un séminaire auquel je dois assister à 19 heures 30. Il est déjà 17 heures 30, et la porte pour y accéder est trop loin pour que j'y sois à l'heure.

Devant le silence de l'équipe, il ne put s'empêcher de poursuivre, bien sûr sans répondre à la question : « Je viens d'évoquer l'attentat, alors, pour vous mettre sur la voie, comme vous le savez il existe aussi un traumatisme bénéfique, qui n'est pas sans épreuve. D'ailleurs il y a un ouvrage récent, dont j'avais parlé, qui l'aborde avec beaucoup de tact. Je reprendrai peut-être un jour cette question si quelqu'un parmi vous souhaite poursuivre la discussion à ce sujet ; il n'a qu'à prendre rendez-vous avec moi un des week-ends prochains. » Il ne manquerait plus que ça ! C'est ce que je pense, bien sûr, tout bas.

Il en veut encore ce sacré Mabrouk : « Le traumatisme était le premier point, le deuxième pourrait être l'analyse de l'alchimie développée par Stéphane quand il a abordé le traitement tout trouvé par le patient pour soigner son angoisse : la cryothérapie ! Stéphane a juste oublié de nous dire qu'on ne peut pas refroidir une angoisse et que c'est elle qui a tendance à refroidir ce qui est chaud ?

Cependant, l'usage classique, c'est-à-dire domestique, qu'on fait du froid, c'est la conservation des aliments. Maintenir les choses en l'état. C'est le propre même du symptôme. C'est un compromis entre des forces contraires. Ceci m'amène à répondre à la question de tout à l'heure. On peut éviter le compromis symptomatique et trouver une résolution par le biais d'une confrontation efficace qui prend en considération la réalité, en passant par un procès en bonne et due forme.

Votre patient a voulu éviter le procès, sans doute très traumatique pour lui, en choisissant une voie régressive et plus coûteuse, celle du sacrifice. Tout simplement parce qu'on ne peut rien en dire. C'était ça la réponse à la question. C'est une façon parmi d'autres, un traitement possible. »

Les dernières nouvelles de M. G. sont rassurantes. Il va mieux au prix d'un traitement par la parole ! Associé, au départ, à des anxiolytiques.

Stéphane, comme d'habitude, est venu me chuchoter à l'oreille : « La peur, elle se déclenche à quelle température ? » Pour ajouter : « Peut-être qu'elle demande un thermomètre spécial ! » Il reste donc toujours aussi facétieux, sinon incorrigible.

UN PÈRE PASSE ET MANQUE !

C'est un mercredi, c'est presque la veille du week-end pour les optimistes. Tout le monde est content pour Mamani qui vient de réussir le concours national des praticiens hospitaliers. Pour dire vrai, c'est plutôt le jour de son pot. Elle va donc fêter sa réussite au concours des praticiens hospitaliers.

On doit être attentif à Mabrouk. Il a tendance à ne pas apprécier ce genre de manifestations, puisqu'il n'y participe pas directement et se tient par conséquent à l'écart. On va dire qu'il n'aime pas ça. Mais tout le monde aura compris qu'il lui sera difficile de rester spectateur d'une scène où l'oralité prend une certaine pente ! Tout le monde sait que sa place est foncièrement sur le trône. Nous espérons seulement qu'il ne viendra pas trop perturber la fête du Dr Mamani.

La veille, il a tenu à nous préciser qu'on devrait faire très attention à ne pas dépasser le temps imparti. C'est-à-dire se présenter à son bureau à quatorze heures tapantes. Ça sera la première présentation de Mamani en tant que praticien confirmé. La situation clinique va être présentée avec Jean-Louis comme binôme. Une situation clinique des plus intéressantes selon certaines langues. Il faut juste espérer qu'il ne va pas se venger en nous faisant la peau, à la place du pot de Mamani, d'où il été exclu d'une certaine façon. Il peut parfois être jaloux. La présence de Jean-Louis est susceptible de le dissuader d'une telle velléité.

J'ai juste oublié de dire que Mamani travaille avec nous depuis deux ans environ, après avoir été interne. Elle a obtenu son diplôme de médecine en Afrique et elle a pas mal ramé pour arriver, finalement, à obtenir un statut équivalent à ses compétences. Aujourd'hui, elle a trouvé en Jean-Louis le partenaire idéal pour cette première présentation en tant que praticien hospitalier.

Jean-Louis, cadre, on ne le présente pas, est un ancien infirmier de l'équipe, très aguerri au travail de l'urgence. On peut penser que Mamani part avec un avantage non négligeable, sachant que Mabrouk l'apprécie beaucoup. De plus, Mamani a toujours bénéficié de l'attention de Jean-Louis, sensible à son statut d'avant, qui était loin d'être facile : travailler comme faisant fonction d'interne et passer plein d'examens et concours pour obtenir le sésame, une équivalence, avant de penser au concours des praticiens hospitaliers.

Notre secrétaire nous fit signe que la fête était finie. Tout le monde devait rejoindre le bureau d'en face. Une remarque : bien que ce soit sa fête, Mamani s'est tenue légèrement à l'écart de l'équipe. Tout le monde avait compris qu'elle était stressée et appréhendait sa première présentation en tant que psychiatre confirmée. Sans doute qu'elle pressentait un changement dans l'attitude de Mabrouk. On a fait en sorte de la rassurer et de l'encourager en lui rappelant qu'elle n'avait rien à craindre et qu'elle pouvait facilement lui opposer son nouveau statut. Évidemment tout le monde sait que son statut ne pèsera pas lourd face à lui. C'est probablement Jean-Louis son joker. Elle ne doit pas le lâcher d'un pouce, et suivre presque à la lettre ses conseils.

Cinq minutes plus tard, on est tous agglutinés dans son bureau. Certains avaient encore une gorgée de café dans la bouche en train de négocier avec le tractus oroalimentaire un passage sans encombre. D'autres étaient pris par un toussotement nerveux sur fond de bruissements provoqués par le dossier qui est entre les mains de Mamani.

Jean-Louis semblait bien à l'aise. C'est le seul, bien sûr avec Nathalie, capable de rester dans une certaine proximité avec Mabrouk. Ce dernier n'a rien trouvé à redire quand la main de Jean-Louis est venue, dans un geste réflexe, balayer un soupçon de poussière qu'il aurait aperçue sur le divan. Est-ce une caresse ? Jean-Louis est une des rares personnes qui peut s'autoriser un tel geste, sacrilège pour les autres hormis Lilli et ses analysants.

À peine Jean-Louis eût-il retiré sa main, Mabrouk fit signe à Mamani de commencer. Le démarrage était laborieux, hésitant, mais la proximité de Jean-Louis a eu son effet booster. L'équipe, évidemment, était indulgente devant cette première présentation de Mamani en tant que praticien hospitalier. On ne peut pas non plus cacher le fait que des interactions existent, institutionnelles entre autres ; et par conséquent, c'est à elle de se frayer un chemin dans une unité fonctionnelle qui doit tenir la plupart du temps grâce à un équilibre toujours fragile, battu en brèche par des vents parfois contraires. Mais ce n'est pas notre sujet présentement.

L'effet booster de Jean-Louis sur Mamani a fini par payer. Les traits de son visage ont retrouvé une certaine stabilité, et les mouvements de ses mains sont moins saccadés. Les feuilles du dossier font moins de bruit. À cet instant déboula, au moment où ses lèvres s'entrouvrirent une fois la dernière déglutition passée, un flot pas encore maîtrisé mais intelligible. Il s'agit donc d'un patient de trente ans, admis aux urgences dans un état d'agitation et d'instabilité sans franche hétéroagressivité.

Il vivait jusque-là à l'étranger. Il semblait demander de l'aide tout en essayant de convaincre Mamani qu'il faisait l'objet d'un complot ourdi : « On me prend pour un "rebeu" alors que je ne le suis pas ! Je n'ai plus qu'à me suicider… Je crois que j'ai été violé par des Arabes ! Ça s'est passé en Italie où j'ai vécu de nombreuses années. »

Cliniquement, rien d'extraordinaire pour l'instant. Il s'agit d'un patient fortement déprimé, probablement délirant, et sur le point de passer à l'acte. Et on nous avait dit que la présentation allait être très intéressante ? De toutes les façons, l'essentiel c'est d'aider ce patient, quelle que soit son histoire ou sa psychopathologie. Stéphane est à côté de moi. Je scrutais son visage de biais. Il avait l'air peu enthousiaste. Ce qui me rassurait et me confortait dans mes suppositions, voire mes prétentions.

M. S., le patient, a insisté auprès de Mamani pour lui prouver qu'il n'était pas un rebeu : « J'ai fait mon service militaire, je suis diplômé de mathématiques. J'avais la carrure. J'ai couché avec une fille qui a trouvé que je ne ressemblais pas aux rebeux ! J'ai un corps d'athlète et je pratique la natation depuis fort longtemps. Une fille avec qui j'ai couché m'a dit que j'étais fait autrement. » Mabrouk impatient : « Autrement ? »

Mamani fut obligée de répondre en lui expliquant qu'il voulait juste dire que c'était la preuve qu'il n'était pas un rebeu. A priori il ne semble pas vouloir l'épargner. « L'effet » Jean-Louis ne fait pas encore son effet. Et ce n'est pas fini : « Qu'est-ce que c'est un rebeu ? » Ça se corse ! Il la provoque ? Jean-Louis semble mal à l'aise et finit par lui venir en aide. Mabrouk lui répond sèchement que ce n'était pas la peine de répondre à sa place et que c'était à Mamani de poursuivre et ajouta : « On verra plus tard pour cette question. » Il a sans doute compris que le sujet était délicat.

M. S. a une sœur, ses parents sont séparés. Son père serait mauritanien. Il reviendra souvent dans le discours sous le vocable « le père mauritanien », tout en reniant cette paternité ou du moins restant allusif à son propos. Il l'appelle tantôt le Mauritanien, tantôt son père adoptif. Mabrouk lui fit remarquer tout de suite que ce n'était pas la même chose, et qu'il fallait qu'elle soit plus précise sur les attributs vrais ou supposés concernant ce père.

Ce n'était pas très clair. Tout le monde acquiesça, sauf Jean-Louis, qui était d'accord avec le Dr Mamani. Il prit la parole pour dire que la situation allait s'éclaircir un peu plus tard et qu'on devait supporter pour l'instant cette ambiguïté, qui selon lui était liée totalement à l'ossature du discours du patient : « Vrai ou supposé, ça reste toujours un père, c'est mieux comme ça ! »

Mabrouk remua, ce qui fit entendre un léger grincement et souleva un soupçon de poussière. Il ne semblait pas d'accord. Jean-Louis se vexa sans se prononcer. D'ailleurs le geste de sa main par lequel il semblait vouloir chasser le petit nuage de poussière qui lui était arrivé sur la figure en était le témoin irréfutable. Est-ce le divorce ? Nous avons tous pensé que Lilli n'avait certainement pas fait son travail. Sinon pourquoi cette poussière ?

C'est un petit peu exagéré. C'est probablement le fait d'un faisceau de lumière qui tombait directement en plein milieu de la salle, qui a exagéré la densité des particules en suspension. Il faut ajouter à cela la maladie de Lilli. Elle vient à peine de reprendre son travail, bien qu'elle ne soit pas totalement rétablie d'après nous. Tout le monde la soupçonne d'avoir repris son travail plus tôt que prévu. Mabrouk lui a certainement manqué. Ce qui est sans doute son cas aussi.

Jean-Louis expliqua qu'il était difficile d'être clair, tout au moins dans la première partie de l'intervention. Dans un geste d'énervement : « Si vous voulez, on sait maintenant que le Mauritanien est son père biologique ainsi que celui de sa sœur. Il semble tout juste tolérer le fait qu'il prenne une simple place de “père adoptif”. C'est sans doute le compromis qu'il a pu trouver, bien que celui-ci ne tienne manifestement pas, puisque le patient s'est retrouvé dans un état d'angoisse néantisante et prêt à mourir pour y mettre fin une fois pour toutes.

Nous reviendrons plus tard sur cette place... Je pourrais ajouter un élément important, une sorte d'inscription presque indélébile où celui qu'il appelle le père adoptif a pris place : le patient a sur le cou un tatouage représentant la première lettre du prénom de sa mère et de son père (adoptif pour lui, biologique pour nous). Il s'agit de la première lettre de l'alphabet. Ces initiales se sont malencontreusement transformées en deux pictogrammes très évocateurs de deux petits phallus, accolés l'un à l'autre. Une fois tatoué, tout fier, le patient a été montrer ça à son père. Ce dernier, probablement choqué, l'aurait éconduit tout en le couvrant de honte... »

Mabrouk avait l'air d'être satisfait par Jean-Louis. On peut même dire très intéressé, comme ferré ! Il semblait attendre la suite. Pas de questions jusqu'à présent. Cela ne va pas tarder, à ne pas en douter. Mamani s'en est sortie pas trop mal depuis que son mentor (!) a pris les choses en main. Cela fait un moment qu'elle est restée juchée derrière lui, Jean-Louis semblait jouer le rôle d'un bouclier plus que protecteur.

À un moment donné, Mamani déchanta, puisque Jean-Louis décida de lui laisser la main. Il a certainement paré au plus dur. Mamani nous explique que M. S. vivait en Italie sans problèmes, exerçant le métier de professeur, jusqu'au moment où sa concubine lui avait montré la photo de son père à elle, frappée, semble-t-il, par la ressemblance entre les deux hommes. Elle lui aurait dit : « Si ça se trouve on partage le même père ? Suis-je ta demi-sœur ? »

À partir de là, le monde du patient changea et les difficultés commencèrent. Il était instantanément persuadé que le père de sa concubine était son propre père. Son père biologique était devenu le père adoptif. Ceci sonna le glas... « C'est intéressant ! » Mabrouk est appâté ! Et ajoute : « L'image semble avoir fait son œuvre pour le moins destructrice. Elle est venue réveiller l'insoupçonnable... »

On n'a pas tout compris, mais nous étions restés assez dubitatifs devant une assertion pareille de la part du patient. Comment pouvait-il penser être le frère de sa concubine, et continuer à vivre avec elle ? On n'ira pas plus loin. On pourrait s'interroger sur ce qui a pu motiver les propos de la concubine.

Notre pensée a été arrêtée nette par l'intervention de Mabrouk qui notifiait au Dr Mamani d'avoir peu dit sur la mère du patient. On va apprendre très vite que sa mère est italienne. Et que le patient porte le nom de sa mère. Elle l'entendra lui dire : « Enfin, il vaut mieux tard que jamais ! » On n'a pas tout compris, mais faisons-lui confiance :

« Mamani, écoute-moi, on peut penser que l'inceste est consommé avant l'heure. Te voilà devant un patient qui partage avec sa copine le lit et le père. Quand il a été reçu aux urgences, il était partagé entre le fait qu'on accorde du crédit à son histoire ou qu'il s'efface en se suicidant. Il était partagé entre la mort et la vie. Mais à quel prix ? Il s'agit d'une vie bien particulière, venant bousculer le principe de réalité adossé au père : le Mauritanien. Je me contenterai de ça pour l'instant et je te laisse poursuivre. » Ce qu'il vient de dire ne nous étonne pas et on peut même dire que ça va de soi. On s'attendait à mieux, on s'attendait à plus.

Au moment où elle allait poursuivre, il nous a semblé que quelque chose trottait dans la tête de Mabrouk. On avait le sentiment qu'il voulait continuer malgré l'invitation qu'il venait de donner à Mamani de poursuivre sa présentation. On pense même que Mamani le tient, avec cette photo de la concubine entre les mains. Il ne put se retenir. Il demanda tout d'abord pardon, ce qui n'est absolument pas dans ses habitudes. Il évita Mamani pour s'adresser à Jean-Louis : « Ne trouves-tu pas qu'aux yeux du patient, cette photo est sans intérieur ?

C'est une voie possible, celle qui probablement sous-tend la construction, que j'appellerai, pour l'instant : tentative de parer à l'impossible. J'ajouterai, pour ce qui est de la tension du côté du corps, qu'il faut à tout prix l'éliminer pour solde de tout compte. Est-ce l'ombre furtive et insaisissable de la photo qui tomba sur le "moi" du patient, le terrassant à jamais ? De lui ne semble subsister, à dessein, que le fantôme de la première lettre de l'alphabet, comme trace d'une tentative vaine pour accéder à l'irrésistible deuxième lettre de l'alphabet de sa langue. J'aimerais en dire plus devant la richesse de ce que vous apportez, mais je me contenterai pour l'instant de ce que je viens d'évoquer. J'aurais peut-être l'occasion de développer tout ça plus tard, si le besoin se faisait ressentir. »

Pendant ce temps-là, Jean-Louis et Mamani se sont parlés à voix très basse. Au moment où Mabrouk a fini son intervention, Jean-Louis prit l'initiative et déclara qu'il y avait maldonne dans leur présentation. Ouf ! Avant qu'on comprenne, on avait tous cru qu'il reprochait à Mabrouk de s'être mal expliqué.

Jean-Louis revient sur ce qu'il nous avait dit : le patient avait bien tatoué la première lettre du prénom de son père et de sa mère sur son cou. Mais ce n'était pas tout à exact. La vérité, c'est qu'il avait tatoué à la fois la première lettre du nom et du prénom de sa mère et de son père. Pour ce qui est de la première lettre du nom et du prénom de son père, aucune incidence par rapport à ce qui a été dit. Il s'agit bien de la première lettre de l'alphabet qui est inscrite deux fois. Nul commentaire ou remarque de sa part après cette correction. Ça ne semble pas contrarier les propos qu'il avait tenus auparavant. On peut penser qu'il maintient en l'état ce qu'il avait dit.

Jean-Louis va ajouter, en revenant légèrement en arrière, dans sa tentative de correction : « Notre patient a tatoué les initiales de son père et de sa mère sur son cou. Ça a soulevé l'ire de son père. Les initiales de la mère étaient très visibles et faciles à lire ; en revanche les initiales du père semblaient avoir souffert pour culminer en deux minuscules lettres, qu'on devine plus qu'on lit, derrière de petites formes érectiles qu'on pouvait très facilement confondre avec deux petits phallus. Il s'agit d'une même lettre redoublée, tatouées dans un style un peu naïf. Sans doute que quelque chose a défailli. Est-ce le tégument ? Peut-être l'encre ? Et pourquoi pas la Lettre ? »

C'est bien son élève, on peut même dire son protégé, sinon il n'aurait jamais tenté un développement aussi risqué. Et ce n'est pas tout, puisqu'il a fini par retremper dans l'assertion mabroukienne : « Il faut bien que ça pousse par-derrière pour que ça sorte par devant[128] ?!! » Assertion qu'il avait

[128] Cf. « La main et le grain de sable », pp. 81-87. Cette assertion est une esquisse fantasmagorique qu'on tient de Mabrouk. Il n'a jamais voulu en dire plus ou démentir. On n'a jamais bien saisi s'il s'agissait uniquement d'un égarement plus ou moins délibéré ou si c'était ce qu'il pensait vraiment. Il faut dire, pour le moins, qu'il est difficile de faire le lien entre tout ça. Stéphane est d'accord avec lui, bien qu'il ne dispose d'aucune preuve.
Mabrouk a pu penser que, chez le petit garçon, pour que le petit appendice s'érige, il faut une aide. Cette dernière viendrait de l'extérieur, plus précisément de derrière. En physique, on appelle ça action et réaction. Le Dr Pierre a pu murmurer : « L'anatomie n'est donc plus le destin ? » Un argument fallacieux fit jour à cet instant de la part de Stéphane : « Le petit de l'homme, contrairement à certains animaux, a nécessité un coup de pouce pour venir au monde, c'est presque du même registre. Et ce n'est pas tant parce qu'il ne peut pas subvenir seul à ses besoins (bien des animaux sont logés à la même enseigne), mais plus fondamentalement en raison *du tout pouvoir de la réponse de l'Autre*, selon Jacques. »
Jean-Louis, le taiseux, ne peut se retenir. Ce n'est pas son genre à se laisser entraîner vers une telle pente : « C'est donc le pousse à l'homme ? » Nathalie en profita pour lui assener : « Tu as sans doute omis que la majorité des hommes sont des femmes, alors ? » Jean-Louis ne releva pas. Stéphane revint de plus belle pour jurer qu'il avait entendu un membre du comité secret insinuer, sans doute inspiré par Mabrouk comme noté ci-dessus, que cette poussée, on ne peut plus *archimédienne*, qui viendrait du père sinon d'un substitut, autoriserait le fils à lui faire un enfant dans le dos ! à condition que la mère en soit exclue.
Il ajouta : « C'est aussi une aide précieuse, pour pouvoir, un jour, "pisser le plus loin possible" et se défendre contre les mioches qui rivalisent à qui ferait mieux dans cet exercice, pour apporter la preuve d'une virilité prête à éclore ou en devenir ». Nathalie a tenu à nous faire remarquer que Freud fut plus à l'aise avec l'homosexualité masculine qu'avec l'homosexualité féminine qui resta pour lui d'autant plus énigmatique qu'il eut avec les femmes, et notamment avec sa fille, un complexe paternel dont il se défendait.
Mabrouk ne s'en mêla pas et laissa faire, alors qu'il en était l'instigateur. Tout le monde lui attribue la paternité de ces idées dont la principale, devenue une réalité pour ses proches et que Stéphane venait de citer : « Il faut bien que ça pousse par-derrière pour que ça sorte par

prononcée pour la première fois lors de la présentation : « La main et le grain de sable ». Chacun espérait une réaction de contrôle de la part de Mabrouk. Il n'a rien dit, et notre frustration a été grande.

Alors qu'on pensait qu'il allait le reprendre ou du moins lui demander de nous expliquer ce qu'il voulait dire, le voilà qui revient à cette fameuse photo : « Vous auriez pu vous obstiner à chercher le point de fuite dans cette photo ! Je sais que cet exercice est certainement ardu ; la preuve en est que vous vous êtes abstenus de vous y aventurer. Comme vous le savez tous, Freud, dans "Deuil et mélancolie"[129], nous a appris que l'attaque dirigée contre le Moi ne peut se faire que si le propre moi se transforme en objet.

Bien que nous ne soyons pas totalement dans cette géométrie, une question demeure : de quel objet s'agit-il, et au demeurant à qui appartient-il ? Dans le cas qui nous intéresse, le patient semble avoir eu le choix entre jeter par la fenêtre la photo, ou se jeter lui-même. Mais ce n'est pas fini. Même s'il avait choisi plutôt la photo dans un premier recours, pour sauver ce qui pouvait l'être (la Lettre à la place de l'image), on sait tous que ça n'aurait pas clairement aidé. »

Mamani, qui a eu peu à intervenir ces dernières minutes, semble légèrement épuisée par les suppositions et interrogations des uns et des autres. Elle finit par conclure que le patient a été hospitalisé après avoir reçu un traitement approprié. Jean-Louis ne semblait pas satisfait par cette fin et a voulu interroger Mabrouk sur les tenants et aboutissants de cette situation. Il lui répondit sèchement que c'était à lui de trouver la meilleure voie pour son patient et aussi pour son binôme. Jean-Louis évita le piège en ne succombant pas à d'éventuelles interprétations qui allaient vite être qualifiées de spéculatives par Mabrouk. L'ayant beaucoup fréquenté, Jean-Louis savait comment s'y prendre avec lui. Il est clair que le dernier mot lui revenait presque de droit.

---

devant. » Selon ce dernier, il manquerait à cette assertion une barre et un signifiant. On n'a pas saisi si c'est une affirmation ou une interrogation. S'agit-il d'un savoir paranoïaque ? C'est justement ce que le Dr Pierre, tout amusé, ne manqua pas de souligner. Stéphane ne se démonta pas pour lui répondre qu'il se trompait à son sujet, et que le savoir paranoïaque n'avait rien d'anormal et faisait partie de la panoplie de tout être humain en devenir. Mabrouk se sentit obligé de rappeler la *méprise* de Lacan quant au titre de sa fameuse thèse, « De la psychose paranoïaque dans ses rapports avec la personnalité » dont il finit par nuancer le rapport qu'entretient la paranoïa avec la personnalité naissante. Et il finit par rajouter : « Mon assertion ou ce qu'on m'attribue comme telle n'a aucun lien direct avec l'homosexualité. Cela dit, je vous rappelle que du fait de la bisexualité psychique, l'homosexualité existe à l'état latent chez tous les hétérosexuels. Enfin, Stéphane et Nathalie ont été bien gentils en nous rappelant quelques joutes cliniques, qui ne sont hélas plus d'actualité, mais je tiens, puisque l'occasion m'est donnée, à raviver le sujet. Mon assertion suggère qu'une pichenette par-derrière vient provoquer l'équivalent d'une première *érection*, qui sera relayée par d'autres, parfois de nature différente, devançant ainsi combien d'érections, heureuses pour la plupart, mais dont certaines resteront un vœu pieux ou mourront dans l'œuf. »

[129] S. Freud, « Deuil et mélancolie », in *Métapsychologie*, Paris, Gallimard, 1968.

Ainsi Jean-Louis s'effaça en refusant sa sollicitation et attendit que le tas de planches s'ébranle comme à l'accoutumée. Nous étions tous impatients d'entendre ce qu'il allait dire. Il a pris son temps. C'est la preuve que la moisson allait être bonne. Chacun avait veiller à gribouiller quelque chose sur sa feuille afin de parer au pire. Car il était capable de retourner la situation en nous demandant de revenir sur un point précis, ou sur une question qui était restée en suspens ou sans réponse. Mais chacun espérait ne pas en arriver là.

Il faut dire aussi que l'atmosphère a été plus ou moins alourdie par une digestion laborieuse, conséquence d'un repas copieux, et surtout rapide. Certains avaient bien regretté de ne pas avoir pu terminer leur maigre part de champagne qu'on devinait à peine à travers le verre en plastique tout poli et qui avait l'air de dédaigner le célèbre liquide et ses bulles qui lui échappaient au fur et à mesure. Quelques-uns n'ont pas osé consommer les quelques centilitres de champagne par crainte de perdre leurs moyens devant lui. Devant un divan, il faut rester sobre ! C'est la loi édictée par Stéphane, qui ne boit pas d'alcool de toute façon. Mabrouk non plus ! Personne ne sait s'il en a goûté un jour. Drôle de question.

Le revoilà : « Reprenons les choses ensemble : dans cette photo, il y a le père de la concubine. Le patient vit avec la fille de ce dernier. Elle avait trouvé qu'il ressemblait à son père. Suite à sa suggestion : "si ça se trouve, je suis ta demi-sœur", le patient semble avoir acquiescé, du moins d'après ce que vous m'avez dit. En acquiesçant, il devint ainsi le propre fils du père de sa copine. C'est étrange !

Pas l'ombre d'un doute, il ne peut être à la fois fils et gendre du même père, à moins que… Et même cette éventualité ne tiendra qu'un temps, le temps qu'il ne faut pas. » Voilà une bien étrange formule. Qui va lui dire le contraire ? Bien évidemment personne.

Même pas le temps d'une pause, il ne cède rien : « Le bon sens aurait voulu qu'il choisisse entre être : le concubin ou le fils du père de la concubine. Dans ce cas-là, tout pouvait tenir. J'avais à l'instant dit "à moins que". Je vais donc reprendre cette proposition pour vous donner, non pas mon sentiment sur cette étrange situation, mais une façon de voir. Il existe une expression populaire qui dit que quelqu'un "porte le chapeau". Imaginez que quelqu'un décide de se dessaisir du chapeau qui l'accable. On a plusieurs choix : soit on se saisit de ce chapeau et on s'en débarrasse. C'est parfois impossible, alors on apporte un démenti et surtout pas trop tard. Et dans de très rares cas, on va se substituer à ce même chapeau ! Vous allez tous penser que je suis devenu subitement fou ! Je fais ce que je peux et non ce que je veux… »

S'il n'est pas fou, il doit être timbré ou je ne sais quoi. Pense-t-il vraiment ce qu'il dit ? C'est peut-être un piège. Fait-il diversion ? Je regarde Stéphane avec l'espoir de lire dans ses pensées, de déceler un geste interrogatif, ou peut-être espérai-je le trouver dans un état de bouillonnement (c'est habituel chez lui), d'où jaillirait une révolte ou des revendications d'éclaircissements. Peine perdue. Il était là, impassible et droit sur sa chaise. Je me détache de Stéphane et jette discrètement un regard autour de moi. Aucun signe. Tout le monde semble être en train de digérer le chapeau ! J'ai pensé que j'étais le seul à avoir du mal à le faire. J'étais donc en retard par rapport à ceux qui attendaient la suite du menu !

J'ai fini par acquiescer et reprendre ma place dans le groupe. J'attends de voir venir. Je me contente de penser au pot de Mamani. Je sais qu'il y a des restes qui nous attendent. On n'a pas pu terminer de manger à cause de cette brute qui est devenue toute *« crazy »* maintenant. Après tout, une fois terminé le calvaire, j'irai m'occuper des restes, et ce, après avoir craché toutes les couleuvres de Mabrouk ! Eux, ils auront tout le loisir de continuer à digérer ce qu'il leur a servi.

Nous allons bien voir. Au fond, je ne crois pas un mot de ce que je suis en train de me suggérer. Je fais ce que je peux pour me rassurer et ne pas penser à une attaque qui pourrait m'être adressée par lui. La seule chose qui me rassure pour l'instant, c'est qu'il ne reste pas beaucoup de temps avant la fin de cette présentation. D'ailleurs, c'est la seule certitude, mais qui n'est pas une garantie en soi. Tiens, il a l'air de vouloir dire quelque chose enfin : « Ça veut dire quoi être le chapeau au lieu de le porter ? C'est tout simplement une façon d'éviter la confrontation à quelque chose d'horrible (un réel ?). Au prix d'un rien ! Porter un chapeau, c'est en quelque sorte porter un nom ! Dans notre cas, il y a comme une scission entre le fils et le fils du nom entre lesquels est venu s'immiscer untel : qui est cet untel ? Le père de la copine : une image ! C'est ainsi que l'image est venue se substituer au nom du patient, mais à quel prix ? Le patient doit impérativement porter un nom bien particulier : beau-fils, et par là-même, beau-fils d'untel. Un nom qui n'engage pas mais qui fige, qui attache tout en effaçant. Pour ce faire, "untel" va passer sous la barre pour remplir le rien évoqué auparavant. » Il est devenu très *crazy* ! Et ce n'est pas fini. À la surprise générale, il demanda au Dr Mamani de lui rappeler le nom de son patient. Joue-t-il à l'amnésique ?

Mamani lui répond machinalement, Bofis… Et il reprend : « *Bofis !* Voilà une substitution qui n'aide en rien puisque le terme *beau-fils* viendrait signer la forclusion du Nom-du-Père, étant donné que le point de fuite de la photo marquerait plutôt l'existence d'une sorte de point aveugle, entièrement bouché dans ce cas, faute de castration, par une image. Par conséquent, la ligne de fuite s'est brisée, entraînant un effondrement faute de capitonnage[130] d'où : être le beau-fils, faute de pouvoir être le fils du père. Il reste certainement beaucoup de choses à dire et à développer, mais il ne nous reste plus de temps. Peut-être une dernière chose : pour ceux qui auront le temps et surtout l'envie, jetez un coup d'œil sur le "stade du miroir". Cette photo a

[130] En référence au point de capiton, cf. note 99, p. 263.

ouvert le champ de la promesse impossible et lourde de conséquences : être le fils de l'image et s'exclure d'une aliénation spéculaire qui était jusque-là favorable, ou qui tenait…

Enfin, j'espère que, à votre tour, vous n'appréhenderez rien en vous qui vous semble parfois oppressant ou gênant. C'est un étranger en vous qui se manifeste, occupant un espace qui n'était pas le vôtre il n'y a pas si longtemps. Il faut juste trouver les mots… Žižek[131] a traité de l'espace, et précisément du lieu de façon admirable. Vous pouvez le consulter, j'ai son numéro de téléphone. C'est un filaire. Il n'a jamais possédé un cellulaire. Je vous fais une confidence, il n'a jamais été d'accord avec moi quand je lui affirmais qu'on ne peut pas être psychotique 365 jours sur 365. Ça l'énervait pas mal. Il me répondait parfois : "Je ne suis pas d'accord avec toi sauf, peut-être, pour les années bissextiles ?" Quel plaisantin ! Vous voyez, il ne manque pas de tact. Quant à Mamani, praticien hospitalier comme elle l'est depuis peu, elle aurait pu ouvrir une brèche dans le corpus saussurien. » Cette fois-ci aucun commentaire, même pas de la part de Stéphane. Je n'ai pas osé demander à Stéphane de quelle nature était la barre citée par Mabrouk, appréhendant une moquerie ou une plaisanterie, tout me disant que beau-fils et gendre n'étaient pas de vrais synonymes…

[131] Slavoj Žižek, philosophe et psychanalyste slovène, beaucoup apprécié par Mabrouk pour son côté provocateur qui, selon lui, n'est absolument pas gratuit. Il lui a été d'une grande aide quand il a voulu disserter sur sa topologie de « la scène suicidaire ». Stéphane, lui, par contre, il en a abusé pour enfin accuser Mabrouk de plagier Slavoj quand il s'agissait du « tracé ». Pourtant, Mabrouk a attribué le « tracé » à un certain Jean-Bertrand. On n'en connaît hélas que le prénom.

SA TÊTE NE LUI REVENAIT PAS

Nathalie est malade, Stéphane est absent et la secrétaire est en formation. Jean-Louis s'est déplacé pour assister à une réunion dans un autre service. L'équipe est par conséquent restreinte. Le Dr Pierre est également absent, il est en congrès. Le Dr Mamani semble avoir pris véritablement sa place au sein de l'équipe. Mais ce n'est pas l'essentiel. Le plus dur pour elle a été de subir « l'épreuve du divan ! » en tant que praticien hospitalier. C'est chose faite.

On n'a pas eu un véritable retour de la part de Mabrouk concernant la situation clinique qu'elle lui avait présentée en tant que praticien hospitalier. Jean-Louis aurait peut-être pu nous apprendre un peu plus sur ce qu'il en a véritablement pensé, à distance, mais il n'est pas là aujourd'hui. On ne peut pas dire qu'il n'a pas été d'une aide substantielle. Sa présence dans le binôme de Mamani a été déterminante dans une présentation, à plusieurs ramifications. Aujourd'hui, elle va se débrouiller seule. Elle est praticien hospitalier maintenant.

Mamani ne semble pas très chanceuse, vu qu'elle va subir une deuxième épreuve en si peu de jours. C'est elle qui va se le coltiner aujourd'hui. Ça aurait pu être moi, mais il en a décidé autrement. Il m'a proposé de continuer à travailler sur un projet qui lui tient à cœur : j'avais fait une présentation il y a quelque temps, intitulée fort ou da ? qui interroge un premier texte que j'avais écrit il y a une année environ, « Le suicide : Des actes pour le dire ou l'enjeu de la négativité[132] ».

Comme j'étais sur le point de terminer ce travail, mais pas au point de conclure, il a préféré me donner encore un peu de temps avant de me faire subir l'épreuve, cette fois-ci celle du vieux psychiatre que je suis, dans l'espoir que cela suscite un intérêt de taille, ce qui ouvre une grande porte pour une éventuelle intervention dans ses cercles fermés, tous parisiens ! Voilà pourquoi Mamani intervient pour la deuxième fois de suite.

C'est le même un rituel. Il est treize heures quarante-cinq, on finit très vite ce que nous étions en train de faire, pour enfin nous diriger vers le lieu

---

[132] A. Bouhlal, « Le suicide : Des actes pour le dire ou l'enjeu de la négativité (fort ou da ?) », *La Clinique lacanienne*, Toulouse, Érès, 2012, n° 20, pp. 75-96.

du trône. Comme je l'avais dit, nous étions peu nombreux. Ce n'est pas tout à fait un avantage. Il va être très difficile de faire diversion. Nous serions pratiquement tous en face de lui. L'absence de Stéphane et de Jean-Louis va être déstabilisante : Jean-Louis étant le seul capable de s'opposer à lui, bien à sa façon ; et pourquoi pas Stéphane dans le costume du caporal courageux. Il pourrait facilement prétendre au grade de capitaine s'il n'y avait pas le Dr Pierre pour lui barrer la route, sans doute appuyé par Nathalie.

Stéphane est capable de prendre des risques parfois inconsidérés, pour un semblant de bonne cause. Mais on pense tout bas que sa témérité ne s'explique pas toujours. Il y aurait comme une complaisance de la part de Mabrouk. Tout le monde sait que le père de Stéphane est une connaissance de notre peau de vache. Cela dit, après tout, c'est la qualité de la présentation qui a souvent déterminé sa réaction. Pour ça, on peut lui faire confiance. Je me répète, Mamani est à sa deuxième présentation en tant que praticien hospitalier. Stéphane n'est pas là pour lui mettre son grain de sel.

Mamani nous expose la situation clinique d'un jeune homme qu'elle a rencontré après une tentative de suicide. Il est âgé à peine de 25 ans. Son amie vient de le quitter alors qu'elle lui avait promis « un temps de réflexion ». Le patient ne supporte pas qu'elle ait déposé une plainte contre lui tout en le traitant de harceleur. Nous sommes donc déjà au temps du procès.

Tout a commencé le jour où il est arrivé au boulot, légèrement en retard. Il passe devant la voiture de sa copine (ex-copine aujourd'hui). Surprise ! Qu'est-ce qu'il voit ? Il voit dans la voiture de cette dernière une peluche, un petit bonhomme, dit-il. Elle semble trôner à la place d'une précédente peluche qu'il décrira à peine, dans un premier temps.

À cet instant, dit-il : « J'ai pété les plombs ! J'ai fracturé la portière et je me suis saisi de la nouvelle peluche. Je lui ai arraché la tête et je l'ai déposée sur son bureau. » Et ce n'est pas tout : il avait changé le mot de passe sur l'ordinateur de cette dernière. Il le connaissait. Elle n'avait pas prévu de le remplacer après leur séparation : sans doute lui faisait-elle encore confiance.

Mamani était sur le point de poursuivre son intervention quand il l'arrêta net : « Est-ce que quelqu'un l'a vu faire ? » Mamani lui répond que non. Il murmura un instant sans qu'on n'entende rien et lui dit : « Est-ce que la peluche l'a vu avant qu'il ne lui arrache la tête ?! » C'est mal parti ! Mamani se figea un instant, elle semblait ramasser ses pensées qui avaient l'air de s'être éparpillées.

Elle nous regarda avec un air étonné, puis lui dit innocemment : « Je ne sais pas ! » On a tous pensé qu'elle n'avait pas à lui répondre. Et voilà qu'elle lui répond comme si la peluche était vraiment capable de voir. Pourquoi ? Elle aurait pu manifester plutôt son embarras devant une question pareille, pour ne pas dire absurde. Sa réponse suppose donc qu'il y avait une possibilité : la peluche pouvait voir ?

Le patient avait déclaré qu'il n'avait certainement pas voulu faire du mal à son amie, pour ajouter : « Elle est sortie avec quelqu'un il y a une quinzaine de jours alors que nous nous apprêtions à partir en vacances. Vous appelez ça prendre du recul, s'accorder un temps de réflexion ? Je me suis permis une indiscrétion en allant consulter son portable. J'étais persuadé que j'allais trouver quelque chose, qui s'est finalement transformé en un petit ami. » Stéphane aurait certainement dit : « Pour elle toute seule ? »

Il s'agit de M. D. Il a constaté que ce qu'il craignait était bien là. Elle avait un copain. Il ajoutera qu'on a le droit d'aimer ou de ne pas aimer, mais c'est la trahison qu'il ne supportait pas. Il ne voulait pas lui faire du mal : « Quand j'aime quelqu'un, je le protège ; quand j'ai des doutes, je m'en éloigne… » Les planches remuèrent légèrement et : « L'a-t-il fait ? »

Mamani évita la question et s'apprêta à poursuivre quand : « J'espère que tu vas revenir sur l'attaque de la peluche. Il lui a bien coupé la tête et l'a déposée sur le bureau de son amie, ex aujourd'hui ? Ce n'est pas sans importance à ce que je sache. » Mamani rougit légèrement et ne fit retour à ses couleurs que difficilement. Encore une fois elle préféra voir devant, sans se retourner. Elle poursuivit son intervention.

M. D. lui a déclaré qu'il n'a pas aimé être passé pour un harceleur. « Je n'aime pas le rôle que je joue dans cette histoire maintenant. Elle a déposé plainte contre moi. » Mabrouk ne l'interrompt pas. Il semblait intéressé par la sémantique du patient, ou peut-être pas : « Il veut donc sortir du jeu, laisser tomber ce rôle qui ne lui sied plus. Va-t-il donc retrouver son costume habituel ?

J'ai aussi cru comprendre qu'il avait consulté un médecin qui lui avait prescrit des psychotropes, pour oublier, ne pas penser à elle. Et qu'il ne voulait plus prendre ce traitement. Il sait comme moi que celui qui prend un traitement s'attribue obligatoirement une place qui n'est pas sa place habituelle. Sa véritable place devient par conséquent un enjeu, et aussi elle devient comme ouverte à une concurrence. C'est une façon de voir. Le symptôme est-il assimilable à une intimité affichée ? Le traitement psychotrope en deviendrait la marque dans une certaine mesure. Le voilà donc déplacé et obligé de partager sa place avec son "autre", celui qui prenait un traitement.

Il se peut que l'un ignore l'autre. Mais il peut aussi y avoir un compromis pour trouver une séparation à l'amiable avec soi. Dans ce cas, c'est la peluche qui semble avoir joué le rôle principal. Votre patient semble avoir le second rôle. La tête, c'est ça qui fait mal. D'ailleurs, il vous a bien dit qu'il voulait lâcher ce rôle. Il aurait voulu être la peluche, mais une peluche avec une tête bien en place ! N'est-ce pas ? Je ne sais pas si tu as bien compris ce que je voulais dire… »

Il la malmène. On sait tous que son discours est assez codé. Il va certainement lâcher du lest au fur et à mesure de l'intervention. Malgré tout, il semble serein, peu frustré par l'absence d'une bonne partie de l'équipe. On a tous pensé que cette histoire de peluche aurait beaucoup amusé Stéphane. Ou peut-être pas. Pourquoi je dis ça ? C'est tout simplement parce que Stéphane nous a toujours dit qu'il était un fana de peluches. Il en a au moins deux dans sa voiture. Il s'est beaucoup défendu quand on a eu à traiter des situations où Winnicott pouvait s'inviter. Stéphane n'aime pas trop ses concepts bien qu'il en use en chevauchant le tapis volant, emprunté à Jean[133]. N'oublions pas que son père est psychanalyste. Ceci peut-être explique cela. Mais ce n'est pas important pour aujourd'hui.

Mamani nous apprend que la peluche attaquée avait pris récemment la place de la peluche offerte par M. D. Mabrouk s'est montré légèrement agacé. Sans doute parce que ce nouvel élément vient contrarier une probable construction théorique qui était en train de germer doucement dans sa tête. Le voilà embarrassé. Pour nous, rien n'a changé. Le seul élément nouveau, c'est qu'il y a une nouvelle peluche dans la voiture, à la place de la peluche qu'il lui avait offerte. Et M. D. s'est attaqué à cette nouvelle venue.

Mabrouk se calma vite tout en invitant Mamani à revenir sur les propos du patient : « Tu as bien dit que le patient n'aime pas le rôle qu'il joue dans cette histoire ? » Mamani lui répondit que oui. Il ne reprit pas. Où voulait-il en venir ? On ne sait pas. Il semblait attendre la suite de l'intervention. Mamani semblait à court d'arguments. Elle nous dit que le patient a finalement accepté de reprendre son traitement et de consulter un spécialiste, juste après un court séjour à l'hôpital, le temps d'une évaluation de son état de souffrance.

Il était plutôt critique vis-à-vis de son passage à l'acte. Il faut souligner que notre Mabrouk préfère dire « passage par l'acte ». Mais ça c'est une autre affaire. On pense qu'il était capable de proposer : « un passage par la peluche ou par le sacrifice ». Ça ne nous aurait pas surpris. Mais ce n'est pas encore fini.

Ce n'est pas encore fini, mais… Mamani a cru avoir terminé. Elle attend sa réaction. Au lieu d'une remarque ou d'un commentaire, une salve de questions fusa : « Je voudrais revenir aux propos du patient qui disait qu'il n'aime pas le rôle qu'il joue dans cette histoire. Je sais que je radote un peu, c'est le privilège que me donne mon âge. Je pense qu'il manque un circonstanciel de temps dont la place pourrait être prise par un adverbe : pourquoi pas "maintenant". C'est une remarque… Ce complément

---

[133] Jean Oury (1924-2014), psychiatre et psychanalyste, grande figure de la psychothérapie institutionnelle, fondateur de la clinique de La Borde qu'il a dirigée jusqu'à sa mort, a été membre de l'École freudienne de Paris. Il disait : « L'objet transitionnel, c'est l'origine du tapis volant : tu te mets sur ton tapis volant transitionnel, et tu passes par-dessus les montagnes ! » (Jean Oury et Marie Depussé, *À quelle heure passe le train… conversation sur la folie*, Calmann-Lévy, Paris, 2003, p. 66) Une précision : selon le Dr Pierre, Stéphane souffre de vertige et n'oublie jamais d'emporter avec lui une ou deux peluches avant de monter sur le tapis, sait-on jamais… Il est vrai que Stéphane *a obtenu difficilement son permis de pilotage pour les tapis volant à La Borde.*

circonstanciel remplacé par l'adverbe invoque un autre temps, le passé ou jadis… Il s'agit probablement d'une source. Qui sait ? C'était l'époque où il était dans un autre rôle, peut-être… avant qu'il n'enfourche récemment le rôle dont il a voulu se débarrasser de façon intempestive. »

On écoute… Personne ne réagit. On essaie de comprendre. Il nous fait une leçon de grammaire pour l'instant. On n'en est qu'au début. Viendra après la sémantique et que sais-je encore. Nous, on se contenterait bien de ce qui a été dit. Juste une chose : on a eu un petit peu de peine pour la peluche. Il ne faut tout de même pas qu'on close cette situation clinique sans que la peluche ne retrouve sa tête ! Stéphane aurait certainement été plus curieux que nous en demandant – pourquoi pas ? – comment elle était habillée, entre autres. Tant mieux pour nous qu'il ne soit pas là. Ça nous aurait pris plus de temps. Stéphane est absent, mais Mabrouk lui, il est bien là :

« Nous voilà donc devant un patient qui arrivait tranquillement à son travail. Jetant un coup d'œil moins furtif qu'intéressé sur la voiture de son ex, il fut intrigué par la présence d'un intrus. Pris de rage, il fractura la portière, se saisit de l'intrus et lui ôta la tête ; puis vint déposer cette dernière ainsi désolidarisée du corps sur le bureau de son ex. Question : on peut penser qu'il a reconnu l'intrus. C'est a priori logique.

Mais ce n'est pas le cas puisqu'il ne l'avait jamais vu auparavant. On peut penser que c'est l'intrus qui lui avait fait signe ! Probablement pas, puisque, de même, ce dernier ne l'avait pas rencontré auparavant. Alors ? Je peux juste avancer que votre patient, après avoir fait sacrifier la peluche, il s'est rendu compte que ce n'était pas ça. L'insatisfaction était encore là. Qu'est-ce que vous en pensez ? »

On a trouvé ça intéressant, mais on n'avait pas envie de s'inviter plus que ça. En tout cas, moi, c'est Jacques Brel qui résonna dans ma tête à cet instant : « On n'pense pas, Monsieur… » Je ne dis pas madame, tout simplement parce que je commence à me dire que c'est « un garçon » alors qu'il est loisible d'en douter. Un divan a-t-il véritablement besoin d'un genre ? Mais ça reste tout de même ambigu. On a tous pensé, pendant nos délires en groupe, comment faire parler Lilli un jour. Nous sommes persuadés qu'elle en sait quelque chose. Évidemment, notre délire ne s'arrête pas là. Nos supputations peuvent devenir complètement invraisemblables.

Comme il a vu qu'on n'avait pas trop la volonté d'intervenir, il s'est adressé à Mamani. Après tout, c'est elle qui présente la situation clinique. Nous étions tous persuadés qu'elle avait terminé son intervention et qu'elle n'irait pas plus loin. Nous avons vite déchanté : « Je pense que ce qu'il a fait est un geste fou mais imprégné de symbolique ; au lieu de s'attaquer à son ex, il s'est attaqué à la peluche. » Il lui répond que ce n'était pas faux tout en l'invitant à poursuivre. Elle ajouta : « Peut-être que la peluche représenterait le nouveau copain de son ex. » Il n'était pas contre cette idée.

Il lui demanda encore plus. Mamani s'arrêta là et ne s'engagea pas plus loin, ce qu'il ne refusa pas, tout en ajoutant : « Ce que tu viens de dire reste logique. On peut penser qu'il a tué symboliquement quelqu'un, le nouveau copain par exemple. Il lui a coupé la tête, ne l'oublions pas. Pouvait-il faire autrement ? Ou plus exactement procéder d'une autre façon. Il aurait pu mutiler la peluche autrement. C'est une question. On est donc plus proche du sacrifice sur l'autel que d'une mutilation quelconque. N'oublions pas que ce monsieur a fini par passer à l'acte, je dirais même passer par l'acte ou par la peluche pour attenter à sa propre personne. On ne peut pas écarter une identification. Sur cette dernière je ne reviendrai pas, faute d'éléments. On peut juste dire que cette peluche a probablement représenté le copain. Ce n'est pas faux de le dire ainsi. Lui, en attentant à sa vie, a-t-il représenté quelqu'un d'autre que lui ? La question reste ouverte. Probablement que oui. »

Personne ne refuse cette proposition. Elle tient. Que pourrait-on lui opposer ? Pas grand-chose. Ce n'est pas parce qu'elle est juste, mais parce qu'il est difficile de s'opposer à lui. Pour ma part, je n'ai rien à dire. Pour les autres, je ne sais pas. Aucune remarque de leur part pour l'instant. Va-t-il clore la discussion ? À ma connaissance, aucune intervention ne s'est terminée de cette façon. Souvent, il nous sort de sa poche ce qu'on peut appeler vulgairement le clou de l'histoire, même si c'est un clou rouillé, arraché comme un poil de je ne sais quelle planche !

Ça n'a pas raté : « Vous avez devant vous deux corps allongés, côte à côte si on peut parler ainsi. L'un représenté par la peluche du copain, et l'autre représenté par celle de votre patient. Votre patient s'est réveillé maintenant (après la TS) et a quitté sa place. Dorénavant, il la regarde, me semble-t-il, tout en s'interrogeant sur le regard de la peluche qui vient de prendre sa place, tout regrettant celui de l'autre peluche dont il perdu la mémoire.

Je réitère ma question. Finalement, pensez-vous que M. D. a été reconnu par la peluche en passant devant la voiture de son ex ? Je pense que oui. Sans ça, peut-être qu'il n'aurait rien fait. » Stéphane aurait rétorqué : « C'est du vaudou de troisième catégorie ! »

« Sachez aussi que la scène que je vous ai proposée, à dessein, était bien celle de deux garçons allongés l'un à côté de l'autre. Je n'insinue rien ? Je pourrais même dire : il vaut mieux voir une peluche qu'un garçon dans la voiture de sa copine. Enfin, rappelez-vous que le patient a changé le mot de passe de l'ordinateur de son ex. Demandez-lui le nouveau mot de passe en attendant d'y voir plus clair. Je vous remercie de votre attention et je vous dis à bientôt. »

D'abord, on est surpris qu'il nous remercie. Je crois que c'est même très rare. Quels nouveaux éléments ont favorisé cette nouvelle attitude ? Difficile de savoir. Est-ce l'effet Mamani ? C'est peut-être même une sorte d'acte manqué ou quelque chose de cet ordre. Toute la discussion qui a eu lieu après avoir pris congé de lui a tourné autour de ses remerciements. Nos collègues absents vont certainement nous jalouser, surtout les gardiens du temple. On verra bien.

Enfin, on a vite oublié que le mot de passe de l'ordinateur nous a été proposé par lui comme un cheveu sur la soupe, et est vite passé aux oubliettes, sans être interrogés à son sujet. Ce n'est pas de ses habitudes. Stéphane pourrait l'interroger à ce sujet une fois revenu. On se rappelle tous que Mabrouk a fait le lien, lors de je ne sais quelle intervention, entre le mot de passe et la mort, autrement dit le mot de passe qui sauve la vie. Mais c'est déjà une autre histoire, celle d'un mot, pour ne pas dire un signifiant.

LA CORNE ET LA BÊTE

Le service est en plein remue-ménage. Il y a des travaux aux urgences. Ce n'est pas la première fois. Le bureau de Mabrouk se trouve depuis deux jours au rez-de-chaussée. Son espace doit être rafraîchi. Il n'a pas l'air content. Ce n'est pas une surprise. Il n'aime pas sortir de son bureau. À son tour de visiter d'autres lieux et de subir un environnement couramment bruyant. Mais ça ne sera pas sans intérêt pour l'équipe, surtout pour les personnes amenées parfois à recevoir des usagers dans son nouveau bureau, si exigu. Il court déjà le bruit que Mabrouk ne s'est pas empêché d'intervenir directement lors de la consultation du Dr Pierre qui s'est déroulée exceptionnellement chez Mabrouk. Le Dr Pierre lui ferait la tête depuis cette intrusion.

C'est Patricia, parmi nous pour quelques jours (il se dit qu'elle travaille sur un ouvrage commun avec Mabrouk, d'autres supputent qu'elle est là uniquement pour lui arracher une préface à son prochain livre) qui était présente à cet entretien du Dr Pierre. Elle n'a pas pu se retenir et a vendu la mèche. Le Dr Pierre lui en veut à elle aussi, mais pas jusqu'au point de ne pas lui parler. De toute manière, le Dr Pierre est du genre taiseux. Les choses se sont déroulées comme suit : alors que le Dr Pierre menait l'entretien auprès d'une patiente éthylique chronique ayant accumulé plusieurs tentatives de suicide, Mabrouk se serait immiscé dans l'entretien bien qu'il fût censé ne pas participer. Sa présence uniquement physique était déjà une gêne. Et on ne peut jamais être à l'aise quand on sait qu'il écoute derrière notre dos. Quant au Dr Pierre, on comprend son désagrément.

Cela dit, que s'est-il donc passé ? Selon Patricia : « Alors que le Dr Pierre menait tambour battant son entretien, et à l'instant où la patiente essayait de convaincre le docteur tout en jurant que cette fois-ci elle allait prendre le taureau par les cornes ! », Mabrouk fit irruption en s'adressant à la patiente : « Madame, s'il vous plaît, gardez les cornes bien en main, virez-moi le taureau et trouvez-moi une autre bestiole à cornes ! »

Le Dr Pierre n'avait pas encore réalisé ce qui lui arrivait quand la patiente le paralysa de nouveau avec son propos en guise de réponse à Mabrouk : « Un éléphant ! ». Personne ne s'attendait à cette réponse. Le Dr Pierre et Patricia fixèrent longuement Mabrouk. Ils étaient subitement moins en colère que sous emprise. C'est comme si elle avait sorti un lapin (l'éléphant ?) de son chapeau (son sac ?). La patiente avait une chance sur des milliers pour répondre ainsi. Pourtant, elle était sobre !

L'entretien ne dura pas longtemps. Une fois revenu à lui, le Dr Pierre prit le soin d'adresser sa patiente à un alcoologue, tout en lui tenant des propos mille fois proférés à l'adresse du patient éthylique. Mais cette fois-ci son discours avait pris une tournure légèrement précieuse, attestant davantage la marque de son malaise qu'autre chose. Patricia non plus ne fut épargnée par cet entretien.

Depuis, chaque membre de l'équipe songe à la meilleure stratégie pour ne pas se retrouver dans la même situation que le Dr Pierre. Trouver un bureau loin, très loin de Mabrouk. Malheureusement ce n'est pas toujours possible.

Une fois la patiente partie, le Dr Pierre et Patricia restèrent dans l'attente d'une explication. Mais très vite ils se ravisèrent dans l'espoir que Mabrouk leur explique cette nouvelle façon de procéder en clinique. Tout d'abord, il s'excusa (mais ça n'a duré qu'une fraction de seconde), c'est un bon signe, pensèrent le Dr Pierre et Patricia. Mais pour vite déchanter. Mabrouk, au contraire, décida de les interroger : « Vous auriez choisi quoi comme bêtes à cornes ? »

Le Dr Pierre ne l'entendait pas de cette oreille et se mit à rougir car sa pensée semblait lui faire défaut. Patricia fixa son regard sur lui et ne semblait pas prétendre à une réponse. Le Dr Pierre finit par retrouver sa voix : « Ce n'est pas cette bête à cornes que je choisirais moi ; je n'arrive pas à comprendre pourquoi Mme R. n'a pas trouvé mieux qu'un éléphant ! » Profitant de l'interrogation du Dr Pierre, Mabrouk revint à la charge : « Tu veux dire que l'éléphant n'est pas une bête à cornes ? »

Ne voulant pas baisser les bras, le Dr Pierre lui répondit : « Eeeeuh… Je n'ai pas dit ça ! »

« Alors ? », Mabrouk semble le tenir en joug et ne plus lâcher prise : « On appelle ça des défenses et sans doute pas des cornes ! », puis : « Tu veux dire que les cornes du taureau ne sont pas des défenses ? »

« Je n'ai absolument pas dit ça ! » Le Dr Pierre est de plus en plus en difficulté, n'attend sans doute pas grand-chose de Patricia, mais espère une aide.

« Alors, dis quelque chose ! » Il semble vouloir le pousser dans ses derniers retranchements. « Je ne souhaite pas répondre à ces questions, je les trouve très loin du contexte de l'entretien. Je m'interrogeais juste sur la présence de l'éléphant alors que ça aurait pu être n'importe quelle autre bête. D'ailleurs, un instant j'ai pensé qu'elle n'avait même pas à vous répondre du fait que votre question était plus ou moins désobligeante. » « Tu trouves ? Voilà que tu me suggères que j'ai soufflé quelque chose à ta patiente qu'elle ne pensait pas ? »

« Je n'ai pas dit ça ! »

« On ne va pas continuer dans ce dialogue de sourds. Mais le fait qu'elle ait choisi cet animal ne me semble pas incident. Il y a eu comme un court-circuit. Certains de mes proches appellent ça tout bonnement un lapsus. Si on essayait de définir le lapsus, on va probablement se perdre une deuxième fois. Tu me diras peut-être qu'un éléphant est trop gros pour un lapsus ! Reste que la symbolique de l'éléphant n'est pas négligeable quant au mal dont souffre ta patiente. Je ne suis pas loin de penser que Mme R., subitement, a décidé de ne plus errer dans ce qu'il faut appeler une arène. Elle a reconnu implicitement qu'elle a un problème et que ce problème a quelque chose à voir avec au moins l'expression/remède : “Attraper le taureau par les cornes”.

On va dire que c'est sa façon à elle de planter les banderilles dans la bête (il ne sait pas que lui-même est affublé de ce signifiant), dans l'espoir de cueillir sa queue, une fois mûre ! J'utilise négligemment ce dernier terme, dans le but d'apporter une certaine grâce à votre patiente. Tu peux très facilement imaginer Mme R. tenant fermement les cornes d'un taureau au milieu d'une arène. Que vois-tu dans cette image ? Est-ce que Mme R. tient en place ? Ou, contrairement à ce qu'elle pense, elle va dans tous les sens que la bête veut bien lui imposer. Vois-tu autre chose Dr Pierre ? » Il supporta très facilement le silence du Dr Pierre. Patricia garde le même masque, elle est comme spectatrice dans les gradins d'une arène où les choses se passent mal. Le Dr Pierre, enfin ! « C'est très imagé, mais ça ne règle aucunement le problème de Mme R., je comprends que c'est à dessein, mais ça ne fait pas avancer le schmilblick ».

« Tu ne sembles pas convaincu par ma digression, mais as-tu autre chose à proposer à la patiente que de l'envoyer pour une énième consultation chez ton alcoologue. Moi, je ne suis pas persuadé de l'efficacité du projet que tu lui as proposé. Enfin, c'est ma façon de voir. Et si on revenait un instant à l'éléphant ? On va très vite éviter l'éléphant rose, tu vois de qui je parle, pour parler de ce qui est essentiel à un éléphant. C'est quoi ? »

« Parce que les défenses ne vous suffisent pas ? »

« En ce qui me concerne, je suis contre toute atteinte à l'intégrité de l'animal, je ne parle même pas des défenses et de leur ivoire. Tu vois bien que tu utilises allègrement les défenses d'éléphant pour une défense, qui peut être, pourquoi pas, celle de Patricia. Elle n'a pas dit un mot. Puisque tu me pousses à revenir aux défenses, qu'en est-il de la pulsion ? »

« Je ne comprends plus », lui répond le Dr Pierre (il vient de jeter l'éponge ?). Patricia a perdu son masque de tout à l'heure. Elle semble se désintéresser de cet échange auquel elle n'a sans doute pas voulu participer.

« Tu sais mon cher Dr Pierre (tiens ! Un signe d'affection ? C'est rare), un éléphant, hélas, peut se passer de ses défenses. Ce n'est pas qu'il a voulu s'en délester un jour, mais c'est à cause de l'ivoire qu'elles recèlent, sur lequel des êtres humains ont jeté leur dévolu. Il y a certainement d'autres raisons. Imagine-toi que Mme R., dans une sorte de demi-compliance, aurait décidé de prendre la bête par une seule corne. Quelle bête aurions-nous pu choisir pour elle ? Je te le dis, un rhinocéros ou une licorne ?

La corne du rhinocéros est recherchée pour son effet aphrodisiaque alors que la corne de la licorne, on en dirait plus à son sujet, n'est-ce pas ? À ta tête, je ne crois pas t'avoir mis sur le bon chemin. Pourtant, je n'ai pas ménagé mes efforts, bien que l'endroit où nous sommes, si exigu, ne s'y prête pas franchement. Je préfère largement mon bureau de l'étage. Je voulais juste parler de la trompe de l'éléphant comme organe vital, et sans doute assez approprié pour la fonction pulsionnelle.

Ne t'inquiète pas, je voulais juste dire que c'est un organe doué de plusieurs fonctions. Je te laisse deviner la suite. Comme tu le sais, et je te livre ça à dessein, Freud avait dit : "L'homme n'abandonne pas volontiers une position libidinale même lorsqu'un substitut lui fait déjà signe." Loin de moi de prendre la trompe de l'éléphant pour ce qu'elle n'est pas, ou je me trompe ? »

Devant l'absence de réponse du Dr Pierre, Mabrouk finira par ajouter : « Pourrait-on supposer que Mme R. s'est trompée, ou, tout au contraire, qu'elle vous a trompé. » Pierre ne releva pas, bien qu'il n'en pensât pas moins. Il devait cogiter intérieurement tout en se disant : « Quel prétentieux on a mis dans notre bureau du rez-de-chaussée ! »

CONCLUSION

Mabrouk n'a certainement pas dit son dernier mot, sur les situations traitées. Certaines, bien que rares, sont restées en suspens, très probablement dans l'attente d'un nouvel élément. Il s'agit quelquefois d'une attente délibérée avant de conclure, car l'outil clinique ou psychopathologique mis à l'épreuve s'est avéré défaillant ou que le terrain était impraticable voire que le sol était meuble. Il aime à dire que tout nœud, si borroméen fût-il, se dénouerait inexorablement dans un espace à quatre dimensions. Quelle idée ! On lui demandera sûrement des explications le jour venu.

Parfois, Mabrouk change totalement de registre, passant du corps au signifiant, quand ce n'est pas de l'axe syntagmatique à l'axe paradigmatique, et vice versa. Qu'est-ce qu'il nous prépare par exemple dans le prochain volume, quant au dernier cas traité : « La corne et la bête ». Le bruit court qu'il va le traiter « in absentia ».

Dans ce cas, Mabrouk s'est contenté, pour l'instant, de mettre des animaux dans un même espace. À trois dimensions ? Un taureau, puis un éléphant, des animaux plutôt familiers, mais substituables avec des animaux de leur espèce. Bref, une sorte de ménagerie. Mais, surprise ! une licorne est invitée par Mabrouk à prendre place. À partir de là, selon lui, l'espace prend une forte charge symbolique et devient comme par enchantement psychique. Par quel stratagème ? Stéphane aurait préféré un narval ! Aller savoir pourquoi.

C'est à Mabrouk de nous apporter la preuve de son assertion. Il va certainement nous dire quel rapport il y a entre une corne de taureau, la trompe de l'éléphant et la corne de la licorne. C'est donc une sorte de ménagerie où la licorne, selon certaines indiscrétions, viendrait faire exception, sans déranger a priori l'ordre des choses. C'est aussi l'équivalent d'une quatrième dimension, qui n'est rien d'autre que le temps. Avec cette nouvelle venue, le nœud de Mabrouk tiendra-t-il cette fois-ci ? On attend de voir. Mme R. aura-t-elle son mot à dire ? Le Dr Pierre le laissera-t-il faire ?

Ce qui est certain, puisque confirmé par les cadres de Sa Majesté le divan, la quatrième dimension sera convoquée de manière substantielle. Mabrouk, grâce à son bâton de pèlerin, nous fera traverser la frontière de la troisième dimension, pour nous retrouver dans la quatrième ! Se trompe-t-il ?

Ses garde-chiourmes sont convaincus de sa démarche et répètent à qui veut bien l'entendre : « Après tout, il faut être bien vivant pour pouvoir se tromper ! » Qui dira le contraire ?

En traversant cette frontière, nous nous éloignerions alors de la tiercisation, si chère à celui qui tient à la vie, mais à quel prix ? Et nous rentrerions très probablement dans un monde étrange, à la manière d'*Alice au pays des merveilles* où, semble-t-il, ni la contradiction ni le nœud ne tiendraient. Sans nul doute que son intérêt récent pour « l'espace-temps » lui a retourné la tête. On l'a vu venir quand il nous a suggéré que l'univers se renouvellerait périodiquement, à la manière d'un cycle. Fliess serait-il encore là ? Dans cet espace-temps élastique à quatre dimensions, les événements passés, présents et futurs coexisteraient ?

On serait tenté par la question : « Que fait le temps alors, si sa flèche se brise ? » Mabrouk a promis de ne pas se contenter du seul travail du rêve et du symptôme. Il a l'intention de consacrer beaucoup de temps, au travail du temps. Le souvenir déformé, objet habituel de la méthode analytique, sera relégué au profit du travail de déformation. Voilà une courbure qui en dit long sur ses nouvelles préoccupations. Stéphane, encore lui, à ce sujet, n'a pas manqué de s'adresser au Dr Pierre : « Ton cher divan est en train de t'offrir le huitième jour de la semaine ! Je ne sais pas s'il va être un jour travaillé ou pas… » Tout le monde aura compris qu'il vient d'ânonner Christian Bobin[134], mais ce n'est pas sans intérêt.

Dans « Bruit dans la structure », titre suggéré par Mabrouk alors que le titre proposé par Françoise était *Bruit de fond*, nous avions laissé Mabrouk sur le quai d'une gare, à attendre le retour de M. X. Va-t-il enfin le rencontrer ? On dit qu'un train en cache un autre. Ici, il s'agit d'un et d'un seul train (pulsionnel ?). Une seule question se pose alors pour Mabrouk, afin de ne pas rater le précieux rendez-vous (chargement ?) : de quel carburant use la *macchina* ? La réponse à cette question va être déterminante. Tout le monde aura compris qu'il s'agit là de l'économie de la machine en question (Mabrouk préfère *macchina*, allez savoir pourquoi. Parle-t-il aussi l'italien ?).

Mabrouk était-il influencé, et c'est le mot, par la redoutable machine de Victor Tausk[135] ? Là, on ne donnera pas cher de sa peau. À voir… Certaines

---

[134] Ce que dit cet auteur de *Le huitième jour de la semaine* : un jour « qui ne commence et ne s'épuise en aucun temps », Éd. Lettres vives, 1986, p. 51.

[135] Avocat, psychiatre et psychanalyste autrichien, l'un des plus brillants freudiens de la première génération.
On peut lire sur la quatrième de couverture de Victor Tausk, *Œuvres psychanalytiques*, Paris, Payot, 2000 : « Enfant terrible de la psychanalyse, sans doute le plus brillant des disciples de Freud – auquel le liait une relation névrotique qui le conduisit au suicide – Victor Tausk (1879-1919) est l'auteur d'une œuvre originale et forte qui fut, pendant des décennies, littéralement gommée de l'historiographie psychanalytique, en raison notamment de la rivalité intellectuelle qu'il affichait, presque avec violence, envers Freud ». On est tenté de dire, comment une relation avec le maître, un privilège non négligeable, *névrotique* de surcroît,

langues suggèrent déjà qu'il posséderait un reste à moitié brûlé d'un manuscrit inachevé de Victor. Il serait caché précieusement dans sa vieille bibliothèque ? Dans une banque en Afrique du Sud ? Élisabeth, écartée précocement du comité secret, remplacée au pied levé par Gorana, en détiendrait la preuve selon certaines langues. On attend toujours un démenti de la part de Mabrouk. Quant à l'exclusion d'Élisabeth, c'est tout un chapitre à venir.

Dans l'intervention « Est-ce que tu vas à Cracovie ? », on saura si Mme M. est bien arrivée à bon port, ou si elle ne s'était pas trompée de ville. Ici, la « parole pleine » est mise au défi de faire son poids sur n'importe quelle balance.

Il nous a promis de s'arrêter sur ses formules un peu à l'emporte-pièce, comme « des yeux pour ne pas voir » ; « pour s'angoisser il faut de l'outre-temps » ; « la mémoire de ce qui n'a pas eu lieu » ; et aussi quand il ose dire : « On n'est pas psychotique 365 jours sur 365. » Heureusement qu'il a été contré par Slavoj, le renvoyant non sans humour sur les années bissextiles. C'est pour quand la prochaine ? Aussi, selon une indiscrétion, il serait prêt à aider à travailler plus en profondeur certaines situations déjà traitées : « Quantique » ; « La place du complément d'objet dans la structure », oups !... "dans la phrase ; « Pour moi, le suicide est un métier ! »

Inès n'a toujours pas été invitée à présenter son travail autour du livre d'Alice, où il est question de frontières invisibles. Mais la présentation la plus attendue reste celle d'une autre Alice, qui a pour partenaire une Reine Rouge. Selon certaines rumeurs, tout le monde en aura pour son Œdipe ? Rien que ça ! Et ça sera « de l'autre côté du miroir » ! Stéphane n'a pas manqué de nous avertir : « Une Licorne en cache une autre ! Si vous tombez une fois encore sur une Licorne, sachez que c'est une simple coïncidence ? Si tel est le cas, on peut déjà soupçonner Mabrouk d'avoir une affection particulière pour cette bestiole, qui elle-même, semble-t-il, affectionnerait *l'odeur* de la virginité ? Rien que ça ! On peut dire, aujourd'hui, qu'on ne perd rien pour attendre que Mabrouk nous en dise plus. »

---

puisse entraîner ce même *névrotique* vers la mort, alors que le transfert battait son plein, si je puis dire.
Avait-il été emporté par le dérapage d'un divan trop grand ou trop petit, ou tout simplement sourd ? Mabrouk pense qu'il a été victime d'un divan peu ou pas du tout *insonorisé*. Hélène (*de Troie pour un certain Kardiner*) n'a rien pu faire pour lui, elle-même victime d'un animal, d'un pur-sang (Freud ?) qui a largement dominé celui du petit Hans. Lou est également passée par là : « Tout au début, je sentais, chez Tausk, ce combat et c'est ce qui m'émouvait le plus profondément : le combat de la créature humaine. Animal, mon frère : Toi. » Lou Andreas-Salomé, « Journal d'une année 1912-1913 », in *Correspondance avec Sigmund Freud suivie du journal d'une année (1912-1913)*, Paris, Gallimard, 1970, p. 399. La « bête de proie », disait Freud, en revanche. On gardera de lui, entre autres, un merveilleux texte, devenu un classique : « De la genèse de l'appareil à influencer au cours de la schizophrénie », Victor Tausk, in *Œuvres psychanalytiques*, Paris, Payot, 2000, pp. 177-217.

Stéphane va-t-il tenir sa promesse concernant « la scène suicidaire » dont il avait refusé l'idée du meurtre de soi, suggérant plutôt la présence d'un tiers dans ladite scène ? Il a préféré en garder le secret. Il nous a promis, après l'accord de Mabrouk, de le débusquer dans une intervention qui aura pour titre : « Le suicide, malaise dans la définition ». Il a l'espoir, avec cette intervention, d'obtenir le sésame : intervenir un deuxième samedi.

Concernant le cas clinique « Myself ou my body ? », qui est resté suspendu à une image dans un miroir, on attend une suite : selon certaines indiscrétions, Mabrouk va traiter « De l'aliénation » et « Du rapt » dans le miroir, avec leurs dimensions actives et passives.

Le Dr Mamani est chargée, inspirée par lui, de jeter les passerelles, invisibles pour l'instant, entre signifiant, signifié, différence, différentiel, métaphore, métonymie, syntagme, paradigme, etc. Attention au carton rouge ! Mabrouk ne sera certainement pas un arbitre indulgent ou compréhensif. Voilà donc posée une joute qui promet entre un « différentiel » et « une différence », utilisés démesurément par Mabrouk, selon le Dr Pierre, notamment dans l'intervention : « Les fenêtres closes ».

Peut-être qu'on aura également le mot de la fin concernant les lectures de Mabrouk. On pense, entre autres, au *Défaut fondamental* de Balint, qui empêcherait l'instauration du contre-transfert. Ce dernier ouvrage de l'inventeur des groupes Balint, qui semble fasciner Mabrouk, on aimerait bien qu'il lève le voile à son sujet et nous dise pourquoi cet intérêt quasiment obsessionnel. A-t-il peur de tomber dans la zone du défaut fondamental ? Puis, est-il vrai que Mabrouk a bénéficié d'une analyse didactique employant des modalités non verbales, avant qu'il ne commence à parler, sur le tard (en regardant Télévision !). On tient ça de Moustapha. On va les confronter !

Le professeur Doua, le soi-disant spécialiste de l'autopsie psychologique, n'a pas ouvert la bouche lors de la présentation intitulée : « Qu'est-ce qui manquerait à la classe ? » Sera-t-il plus communicatif la prochaine fois ? On garde espoir… On saura, peut-être, pourquoi cet intérêt pour une nouvelle de Shakespeare : *La Tempête*. Lui, qui est sans doute déjà rongé par les rhumatismes.

On verra, probablement dans quelques mois ou quelques années, la suite donnée par Mabrouk et son équipe à certaines questions qui sont restées en suspens, et on verra également qui de leurs patients auront récidivé ou pas, et, pareillement, ceux qui auront tenté de ne pas le faire. Et ceux incriminés pour l'avoir fait faire[136] (?). Pour ces derniers, c'est déjà un autre chapitre : Mabrouk nous en dira certainement un mot. Il aurait été inspiré, dans ce cas, par un ouvrage interdit aujourd'hui. Chut !... Joël en aurait détenu un

[136] Encore une fois, la phrase de Jean vient à ma rescousse : « Qu'est-ce que je fous là » et je me dis que les suicidés, pour certains, ne se sont pas posés cette question, autrement ils ne l'auraient pas fait, simplement pour avoir la preuve d'avoir été vivants…

exemplaire. Ce dernier est décédé. C'est Alain et Gérard qui en ont hérité. À quand le partage ?

La réponse espérée à ces questions nous permettra peut-être de juger de l'efficacité de sa méthode. Bien qu'il n'ait jamais promis à personne une méthode, mais qu'il ait plutôt invité à en chercher une.

Une promesse de sa part : il a bien déclaré qu'il fera tout pour nous proposer un remède, afin que les murs puissent ouïr de nouveau, dans un monde qui est en train de subir de plein fouet une disruption algorithmique, où tout un chacun risque d'être digitalisé à tout moment. Stéphane, qui ne manque jamais une occasion : « Je m'inquiète pour Jacques, si Mabrouk ne trouve pas de solution, il ne pourra plus parler aux murs[137] et mon père ne manquera pas de déprimer. J'espère que ça n'arrivera pas. »

Beaucoup de questions sont restées sans réponse, ainsi que des formules sous le sceau de l'étrange, et plein d'autres choses. Mabrouk finira bien par lever le rideau, à moins que ça ne cache son côté obscur. Nous attendons également qu'il nous en dise un peu plus sur les locutions qu'il affectionne le plus : « parler pour ne rien dire » et « faire n'importe quoi ». Existe-t-il quelqu'un en mesure de le faire véritablement ? En attendant, regardez bien devant vous : trous en formation ? Parole de Jacques ! Mabrouk est passé par là… Une question demeure tout de même : dans ce qu'il nous a promis, sera-t-il plus intrigant ou plus intrigué ? L'avenir nous le dira.

Dring !!! Dring !!! On nous appelle. Je cours aux urgences tout en gardant l'espoir que dans le prochain volume, promis par Mabrouk, il lèvera toutes les interrogations et tiendra ses promesses. Stéphane dirait : promesses non tenues !

---

[137] Stéphane fait sans doute référence, non sans humour, à la date du 6 janvier 1972 où, effectivement, Lacan parla : aux murs ! Il était à la chapelle de Sainte-Anne. À ce sujet, on peut consulter l'ouvrage de Jacques Lacan, *Je parle aux murs*, Seuil, 2011, p. 79-108.

TABLE DES MATIÈRES

Structures éditoriales du groupe L'Harmattan

L'Harmattan Italie
Via degli Artisti, 15
10124 Torino
harmattan.italia@gmail.com

L'Harmattan Hongrie
Kossuth l. u. 14-16.
1053 Budapest
harmattan@harmattan.hu

L'Harmattan Sénégal
10 VDN en face Mermoz
BP 45034 Dakar-Fann
senharmattan@gmail.com

L'Harmattan Cameroun
TSINGA/FECAFOOT
BP 11486 Yaoundé
inkoukam@gmail.com

L'Harmattan Burkina Faso
Achille Somé – tengnule@hotmail.fr

L'Harmattan Guinée
Almamya, rue KA 028 OKB Agency
BP 3470 Conakry
harmattanguinee@yahoo.fr

L'Harmattan RDC
185, avenue Nyangwe
Commune de Lingwala – Kinshasa
matangilamusadila@yahoo.fr

L'Harmattan Congo
67, boulevard Denis-Sassou-N'Guesso
BP 2874 Brazzaville
harmattan.congo@yahoo.fr

L'Harmattan Mali
ACI 2000 - Immeuble Mgr Jean Marie Cisse
Bureau 10
BP 145 Bamako-Mali
mali@harmattan.fr

L'Harmattan Togo
Djidjole – Lomé
Maison Amela
face EPP BATOME
ddamela@aol.com

L'Harmattan Côte d'Ivoire
Résidence Karl – Cité des Arts
Abidjan-Cocody
03 BP 1588 Abidjan
espace_harmattan.ci@hotmail.fr

Nos librairies en France

Librairie internationale
15, rue des Écoles
75005 Paris
librairie.internationale@harmattan.fr
01 40 46 79 11
www.librairieharmattan.com

Librairie des savoirs
21, rue des Écoles
75005 Paris
librairie.sh@harmattan.fr
01 46 34 13 71
www.librairieharmattansh.com

Librairie Le Lucernaire
53, rue Notre-Dame-des-Champs
75006 Paris
librairie@lucernaire.fr
01 42 22 67 13

Achevé d'imprimer par Corlet Numérique - 14110 Condé-sur-Noireau
N° d'Imprimeur :175112 - Février 2022 - Imprimé en France